全国高等卫生职业教育护理专业"双证书"
人才培养纸数融合"十三五"规划教材
供护理、助产等专业使用

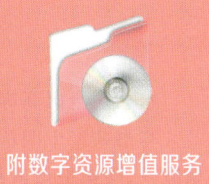

附数字资源增值服务

病理学与病理生理学

BINGLIXUE YU BINGLISHENGLIXUE

主　编　徐晓艳　屈　斌　王　辉
副主编　牛雯铃　杜　华　温且木·买买提
编　委　（以姓氏笔画为序）

王　辉　上海思博职业技术学院
牛雯铃　枣庄科技职业学院
江　鹏　贵州工商职业学院
杜　华　内蒙古医科大学
张惠铭　北京昭衍新药研究中心
郑　翙　上海思博职业技术学院
屈　斌　枣庄科技职业学院
徐晓艳　内蒙古医科大学
温且木·买买提　新疆维吾尔医学专科学校

华中科技大学出版社
http://www.hustp.com
中国·武汉

内 容 简 介

本书是全国高等卫生职业教育护理专业"双证书"人才培养纸数融合"十三五"规划教材。

本书共二十四章,内容包括病理学概述、细胞和组织的损伤与修复、局部血液循环障碍、炎症、病理生理学概述与疾病概论、酸碱平衡紊乱、发热、休克等。

本书适合护理、助产等专业使用。

图书在版编目(CIP)数据

病理学与病理生理学/徐晓艳,屈斌,王辉主编. —武汉:华中科技大学出版社,2019.8(2021.1 重印)
全国高等卫生职业教育护理专业"双证书"人才培养纸数融合"十三五"规划教材
ISBN 978-7-5680-5637-3

Ⅰ. ①病… Ⅱ. ①徐… Ⅲ. ①病理学-高等职业教育-教材 ②病理生理学-高等职业教育-教材 Ⅳ. ①R36

中国版本图书馆 CIP 数据核字(2019)第 185951 号

病理学与病理生理学
Binglixue yu Binglishenglixue

徐晓艳 屈 斌 王 辉 主编

策划编辑:居 颖
责任编辑:张 琴 张 帆
封面设计:刘 婷
责任校对:李 弋
责任监印:周治超
出版发行:华中科技大学出版社(中国·武汉)　　电话:(027)81321913
　　　　　武汉市东湖新技术开发区华工科技园　　邮编:430223
录　排:华中科技大学惠友文印中心
印　刷:武汉科源印刷设计有限公司
开　本:889mm×1194mm　1/16
印　张:21
字　数:652 千字
版　次:2021 年 1 月第 1 版第 2 次印刷
定　价:89.80 元

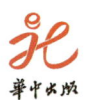

全国高等卫生职业教育护理专业"双证书"
人才培养纸数融合"十三五"规划教材
编委会

网络增值服务使用说明

欢迎使用华中科技大学出版社医学资源服务网yixue.hustp.com

1.教师使用流程

（1）登录网址：http://yixue.hustp.com （注册时请选择教师用户）

注册	登录	完善个人信息	等待审核

（2）审核通过后，您可以在网站使用以下功能：

管理学生

建立课程　　　　　　　　　　　　布置作业

下载教学资源　　　　　　　教师　　　　　查询学生学习记录等

2.学员使用流程

建议学员在PC端完成注册、登录、完善个人信息的操作。

（1）PC端学员操作步骤

① 登录网址：http://yixue.hustp.com （注册时请选择普通用户）

注册	登录	完善个人信息

② 查看课程资源

如有学习码，请在个人中心-学习码验证中先验证，再进行操作。

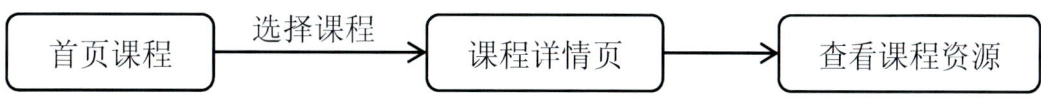

首页课程 —选择课程→ 课程详情页 → 查看课程资源

（2）手机端扫码操作步骤

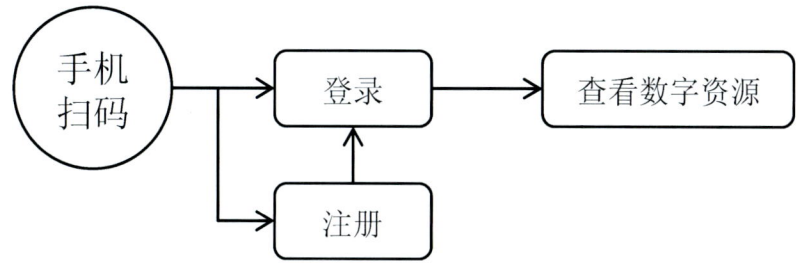

手机扫码 → 登录 → 查看数字资源

注册

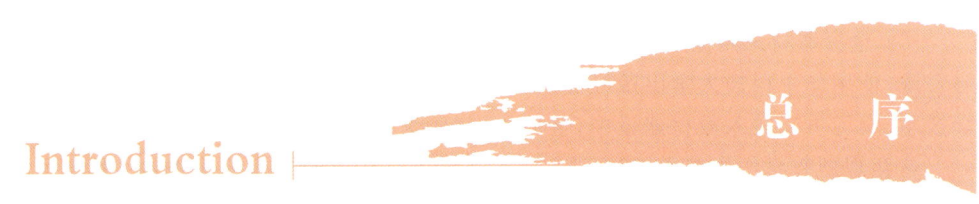

总 序

Introduction

近年来,我国将发展职业教育作为重要的国家战略之一,高等职业教育已成为高等教育的重要组成部分,与此同时,作为高等职业教育重要组成部分的高等卫生职业教育的发展也取得了巨大成就,为国家输送了大批高素质技能型、应用型医疗卫生人才。截至 2016 年,我国开设护理专业的高职高专院校已达 400 余所,年招生规模近 20 万人,在校生近 65 万人。

医药卫生体制的改革要求高等卫生职业教育也应顺应形势调整目标,根据医学发展整体化的趋势,医疗卫生系统需要全方位、多层次、各种专业的医学专门人才。护理专业与临床医学专业互为羽翼,在维护人民群众身体健康、提高生存质量等方面起到了不可替代的作用。当前,我国正处于经济社会发展的关键阶段,护理专业已列入国家紧缺人才专业,根据国家相关机构颁布的《"健康中国 2030"规划纲要》《关于深化医教协同进一步推进医学教育改革与发展的意见》《全国护理事业发展规划(2016—2020年)》等一系列重要文件,到 2020 年我国对护士的需求将增加至约 445 万人,到 2030 年我国对护士的需求将增加至约 681 万人,平均每年净增加 23.6 万人,这为护理专业的毕业生提供了广阔的就业空间,也对高等卫生职业教育如何进行高素质技能型护理人才的培养提出了新的要求。

教育部《关于全面提高高等职业教育教学质量的若干意见》中明确指出,高等职业教育必须"以服务为宗旨,以就业为导向"。《中共中央国务院关于深化教育改革全面推进素质教育的决定》中再次强调"在全社会实行学业证书、职业资格证书并重的制度"。上述文件均为新时期我国职业教育的发展提供了具有战略意义的指导意见。为了全面落实职业教育规划纲要,更好地服务于高等医学职业教育教学,创新编写模式,服务"健康中国"对高素质创新技能型人才培养的需求,变"学科研究"为"学科应用与职业能力需求对接"。2018 年 8 月在全国卫生职业教育教学指导委员会专家和部分高职高专院校领导的指导下,华中科技大学出版社组织全国 30 余所高等卫生职业院校的近 200 位老师编写了本套全国高等卫生职业教育护理专业"双证书"人才培养纸数融合"十三五"规划教材。

本套教材充分体现新一轮教学计划的特色,强调以就业为导向、以能力为本位、贴近学生的原则,体现教材的"三基"(基本理论、基本知识、基本实践技能)及"五性"(思想性、科学性、先进性、启发性和适用性)要求,着重突出以下编写特点。

(1) 紧跟教改,接轨"双证书"制度。紧跟教育部教学改革步伐,引领职业教育教材发展趋势,注重学业证书和执业资格证书相结合,紧密围绕执业资格标准和工作岗位需要,提升学生的就业竞争力。

(2) 创新模式,理念先进。创新教材编写体例和内容编写模式,迎合高职高专学生思维活跃的特点,体现"工学结合"特色。教材的编写以纵向深入和横向宽广为原则,突出课程的综合性,淡化学科界限,对课程采取精简、融合、重组、增设等方式进行优化,同时结合各学科特点,加强对学生人文素质的培养。

(3) 优化课程体系,注重能力培养。内容体系整体优化,注重相关教材内容的联系和衔接,避免遗漏和不必要的重复;重视培养学生的创新、获取信息及终身学习的能力,实现高职教材的有机衔接与过渡作用,为中高衔接、高本衔接的贯通人才培养通道做好准备。

(4) 紧扣大纲,直通护考。密切结合最新的护理专业课程标准,紧扣教育部制定的高等卫生职业教

I

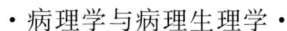
育教学大纲和最新护士执业资格考试大纲,随章节配套习题,全面覆盖知识点与考点,有效提高护士执业资格考试通过率。

(5) 全套教材采用全新编写模式,以扫描二维码形式帮助老师及学生在移动终端共享优质配套网络资源,使用华中科技大学出版社提供的数字化平台,将移动互联、网络增值、慕课等新的教学理念和教学技术、学习方式融入教材建设中,全面体现"以学生为中心"的教材开发理念。

这套规划教材作为秉承"双证书"人才培养编写理念的护理专业教材,得到了各学校的大力支持与高度关注,它将为新时期高等卫生职业教育护理专业的课程体系改革做出应有的贡献。我们衷心希望这套教材能在相关课程的教学中发挥积极作用,并得到读者的青睐。我们也相信这套教材在使用过程中,通过教学实践的检验和实际问题的解决,能不断得到改进、完善和提高。

全国高等卫生职业教育护理专业"双证书"人才培养
纸数融合"十三五"规划教材编写委员会

　　本书是全国高等卫生职业教育护理专业"双证书"人才培养纸数融合"十三五"规划教材。本书具有以下几个特点。首先,本书是专门为护理、助产等专业的教学而编写的。为此,我们把相关医疗与护理的知识作为正式教学内容编入书中,目的是让学生尽早明确所学的病理学与病理生理学知识不仅是为临床课程奠定基础,而且要运用到护理实践工作中去。这样,本书既保持了病理学的专业独特性,又做到了与临床护理教学和临床护理工作的衔接。其次,本书把病理解剖学和病理生理学的内容放在一起,形成较为完整的一本教材,这样各院校就可以安排灵活机动的授课计划,内容上也可做到互相连接和支持。再次,本书的编写使用了大量案例分析、知识链接、大体标本、组织切片插图和归纳性图表,突出基本知识、基本理论,病理与护理、临床及其他相关医学专业的内在联系。最后,本书每章后附有小结和直通护考在线答题,帮助学生总结、思考和验证。

　　需要说明的几个问题:第一,本书后面没有附加教学大纲、教学计划和教学课时数,这是因为我们考虑到全国各院校的实际情况不尽相同,无法统一。第二,本书将采用二维码及将课件上传网络的形式,为使用者提供服务。

　　本书承蒙各位编者团结协作及辛勤付出,在此表示诚挚的感谢和敬意。

　　本书内容难免有疏漏或错误之处,敬请同仁不吝指出,以求日后不断完善。

　　衷心感谢华中科技大学出版社提供了这次出版的机会。

编　者

目 录

MULU

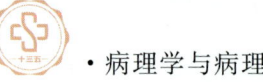

第六章　心血管系统疾病

第七章　呼吸系统疾病

第八章　消化系统疾病

第九章　泌尿系统疾病

第十章　生殖系统和乳腺疾病

第十六章 酸碱平衡紊乱

第十七章 发热

第十八章 休克

第十九章 弥散性血管内凝血

第二十章 心力衰竭

第二十一章 缺氧

第一章　病理学概述

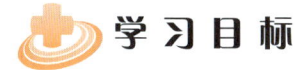 学习目标

扫码看课件

掌握
病理学的概念。

熟悉
病理学的主要任务和在医疗工作中的作用。

了解
病理学的主要研究方法。

一、病理学的概念和发展简史

病理学（pathology）是一门研究疾病的病因、发病机制、病理变化、结局和转归的医学基础学科。人类自诞生之日起便始终与疾病共存，然而在一个漫长的时期里，人类只知道会生病，却不知道疾病的发生原因。直到 1761 年，意大利医生摩尔伽尼（Morgani）通过解剖 700 多具尸体并详细记录了病变器官的肉眼变化，他认为不同的疾病是由相应器官的病变引起的，由此提出了器官病理学的概念（organ pathology）。19 世纪中叶，随着显微镜的发明使用，德国病理学家魏尔啸（Virchow）利用显微镜观察了正常细胞和病变细胞的形态变化，创立了细胞病理学（cytopathology），对医学科学的发展做出了巨大的贡献。在其后的近 200 年间，医学科学技术包括电子显微镜的使用、组织细胞的培养、免疫组织化学、免疫荧光、图像分析、分子生物学技术等的发明，极大地推动了传统病理学的发展，因而也出现了诸多病理学的分支学科，如免疫病理学、分子病理学、遗传病理学和计量病理学等，使得人们对疾病的研究从器官、组织、细胞和亚细胞水平深入到分子水平；并使形态学观察结果从定位、定性走向定量，更具客观性、重复性和可比性。这些发展极大地加强了对疾病本质的认识。

在我国医学发展史中，具有病理学方面记载的著作是南宋时期的《洗冤集录》，书中详细记述了尸体解剖检验、伤痕变化、中毒鉴定的资料。其实这就是人类最早期的器官病理学和法医学。我国的现代病理学始创于 20 世纪，一大批病理学的先驱者和老一辈病理学家经过从无到有的艰苦探索，为我国现代病理学的创立和发展做出了巨大贡献。

二、病理学的主要任务和内容

1. 病理学的主要任务　病理学是一门研究疾病的病因、发病机制、病理改变（包括形态结构的改变、功能和代谢改变）、结局和转归的医学基础学科，其根本任务是阐明疾病的本质和发生发展的规律，为疾病的诊断和防治提供理论基础。

2. 病理学的内容　病理学从形态变化的角度研究疾病的发生和发展规律，其内容可分成总论和各论。总论是研究患病机体在形态和功能代谢变化的普遍规律，例如，人体绝大部分疾病都会引起组织不同程度的损伤、修复以及血液循环的障碍；人体各部位均有可能发生炎症和肿瘤等。而各论是以总论知

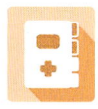

Note

1

识为基础,研究和阐述各种不同疾病具体的、特殊的规律。例如:肝炎、肺炎、肠炎、肾炎等,基本病变都是总论中论述的炎症,是炎症的共同规律;但是由于每一个发病器官结构、功能和代谢特点的不同,其病因、发病机制、病理变化、临床表现、转归等各有不同,从而构成了每一个疾病的特殊规律。因此病理学总论和各论之间有着十分密切的内在联系,学习时应互相参考,不可偏废。

三、病理学在医学教育、临床医疗和医学科学研究中的地位

美国著名医生和医学史家威廉·奥斯勒(William Osler)说过,病理学为医学之本。病理学科学地揭露了疾病的本质,因此可以说,没有病理学,就没有真正的医学。

1. 病理学是基础医学和临床医学的桥梁 医学生进入大学以后,首先要学习的是解剖学、组织胚胎学、生理学、生物化学、生物学、免疫学、微生物学、寄生虫学等基础医学学科,然后学习病理学。学好病理学以后,转入临床医学科室,联系和应用病理学的知识,学习临床医学,包括内、外、妇、儿等各科的疾病。因此有了病理学是桥梁学科之说,病理学为临床各科的诊断、治疗、预防以及科学研究提供了理论基础。

2. 病理学在临床医疗工作中的地位 为了对就诊病人及时做出正确诊断,医院设有各种辅助诊断科室协助医生做出诊断,如放射影像诊断、超声波诊断、化验诊断、核磁影像诊断、生物医学技术诊断、病理学诊断等,而病理学诊断是迄今诊断疾病的最可靠的方法。这是由于病理学是从病变部位取材,通过显微镜可直接观察到病变组织细胞的变化。特别是对肿瘤的诊断,主要依赖病理学的诊断结果。因此,病理学诊断又有"金标准"诊断之说。

四、病理学的研究方法

1. 人体病理学的诊断和研究方法

(1)脱落细胞学检查:即采集病变处脱落的细胞,制成细胞学涂片,进行光镜观察,做出细胞病理学诊断。比较常用的有妇科涂片诊断早期子宫颈癌,痰涂片诊断早期肺癌,胸腹腔积液离心涂片诊断有无转移癌细胞,尿液离心涂片诊断泌尿道肿瘤等。

(2)活体组织检查(biopsy):简称活检,即用局部切取、钳取、针穿刺吸取、搔刮等方法从病人身上取下病变组织,经过固定、包埋、切片和染色等程序处理,进行病理观察,确定诊断。如上所述,它是临床上最常用的一种病理形态学诊断方法,对疾病的正确诊断起着不可替代的作用。

(3)尸体解剖(autopsy)检查:简称尸检,即对死者遗体进行解剖,观察组织器官的大体形态和组织学改变,从而对疾病做出诊断和查明死亡原因。尸检可帮助临床医务人员验证诊断,总结经验,提高医疗水平,而且通过尸检积累教学标本和科研资料,有助于深入认识疾病和发现新的疾病。

2. 实验病理学研究方法

(1)动物实验:即在实验动物身上复制人类疾病的模型,通过疾病模型复制过程,研究疾病的病因、发病机制、病理改变、结局和转归,观察病理生理变化和反应。还可以根据研究的需要,进行任何方式的观察研究。例如,可在疾病的不同时期进行检查,观察疾病不同阶段的病理变化及其发生发展过程;可观察药物或其他因素对疾病的影响。此外,还可开展一些在人体上不能进行的研究,如致癌物质的致癌作用和癌变过程的研究等。

(2)组织培养和细胞培养技术:即采用组织培养和细胞培养技术,通过对离体组织、细胞生存条件的改变,观察其形态和功能代谢的变化。该技术对于肿瘤的生长、细胞癌变、病毒复制、染色体变异以及组织损伤后细胞生长调节、胚胎干细胞研究和器官移植等方面的研究有重要意义。

五、病理学的观察方法和新技术的应用

随着科学的发展,病理学的观察方法及其采用的新技术已远远超越了传统的形态学观察,但形态学观察方法仍不失为最基本的观察方法。目前病理学研究的观察方法和新技术主要有大体(肉眼)观察、组织和细胞学观察(包括常规诊断和快速切片诊断)、超微结构观察(电子显微镜观察)、组织化学和细胞

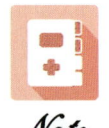

化学观察、免疫组织化学观察、免疫荧光观察、分子生物学技术（如 PCR 技术）、数字病理学等。

小 结

　　病理学是研究疾病的病因、发病机制、病理变化、结局和转归的一门医学基础学科。它的根本任务是阐明疾病的本质和发生发展规律，为疾病的诊断和防治提供理论基础，是基础医学和临床医学的桥梁学科。病理学从形态学变化的角度研究疾病的发生和发展规律。病理学的研究方法主要有脱落细胞学检查、活体组织检查、尸体解剖检查、动物实验、组织培养和细胞培养技术等。目前病理学研究的观察方法和新技术主要有大体（肉眼）观察、组织和细胞学观察（包括常规诊断和快速切片诊断）、超微结构观察（电子显微镜观察）、组织化学和细胞化学观察、免疫组织化学观察等。

内蒙古医科大学　徐晓艳

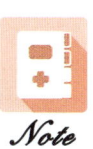

第二章 细胞和组织的损伤与修复

学习目标

掌握

1. 适应、萎缩、化生、变性、坏死、窦道、瘘管、机化、肉芽组织、一期愈合和二期愈合的基本概念。
2. 各种适应性改变、变性和坏死的类型及病理变化特点。
3. 肉芽组织的成分、作用及结局。

熟悉

1. 坏死的处理方式。
2. 一期愈合、二期愈合的特点。

了解

1. 生理性再生和病理性再生的意义和不同类型细胞的再生能力。
2. 影响再生与修复的因素。
3. 凋亡的概念及形态学特征。

正常细胞和组织可以对机体内外环境变化等刺激做出形态结构、功能和代谢的反应性调整。如果刺激较轻，细胞和组织可表现出适应性的变化。如果刺激超过了细胞和组织的耐受与适应能力，则可能引起细胞和组织损伤性变化，表现为形态结构、功能和代谢的改变。轻微的损伤大部分是可逆的，即消除刺激因子后，受损伤的细胞的形态结构和功能代谢仍可恢复正常。严重的损伤是不可逆的，最终可引起细胞死亡。这种细胞在形态学上的表现是一个连续的过程，一定条件下可相互转化。

引起细胞、组织损伤的原因，大致可分为缺氧、化学物质和药物、物理因素、生物因素、免疫反应、营养失衡、内分泌因素、遗传因素、衰老、社会-心理-精神因素及医源性因素等。

第一节 细胞和组织的适应

细胞和由其构成的组织、器官对于内、外环境中的持续性刺激和各种有害因子而产生的非损伤性应答反应称为适应（adaptation）。适应在形态上常表现为萎缩、肥大、增生和化生四种类型。细胞组织的适应性改变可发生在基因表达调控，受体结合的信号转导，蛋白质的转录、运送和输出等环节中。实质上适应是细胞生长和分化受到调整的结果，其目的在于使自身能在新的环境中得以生存，可以认为它们是细胞介于正常与损伤之间的一种状态（图 2-1-1）。

一、萎缩

萎缩（atrophy）是指已发育正常的细胞、组织或器官的体积缩小。萎缩时细胞合成代谢减慢，能量

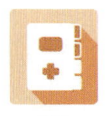

Note

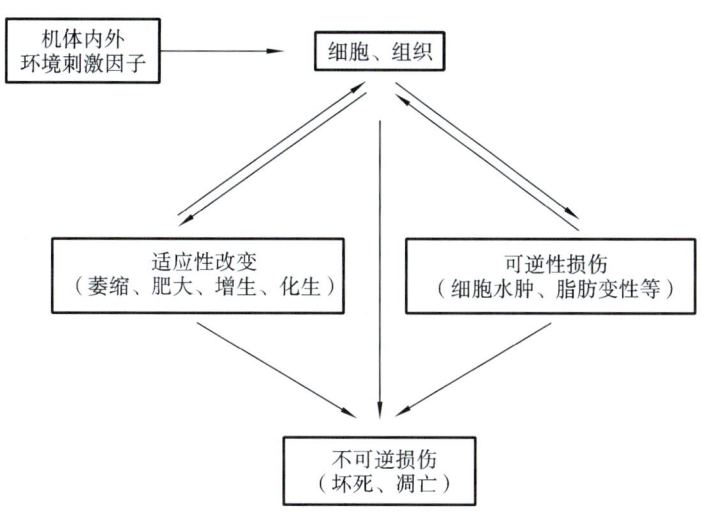

图 2-1-1　细胞、组织适应、损伤的变化关系

需求减少,原有功能减弱。组织与器官的萎缩,除了实质细胞内物质丧失而至体积缩小外,还可以伴有实质细胞数量的减少。组织器官的未发育或者发育不全导致的体积缩小不属于萎缩的范畴。

（一）原因和分类

萎缩分为生理性萎缩和病理性萎缩。

1. 生理性萎缩　生理性萎缩是指随着人体的生长发育和衰老而出现的组织、器官体积缩小的现象。如青春期胸腺的萎缩,妇女绝经后卵巢、子宫和乳腺的萎缩,男性睾丸更年期后的萎缩,老年人各器官的渐进性萎缩(图 2-1-2)。

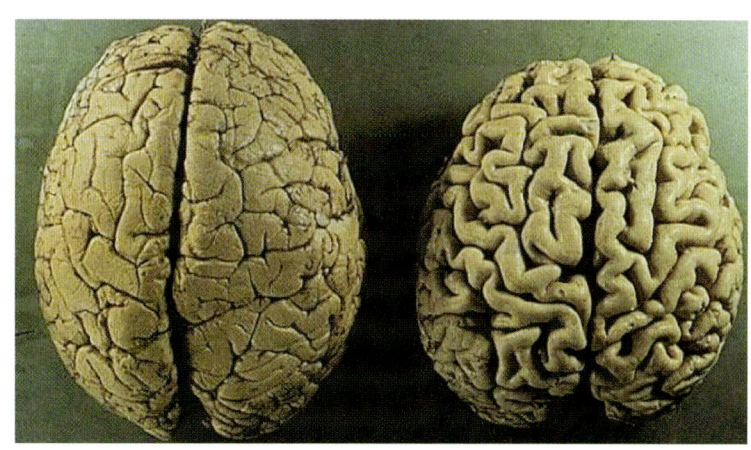

图 2-1-2　老年性脑萎缩

注:左侧是正常人的大脑;右侧是老年性萎缩脑,脑组织体积缩小,重量减轻,脑回变窄,脑沟变宽。

2. 病理性萎缩

（1）营养不良性萎缩:因蛋白质摄入不足、消耗过多或血液供应不足引起,分为:①全身营养不良性萎缩,如糖尿病、结核病及肿瘤等慢性消耗性疾病时,长期营养不良引起的全身肌肉萎缩,称为恶病质;②局部营养不良性萎缩,如脑动脉粥样硬化后,血管壁变厚,管腔变狭窄,脑组织长期缺乏血液供应而发生脑萎缩。萎缩的细胞、组织和器官通过调节细胞体积、数量和功能,以适应降低的血液供应和营养补给。

（2）压迫性萎缩:因局部组织器官长期受压而导致的萎缩。如尿路结石、肾门肿瘤等原因导致尿液淤积在肾盂,引起肾盂积水,压迫肾周围组织,造成肾皮质、髓质萎缩;右心功能不全时,肝小叶中央静脉及其周围血窦淤血,也会引起邻近肝细胞因受压而萎缩。

（3）失用性萎缩:因组织器官长期负荷减少,功能和代谢低下所致。如骨折后卧床不动造成的患肢

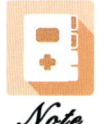

肌肉萎缩和骨质疏松。随着肢体重新正常活动,相应骨骼肌细胞会恢复正常大小和功能。

（4）去神经性萎缩:因运动神经元或轴突的损害,引起效应器的萎缩。如脊髓灰质炎和小儿麻痹症时,脊髓前角运动神经元变性坏死,导致肌肉萎缩。其机制是神经对肌肉运动调节丧失,加之活动减少和骨骼肌细胞分解代谢加速。

（5）内分泌性萎缩:因内分泌腺功能下降,相应靶器官细胞萎缩。如脑垂体肿瘤、Simmond 综合征时,导致甲状腺、肾上腺等器官萎缩。此外,肿瘤细胞也会发生萎缩,如给予雌激素治疗,前列腺癌细胞萎缩。

（6）老化和损伤性萎缩:神经细胞和心肌细胞的萎缩,是大脑和心脏发生老化的常见原因。此外,病毒和细菌引起的慢性炎症,也是细胞、组织或器官萎缩的常见原因,如慢性胃炎时胃黏膜萎缩和慢性肠炎时小肠黏膜绒毛萎缩。细胞凋亡也可引起组织器官萎缩,如阿尔茨海默病（Alzheimer's disease,AD)的大脑萎缩,就是因为大量神经细胞凋亡所致。

临床上,各种萎缩可由多种因素所致。如骨折后肌肉的萎缩,就可能是神经性、营养性、失用性,甚至是压迫性(在用石膏固定过紧时)等诸因素共同作用的结果;而心、脑等的老年性萎缩,则兼有生理性和病理性萎缩。

（二）萎缩的病理变化及后果

1. 肉眼观 萎缩的组织、器官体积减小,重量减轻,包膜皱缩,颜色加深或呈棕褐色。如心和肝的褐色萎缩。

2. 镜下观 萎缩的细胞体积缩小或数目减少,蛋白质合成减少,分解增加,细胞器退化,细胞质内可见脂褐素颗粒(图 2-1-3)。脂褐素是细胞内未被彻底消化的、富含磷脂的膜包被的细胞器残体。

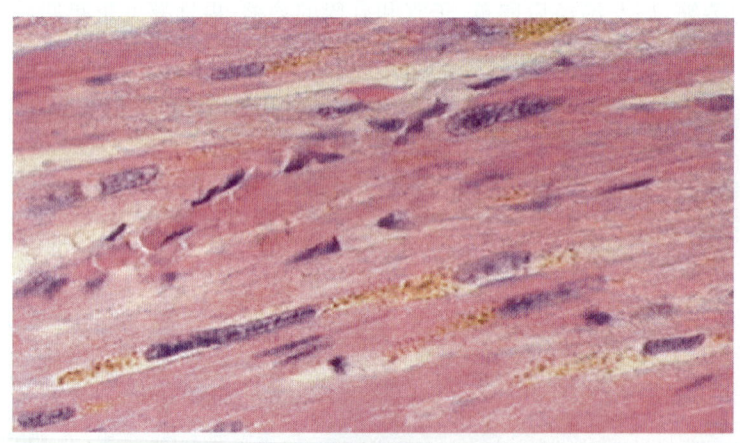

图 2-1-3 萎缩心肌脂褐素沉积
注:心肌细胞细胞质内(细胞核两侧)可见褐色的脂褐素。

（三）影响及结局

萎缩一般为可复性病变,去除病因后,轻度的萎缩可逐渐恢复。但如果引起萎缩的原因长期存在,则萎缩的细胞最终可死亡。萎缩的细胞、组织、器官功能大多降低,如肌肉萎缩时收缩力降低;脑萎缩时思维能力减弱,记忆力减退。

二、肥大

由于功能增加,合成代谢旺盛,细胞、组织或器官的体积增大,称为肥大(hypertrophy)。组织和器官的肥大通常是实质细胞的体积增大所致,但也可伴有实质细胞数量的增加。

（一）原因和分类

肥大根据性质可分为生理性肥大和病理性肥大;根据原因可分为代偿性肥大或功能性肥大和内分泌性肥大或激素性肥大等类型。

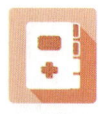

1. 生理性肥大 生理性肥大是指生理状态下,局部组织、器官代谢与功能增强而发生的肥大。①代偿性肥大:组织、器官功能需求增加,负荷过重导致的肥大,如长跑运动员长期负荷增加,导致下肢骨骼肌代偿性的增粗肥大。②内分泌性肥大:由内分泌激素作用于效应器导致的肥大,如妊娠期雌、孕激素及其受体作用导致子宫平滑肌肥大,同时伴有细胞数量增多,子宫从平时壁厚 0.4 cm、重 100 g,可肥大至壁厚 5 cm、重 1000 g。

2. 病理性肥大 病理性肥大指病理状态下,局部组织、器官代谢与功能增强导致的肥大。①代偿性肥大:病理状态下负荷过大导致的肥大,如原发性高血压或二尖瓣关闭不全时左心室负荷增加,引起左心室肥厚、一侧肾脏坏死后导致对侧肾脏代偿性的肥大。②内分泌性肥大:由疾病引起的激素分泌增多导致的肥大,如甲状腺功能亢进时,甲状腺素分泌增多引起甲状腺滤泡上皮细胞肥大。

（二）病理变化及后果

1. 肉眼观 肥大的组织、器官体积均匀增大,重量增加,包膜紧张。

2. 镜下观 实质细胞体积增大,或伴有细胞数量增多,细胞核肥大深染。

肥大的细胞代谢和功能会代偿性增强,但如果超过了细胞的代偿能力就会发生失代偿。如高血压心脏病晚期,左心室失代偿,心肌收缩力下降导致离心性肥大（失代偿）;内分泌激素异常引起的前列腺肥大（图 2-1-4）、肢端肥大症等。

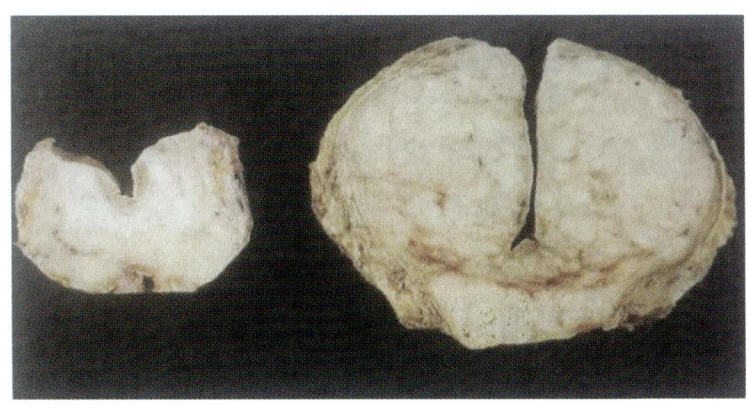

图 2-1-4　前列腺肥大

注:左侧是正常前列腺切面图;右侧为前列腺肥大,显示前列腺体积增大,切面可见大小不等的增生的结节。

三、增生

细胞有丝分裂活跃而致组织或器官内实质细胞数量增多的现象,称为增生（hyperplasia）,常导致组织或器官的体积增大和功能活跃。细胞增生时也常伴有体积的增大,增生的细胞功能常增强。增生多因细胞受到过多激素刺激以及生长因子与受体过度表达所致,也与细胞凋亡被抑制有关,通常受到凋亡基因、增殖基因、激素和各种肽类生长因子及其受体的精细调控。细胞增殖通常是可复性的,去除病因后可消退。

（一）原因和分类

根据其性质不同,增生可分为生理性和病理性增生两种。根据其原因不同,增生可分为代偿性增生或功能性增生和内分泌性增生或激素性增生。

1. 生理性增生 因适应生理的需要而发生的增生称为生理性增生。①代偿性增生:如肝脏部分切除后残存肝细胞的代偿性增生;高海拔地区空气氧含量低,机体骨髓红细胞前体细胞和外周血红细胞代偿增多。②内分泌性增生:如正常女性青春期乳腺增生、月经周期中子宫内膜腺体的增生等。

2. 病理性增生 病理状态下组织或器官功能增强导致的增生。①代偿性增生:如组织损伤后的创伤愈合过程中,成纤维细胞和毛细血管内皮细胞因受到损伤处增多的生长因子刺激而发生的增生;慢性炎症或长期暴露于理化因素,也常引起组织细胞,特别是皮肤和某些脏器被覆细胞的增生。②内分泌性

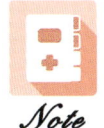

增生；例如，碘缺乏导致的甲状腺增生，雌激素绝对或相对增多引起子宫内膜增生过长，临床上表现为功能性子宫内膜出血。

（二）病理变化及后果

1. 肉眼观 组织、器官体积变大，重量增加，或出现单发或多发增生性结节。

2. 镜下观 实质细胞呈弥漫性或局限性增生，细胞核多正常或稍增大。

组织、器官的增生常伴有功能的增强，或者受损的功能可以得到部分恢复。间质的过度增生会引起组织、器官硬化等不良后果。大多数病理性增生在病因去除后，增生活动停止，少数细胞增生失去控制，演变成肿瘤性增生。

肥大和增生的病因十分相似，因此二者常相伴存在。如细胞有丝分裂阻滞在 G_2 期，会出现肥大多倍体细胞但不分裂；如细胞顺利由 G_0 期依序进入后续时相，则完成分裂增殖进程。对于一些增殖活跃的器官如子宫、乳腺等，其体积变大可能是细胞体积变大（肥大）和细胞数目增多（增生）共同作用的结果。而对于那些增殖能力低的组织如心肌、骨骼肌等，其组织器官体积的变大可能只是单一因素影响的结果。因此，判断组织器官是肥大还是增生，细胞本身的增殖能力（不稳定细胞、稳定细胞、永久细胞）是决定因素。

四、化生

一种分化成熟的细胞类型被另一种分化成熟的细胞类型所取代的过程称为化生（metaplasia），通常只出现在分裂增殖能力较活跃的细胞类型中。化生并不是由原来的成熟细胞直接转变而来，而是该处具有分裂增殖和多向分化能力的未分化间充质细胞或干细胞发生转分化的结果，本质上是环境因素引起细胞某些基因活化或受到抑制而重编程化表达的产物，这一过程可能要通过特定表观遗传学改变来实现。化生通常只发生在同源细胞之间，即上皮细胞与上皮细胞之间、间叶细胞与间叶细胞之间。

（一）化生的常见类型

1. 鳞状上皮化生 被覆上皮组织受刺激后，被鳞状上皮取代的过程，简称鳞化，是上皮组织化生中最常见的一种。如吸烟或慢性支气管炎病人的假复层纤毛柱状上皮被鳞状上皮所替代（图 2-1-5），慢性宫颈炎时的宫颈黏膜上皮、慢性胆囊炎时的柱状上皮、肾结石时的移行上皮等均可发生鳞状上皮化生。

2. 柱状上皮化生 腺上皮组织的化生也较常见。慢性胃炎时，胃黏膜上皮转变为含有帕内特（Paneth）细胞或杯状细胞的小肠或大肠黏膜上皮组织，称为肠上皮化生（简称肠化）（图 2-1-6），根据形态和产生的黏液可分为小肠型肠上皮化生和大肠型肠上皮化生，大肠型肠上皮化生可成为肠型胃癌的发病基础；若胃窦、胃体部腺体由幽门腺取代，则称为幽门腺化生。慢性反流性食管炎时，食管下端鳞状上皮也可化生为胃型或肠型柱状上皮。慢性宫颈炎时，宫颈鳞状上皮被宫颈管黏膜柱状上皮取代，形成肉眼所见的子宫颈糜烂。

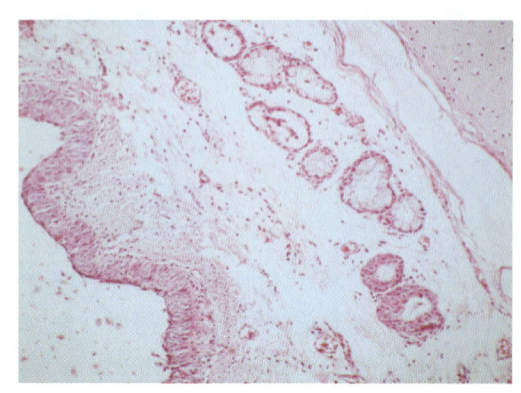
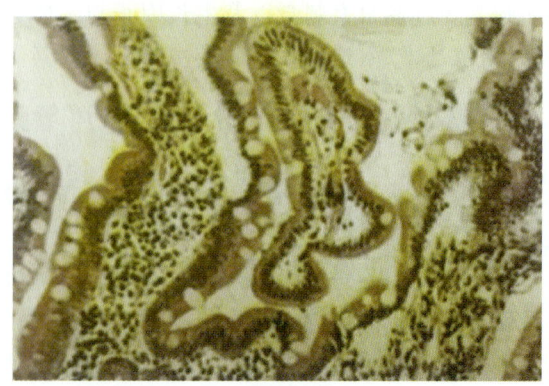

图 2-1-5 支气管黏膜纤毛柱状上皮的鳞状上皮化生　　　　图 2-1-6 胃黏膜的肠上皮化生

3. 间叶组织化生 间叶组织中幼稚的成纤维细胞损伤后，转变成骨细胞或成软骨细胞，化生为骨或软骨，称为骨或软骨化生。例如，结缔组织在持久的压力作用下形成透明软骨组织，横纹肌组织形成

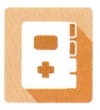

骨组织等。这类化生多见于骨化性肌炎等受损软组织，也见于某些肿瘤的间质。

（二）化生对机体的影响

发生在上皮组织之间的化生在原因消除后可恢复，但间叶组织之间的化生多数不可逆。化生的生物学意义利弊兼有，例如，呼吸道黏膜的鳞状上皮化生，增强了病变部位抵御外界刺激的能力，但失去了纤毛结构，减弱了黏膜的自净能力。如果引起化生的因素持续存在，则可能引发细胞恶变。如支气管黏膜上皮、胆囊上皮的鳞状上皮化生与鳞状细胞癌有相关性；胃黏膜的肠上皮化生与胃腺癌有相关性。

第二节 细胞和组织的损伤

组织和细胞遭到不能耐受的有害因子刺激后，导致局部细胞及其间质发生物质代谢、组织化学、超微结构乃至光镜和肉眼可见的异常改变，造成细胞和组织的损伤（injury）。损伤的方式和结果，不仅取决于引起损伤因素的性质、持续时间和强度，也取决于受损细胞的种类、所处状态、适应性和遗传性等。损伤的原因可分为外因和内因，外因包括生物性、理化性、营养性和社会心理等因素，内因包括遗传、免疫、神经内分泌、年龄、性别等因素。它们相互作用，互为因果，最终导致细胞损伤。

一、损伤的原因与发病机制

凡能引起疾病发生的原因，通常也是引起细胞和组织损伤的原因，常见原因如下。

（1）缺血、缺氧：缺血缺氧是细胞损伤最重要的环节。局部组织缺血可引起营养物质和氧缺乏，活性氧类物质增多，脂质崩解，细胞骨架破坏。缺血后血流恢复引起活组织过氧化，加剧组织损伤。缺氧可使线粒体内的氧化磷酸化过程受阻，ATP生成减少甚至停止，引起一系列细胞结构和功能的损害。缺氧可为全身性和局部性，前者主要见于呼吸系统疾病、红细胞携氧能力降低或丧失；后者主要见于局部血液循环障碍。

（2）生物性因素：生物因素是引起细胞损伤最常见的因素，包括各种病原微生物，如细菌、病毒、真菌、原虫、寄生虫等。病原微生物侵入机体生长繁殖，造成机械性损伤，诱发变态反应，释放内、外毒素或分泌某些酶，都可能损害细胞和组织的结构和功能。

（3）物理性因素：高温、低温、电流、放射线和机械性损伤等因素。高温可使细胞内蛋白质变性或炭化；低温可使血管收缩、血流停滞，细胞因缺氧而发生变性、死亡。射线可损伤细胞核内的DNA，阻止细胞核分裂，使细胞合成异常调节蛋白，下调结构蛋白，诱发基因突变和染色体畸变。

（4）化学性因素：氰化物、强酸、强碱、有机磷农药及药物等均可对细胞造成损伤。一些物质的代谢产物对靶器官也存在细胞毒作用，如心、肝、肾等器官常常是代谢毒性物质的靶器官。

（5）变态反应：过敏原作用于机体，可导致变态反应发生，引起细胞、组织损伤。如青霉素引发Ⅰ型变态反应。

（6）其他因素：年龄、营养、遗传缺陷、神经内分泌因素、社会心理、医源性等因素均在细胞和组织的损伤过程中发挥一定的作用。

细胞和组织损伤后，会产生一系列形态变化和机能改变。轻度的损伤大多是可逆的，消除刺激后可恢复正常，如细胞的变性；严重的细胞损伤是不可逆的，直接或最终导致细胞死亡，如坏死。根据损伤的表现形式和轻重程度，可分为可逆性损伤和不可逆性损伤两大类。

二、可逆性损伤

可逆性损伤（reversible injury）也称变性（degeneration），是指细胞或细胞间质受损伤后，物质代谢障碍，使细胞内或细胞间质内出现异常物质或正常物质异常蓄积的现象，通常伴有细胞功能低下。造成蓄积的原因是细胞自身的代谢、清除或转运利用能力下降，导致物质聚积在细胞器、细胞核、细胞质和细

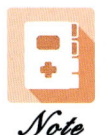

胞间质内。若导致蓄积的原因去除后,这种损伤可恢复正常。

(一)细胞水肿

细胞水肿(cellular swelling)也称水变性(hydropic degeneration),表现为细胞内钠离子和水积聚过多,是细胞损伤中最早出现的改变,起因于细胞容积和胞质离子浓度调节机制的功能下降。主要见于心、肝和肾等器官的实质细胞。

1. 原因和发生机制 在急性感染、缺氧、中毒、高热等有害因素作用下,线粒体受损,ATP生成减少,细胞膜 Na^+-K^+ 泵功能障碍,导致细胞内水、钠增多;或者细胞膜受损,无机磷酸盐、乳酸等代谢产物增多,导致细胞膜通透性增高、渗透压增加,进一步加剧了细胞内水钠的蓄积,造成细胞水肿。

2. 病理变化 肉眼观,组织器官体积变大,包膜紧张,边缘变钝,切缘隆起外翻,颜色变淡,失去光泽,似水煮过(图 2-2-1)。镜下观,病变初期,细胞线粒体和内质网等细胞器变得肿胀,形成光镜下细胞质内的粉染细小颗粒状物(图 2-2-2);若水、钠进一步蓄积时,则整个细胞极度肿胀,细胞质淡染透明呈空泡状,状如气球,称为气球样变,常见于病毒性肝炎。

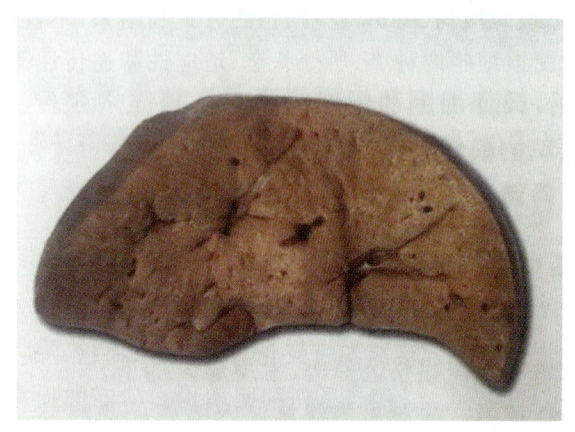

图 2-2-1 肝细胞水肿(肉眼观)

注:肝脏体积肿大,包膜紧张,边缘圆钝,颜色变淡,失去光泽,似水煮过。

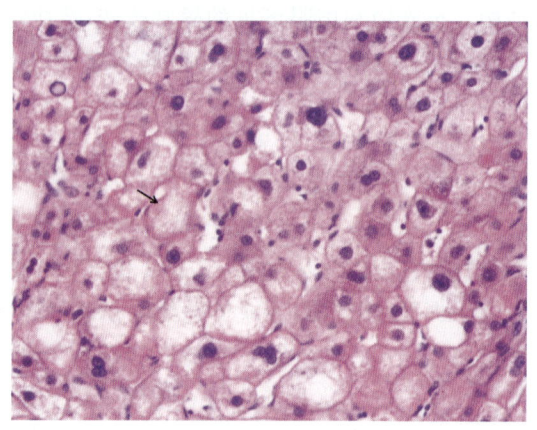

图 2-2-2 肝细胞水肿(镜下观)

注:变性的肝细胞肿大,箭头所指的是细胞质中散在的粉染细小颗粒状物。

3. 影响与结局 细胞水肿多数是可逆的,当原因消除后可恢复正常,但损伤因素持续存在可导致细胞坏死。发生细胞水肿的组织或器官功能下降,如肾小管上皮细胞水肿,病变的细胞导致肾小球滤过膜发生破裂,少量蛋白质进入肾小管随尿排出,尿蛋白试验阳性。

(二)脂肪变性

甘油三酯蓄积于非脂肪细胞的细胞质中,称为脂肪变性(fatty change 或 steatosis),多见于心肌细胞、肝细胞、肾小管上皮细胞和骨骼肌细胞等部位,其中肝脂肪变性最常见。

1. 原因和发病机制 严重感染、酗酒、缺氧、中毒、营养不良、糖尿病及肥胖等因素均可干扰细胞的脂肪代谢。

肝是脂肪代谢最主要的场所,最常发生脂肪变性,其脂肪变性机制大致如下:①肝细胞质内脂肪酸增多:如高脂饮食或营养不良时,体内脂肪组织分解,过多的游离脂肪酸经血液入肝;或因缺氧致肝细胞乳酸大量转化为脂肪酸;或因氧化障碍使脂肪酸利用下降,脂肪酸相对增多。②甘油三酯合成过多:如大量饮酒可改变线粒体和滑面内质网的功能,促进 α-磷酸甘油合成新的甘油三酯。③脂蛋白、载脂蛋白减少:缺血、缺氧、中毒或营养不良时,肝细胞中脂蛋白、载脂蛋白合成减少,细胞输出脂肪受阻而堆积于细胞内。轻度脂肪变性通常不会引起肉眼可见的形态变化和器官功能下降,但重度脂肪变性可进展为坏死或硬化。

此外,当动脉粥样硬化或高脂血症时,可在某些非脂肪细胞如巨噬细胞和平滑肌细胞胞质中充有过量的胆固醇和胆固醇酯,可视为特殊类型的细胞内脂质蓄积。此类巨噬细胞显著增多并聚集在皮下组织时,称为黄色瘤。

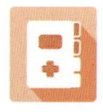

2. 病理变化 肉眼观,器官体积变大,包膜紧张,边缘圆钝,质地变软,切面呈淡黄色,触之有油腻感。慢性酒精中毒或缺氧时,可引起心肌脂肪变性,常累及左心室内膜下和乳头肌部位。脂肪变性心肌呈淡黄色,正常心肌呈红色,脂肪变性的心肌和正常心肌相间排列形成红黄相间的条纹,状似虎皮斑纹,称为虎斑心。

镜下观,细胞质内充满大小不等的圆形空泡(图 2-2-3),这是在石蜡 HE 染色切片中,脂肪被有机溶剂溶解所致。若在冰冻切片中,脂肪可以被锇酸染色和苏丹Ⅲ染色分别染成黑色和橘红色。脂肪变性在肝小叶内的分布与病因有一定的关系。如慢性肝淤血时,小叶中央区缺氧重,故脂肪变性首先发生在小叶中央区;磷中毒时,小叶周边带肝细胞对磷中毒更为敏感,故以小叶周边带肝细胞受累最为显著;严重中毒和传染病时,脂肪变性则常累及全部肝细胞。显著弥漫性肝脂肪变性称为脂肪肝,重度肝脂肪变性可进展为肝坏死和肝硬化。肾小管上皮细胞也可发生脂肪变性,光镜下脂滴主要位于肾近曲小管细胞基底部,为过量重吸收的原尿中的脂蛋白,严重者可累及肾远曲小管细胞。

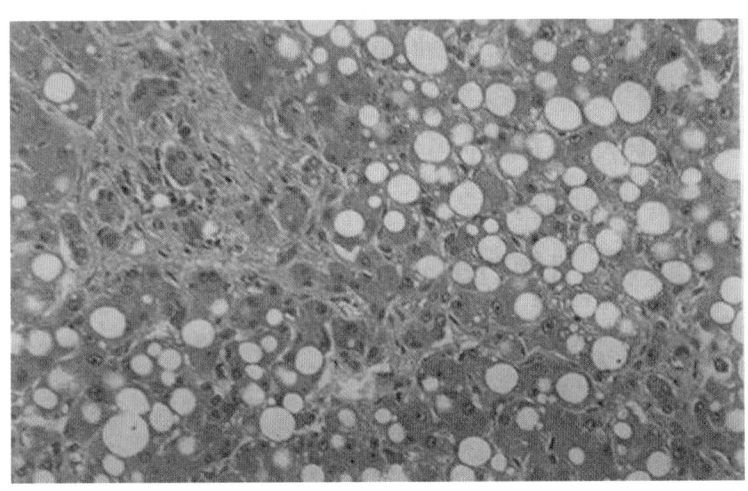

图 2-2-3 肝细胞脂肪变性
注:肝细胞质内出现大小不等的圆形空泡。

3. 影响与结局 轻度的脂肪变性在原因消除后可恢复正常。重度的脂肪变性可导致脏器功能降低,甚至坏死。如肝重度脂肪变性时,肝脏功能异常,细胞坏死纤维化,最终发展为肝硬化。

(三) 玻璃样变性

玻璃样变性(hyalinization)是指在细胞或细胞间质内出现无结构、半透明状的蛋白质蓄积,HE 染色呈嗜伊红均质状的毛玻璃样,又称透明变性(hyaline degeneration)。玻璃样变的蛋白质来源和性质各不相同,但有相似的形态学改变,常见于结缔组织、细动脉壁和细胞质内。玻璃样变产生的机制可能是蛋白质合成的先天遗传障碍或蛋白质折叠的后天缺陷,使一些蛋白质的氨基酸序列和三级结构发生变异,导致变性胶原蛋白、血浆蛋白和免疫球蛋白等的蓄积。

1. 结缔组织的玻璃样变性 见于生理性和病理性结缔组织增生,为纤维组织老化的表现。其特点是胶原蛋白交联、变性、融合,胶原纤维增粗变宽,其间少有血管和纤维细胞。常见于萎缩的子宫和乳腺间质、纤维瘢痕组织、动脉粥样硬化纤维斑块等各种生理性和病理性结缔组织的增生,是胶原老化的一种表现。肉眼观:组织呈灰白色、质韧、半透明状,无弹性。镜下观:纤维细胞明显减少,胶原纤维增粗并互相融合成均匀、无结构、半透明的带状或片状物质(图 2-2-4)。

2. 细小动脉壁的玻璃样变性 常见于良性高血压和糖尿病时的肾、脑、脾和视网膜的细小动脉壁。可能是高血压时全身各处细小动脉痉挛、缺氧,血管内皮细胞受损,血浆蛋白渗入内膜,沉积在管壁中,在内皮下凝固成无结构、均质、红染的玻璃样物质,或者可能因为基底膜代谢物质沉积,使管壁增厚、变硬变脆、弹性下降,易发生扩张、破裂和出血,也可引起管腔狭窄甚至闭塞(图 2-2-5)。

3. 细胞质内的玻璃样变性 细胞质内过多的蛋白质沉积而引起的细胞在形态学上的改变。镜下观,细胞质内可见大小不等、均质红染的圆形小体。例如:浆细胞质内蓄积的免疫球蛋白 Russell(拉

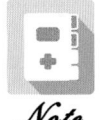

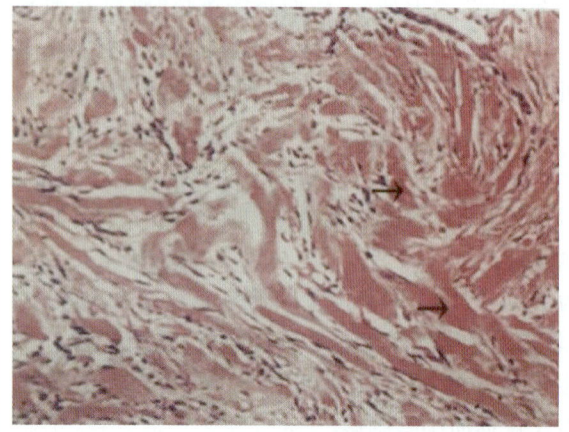

图 2-2-4　结缔组织玻璃样变性（瘢痕）

注:胶原纤维增粗、融合,呈均质红染条索、片状结构。

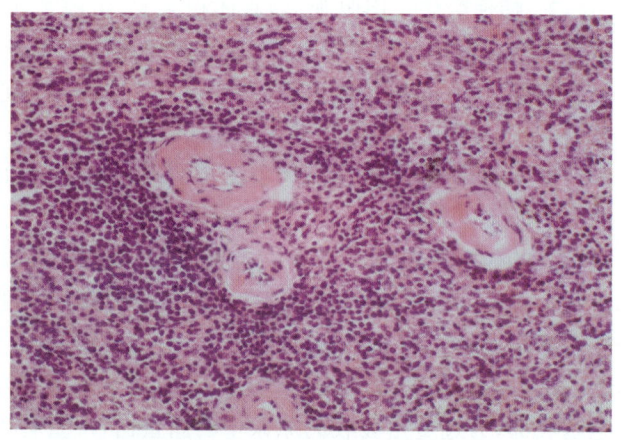

图 2-2-5　脾中央动脉玻璃样变性

注:脾中央动脉内膜下血浆蛋白沉积,均质红染,血管壁增厚,管腔狭窄。

塞尔)小体;肾小管上皮细胞具有吞饮作用的小泡,重吸收原尿中的蛋白质,与溶酶体融合,形成玻璃样小滴;酒精肝病时肝细胞胞质内的 Mallory 小体(图 2-2-6);病毒与蛋白质聚集物构成的病毒包涵体等。

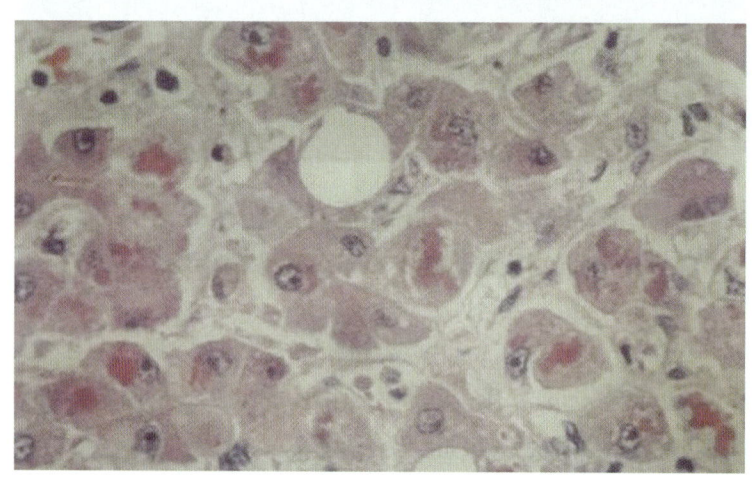

图 2-2-6　肝细胞内的 Mallory 小体

注:肝细胞内可见大小不等的不规则形、红染的小体,为细胞内玻璃样变性。

(四)病理性色素沉积

病理情况下,细胞或组织内有色物质过度积聚,称为病理性色素沉积(pathologic pigmentation)。沉积的色素可分为内源性和外源性两类,外源性如煤尘,内源性如含铁血黄素、黑色素、脂褐素和胆红素等。

1. 含铁血黄素　含铁血黄素(hemosiderin)是巨噬细胞吞噬、降解红细胞中血红蛋白所产生成的铁蛋白微粒聚集体,系 Fe^{3+} 与蛋白质结合而成。镜下呈金黄色或棕褐色颗粒,具有折光性,可被普鲁士蓝染成蓝色。含铁血黄素的存在,表明有红细胞的破坏和全身或局限性含铁物质的剩余。如慢性肺淤血时,肺泡内红细胞被巨噬细胞吞噬,分解形成含铁血黄素;溶血性贫血时大量红细胞被破坏,可出现全身性含铁血黄素沉积。

2. 黑色素　黑色素(melanin)是黑色素细胞质中的酪氨酸氧化、聚合而成的深褐色细颗粒,多存在于皮肤、毛发、虹膜、眼脉络膜等处,促肾上腺皮质激素(ACTH)和色素细胞刺激素(MSH)可以促进黑色素的生成。当肾上腺皮质功能低下时,肾上腺皮质激素对垂体的负反馈作用减弱,促肾上腺皮质激素(ACTH)分泌增多,黑色素增多。

3. 脂褐素　脂褐素(lipofuscin)是细胞质内没有被自身溶酶体消化的退变细胞器碎片,其成分是脂质和蛋白质混合物,呈黄褐色细颗粒状,属于一种消耗性色素,提示细胞处于退变状态。正常人的附睾上皮细胞、睾丸间质细胞以及某些神经细胞的细胞质中可含有少量脂褐素。老年人、慢性消耗性病人,其心肌细胞、肝细胞内可见大量脂褐素。

4. 胆红素 胆红素(bilirubin)是巨噬细胞吞噬红细胞后,由血红蛋白的分解产物胆绿素还原而成,不含铁元素,呈棕黄色或黄绿色。高胆红素血症,可将皮肤、黏膜染成黄色,称为黄疸。在肝内胆管系统形成胆栓;在肾小管管腔中可形成胆汁管型。

(五)病理性钙化

在骨和牙之外的组织中固态钙盐的沉积,称为病理性钙化(pathological calcification)(图 2-2-7),其可位于细胞内或细胞外。沉积的成分主要是磷酸钙和碳酸钙。肉眼观:呈灰白色,质硬,状如石灰。镜下观:HE 染色呈大小不等的颗粒状、片状蓝色物质。分为营养不良性钙化和转移性钙化,前者继发于坏死、异物,此时钙磷代谢正常。后者继发于全身性钙磷代谢障碍,导致钙盐沉积于正常组织内,如血管及肾、肺和胃的间质组织。

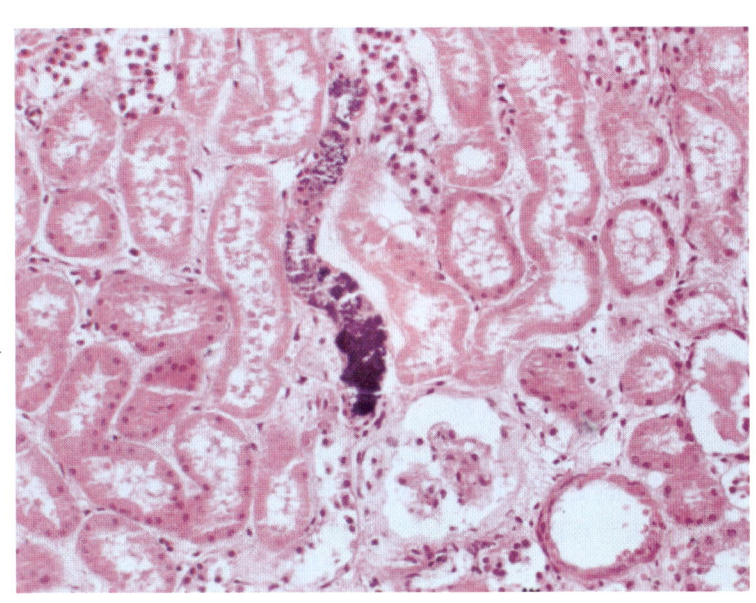

图 2-2-7 病理性钙化
注:肾小管内见颗粒状、片状蓝色物质(转移性钙化)。

(六)淀粉样变性

细胞间质内淀粉样蛋白和黏多糖复合物蓄积,称为淀粉样变性(amyloid change)。其呈现淀粉样反应,即先遇碘呈赤褐色,再接触硫酸呈蓝色。常沉积于细胞间、小血管基底膜下或网状纤维支架处。HE 染色时呈均质、红染,刚果红染色阳性呈橘红色。淀粉样变性可为局部性或全身性。局部性淀粉样变发生于皮肤、结膜、舌、喉和肺等处。全身性淀粉样变可分为原发性淀粉样变性和继发性淀粉样变性,前者多见于心、肝、肾、脾,后者见于结核、慢性炎症和肿瘤间质等处。

(七)黏液样变性

细胞间质内黏多糖和蛋白质蓄积,称为黏液样变性(mucoid degeneration)。多见于间叶组织肿瘤、急性风湿病、动脉粥样硬化等。可见间质疏松呈灰蓝色,星芒状细胞散在其间。如甲状腺功能低下时,甲状腺素减少,透明质酸酶活性减弱,使含透明质酸的黏液样物蓄积于皮肤、皮下组织,形成黏液性水肿。

三、不可逆性损伤

细胞受到致死性刺激时,导致代谢停止、结构破坏和功能障碍,称为不可逆性损伤(irreversible injury),即细胞死亡,包括坏死和凋亡两种类型。凋亡是细胞程序性的死亡,多数属于生理性死亡,而坏

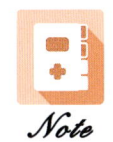

死多数发生在病理情况下。

（一）坏死

坏死(necrosis)是以酶溶性变化为特点的活体内局部组织中细胞的死亡。这种形态学的改变可以由损伤细胞内的水解酶的降解引起，也可以由中性粒细胞释放溶酶体酶的作用引起。坏死多数由可逆性损伤发展而来，坏死的组织细胞代谢停止、功能丧失。

1. 坏死的基本病理变化

（1）细胞核的改变：细胞核的改变是细胞坏死的主要形态学标志，主要有三种表现形式。①核固缩：细胞核脱水，体积变小，使染色质 DNA 浓聚、皱缩，嗜碱性增加，染色变深，提示 DNA 转录合成停止。②核碎裂：由于核染色质崩解、核膜破裂，细胞核发生碎裂，核物质分散于胞质中，亦可以由核固缩裂解成碎片而来。③核溶解：非特异性 DNA 酶和蛋白酶激活，分解核 DNA 和核蛋白，核染色质嗜碱性下降，染色变浅，甚至消失或只能见到细胞核的轮廓(图 2-2-8)。

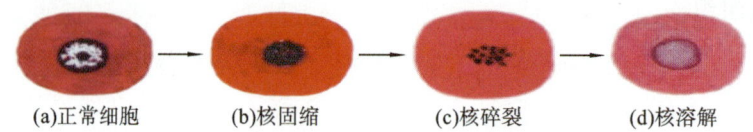

(a)正常细胞　　(b)核固缩　　(c)核碎裂　　(d)核溶解

图 2-2-8　细胞坏死核的形态变化示意图

（2）细胞质的改变：除细胞核的变化外，核糖体减少丧失、胞质内变性蛋白质增多、糖原颗粒减少等原因，使坏死细胞质嗜碱性减弱而嗜酸性增强，使其与酸性染料结合力增高，导致细胞质红染。线粒体内质网肿胀形成空泡、线粒体基质无定形钙致密物堆积、溶酶体释放酸性溶解酶溶解细胞成分等，是细胞坏死时细胞质的主要超微结构改变。

（3）细胞间质的改变：实质细胞坏死后，在各种溶解酶的作用下，细胞外基质逐渐崩解、液化，最后融合成一片模糊的细颗粒状、无结构的红染物质。

坏死早期细胞内和血浆中即可出现酶活性的变化，可作为诊断某些细胞损伤坏死的重要指标。例如，急性心肌梗死时，肌酸激酶同工酶(CK-MB)及肌钙蛋白(T 或 I)显著升高；乙肝病人谷丙转氨酶(ALT)反复或持续升高。临床上判断组织是否失活有以下五个指标：①外观浑浊、色泽污秽；②无正常血液供应而温度降低；③失去正常弹性；④无血管搏动；⑤失去正常感觉及运动功能。

2. 坏死的类型　根据坏死的形态学变化，将坏死分为凝固性坏死、液化性坏死、纤维素样坏死和坏疽四个类型。

（1）凝固性坏死(coagulative necrosis)：坏死的组织水分脱失，蛋白质变性凝固，溶酶体酶的水解作用相对较弱，坏死区呈灰黄、质实干燥状态，称为凝固性坏死(图 2-2-9)。镜下观：坏死处细胞结构消失，但组织结构轮廓仍能保存较长时间(图 2-2-10)，坏死组织周围形成暗红色充血、出血和炎症反应带，与周围健康组织分界清楚。常见于心、肝、脾、肾等组织结构紧密、蛋白质含量丰富的器官。

干酪样坏死(caseous necrosis)是一种特殊类型的凝固性坏死，主要见于结核病，病灶坏死较彻底，且含脂质较多，故颜色淡黄，质较松软细腻，状如奶酪。坏死组织原组织轮廓消失，镜下可见一片红染无结构颗粒状物质。

（2）液化性坏死(liquefactive necrosis)：由于坏死组织中可凝固的蛋白质少，或坏死细胞自身及浸润的中性粒细胞等释放大量水解酶，或组织富含水分和磷脂，细胞组织坏死后易发生溶解液化，称为液化性坏死。常见于蛋白含量少脂质成分多(如脑、脊髓)或产生蛋白水解酶多(如胰腺)的组织。如：急性胰腺炎或挤压伤时、乳房创伤时，脂肪细胞破裂，可分别引起酶解性或创伤性脂肪坏死；脑组织坏死后形成半流体状物的软化灶(称为脑软化)；化脓性炎症时，中性粒细胞产生大量蛋白水解酶溶解坏死组织，形成脓液。

（3）纤维素样坏死(fibrinoid necrosis)，旧称纤维素样变性，是结缔组织及小血管壁常见的坏死形式。病变部位形成细丝状、颗粒状或小条块状无结构物质，由于其与纤维素染色性质相似，故名纤维素样坏死。见于变态反应性疾病，如风湿病、结节性多动脉炎、新月体性肾小球肾炎，以及急进性高血压和

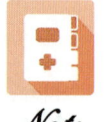

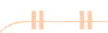

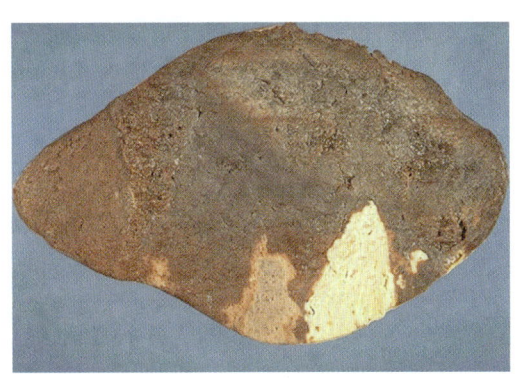

图 2-2-9 脾凝固性坏死

注:凝固性坏死灶底向被膜,尖朝脾门,楔形,灰白色,
周围可见充血带。

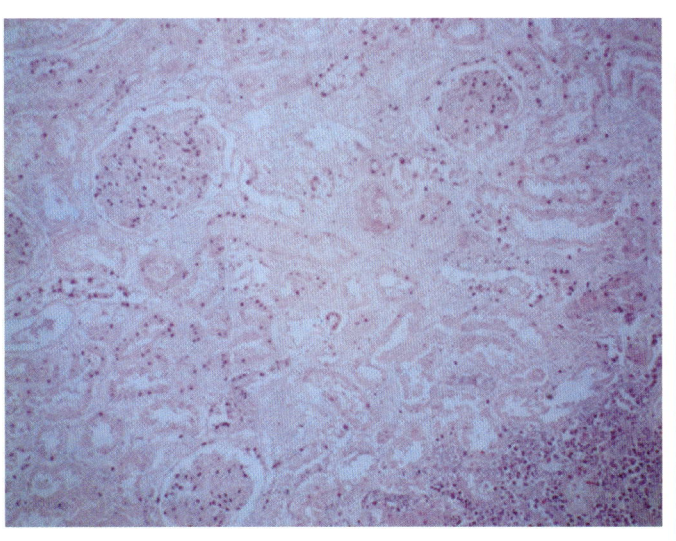

图 2-2-10 肾凝固性坏死

注:肾凝固性坏死灶内可见肾小球、肾小管轮廓。

胃溃疡等,其发生机制与抗原抗体复合物引发的胶原纤维肿胀崩解、结缔组织免疫球蛋白沉积或血浆纤维蛋白渗出变性有关。

(4)坏疽(gangrene):指局部组织大块坏死并继发腐败菌感染,病变处呈黑色或暗绿色,或伴有恶臭。腐败菌分解坏死组织产生硫化氢,引起恶臭,其与血红蛋白降解的铁结合形成硫化铁,故坏死组织呈黑色。坏疽分为干性坏疽(dry gangrene)、湿性坏疽(wet gangrene)和气性坏疽(gas gangrene)三种类型(表 2-2-1),前两者多为继发于血液循环障碍引起的缺血坏死。

表 2-2-1 坏疽类型及其特征

项目	干性坏疽	湿性坏疽	气性坏疽
形成原因	动脉阻塞而静脉回流通畅	动脉阻塞而静脉回流受阻	特殊的湿性坏疽,较深部肌肉的开放性创伤合并产气荚膜杆菌等厌氧菌感染
好发部位	四肢末端	与外界相通的内脏器官如肺、肠、子宫等	深部肌肉开放性伤口
形态特点	坏死区干燥、皱缩,呈黑色,与正常组织界限清楚	局部感染严重,肿胀明显,呈污秽的暗绿色或污黑色,与正常组织分界不清	组织呈蜂窝状,按之有捻发感,与周围组织分界不清,伴奇臭
结局转归	全身中毒症状较轻,进展缓慢	全身中毒症状严重,病变进展快,对机体危害较大	病变发展迅速,全身中毒症状重,后果严重

①干性坏疽(dry gangrene):常见于动脉阻塞而静脉回流通畅的四肢末端,水分丢失较多,导致坏死区干燥皱缩,呈黑色,与正常组织界限清楚(图 2-2-11)。由于水分含量少,细菌繁殖及坏死组织自溶分解速度均较慢,因而全身中毒症状较轻。常见于动脉粥样硬化、血栓闭塞性脉管炎及冻伤的肢体末端。

②湿性坏疽(wet gangrene):常发生于与外界相通的内脏器官,如肺、肠、子宫、阑尾、胆囊等。动脉血供阻断伴静脉回流受阻,导致坏死区水分增多,腐败菌感染较重,局部组织肿胀明显,呈暗绿色或污黑色,与正常组织分界不清(图 2-2-12)。病变发展较快,炎症弥散,全身中毒症状严重,甚至引发中毒性休克而死亡。

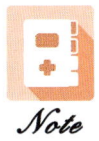

Note

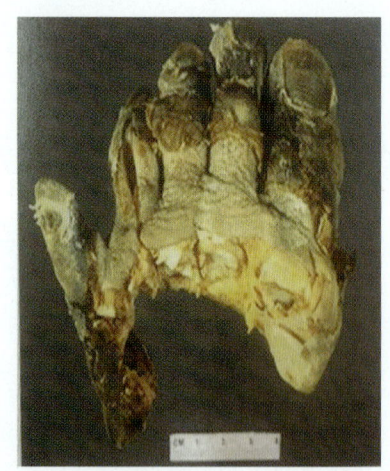

图 2-2-11 足干性坏疽

注:左足趾皮肤皱缩,干燥,呈黑色,与正常组织界限清楚。

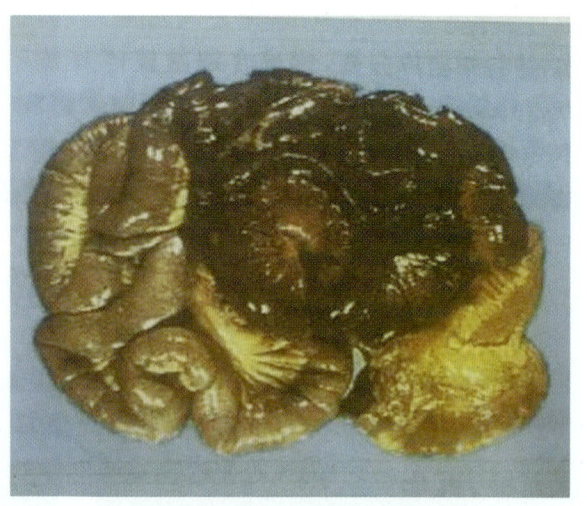

图 2-2-12 小肠湿性坏疽

注:坏死部分小肠肿胀,呈污秽的灰黑色。

③气性坏疽(gas gangrene):是一种特殊的湿性坏疽,见于深达肌肉的开放性创伤合并产气荚膜杆菌等厌氧菌感染所致。细菌分解坏死组织的同时产生大量气体,使坏死区按之有捻发感,并伴奇臭。病变发展迅速,全身中毒症状重,多见于战争创伤。

3. 坏死的结局

(1)溶解吸收:组织坏死后,坏死细胞及周围中性粒细胞释放水解酶使其溶解液化,再由淋巴管或血管吸收。不能吸收的碎片由巨噬细胞吞噬清除。坏死液化范围较小时可由肉芽组织进行修复,较大时可形成囊腔。坏死细胞溶解后,可引发周围组织急性炎症反应。

(2)分离排出:坏死灶较大时不易被完全溶解吸收,坏死组织被水解酶溶解而分离、排出,形成:①糜烂和溃疡:在皮肤黏膜处的坏死物被分离,形成的表浅缺损称为糜烂(erosion),深达皮下或黏膜下的缺损称为溃疡(ulcer)。②窦道:深部组织坏死后形成的开口于皮肤黏膜的深在性盲管称为窦道(sinus)。③瘘管:组织坏死向空腔脏器和体表同时穿破或同时向两个及以上空腔脏器穿破,形成至少有两个开口的病理性通道,称为瘘管(fistula)。④空洞:肺、肾等内脏的坏死组织液化后,经气管、输尿管等自然管道排出后残留的空腔称为空洞(cavity)。

(3)机化与包裹:如果坏死组织不能完全吸收和分离排出,由新生的肉芽组织取代坏死组织,最后成为瘢痕组织。这种以肉芽组织取代坏死组织、血栓、脓液、异物等的过程,称为机化(organization)。若坏死组织范围较大,肉芽组织难以完全长入或吸收,则由周围新生的纤维结缔组织将其包绕,称为包裹(encapsulation)。机化与包裹的肉芽组织最终都可形成纤维瘢痕组织。

(4)钙化:陈旧的坏死组织中钙盐和其他矿物质沉积,称为钙化。如结核病的干酪样坏死常发生钙化。

4. 坏死的影响 坏死对机体的影响与下列因素有关。

(1)坏死细胞的生理重要性,例如心、脑组织的坏死后果严重。

(2)坏死细胞的数量,如广泛的肝细胞坏死可致机体死亡。

(3)坏死细胞周围同类细胞的再生情况,如肝、表皮等易于再生的细胞,坏死组织的结构功能容易恢复,而神经细胞、心肌细胞等坏死后则无法再生。

(4)坏死器官的储备代偿能力,如肾、肺等成对器官,储备代偿能力较强。

(二)凋亡

凋亡(apoptosis)是活体内局部组织中单个细胞程序性细胞死亡(programmed cell death)的表现形式,是由体内外因素触发细胞内预存的死亡程序而导致的细胞主动性死亡方式,在形态和生化特征上有别于坏死。镜下观:凋亡细胞多为单个或数个,现有细胞膜皱缩,细胞质致密,染色质边集,然后细胞核

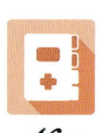

Note

破裂,细胞膜发泡成芽,细胞质分叶突起,并与细胞体分离,形成含有细胞核碎片和(或)细胞器成分的红染小体,称为凋亡小体(apoptosis body)。凋亡小体可被巨噬细胞、上皮细胞等吞噬降解,周围没有炎症反应,也没有增生修复反应。如病毒性肝炎时肝细胞内形成的嗜酸性小体就是肝细胞凋亡的结果。细胞凋亡在胚胎发育、细胞新老交替、自身免疫、炎症和肿瘤中都发挥着重要作用,具有重要的生物学意义。

案例分析 2-1

案例分析
2-1 答案

死者生前患高血压二十多年,半年前开始双下肢发凉,发麻,走路时常出现阵发性疼痛,休息后缓解。近一个月右足剧痛,感觉渐消失,足趾发黑渐坏死,左下肢逐渐变细,三天前生气后,突然昏迷,失语,右半身瘫,渐出现抽泣样呼吸。今晨四时三十五分呼吸心跳停止。尸检所见:老年男尸,心脏明显增大,重950 g,左心室明显增厚,心腔扩张。主动脉、下肢动脉及冠状动脉等内膜不光滑,有散在大小不等黄白色斑块。右胫前动脉及足背动脉管壁不规则增厚,部分管腔阻塞。左股动脉及胫前动脉有不规则黄白色斑块。右足趾变黑、坏死。左下肢肌肉明显萎缩变细。左大脑内囊有大片片状出血。

讨论题:

该病人右足发黑的原因是什么?

第三节　损伤的修复

损伤造成机体部分细胞和组织丧失后,机体对所形成缺损进行修补恢复的过程称为修复(repair),修复后可完全或部分恢复原组织的结构和功能。参与修复过程的主要成分包括细胞外基质和各种细胞。修复过程可概括为两种不同的形式:①再生:由损伤周围的同种细胞来修复。②纤维性修复:由纤维结缔组织来修复,以后可形成瘢痕,也称瘢痕修复。在临床上,二者常同时存在。修复过程常伴有炎症反应,修复后可完全或部分恢复原组织的结构和功能。

一、再生

局部组织损伤后,由损伤周围的同种细胞分裂增殖,以恢复原有组织的结构和功能的过程称再生(regeneration)。

(一) 再生的类型

再生可分为生理性再生和病理性再生。

1. 生理性再生　在生理过程中,有些细胞组织不断老化、消耗、死亡,由新生的同种细胞分裂增殖来补充,以保持原有组织的结构和功能。如表皮角化细胞脱落,由基底细胞不断增生、补充;子宫内膜周期性剥脱,由基底部细胞增生加以恢复;消化道黏膜上皮1~2天就更新一次;红细胞寿命平均为120天,白细胞的寿命长短不一,短的如中性粒细胞,只存活1~3天,因此需不断地从淋巴造血器官输出大量新生的细胞进行补充。

2. 病理性再生　病理状态下,细胞、组织损伤后所发生的再生,称为病理性再生。病理性再生根据能否恢复原有的结构和功能分为:①完全性再生:由损伤周围的同种细胞来修复,机体完全恢复了原有组织的结构及功能。②不完全性再生:由纤维结缔组织来修复、填补缺损,后形成瘢痕组织,也称纤维性修复或瘢痕修复。多数情况下,上述两种再生与修复过程常同时存在。

(二) 组织、细胞的再生能力

不同组织、细胞的再生能力不同。一般而言,幼稚组织比高分化组织再生能力强,平时易遭受损伤

Note

17

的组织、细胞及生理情况下经常更新的细胞再生能力较强。按再生能力强弱的不同,将人体细胞分为以下三类。

1. 不稳定细胞 又称持续分裂细胞,其再生能力最强,这类细胞总在不断地增殖,以代替衰亡或破坏的细胞。如:呼吸道、消化道和泌尿生殖道的黏膜被覆细胞,表皮细胞,淋巴造血细胞,间皮细胞等。

2. 稳定细胞 又称静止细胞,是一类具有较强的潜在再生能力的细胞。在生理状态下,这类细胞处于静止期,不显示再生能力,但在受损伤情况下,则迅速进入增殖期,表现出较强的再生能力。多见于各种腺体或腺样器官的实质细胞,如肝、肾、胰、汗腺、皮脂腺、内分泌腺、肾小管等的上皮细胞。还包括原始的间叶细胞及其衍生细胞,如成纤维细胞、骨细胞、软骨细胞。

3. 永久性细胞 又称非分裂性细胞,其再生能力很弱或没有再生能力,一旦遭受破坏便不能再生,而由周围纤维结缔组织进行纤维性修复。如神经节细胞、心肌细胞和骨骼肌细胞等。神经节细胞在出生后就不能分裂增殖,但不包括神经纤维。在神经细胞存活的情况下,受损的神经纤维有着活跃的再生能力,可通过再生得以修复。

(三) 各种组织的再生过程

1. 被覆上皮的再生 被覆体表的鳞状上皮缺损时,若没有损伤表皮基底膜和毛球,可由此处的干细胞再生,向缺损中心移动,先形成单层上皮覆盖,再增生分化为复层鳞状上皮。被覆黏膜(如胃黏膜)的柱状上皮受损时,则由邻近的基底部细胞分裂增生来修补,新生的细胞初为立方形,以后分化为柱状上皮细胞。

2. 腺上皮再生 腺上皮具有较强的再生能力,但其是否能完全再生,主要取决于腺体基底膜是否受损。若腺上皮损伤而基底膜完整,可由残存上皮细胞分化补充,完全恢复原来的结构;若腺体构造(包括基底膜)完全被破坏则难以再生,往往依靠纤维性修复。如肝硬化时肝细胞再生,若肝小叶网状支架塌陷,再生的肝细胞不能沿支架延伸,形成结构紊乱的肝细胞团,导致肝硬化的发生。

3. 血管的再生 小血管多以出芽方式再生,首先基底膜在蛋白分解酶作用下溶解,损伤处的内皮细胞分裂增生形成向外突起的实心内皮细胞条索,数小时后便可在血流的冲击下形成管腔。新生的毛细血管彼此吻合构成毛细血管网,增生的内皮细胞生成基底膜的基板,周边的成纤维细胞形成基底膜的网板,本身成为血管外膜细胞,由此完成了毛细血管的构筑。以后为了适应功能需要,新生的毛细血管会不断改建成小动脉和小静脉。大血管离断后需手术吻合,由内皮细胞分裂、增生覆盖在血管断裂处,互相连接以恢复内膜结构,但离端的肌层不易完全再生,需要通过瘢痕修复。

4. 纤维组织的再生 损伤处的成纤维细胞分裂、增生,形成纤维组织。成纤维细胞可由局部静止状态的纤维细胞转变而来,或由周围幼稚的间叶细胞分化而来。幼稚的成纤维细胞体积较大、细胞质两端突起,呈嗜碱性,细胞核呈圆形,颜色淡染。当成纤维细胞停止分裂后,开始合成并分泌前胶原蛋白,在间质中形成大量胶原纤维,而成纤维细胞逐渐恢复到静止状态成为纤维细胞。

5. 神经组织的再生 脑和脊髓的神经细胞缺乏再生能力,破坏后不能再生,由神经胶质细胞及其纤维修补,形成胶质瘢痕。外周神经损伤时,如果与其连接的神经细胞仍然存活,则可完全再生。若断离的两端相隔太远或因截肢失去远端或两端间有瘢痕或其他组织等阻隔,再生的轴索均不能达到远端,而与周围增生的结缔组织混合,卷曲成团并形成创伤性神经瘤,可发生顽固性疼痛。

6. 软骨组织和骨组织的再生 软骨由软骨组织和软骨膜构成。软骨损伤后,由软骨膜增生分化成软骨母细胞,这些增生的幼稚细胞逐渐转变为软骨基质,细胞被埋在软骨陷窝内而变为静止的软骨细胞。软骨再生能力弱,损伤较大时由纤维结缔组织参与修补。骨组织再生能力强,若骨膜没有被破坏,可由骨膜上的细胞增生或者原始间叶细胞和成纤维细胞分化成骨母细胞,形成类骨组织,逐步改建完成再生修复。

7. 肌组织的再生 肌组织的再生能力很弱。横纹肌的再生可分为三种情况:①损伤较轻且肌膜未被破坏时,肌原纤维仅部分发生坏死,残存肌细胞分裂后产生新的肌浆和肌原纤维,可恢复正常的横纹肌结构;②肌纤维完全断裂时,断端肌浆增多,也有肌原纤维新生,使断端膨大如花蕾样,但这时肌纤维断端不能直接连接,只能靠纤维瘢痕愈合;③如果整个肌纤维均被破坏,则难以再生,只能通过瘢痕修

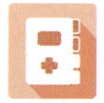

复。平滑肌细胞有一定再生能力,但断开的肠管或较大血管平滑肌经手术吻合后主要是通过纤维瘢痕连接。心肌梗死一般都是瘢痕修复。

二、肉芽组织

由新生薄壁的毛细血管以及增生的成纤维细胞构成,并伴有炎症细胞浸润,肉眼表现为鲜红色,颗粒状,柔软湿润,形似鲜嫩的肉芽,故而得名。

(一)肉芽组织的成分与形态

肉芽组织(granulation tissue)是指由新生的毛细血管和增生的成纤维细胞构成的幼稚结缔组织,并伴有炎症细胞浸润。肉眼观:鲜红色,颗粒状,柔软湿润,触之易出血,似鲜嫩的肉芽(图 2-3-1)。镜下观:新生的毛细血管平行排列成实性条索,垂直于创面生长,在近表面处以小动脉为轴心互相吻合成毛细血管网。毛细血管周围可见大量渗出液、散在分布的成纤维细胞及炎症细胞。部分成纤维细胞的胞质内可见细肌丝,它不仅有成纤维细胞的功能,而且有平滑肌细胞的收缩功能,称为肌成纤维细胞,可以促进伤口收缩。炎症细胞中以巨噬细胞为主,也有中性粒细胞及淋巴细胞(图 2-3-2)。

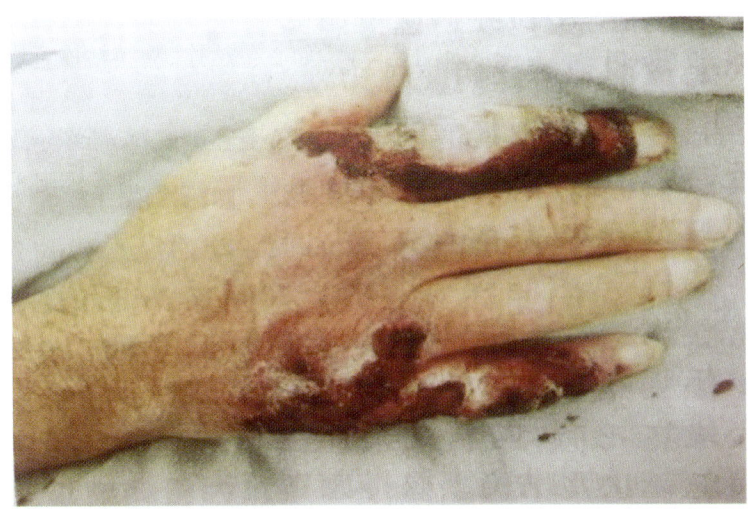

图 2-3-1 手外伤肉芽组织

注:肉眼观,肉芽组织呈鲜红色,表面呈颗粒状,柔软湿润。灰白色部分是生长不良的肉芽组织,表面有炎性渗出物。

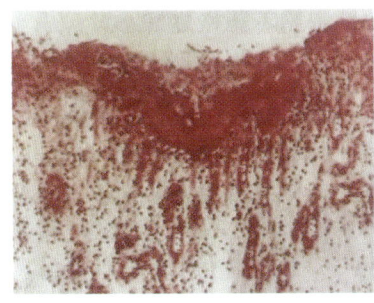
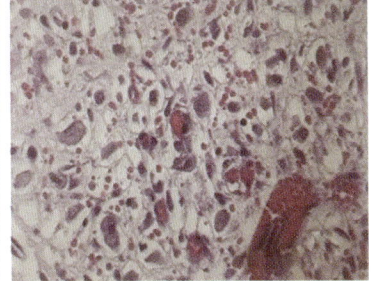

(a)肉芽组织(低倍镜)　　　　　**(b)肉芽组织(高倍镜)**

图 2-3-2 肉芽组织

注:(a)低倍镜下观,肉芽组织,新生的毛细血管与创面垂直生长;(b)高倍镜下观,肉芽组织内主要为成纤维细胞,细胞体积较大,两端有突起,细胞质丰富。

(二)肉芽组织的作用与结局

1. 肉芽组织的作用　①抗感染和保护创面;②填补伤口及缺损;③机化或包裹坏死组织、血栓、炎性渗出物及其他异物。

2. 肉芽组织的结局　肉芽组织在组织损伤后 2～3 天开始出现,自下向上(如体表创口)或从周围

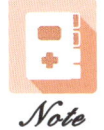

向中心(如组织内坏死)生长推进,填补创口或包裹异物。之后的1~2周内,肉芽组织按其生长的先后顺序逐渐成熟。主要表现:毛细血管减少、管腔闭塞,少数毛细血管管壁增厚,改建为小动脉或小静脉;成纤维细胞数目减少并转变为纤维细胞,其产生的胶原纤维增多;炎症细胞逐渐减少甚至消失。随着时间的推移,胶原纤维量更多,并可发生玻璃样变性,细胞和毛细血管成分更少,并逐渐转化为瘢痕组织。

(三)瘢痕组织的形态及作用

瘢痕组织是指肉芽组织经改建成熟形成的纤维结缔组织。肉眼观:病变部位颜色灰白或半透明,质地坚韧,缺乏弹性,呈收缩状态。镜下观:瘢痕组织内含大量均质红染的平行或交错排列的胶原纤维束,并伴有玻璃样变性,血管和纤维细胞很少。瘢痕组织的作用及对机体的影响可概括为两个方面。

1. 瘢痕组织对机体有利的一面

(1)长期填补并连接损伤的创口或其他缺损以保持组织和器官的完整性。

(2)瘢痕组织中含大量的胶原纤维,比肉芽组织有更强的抗拉力,以保持组织器官的牢固性。

2. 瘢痕组织对机体不利的一面

(1)瘢痕收缩。关节附近或重要器官(如胃肠道)的瘢痕,其收缩常引起关节挛缩或活动受限。如胃窦部近幽门处的溃疡病修复时,瘢痕收缩可导致幽门狭窄。

(2)瘢痕性粘连。粘连可引起器官变形及功能障碍,如心包粘连、胸膜粘连可影响心脏搏动和肺呼吸功能。

(3)硬化。器官大面积损伤时可引起广泛纤维化、玻璃样变性等改变,最终导致器官硬化。

(4)瘢痕组织过度增生,又称肥大性瘢痕。若高出皮肤表面并向周围不规则扩延,称为瘢痕疙瘩,临床上又称为"蟹足肿"。

瘢痕组织中的胶原纤维在胶原酶的作用下,可逐渐地分解、吸收,从而使瘢痕缩小、软化。胶原酶主要来自成纤维细胞、中性粒细胞和巨噬细胞等细胞。因此,要解决瘢痕收缩和器官硬化等的关键是在细胞生长调控和细胞外基质等分子病理水平上,阐明如何调控肉芽组织中胶原的合成和分泌以及如何加速瘢痕中胶原的分解和吸收。

三、创伤愈合

创伤愈合(wound healing)是指机体遭受外力作用,皮肤等组织出现离断或缺损后的愈复过程。包括各种组织的再生、肉芽组织增生和瘢痕形成的复杂组合。创伤愈合包括细胞的迁移、细胞外基质重构和细胞增殖三个基本过程。表现出各种过程的协同作用。

(一)皮肤创伤愈合的基本过程

1. 创伤早期的变化 伤口的早期,伤口局部有不同程度的组织坏死和血管断裂出血,数小时后伤口内出现炎症反应,表现为局部血管充血、浆液渗出及白细胞游出(以中性粒细胞浸润为主),故局部红肿。创伤早期白细胞浸润以中性粒细胞为主,3天后转为以巨噬细胞为主。伤口中的血液和渗出液中的纤维蛋白原很快凝固形成凝块,部分凝块表面干燥结成痂皮,凝块及痂皮起着保护伤口的作用。

2. 伤口收缩 2~3天后边缘的整层皮肤及皮下组织向中心移动,于是伤口迅速缩小,直到14天左右停止。伤口收缩的意义在于缩小创面。不过在各种具体情况下,伤口缩小的程度因伤口部位、伤口大小及形状的不同而不同。伤口收缩是由伤口边缘新生的肌成纤维细胞的牵拉作用引起的,与胶原无关。因为伤口收缩的时间正好是肌成纤维细胞增生的时间。

3. 肉芽组织增生 大约从第3天开始从伤口底部及边缘长出肉芽组织填平伤口,至14天左右停止。毛细血管以每天延长0.1~0.6 mm的速度增长。其方向大都垂直于创面,并呈袢状弯曲。肉芽组织中没有神经,故无感觉。

4. 瘢痕形成 第5~6天起,成纤维细胞产生胶原纤维,其后1周胶原纤维形成最为活跃,3周后成纤维细胞逐渐转变为纤维细胞。此后胶原纤维逐渐增多,毛细血管逐渐减少,大约在伤后1个月,肉芽组织转变为致密的瘢痕组织。

5. 表皮及其他组织再生 伤口边缘及募集的表皮干细胞在创伤后24 h内开始增生,从凝块下面向

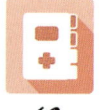

伤口中心移动,先形成单层上皮,覆盖于肉芽组织表面,以后增生、分化为鳞状上皮。肉芽组织能为表皮再生提供营养和生长因子。如果肉芽组织太少,长时间不能填平伤口,则上皮再生将延缓;但如果肉芽组织过多,高出皮肤表面,也会妨碍表皮再生。若皮肤伤口直径超过 20 cm 时,则再生表皮难以完全覆盖伤口,往往需要植皮;若毛囊、汗腺、皮脂腺等皮肤附属器完全被破坏,一般不能再生,多是由瘢痕组织修复;肌腱断裂后,开始时也是纤维性修复,但可随着功能锻炼不断改建,达到完全再生。

（二）创伤愈合的类型

根据组织损伤程度及有无感染,创伤愈合可分为三种类型。

1. 一期愈合　一期愈合(healing by first intention)见于组织缺损少,无感染,创缘整齐,经黏合或缝合后创面对合严密的伤口,如无感染的手术切口。此类伤口内只有少量渗出物和血凝块,炎症反应轻,一般 7 天左右可以愈合,切口可在数月后形成一条白色线状瘢痕(图 2-3-3(a)～图 2-3-3(c))。

2. 二期愈合　二期愈合(healing by second intention)见于组织缺损较大、有感染、创缘不整齐、无法整齐对合或伴有感染、异物的伤口。因坏死组织多,局部炎症反应明显,常需要通过清创术清除坏死组织及异物,控制感染后伤口才能愈合。此类伤口愈合时间较长,形成的瘢痕也较大,伤口收缩明显,抗拉力强度较弱(图 2-3-3(d)～图 2-3-3(f))。

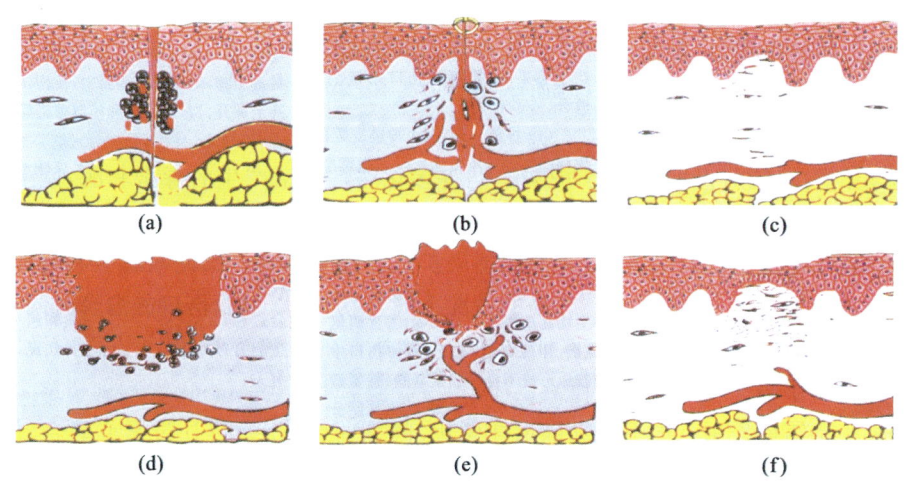

图 2-3-3　创伤愈合模式图

注:(1) 一期愈合如图(a)(b)(c)。(a)创缘边缘整齐,组织破坏少;(b)经缝合,创缘对合,炎症反应轻,少量肉芽组织从伤口缘长入;(c)表皮再生,愈合后有少量瘢痕形成。(2) 二期愈合如图(d)(e)(f)。(d)创面大,创缘不整,组织破坏多;(e)伤口收缩,炎症反应重,肉芽组织从伤口底部及边缘将伤口填平;(f)表皮再生,愈合后形成的瘢痕大。

3. 痂下愈合　痂下愈合(healing under scar)见于皮肤擦伤或较轻的烫伤、烧伤,伤口表面的血液、渗出物及坏死组织干燥后形成硬痂。痂皮覆盖于伤口表面,痂下进行愈合,待上皮再生完成后痂皮脱落。痂皮干燥不利于细菌生长,故痂皮对伤口有一定的保护作用,但如果痂皮下渗出液较多则易继发感染,不利于愈合。

（三）骨折愈合

骨折(bone fracture)一般可分为外伤性骨折和病理性骨折两类。骨的再生能力很强。骨折愈合的好坏、时间长短,与骨折的部位、性质、错位的程度和病人的年龄等因素有关。复位良好的单纯性外伤性骨折在数月内可完全愈合。骨折愈合过程可分为以下四个阶段。

1. 血肿形成期　骨折后第 1 天,断端及其周围大量出血形成血肿,数小时后血肿发生凝固。由于骨折处的血管断裂,骨皮质和骨髓都可发生坏死。若坏死灶较小,可被破骨细胞吸收;若坏死灶较大,可形成游离的死骨片。

2. 纤维性骨痂形成期　骨折后的第 2～3 天,肉芽组织逐渐长入血肿内,并机化取代血凝块,随后肉芽组织发生纤维化,变成瘢痕组织,即纤维性骨痂,或称暂时性骨痂,肉眼及 X 线检查见骨折局部呈

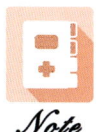

梭形肿胀。约 1 周，上述增生的肉芽组织及纤维组织可进一步分化形成透明软骨。透明软骨的形成一般多见于骨外膜的骨痂区，骨髓内骨痂区则少见。

3. 骨性骨痂形成期 在骨折后 2～3 个月，纤维性骨痂逐渐分化出骨母细胞并形成类骨组织，钙盐沉积后，类骨组织转变为编织骨。纤维性骨痂中的软骨组织也经软骨化骨过程演变为骨组织，至此形成骨性骨痂。此时两断端已牢固结合，但骨小梁排列紊乱，结构疏松，达不到正常骨的支持负重功能。

4. 骨痂改建期或再塑期 随着负重受力、适应运动，编织骨逐渐改建为成熟的板层骨、皮质骨和骨髓腔的正常关系以及骨小梁的正常排列结构也重新恢复。约需几个月甚至 1～2 年才能完成。

四、影响创伤愈合的因素

创伤愈合时间的长短和愈合的好坏，除与受损伤程度、组织的再生能力强弱有关外，也与机体的全身因素和局部因素有密切关系。

1. 全身因素

（1）年龄因素：相比于老年人，儿童、青少年的组织再生能力强，愈合快。

（2）营养状况：蛋白质、维生素、钙、磷、锌等严重缺乏，可影响胶原的合成而使创伤愈合延缓。如皮肤中锌的含量低的术后病人，其愈合能力差；维生素 C 缺乏时影响胶原纤维的形成，影响创伤愈合。

（3）激素或药物的作用：大量使用促肾上腺皮质激素及糖皮质激素，能抑制炎症反应、肉芽组织增生和胶原形成，不利于消除伤口的感染，使创伤愈合延缓。

2. 局部因素

（1）感染与异物：感染对再生修复的妨碍很大，许多化脓性细菌产生的毒素和酶，能引起组织坏死、基质或胶原纤维溶解，加重局部组织损伤和妨碍愈合。伤口感染时，渗出物增加局部伤口的张力，常使正在愈合的伤口或已缝合的伤口裂开，或者导致感染扩散而加重损伤。因此对感染和有异物的伤口，必须首先外科清创并控制感染，在确保没有感染的情况下缝合伤口，以缩短伤口的愈合时间。

（2）局部血液循环：血液循环一方面保证了组织再生所需的氧和营养，另一方面对及时吸收坏死物质及渗出物起着重要作用。若局部动脉血液供应不足或静脉回流障碍，不仅影响创伤愈合，而且也不利于坏死物质的吸收及感染控制。如下肢动脉粥样硬化、静脉曲张，伤口包扎过紧或缝合过紧等，伤口愈合缓慢。

（3）神经支配：完整的神经支配对组织再生有一定的营养作用。如麻风引起的溃疡不易愈合，就是神经受累致使局部神经性营养不良的缘故；临床上对有神经损伤的伤口，应注意避免伤及神经，需进行缝合处理，促进神经纤维再生。

（4）电离辐射：电离辐射能破坏细胞、损伤小血管、抑制组织再生，从而影响创伤的愈合。

3. 影响骨折愈合的因素 凡影响创伤愈合的全身及局部因素对骨折愈合都起作用。此外，尚需强调以下三点：

（1）骨折断端的及时、正确的复位。完全性骨折由于肌肉的收缩，常常发生错位或有其他组织、异物的嵌塞，可使愈合延迟或不能愈合。及时、正确地复位是为以后骨折完全愈合创造必要的条件。

（2）骨折断端及时、牢靠的固定。骨折断端即便已经复位，由于肌肉活动仍可错位，因而复位后的及时、牢靠的固定（如打石膏、小夹板或髓腔钢针固定）更显重要，一般要固定到骨性骨痂形成后。

（3）早日进行全身和局部功能锻炼，保持局部良好的血液供应。由于骨折后常需复位、固定及卧床，虽然有利于局部愈合，但长期卧床，血运不良，又会延迟愈合。局部长期固定不动也会引起骨及肌肉的失用性萎缩、关节强直等不利后果。为此，在不影响局部固定情况下，应尽早离床活动。

知识链接 2-1

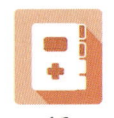

Note

🏥 小 结

在环境改变时，细胞、组织或器官对各种有害因子和刺激作用而产生的非损伤性应答反应，这个过程称为适应。适应在形态上表现为萎缩、肥大、增生和化生。

细胞和组织的损伤分为可逆性损伤(变性)和不可逆性损伤(坏死、凋亡)。可逆性损伤包括细胞水肿、脂肪变性、玻璃样变性、病理性色素沉积、病理性钙化、淀粉样变性、黏液样变性。变性的细胞仍然存活但是功能降低,可进一步发展为坏死。一般来说,一旦严重的损伤是不可逆的,可导致细胞死亡。不可逆性损伤包括坏死和凋亡。细胞坏死的主要形态学变化包括核固缩、核碎裂、核溶解。坏死的类型可分为凝固性坏死、液化性坏死、纤维素样坏死和坏疽。坏死的结局为溶解吸收、分离排出、机化与包裹、钙化。

当组织受到损伤后,机体会对损伤部位进行修复。修复过程可概括为两种不同的形式:再生和纤维性修复。前者是由损伤的同种细胞进行修复,后者是由肉芽组织进行修复,肉芽组织最终变成瘢痕而完成修复的过程。

根据组织损伤程度及有无感染,创伤愈合可分为三种类型:一期愈合、二期愈合和痂下愈合。

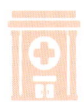 **直通护考在线答题**

枣庄科技职业学院　牛雯铃

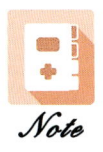

第三章 局部血液循环障碍

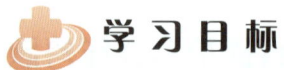 学习目标

掌握

1. 淤血、心力衰竭细胞、血栓形成、栓塞、栓子及梗死的概念。
2. 慢性肝、肺淤血的病理变化及结局。
3. 血栓形成的条件和机制。
4. 栓塞的类型及其对机体的影响。
5. 栓子的运行途径及栓塞部位。

熟悉

1. 静脉性充血的原因、病理变化及结局。
2. 血栓形成的过程及血栓的形态。
3. 血栓的结局及对机体的影响。
4. 栓塞的类型及对机体的影响。
5. 梗死的原因、类型及病理变化。

了解

1. 动脉性充血的概念、原因及结局。
2. 出血的概念、原因、病理变化及结局。
3. 梗死对机体的影响。

  正常的血液循环是维持机体内环境稳定、各器官新陈代谢和机能活动正常进行的基本条件。如果血液循坏发生障碍，并且超过了神经体液所能调节的范围时，则可引起相应器官和组织的代谢紊乱及功能失调，继而发生形态结构的改变。血液循环障碍可分为局部性血液循环障碍和全身性血液循环障碍两类，两者既有区别又有联系。局部性血液循环障碍是某一局部组织或某一器官的血液循环异常；全身性血液循环障碍则是整个心血管系统功能失调的结果。局部性血液循环障碍可由局部因素引起，也可以是全身性血液循环障碍在某一器官或组织的局部表现。例如，肝淤血可以由肝静脉内血栓这一局部因素引起，但更多的是心力衰竭所致的全身性血液循环障碍在肝脏的局部表现。此外，局部性血液循环障碍在某些特定条件下也可以引起全身性血液循环障碍，例如，心肌梗死是心脏局部性血液循环障碍引起的病变，但严重的心肌梗死可以引起心力衰竭，导致全身性血液循环障碍。局部性血液循环障碍，包括如下几种类型。①血管内成分溢出血管：水分在组织间隙中增加称为水肿；水分在体腔内积聚称为积液，红细胞溢出血管称为出血。②局部组织血管内血液含量异常：动脉血量增加称为充血，静脉血量增加称为淤血，血管内血量减少称为缺血。③血液内出现异常物质：血液有形成分析出或血液凝固称为血栓形成；血管内出现空气、脂滴、羊水等异常物质阻塞局部血管称为栓塞；缺血、栓塞引起的组织坏死称为梗死。局部性血液循环障碍及其所引起的病变常常是疾病的基本病理变化。

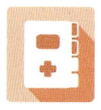

第一节 充血和淤血

充血(hyperemia)和淤血(congestion)都是局部组织血管内血液含量的增多,但发生的部位、原因、病变和对机体的影响不同。充血指动脉性充血,淤血指静脉性充血(图 3-1-1)。

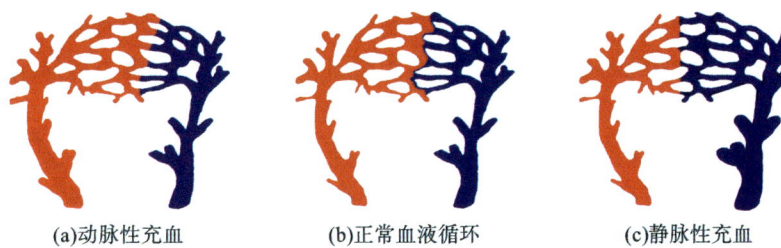

(a)动脉性充血　　　　(b)正常血液循环　　　　(c)静脉性充血

图 3-1-1　正常和异常血流示意图

一、充血(动脉性充血)

器官或局部组织由于动脉血输入量增多而发生的充血,称为动脉性充血(arterial hyperemia),又称主动性充血,简称充血。是一种主动过程,表现为局部组织或器官小动脉和毛细血管扩张,血液输入量增加。

（一）原因和类型

凡能引起细动脉扩张的任何原因,都可以引起器官和局部组织的充血。在生理和病理情况下,血管舒张致神经兴奋性增高、血管收缩致神经兴奋性降低或舒血管活性物质(如组胺、激肽类)释放,细动脉扩张,血流加快,较多的动脉血流入局部组织而造成充血。

1. 生理性动脉充血　生理性代谢增强所引起的局部充血,称为生理性充血。如进食后的胃肠黏膜充血,运动时骨骼肌的充血及情绪激动时颜面部的充血等。

2. 病理性动脉充血

（1）炎性充血:炎症反应的初期,炎性因子的作用引起的神经轴突反射使血管舒张,神经兴奋以及组胺等血管活性物质的作用,使细动脉扩张充血,局部组织变红、肿胀。

（2）侧支性充血:当某一动脉阻塞引起局部组织缺血时,局部代谢废物堆积,刺激血管运动神经,导致缺血组织周围的动脉吻合支扩张充血。这种充血具有一定的代偿作用,可以不同程度地改善局部血液循环。

（3）减压后充血:器官和局部组织长期受压(如绷带包扎肢体或腹腔积液压迫腹腔器官)后,组织内的血管张力降低,若一旦压力突然解除,受压组织内的细动脉则发生反射性扩张,导致局部充血,称为减压后充血。

（二）病理变化

1. 肉眼观　发生充血的器官和组织,由于微循环内血液灌注量增多,体积可轻度增大;若充血发生于体表,由于局部微循环内氧合血红蛋白增多,局部组织颜色鲜红;因血流加快,代谢增强,局部温度升高。

2. 镜下观　器官和局部组织内的细小动脉和毛细血管扩张充血,含血量增多。

（三）后果

大多数情况下,动脉性充血是暂时性血管反应,原因消除后,局部血量即可迅速恢复正常。充血多对机体有利,局部氧气和营养物质输入量增多,促进新陈代谢,器官和局部组织的功能活动增强。但局部减压后充血可因血液过量积聚于原受压部位(如腹腔),而引起病人脑供血不足而发生晕厥;另外,血

知识链接 3-1

Note

25

管本身有病变时(如动脉粥样硬化、脑血管畸形等),充血可成为血管破裂的诱因。

二、淤血(静脉性充血)

静脉回流受阻,血液淤积在小静脉和毛细血管内,使器官和局部组织含血量增多,称为静脉性充血(venous hyperemia),又称被动性充血,简称淤血(congestion)。静脉性充血远较动脉性充血多见,并且具有重要的临床意义和病理意义,可发生于局部,也可发生于全身。

(一)原因

1. 静脉受压 静脉受外部各种原因的压迫,管腔发生狭窄或闭塞,血液回流受阻,导致器官和组织发生静脉性充血。如肿瘤压迫局部静脉引起相应组织淤血;妊娠子宫压迫髂总静脉引起的下肢淤血;绷带包扎过紧引起肢体淤血;肠套叠、肠扭转和肠疝时肠系膜静脉受压引起局部肠段的严重淤血;肝硬化时肝内肝静脉分支受增生的肝实质结节压迫引起门静脉所属器官的淤血等。

2. 静脉腔阻塞 静脉腔阻塞常见于静脉血栓形成、栓塞或静脉内膜炎导致的静脉腔狭窄或闭塞。通常组织内静脉的分支多,互相吻合,形成侧支循环,不易发生淤血,只有当静脉腔阻塞且侧支循环不能有效建立的情况下,淤血才会发生。

3. 心力衰竭 心力衰竭时,由于心肌收缩力减弱,心输出量减少,心腔内血液滞留,压力增高,阻碍了静脉回流,造成淤血。左心衰竭时,肺静脉血液回流受阻引起肺淤血;右心衰竭时,上、下腔静脉回流受阻引起体循环淤血,常见的有肝淤血,严重时脾、肾、胃肠道、下肢也出现淤血。长时间的左心衰竭与肺淤血,可引起肺动脉高压,导致右心衰竭,出现全身各器官淤血。

(二)病理变化

1. 肉眼观 淤血的器官和局部组织由于血液淤积而肿胀,体积增大,包膜紧张,重量增加;发生于体表时,由于局部血流缓慢,血液中氧合血红蛋白含量减少而还原血红蛋白含量增加,皮肤和黏膜呈紫蓝色,称为发绀(cyanosis),以口唇、指、趾甲最为明显;因代谢降低,散热增加,导致局部温度降低。

2. 镜下观 器官和局部组织内的小静脉和毛细血管扩张,充满血液,周围组织伴不同程度的水肿。

(三)后果

淤血的后果取决于淤血的范围、程度、部位、发生的速度(急性或慢性)以及侧支循环建立的情况。

1. 病因消除 局部血流可恢复正常,一般不引起严重后果。

2. 持续淤血 可发生下列变化。

(1)淤血性水肿:淤血后,局部毛细血管内流体静压升高,加上组织缺氧使血管壁通透性增高,血管内的水、无机盐和少量的蛋白质漏出血管外,积聚于组织或体腔内,形成淤血性水肿。这种液体含蛋白质少,细胞数量少,称为漏出液。

(2)淤血性出血:淤血严重时,血管壁通透性进一步增加,红细胞漏出至血管外,发生淤血性出血。

(3)实质细胞萎缩、变性、坏死:长期淤血,实质细胞因缺血、缺氧而发生不同程度的萎缩、变性,甚至引起坏死。

(4)淤血性硬化:长期淤血时,实质细胞萎缩消失,肺间质内纤维结缔组织增生以及组织内原有网状纤维可以融合变成胶原纤维,即网状纤维胶原化,最终导致组织、器官质地变硬,形成淤血性硬化。

(四)重要器官的淤血

1. 肺淤血 由左心衰竭引起,左心腔内压力增高,阻碍肺静脉回流,造成肺淤血。

(1)急性肺淤血:肉眼观,肺体积增大,暗红色,切开时可见泡沫状红色血性液体流出。镜下观,其特征为肺泡壁毛细血管扩张充血,肺泡壁增厚,可伴肺泡间隔水肿,部分肺泡腔内可见水肿液,内含少量漏出的红细胞、巨噬细胞。

(2)慢性肺淤血:慢性肺淤血时,肺泡壁毛细血管扩张充血更为明显,还可见肺泡间隔变厚和纤维化。肺泡腔除有水肿液及出血外,还可见大量吞噬了含铁血黄素颗粒的巨噬细胞(巨噬细胞吞噬红细胞并将其分解,并在胞质内形成棕黄色的含铁血黄素颗粒),即心力衰竭细胞(heart failure cells),简称心

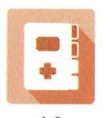

衰细胞(图 3-1-2)。常见于左心衰竭时。长期肺淤血时,肺间质发生纤维结缔组织增生和网状纤维胶原化,使肺组织质地变硬,加上含铁血黄素的大量沉积,肺呈棕褐色,称为肺褐色硬化。

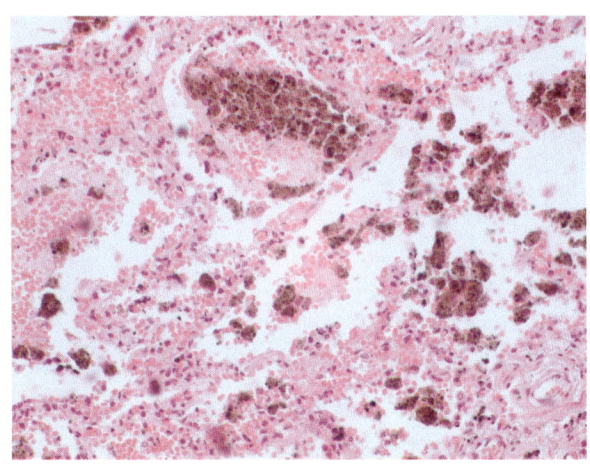

图 3-1-2　慢性肺淤血(镜下观)

注:肺泡壁毛细血管扩张、充血;肺泡腔内大量浆液,可见"心力衰竭细胞"(箭头示)。

临床上,肺淤血导致肺泡壁牵张反射变得敏感,气体弥散障碍,气体交换不足,病人出现呼吸浅快、呼吸困难和发绀等缺氧症状。可出现泡沫样痰或痰中带血丝,如果心力衰竭细胞随痰咳出,痰可为褐色。听诊可闻及湿啰音。急性肺淤血时发生严重水肿,病人咳大量粉红色泡沫痰,面色如土,呼吸困难,有濒死感,可出现心肺功能衰竭,危及生命。

2. 肝淤血　由右心衰竭引起,此时肝静脉回流受阻,血液淤积在肝小叶循环的静脉端,致使肝小叶中央静脉及肝窦扩张淤血。

(1)急性肝淤血:肉眼观,肝脏体积增大,呈暗红色。镜下观,小叶中央静脉和肝窦扩张,充满红细胞,严重时可有小叶中央肝细胞萎缩、坏死。小叶外围汇管区附近的肝细胞由于靠近肝小动脉,缺氧程度较轻,可仅出现肝脂肪变性。

(2)慢性肝淤血:肉眼观,肝小叶中央区因严重淤血呈暗红色,两个或多个肝小叶中央淤血区可相连,而肝小叶周边部肝细胞则因脂肪变性呈黄色,致使在肝的切面上出现红(淤血区)、黄(肝脂肪变性区)相间的状似槟榔切面的条纹,称为槟榔肝(nutmeg liver)(图 3-1-3)。镜下观,肝小叶中央肝窦高度扩张淤血、出血,肝细胞萎缩、变性,甚至坏死、消失。肝小叶周边部肝细胞因缺血、缺氧发生脂肪变性(图 3-1-4)。

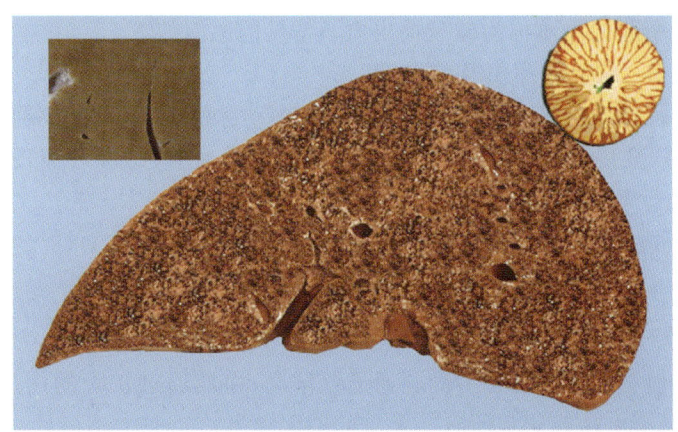

图 3-1-3　慢性肝淤血(肉眼观)

注:慢性肝淤血时,肝切面可见红色淤血区和黄色脂肪变性区相互交错,呈红黄相间的条纹,状似槟榔切面(左上角为正常肝脏切面,右上角为槟榔切面)。

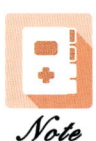

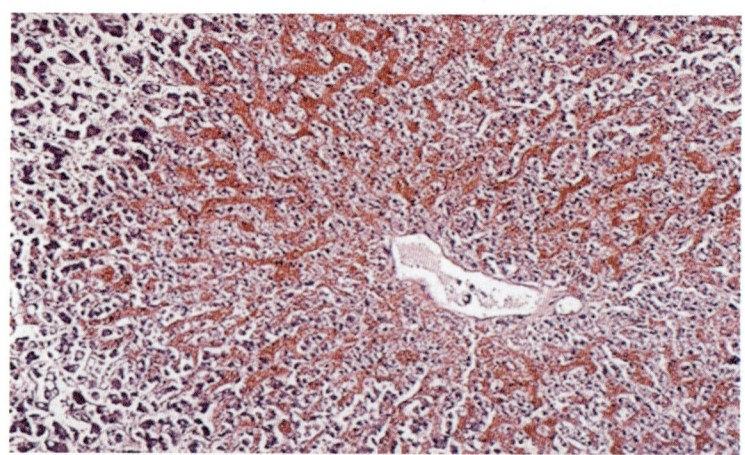

图 3-1-4　慢性肝淤血(镜下观)

注:肝小叶中央静脉及周围血窦扩张充血,肝细胞萎缩或消失,肝小叶周边肝细胞脂肪变性。

如果长期的严重肝淤血,肝小叶中央肝细胞萎缩消失,网状纤维网架塌陷而胶原化,肝窦旁的贮脂细胞(ito cells)增生,合成胶原纤维增多,加上汇管区纤维组织增生,致使整个肝脏的间质纤维组织增多,形成淤血性肝硬化(congestive liver cirrhosis)。临床上,因肝脏肿大,被膜紧张,病人可出现肝区胀痛或压痛,肝功能下降。

第二节　出　　血

血液从血管或心腔溢出,称为出血(hemorrhage)。如果血液流出体外,称为外出血,血液溢入组织或体腔内,称为内出血。

一、出血的原因和类型

出血分为生理性出血和病理性出血。正常月经的子宫内膜出血为生理性出血,病理性出血多由创伤、出血性疾病及血管病变引起。按照血液溢出的机制不同,出血可分为破裂性出血和漏出性出血。

(一)破裂性出血

心脏或血管壁破裂引起的出血称为破裂性出血。常见的原因如下。

(1)血管机械性损伤:如割伤、弹伤及刺伤等。

(2)血管壁或心脏病变:如心肌梗死形成的室壁瘤、主动脉瘤破裂、动脉粥样硬化破裂。

(3)血管壁受周围病变侵蚀:如结核病变侵蚀肺空洞壁的血管、恶性肿瘤侵蚀周围的血管、消化性溃疡侵蚀溃疡底部的血管等。

(4)静脉破裂:如肝硬化时曲张的食管静脉破裂出血。

(5)毛细血管破裂:如软组织损伤。

(二)漏出性出血

由于微循环的毛细血管和毛细血管后静脉通透性增高,血液通过扩大的内皮细胞间隙和受损的基底膜漏出血管外;或者是凝血功能异常所致。常见的原因如下。

(1)血管壁的损害:如缺氧、感染、中毒、维生素 C 缺乏、变态反应以及静脉压升高等因素对毛细血管的损害。

(2)血小板减少或功能障碍:再生障碍性贫血、白血病及弥散性血管内凝血(DIC)等。

(3)凝血因子缺乏:如血友病及肝实质疾病等。

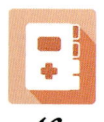

二、出血的病理变化

（一）内出血

很多部位都可以发生内出血，血液积聚于体腔内称体腔积血，如心包积血、胸腔积血、腹腔积血和关节腔积血。在组织内局限性的大量出血，称为血肿（hematoma），如脑硬膜下血肿、皮下血肿、腹膜后血肿等。少量出血时仅能在显微镜下看到组织内有数量不等的红细胞或含铁血黄素的存在。

（二）外出血

鼻黏膜出血排出体外称鼻出血；肺结核空洞或支气管扩张出血经口腔排出到体外称为咯血；消化道溃疡或食管静脉曲张出血经口腔排出到体外称为呕血；结肠、胃出血经肛门排出称便血；泌尿道出血经尿排出称尿血；微小的出血进入皮肤、黏膜、浆膜面形成较小（直径 1～2 mm）的出血点称为淤点（petechiae）；而稍微大（直径 3～5 mm）的出血称为紫癜（purpura）；直径超过 1 cm 的皮下出血灶称为淤斑（ecchymosis）。这些局部出血灶的红细胞被降解，由巨噬细胞吞噬，血红蛋白（呈红-蓝色）被酶解转变为胆红素（bilirubin，呈蓝绿色），最后变成棕黄色的含铁血黄素，称为出血灶的特征性颜色改变。在有广泛性出血的病人，由于大量的红细胞崩解，胆红素释出，有时发展为黄疸。

三、出血的后果

出血对机体的影响取决于出血的类型、出血量、出血速度和出血部位。漏出性出血过程比较缓慢，出血量较少，一般不会引起严重后果。破裂性出血的出血过程迅速，如在短时间内丧失循环血量的 20%～25% 时，即可发生失血性休克。发生在重要器官的出血，即使出血量不多，也可致命，如心脏破裂引起心包内积血，心包填塞，可导致急性心功能不全；脑出血，尤其是脑干出血，可因重要神经中枢受压而致死。局部的出血，可导致相应的功能障碍，如脑内囊出血引起对侧肢体偏瘫，视网膜出血引起视力减退或失明。慢性反复性出血可引起缺铁性贫血。

第三节 血 栓 形 成

在活体的心脏或血管腔内，血液发生凝固或血液中有形成分凝集形成固体质块的过程，称为血栓形成（thrombosis）。在这个过程中所形成的固体质块称为血栓（thrombus）。与血凝块不同，血栓是在血液流动状态下形成的。

血液中存在着相互拮抗的凝血系统和抗凝血系统。在生理状态下，血液中的凝血因子不断地被激活，从而产生凝血酶，形成微量纤维蛋白，沉着于心血管内膜上，但这些微量的纤维蛋白又不断地被激活了的纤维蛋白溶解系统（简称纤溶系统）所溶解，同时被激活的凝血因子也不断地被单核吞噬细胞系统所吞噬。这种动态平衡既保证了血液有潜在的可凝固性，又始终保持着流动状态。一旦某些因素破坏了这种动态平衡，触发了内源性或外源性凝血过程，便可导致血栓形成。

一、血栓形成的条件及机制

1. 心血管内皮细胞损伤 正常心血管内膜的内皮细胞具有抗凝和促凝两种功能，生理情况下以抗凝作用为主，使血液保持流动状态。心血管内膜损伤后，内膜表面粗糙不平，血小板在损伤部位黏附、聚集；受损处血管内皮细胞可发生变性、坏死或脱落，内皮下胶原纤维暴露，激活凝血因子Ⅻ，启动内源性凝血系统；损伤的内皮细胞释放组织因子，激活凝血因子Ⅶ，启动外源性凝血系统。这三个因素引发凝血过程，导致局部血栓形成。

心血管内膜的损伤常见于缺氧、炎症、细菌毒素以及免疫性损害等情况。例如，动脉粥样硬化时的溃疡表面，心肌梗死处的心内膜，风湿性心内膜炎和感染性心内膜炎、创伤性和炎症性血管损伤部位等。

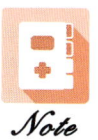

此外,高血压、吸烟也常造成心血管内膜的损伤而导致血栓的形成。

临床上,要尽量避免和减少手术、穿刺对心血管内膜的损伤。

2. 血流状态改变　血流状态的改变主要是指血流缓慢和产生漩涡等改变。血液在正常流速和正常流向时,红细胞和白细胞在血流的中轴(轴流)流动,血小板比红细胞和白细胞流动缓慢,最外围是一层血浆带(边流),将血液的有形成分和血管壁隔开,阻止血小板与血管内膜接触和激活。当血流缓慢或产生漩涡时,血小板得以进入边流,增加了和血管内膜接触的机会,血小板粘连于血管内膜的可能性增大;此外,血流缓慢和产生漩涡时,被激活的凝血因子和凝血酶不易被冲走,容易在局部达到凝血过程所必需的浓度。用光学显微镜观察时,难以察觉到血流缓慢时内膜的变化,但在电子显微镜下,可发现内皮细胞质出现空泡甚至溶解,内皮下的胶原被暴露。

因此,血栓多发生于静脉,据统计,静脉血栓是动脉血栓的 4 倍,下肢静脉血栓远比上肢静脉血栓多见。虽然心脏和动脉内的血流快,不易形成血栓,但在二尖瓣狭窄时的左心房、动脉瘤内或血管分支处血流缓慢及出现涡流时,也可并发血栓形成。

血流缓慢或产生漩涡常见于大手术后、久病卧床、心力衰竭或静脉曲张病人的静脉血管。

临床上,应帮助和鼓励长期卧床、手术后的病人早下床、早活动;对瘫痪卧床的病人要勤翻身、勤按摩。

知识链接 3-2

3. 血液凝固性增高　血液凝固性增高是指血液中血小板和凝血因子增多,或纤维蛋白溶解系统活性降低而导致血液的高凝状态。此状态可见于原发性(遗传性)和继发性(获得性)疾病。

(1)遗传性高凝状态:最常见的为第 V 因子基因突变。患有复发性深静脉血栓形成的病人中,出现第 V 因子基因突变率高达 60%。突变的第 V 因子基因编码蛋白能抵抗激活的蛋白 C 对它的降解,蛋白 C 失去抗凝作用,第 V 因子容易处于激活状态,因此造成血液高凝状态。遗传性高凝血状态还与抗凝血酶Ⅲ、蛋白 C 或蛋白 S 的先天性缺乏有关。

(2)获得性高凝状态:临床上多见于大出血、大手术、严重创伤、烧伤或产后的病人,其血液中幼稚血小板增多,黏滞性增高,易于聚集;同时凝血酶原、纤维蛋白及一些凝血因子的含量也增多,使血液的凝固性增高。此外,妊娠、高脂血症、恶性肿瘤、长期口服避孕药、吸烟等也可因血小板增多或血液黏滞性增高、血液中凝血物质增多而诱发血栓形成。

需要强调的是,上述血栓形成的条件,往往是同时存在的。例如创伤骨折后卧床病人的血栓形成,既有心血管内膜的损伤,又有因失血等因素导致的血液凝固性增加,同时兼有长期卧床造成的血流缓慢等多种因素。

二、血栓的形成过程及形态

(一) 血栓形成的过程

在血栓形成的过程中,首先是血小板黏附于内膜损伤后暴露的胶原表面,被胶原激活后发生肿胀变形,随后释出血小板颗粒,再从颗粒中释放出 ADP、血栓素 A2、5-HT 及血小板第Ⅳ因子等物质,使血流中的血小板不断地在局部黏附,形成可逆的血小板小堆。随着内源性及外源性凝血途径启动,变为不可逆的血小板血栓,成为血栓的起始点。

血小板血栓在镜下呈无结构的淡红色,其间可见少量纤维蛋白。电镜下见血小板的轮廓,但颗粒消失。由于不断生成的凝血酶、ADP 和血栓素 A_2 的协同作用,血流中的血小板不断激活和黏附于血小板血栓上,致其不断增大。由于血小板血栓的阻碍,血流在其下游形成漩涡,形成新的血小板小堆。如此反复进行,血小板黏附形成不规则梁索状或珊瑚状突起,称为血小板小梁。血小板小梁间由大量红细胞的纤维蛋白网填充(图 3-3-1)。

(二) 血栓的类型和形态

1. 白色血栓　白色血栓(pale thrombus)常位于血流较快的心瓣膜、心腔内和动脉内,例如,在急性风湿性心内膜炎时,在二尖瓣闭锁缘上形成的白色血栓。在静脉性血栓中,白色血栓位于延续性血栓的起始部位,故又称为延续性血栓的头部。肉眼观,血栓为灰白色小结节或赘生物状,表面粗糙、质实、与

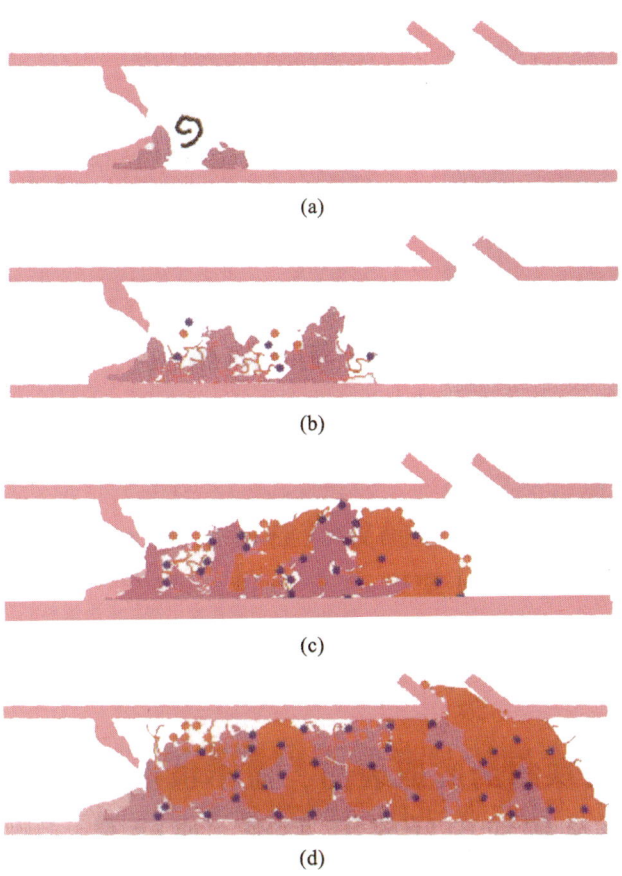

图 3-3-1　静脉血栓形成示意图

注:(a)血流经过静脉瓣形成漩涡,血小板沉积形成小丘状,构成血栓头部;(b)血小板进一步沉积,形成许多珊瑚状血小板小梁,血小板小梁周边有白细胞黏附;(c)血小板小梁间血流停滞,纤维蛋白网形成,网眼中充满红细胞,构成血栓体部;(d)血管腔阻塞,局部血流停止,血液凝固形成血栓尾部。

血管壁或瓣膜紧连,不易脱落。镜下观,血栓主要由血小板及少量纤维蛋白构成,又称血小板血栓或析出性血栓。

2. 混合血栓　静脉血栓在形成血栓头部后,其下游的血流变慢和出现漩涡,导致另一个血小板小梁状的凝集堆形成。在血小板小梁之间的血液发生凝固,纤维蛋白形成网状结构,网眼中有大量红细胞充填。这一过程反复交替进行,致使所形成的血栓在肉眼观察时呈灰白色和红褐色层状交替结构,称为层状血栓,即混合血栓(mixed thrombus)。发生于静脉内的混合血栓又称为延续性血栓的体部,呈粗糙、干燥的圆柱状(图 3-3-2),与血管壁粘连。有时可辨认出灰白色与褐色相间的条纹结构。发生于心腔内、动脉粥样硬化溃疡部位或动脉瘤内的混合血栓可称为附壁血栓(mural thrombus)。发生于左心房内的血栓,由于心房的收缩和舒张,混合血栓呈球状。镜下观,血栓为由淡红色无结构的呈分支状或不规则珊瑚状的血小板小梁(肉眼呈灰白色)和血小板小梁间由充满红细胞的纤维素网所构成,血小板小梁边缘有较多的中性粒细胞黏附(图 3-3-3),这是纤维蛋白崩解对白细胞的趋化作用所致。

3. 红色血栓　红色血栓(red thrombus)主要见于静脉内,当混合血栓逐渐增大并阻塞血管腔时,血栓下游局部血流停止,血液发生凝固,成为延续性血栓的尾部。红色血栓形成过程与血管外凝血过程相同。肉眼观,血栓为暗红色,新鲜时湿润、有弹性,与血管壁无粘连,与死后血凝块相似;陈旧的红色血栓因水分吸收变得干燥易碎,失去弹性,并易于脱落造成栓塞。镜下观,血栓为纤维素网眼内充满着如正常血液均匀分布的红细胞、白细胞。

4. 透明血栓　透明血栓(hyaline thrombus)发生于微循环小血管内,只能在显微镜下见到,故又称微血栓(microthrombus),主要由纤维蛋白构成,又称为纤维素性血栓(fibrinous thrombus),最常见于弥散性血管内凝血。

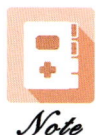

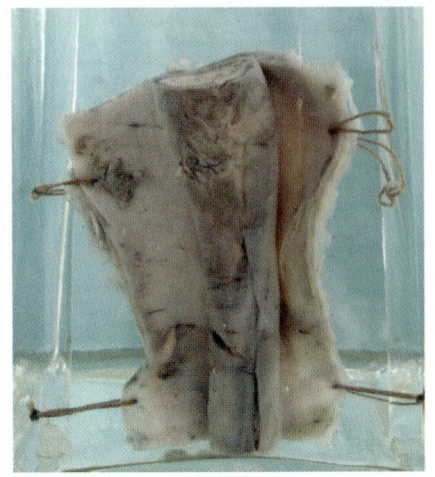

图 3-3-2 混合血栓(肉眼观)

注:静脉内混合血栓呈粗糙、干燥的圆柱状,与血管壁粘连。

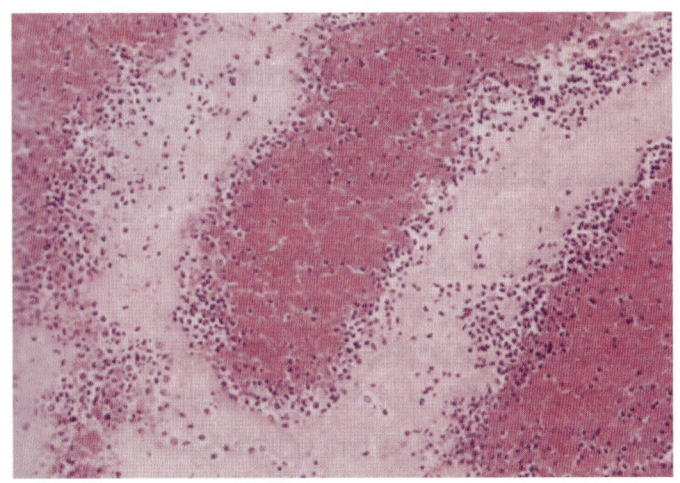

图 3-3-3 混合血栓

注:血小板凝集成小梁状,小梁之间血液凝固,小梁边缘有大量中性粒细胞黏附,红细胞被裹于网状纤维蛋白中。

三、血栓的结局

1. 软化、溶解和吸收 血栓形成后,其内的纤维蛋白吸附着大量的纤维蛋白溶解系统激活物,它们可激活纤维蛋白溶解系统,加上血栓中白细胞崩解后释放的蛋白溶解酶,使血栓发生溶解。血栓是否被溶解吸收取决于血栓的大小和新旧程度。体积较小的新鲜血栓可被完全溶解吸收而不留痕迹;大的血栓多为部分软化,若被血液冲击可形成碎片状或整个脱落,随血液运行到组织器官中,在与血栓大小相应的血管中停留,造成血栓栓塞。

2. 机化再通 如果纤溶酶系统活性不足,血栓存在时间较长时则发生机化。在血栓形成后的 1~2天,已开始有内皮细胞、成纤维细胞和肌成纤维细胞从血管壁长入血栓并逐渐取代血栓。由肉芽组织逐渐取代血栓的过程称为血栓机化。较大的血栓一般需要 2 周左右才可完全机化,机化后血栓不再有脱落的危险。在血栓机化过程中,水分被吸收,血栓干燥收缩或部分溶解而出现裂隙,周围新生的血管内皮细胞长入并被覆于裂隙表面形成新的血管,并相互吻合沟通,使被阻塞的血管部分重建血流,这一过程称为再通(图 3-3-4)。

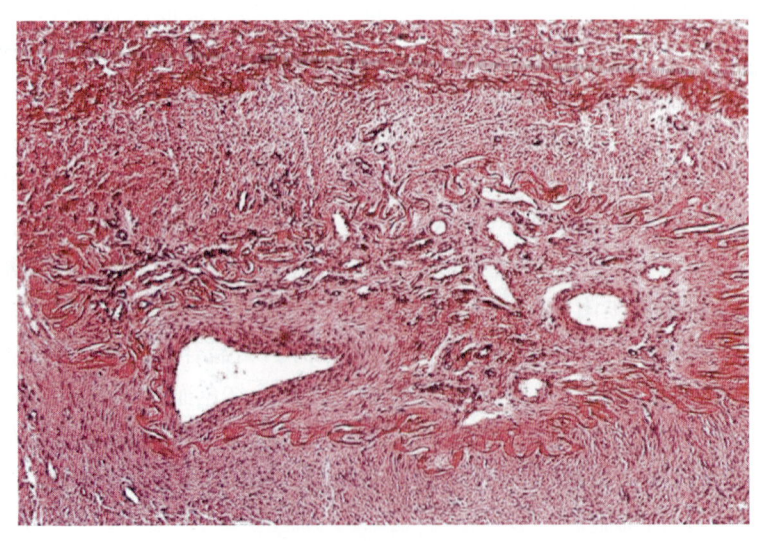

图 3-3-4 血栓机化、再通

注:血管腔内的血栓已被肉芽组织取代,中间可见再通的管腔形成。

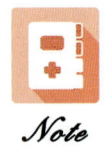

3. 钙化 若血栓长时间存在,可发生钙盐沉着,称为钙化(calcification)。血栓钙化后成为静脉石(phlebolith)或动脉石(arteriolith)。机化的血栓,在纤维组织玻璃样变的基础上也可发生钙化。

四、血栓对机体的影响

血栓形成能对破裂的血管起堵塞裂口和阻止出血的作用,这是对机体有利的一面,如胃、十二指肠慢性溃疡的底部和肺结核性空洞壁,其血管往往在病变侵蚀时已形成血栓,避免了大出血的可能性。然而,在多数情况下,血栓造成的血管管腔阻塞和其他影响,却对机体造成严重甚至致命的危害。

1. 阻塞血管 血栓形成会阻塞血管腔,其后果决定于器官和组织内有无充分的侧支循环。动脉血管腔未完全阻塞时,可引起局部组织或器官缺血,实质细胞萎缩、变性。在完全阻塞同时又缺乏或不能建立有效侧支循环时,相应器官和组织则可因为严重缺血发生坏死(梗死)。如冠状动脉血栓引起心肌梗死,脑动脉血栓引起脑梗死。静脉血栓形成,若未能建立有效侧支循环,将引起局部淤血、水肿,甚至出血、坏死。如门静脉血栓形成,可导致脾淤血肿大和胃肠道淤血。

2. 栓塞 当血栓与血管壁黏着不牢固时,或在血栓软化、碎裂过程中,血栓的部分或全部从血管壁上脱落成为栓子,随血流运行阻塞相应口径的血管腔,可致栓塞形成。深部静脉形成的血栓或在心室、心瓣膜上形成的血栓最容易脱落成栓子。若栓子内含有细菌,可引起组织的败血性梗死或脓肿形成。

3. 心瓣膜病形成 风湿性心内膜炎和感染性心内膜炎时,心脏瓣膜上反复形成的血栓发生机化,可导致心瓣膜增厚、皱缩、粘连、变硬,从而造成功能障碍,表现为瓣膜口狭窄或关闭不全。

4. 广泛性出血和休克 DIC 时微循环内广泛性纤维素性血栓形成可导致广泛性出血。严重创伤、大面积烧伤、羊水栓塞、癌肿等原因致使促凝物质释放入血液,启动外源性凝血;或感染、缺氧、酸中毒等引起广泛性内皮细胞损伤,启动内源性凝血,引起微血管内广泛性纤维素性血栓形成,主要发生在肺、肾、脑、肝、胃肠、肾上腺和胰腺等器官,导致组织广泛性坏死及出血。在纤维蛋白凝固过程中,凝血因子大量消耗,加上纤维素形成后促使血浆素原激活,血液凝固障碍,可引起病人全身广泛性出血和休克,称耗竭性凝血障碍病。

第四节 栓 塞

在循环血液中出现的不溶于血液的异常物质,随血流运行阻塞血管腔的现象称为栓塞(embolism)。阻塞血管的异常物质称为栓子(embolus)。栓子可以是固体、液体或气体。最常见的栓子是脱落的血栓,脂肪、空气、羊水和肿瘤细胞也可引起栓塞,但较少见。

一、栓子运行途径及栓塞部位

栓子一般随血流运行(图 3-4-1),栓塞于血管口径较栓子直径稍小或相当的部位。来自不同血管系统的栓子,其运行途径不同。

1. 来自右心腔和体循环静脉系统的栓子 常随血流运行栓塞于肺动脉主干或其分支,引起肺栓塞。某些体积小而又富于弹性的栓子(如脂肪栓子)可通过肺泡壁毛细血管回流入左心,再进入体循环系统,阻塞动脉小分支。

2. 来自左心腔、肺静脉和体循环动脉系统的栓子 随体循环的血流运行,最后停留在口径相当的各器官的小动脉或其分支。常见于脑、肾、脾和四肢的指、趾部等。

3. 来自门静脉系统的栓子 常随血流进入肝内,引

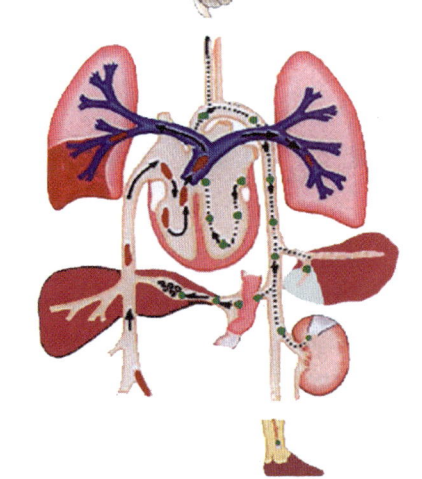

图 3-4-1 栓子的运行途径与栓塞部位示意图

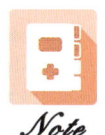

Note

起肝内门静脉或其分支的栓塞。

4. 交叉性栓塞（crossed embolism） 又称反常性栓塞。偶见心腔内的栓子，通过房间隔缺损或室间隔缺损，由压力高的一侧进入另一侧心腔，再随动脉血流栓塞相应的分支。

5. 逆行性栓塞（retrograde embolism） 即下腔静脉内的栓子，由于胸、腹腔内压骤然剧增（如咳嗽、呕吐），可逆血流方向栓塞下腔静脉所属的分支，极罕见。

二、栓塞的类型和对机体的影响

栓塞的类型依栓子的类型不同而不同，而栓子的类型、栓塞的部位和侧支循环建立的状况又直接关系着栓塞的后果。栓塞主要分为血栓栓塞、脂肪栓塞、气体栓塞、羊水栓塞四种类型。

（一）血栓栓塞

由血栓或血栓的一部分脱落引起的栓塞称为血栓栓塞（thromboembolism），是栓塞中最常见的一种，占所有栓塞的 99% 以上。由于血栓栓子的来源、大小和栓塞部位的不同，对机体的影响也有所不同。

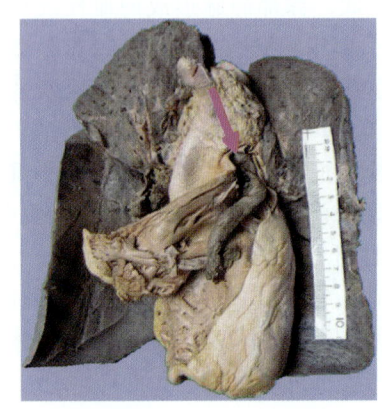

图 3-4-2　肺动脉血栓栓塞
注：肺动脉主干内可见较大的血栓栓塞（箭头示）。

1. 肺动脉栓塞 多数栓子来自下肢深静脉（特别是腘静脉、股静脉和髂静脉），少数来自盆腔静脉或右心附壁血栓。肺动脉栓塞的后果取决于栓子的大小、数量和心肺功能状况。栓子小，数目少，一般栓塞肺动脉小分支，因有肺动脉和支气管动脉双重血液供应，一般不会引起严重后果。如果栓子大，可栓塞肺动脉主干或其大分支（图 3-4-2），或栓子数量众多，广泛栓塞于肺动脉分支，病人可发生呼吸困难、发绀、休克，甚至急性呼吸循环衰竭而猝死。

2. 体循环动脉栓塞 约 80% 体循环动脉栓塞的栓子来自左心腔，常见的有二尖瓣狭窄时左心房的附壁血栓、心肌梗死的附壁血栓和亚急性感染性心内膜炎时的赘生物，其余为发生于动脉粥样硬化溃疡或动脉瘤的附壁血栓。动脉栓塞的主要部位为下肢和脑，也可累及肠、肾和脾。栓塞的后果取决于栓塞的部位和局部的侧支循环情况以及组织对缺血的耐受性。当栓塞的动脉缺乏有效的侧支循环时，可引起局部组织的梗死。上肢动脉吻合支丰富，肝脏有肝动脉和门静脉双重供血，故很少发生梗死。

（二）脂肪栓塞

脂肪滴进入血管，随血流运行并引起栓塞的现象，称为脂肪栓塞（fat embolism）。栓子常来源于长骨骨折、脂肪组织严重挫伤时，脂肪细胞破裂释出脂滴，由破裂的小静脉进入血液循环。脂肪栓塞常见于肺、脑等器官。脂肪栓塞的后果，取决于栓塞部位及脂滴数量的多少。少量脂滴入血，可被巨噬细胞吞噬吸收，或由血中脂酶分解清除，无不良后果。若大量脂滴短期内进入肺循环，可引起窒息和因急性右心衰竭死亡。

（三）气体栓塞

大量空气迅速进入血液循环或原已溶解于血液内的气体迅速游离成气泡，阻塞于血管或心腔所引起的栓塞，称为气体栓塞（gas embolism）。有两种常见类型。

1. 空气栓塞 空气栓塞多为静脉损伤破裂，外界空气由缺损处进入血流所致。可见于分娩或流产时，由于子宫强烈收缩，空气被挤入破裂的子宫壁静脉窦；头颈手术、胸壁和肺创伤损伤静脉时，空气也可在吸气时因静脉腔内的负压而被吸入静脉。空气进入血液循环的后果取决于进入的速度和气体量。少量空气入血，可溶解于血液中，不会发生气体栓塞。如果大量气体（多于 100 mL）迅速进入静脉，由于心脏搏动，将空气和心腔内血液搅拌形成大量的泡沫，泡沫状的液体有可压缩性，当心脏收缩时不易被

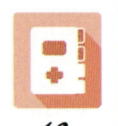

排出而阻塞肺动脉出口,造成严重的循环障碍。此时病人可出现呼吸困难、发绀,导致猝死。

2. 减压病 又叫沉箱病(caisson disease)和潜水员病(diver disease),是气体栓塞的一种。人从高气压环境迅速转入常压或低气压环境时,溶解于血液中的气体迅速游离所引起的气体栓塞称为减压病。由于气压骤减时,原来溶解于血液内的氧气、二氧化碳和氮气很快被释放出来,形成气泡;氧气和二氧化碳易再溶于血液,而氮气溶解较慢,可在血液或组织中形成小气泡或融合成大气泡,阻塞血管腔引起广泛栓塞,又称氮气栓塞。这种情况多发生于潜水员从深水迅速升至水面或飞行员急速升空时。氮气析出时因气体所在部位不同,临床表现也不同。位于肌肉、肌腱、韧带内引起关节和肌肉疼痛;位于皮下时引起皮下气肿;位于局部血管内引起局部缺血和梗死,常见于股骨、胫骨和髂骨的无菌性坏死;全身性特别是四肢、肠道等末梢血管阻塞可引起痉挛性疼痛。若短期内大量气泡形成,阻塞了多数血管,特别是阻塞冠状动脉时,可引起严重血液循环障碍甚至迅速死亡。

(四)羊水栓塞

分娩过程中,羊膜破裂或早破、胎盘早期剥离,同时伴有胎头阻塞产道时,由于子宫强烈收缩,可将羊水挤入子宫壁破裂的静脉窦内,引起羊水栓塞(amniotic fluid embolism)。羊水成分可由子宫静脉进入血液循环,在肺动脉分支及毛细血管内引起羊水栓塞。少量羊水可经肺毛细血管经肺静脉进入左心,引起体循环器官的小血管栓塞。羊水栓塞的证据是在显微镜下看到肺小动脉和毛细血管内有角化鳞状上皮、胎毛、胎脂和胎粪等羊水成分。本病发病急,病人常突然出现呼吸困难、发绀、休克及死亡,是分娩过程中一种罕见严重合并症(1/50000),病人死亡率高于80%。

羊水栓塞引起猝死主要与以下机制有关:①羊水中胎儿代谢产物入血引起过敏性休克;②羊水栓子阻塞肺动脉及羊水内含有血管活性物质引起反射性血管痉挛;③羊水具有凝血致活酶的作用引起DIC。

(五)其他栓塞

肿瘤细胞和胎盘滋养叶细胞均可侵蚀血管,骨折时骨髓细胞可进入血流,这些情况都可引起细胞栓塞;动脉粥样硬化灶中的胆固醇结晶脱落引起动脉系统的栓塞;寄生在门静脉的血吸虫及其虫卵栓塞肝内门静脉小分支;细菌、真菌团和其他异物如子弹(弹片)偶尔可进入血液循环引起栓塞。

第五节 梗 死

器官或局部组织由于血管阻塞、血流停滞导致缺氧而发生的坏死,称为梗死(infarction)。梗死属于坏死的一种类型,一般是由于动脉阻塞而引起的局部组织缺血坏死,但静脉阻塞使局部血流停滞造成缺氧,也可引起梗死。

一、梗死形成的原因和条件

任何引起血管管腔阻塞,导致局部组织血液循环中断和缺血的原因都可引起梗死。

(一)梗死形成的原因

1. 血栓形成 血管血栓形成是梗死发生的主要原因。如冠状动脉和脑动脉的粥样硬化合并血栓形成,可分别引起心肌梗死和脑梗死,趾、指的血栓闭塞性脉管炎引起趾、指梗死(坏疽)等。静脉内血栓形成一般只引起淤血、水肿,但肠系膜静脉主干血栓形成而无有效侧支循环时,可引起相应肠段的梗死。

2. 动脉栓塞 动脉栓塞多为血栓栓塞,亦可见于气体、羊水、脂肪栓塞等。由血栓栓塞引起的肾、脾和肺的梗死远比血栓形成引起的多见。

3. 血管受压闭塞 血管受压闭塞见于血管外肿瘤的压迫,肠扭转、肠套叠和嵌顿疝时肠系膜静脉和动脉受压,卵巢囊肿扭转及睾丸扭转等致局部血管受压闭塞,发生缺血性坏死。

4. 动脉痉挛 动脉痉挛常发生在已有狭窄病变的动脉,如冠状动脉粥样硬化导致管腔狭窄,又因

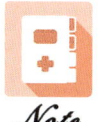

Note

情绪激动等引发动脉血管持续强烈痉挛,造成血管腔闭塞,发生心肌梗死。

(二) 梗死形成的条件

血管阻塞是否造成梗死,主要取决于以下因素。

1. 器官血供特性 有双重血液循环的器官,其中一条动脉阻塞,因有另一条动脉可以维持供血,通常不易发生梗死。如肺有肺动脉和支气管动脉供血,肺动脉小分支的血栓栓塞不会引起梗死;肝有肝动脉和门静脉双重供血,也很少发生梗死;前臂和手有平行走向的桡动脉和尺动脉供血,之间有丰富的吻合支,因而前臂和手绝少发生梗死。一些器官动脉的吻合支少,如肾、脾及脑,动脉迅速发生阻塞时,由于不易建立有效的侧支循环,常易发生梗死。

2. 局部组织对缺血的敏感程度和全身血液循环状态 大脑的少突胶质细胞和神经细胞对缺血缺氧最为敏感,3~4 min 的缺血即引起梗死。心肌细胞对缺血也很敏感,缺血 20~30 min 就会死亡。骨骼肌、纤维结缔组织对缺血耐受性最强。严重的贫血或心功能不全,血氧含量降低,可促进梗死的发生。心肌与脑组织对缺氧比较敏感,短暂的缺血也可引起梗死。全身血液循环在贫血或心功能不全状态下,可促进梗死的发生。

二、梗死的形态特征及类型

(一) 梗死的形态特征

梗死是局部组织的坏死,其形态因不同组织器官而有所差异。

1. 梗死灶的形状 梗死灶的形状取决于该器官的血管分布方式。多数器官的血管呈锥形分支,如脾、肾、肺等,故梗死灶也呈锥形,切面呈扇面形或三角形,其尖端位于血管阻塞处,常指向脾门、肾门、肺门,底部为器官的表面(图 3-5-1)。冠状动脉分支不规则,故心肌梗死灶的形状也不规则,呈地图状。肠系膜血管呈扇形分支,支配某一段肠管,故肠梗死灶呈节段形。

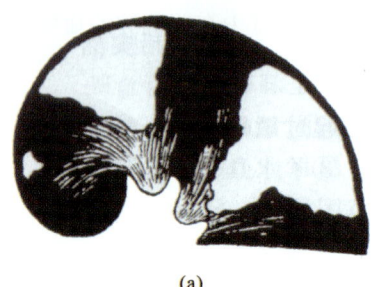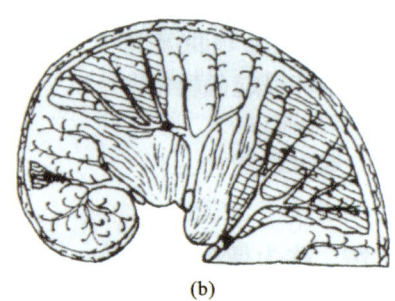

(a)　　　　　　　　　　　　　　　(b)

图 3-5-1　肾动脉分支栓塞及肾贫血性梗死示意图

2. 梗死灶的质地 梗死灶的质地取决于坏死的类型。实质器官如心、脾、肾的梗死为凝固性坏死。新鲜时由于组织崩解,局部胶体渗透压升高而吸收水分,使局部肿胀,略向表面隆起,切面可略凸出。梗死灶为陈旧性梗死的则较干燥,质硬,表面下陷。梗死若靠近浆膜面,则浆膜表面常有一层纤维素性渗出物被覆。梗死灶为液化性坏死的(如脑),新鲜时质地软、疏松,日久后液化成囊状或被增生的星形细胞胶质纤维所代替,最后形成胶质瘢痕。

3. 梗死灶的颜色 梗死灶的颜色取决于病灶内的含血量。含血量少者,颜色灰白,称为贫血性梗死(anemic infarct);含血量多者,颜色暗红,称为出血性梗死(hemorrhagic infarct)。

(二) 梗死的类型

根据梗死灶内含血量的多少和有无合并细菌感染,将梗死分为以下三种类型。

1. 贫血性梗死

(1)发生部位:多发生于组织结构较致密、侧支循环不充分的实质器官,如脾、肾、心肌和脑组织。当这些器官的动脉血流阻断后,供血区及其临近的动脉分支发生反射性痉挛,将血液从供血区挤压出去,该区的组织细胞因缺血而变性、坏死,细胞崩解,局部渗透压升高,挤压间质内的小血管,从而使该区

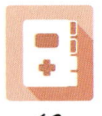

保持贫血状态。脑组织结构虽然疏松，但梗死主要发生在终末支之间，仅有少许吻合支的大脑中动脉和大脑前动脉供血区，梗死时不造成明显出血，因而脑梗死多为贫血性梗死。

（2）病变特点：梗死灶呈灰白色，故称为贫血性梗死（又称为白色梗死）。新鲜梗死灶常略肿胀，表面稍隆起，与正常组织间界限较清楚，梗死灶与正常组织交界处因炎症反应常见暗红色充血出血带，是坏死灶周围小血管扩张充血所致（图 3-5-2）。发生于脾、肾的梗死灶呈锥形，尖端向血管阻塞的部位，底部靠脏器表面，浆膜面有纤维素渗出物被覆。心肌梗死呈不规则地图状。镜下贫血性梗死灶呈凝固性坏死，早期细胞尚可见核固缩、核碎裂和核溶解等改变，胞质嗜伊红染色，均匀一致，组织结构轮廓尚保存（图 3-5-3）。晚期病灶表面下陷，干燥、坚实，暗红色出血带消失。陈旧性梗死灶由肉芽组织和瘢痕组织取代。

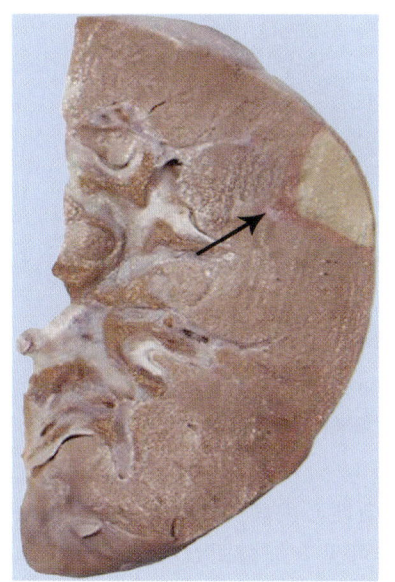

图 3-5-2　肾贫血性梗死

注：肾皮质可见一个呈三角形（立体为锥形）的灰白色病灶（箭头所指），其尖端指向肾门，底部靠向肾表面，边界清楚，有红褐色充血出血带。

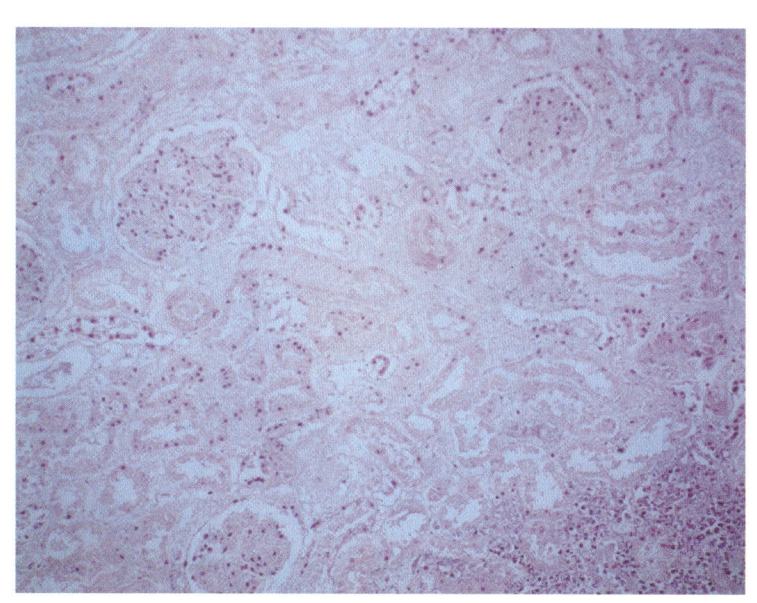

图 3-5-3　肾贫血性梗死（镜下观）

注：可见核固缩、核碎裂和核溶解等改变，胞质嗜伊红染色，均匀一致，肾小球和肾小管结构轮廓尚保存。

2. 出血性梗死

（1）发生部位：常见于肺、肠等。

（2）发生条件：肺具有肺动脉和支气管动脉双重血液供应，两条动脉之间有丰富的吻合支；肠虽然无双重血液供应，但其吻合支非常丰富，因此这些器官不易发生梗死。这些器官发生梗死除了具备血流中断外，还须具备以下条件。①器官内有严重淤血，影响有效侧支循环的建立，因此局部出现缺血性坏死。如肺梗死发生的条件是肺动脉阻塞前，肺已经有严重的淤血，肺静脉和毛细血管内压增高，当肺动脉分支阻塞时，支气管动脉的压力不足以克服局部范围内的肺静脉压力增高所产生的阻力，肺动脉和支气管动脉之间有效侧支循环难以建立，以致局部血流中断发生梗死。局部组织坏死后，淤积于静脉的血液和来自支气管动脉的血液，从缺血损伤的毛细血管内大量漏出，进入坏死组织内，形成弥漫性出血。②肠和肺的组织结构较疏松，富有弹性，梗死初期时在组织间隙内可容纳大量出血，当局部动脉血管阻塞、动脉反射性痉挛及组织坏死吸收水分而膨胀时，也不能将漏出的血液挤出梗死灶外，所以梗死组织内存留的血液较多。

（3）病变特点：梗死灶呈暗红色，故称为出血性梗死（又称为红色梗死），除局部组织坏死外，还有明显的弥漫性出血，梗死区与正常组织间界限不清楚。肺的出血性梗死为底靠胸膜、尖向肺门的锥形病灶，常位于肺下叶，呈多发性，大小不等。梗死灶质实，暗红色（图 3-5-4），略向表面隆起。镜下表现为组织坏死伴有弥漫性出血。临床上，因梗死灶的胸膜发生纤维素性胸膜炎，可出现胸痛；因支气管黏膜受

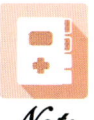

刺激和肺出血,可引起咳嗽及咯血;因为组织坏死可引起发热及白细胞总数升高等症状。

肠梗死常见于肠套叠、肠扭转和嵌顿性疝。多发生于小肠,通常只累及某一段肠管,梗死的肠壁因弥漫性出血而呈紫红色,因淤血水肿,肠壁增厚、质脆、易破裂,肠腔内充满浑浊的暗红色液体(图3-5-5)。临床上,因血管阻塞,肠壁肌肉缺氧引起持续性痉挛致剧烈腹痛;因肠蠕动加强可产生逆蠕动引起呕吐;肠壁坏死累及肌层及神经,引起麻痹性肠梗阻;肠壁全层坏死可致穿孔及腹膜炎。

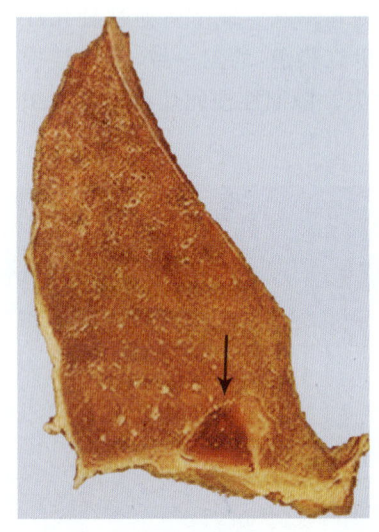

图 3-5-4　肺出血性梗死

注:肺组织内可见一个暗红色楔形梗死区,其尖端指向肺门,底部朝向肺表面,梗死区肺组织出血、坏死(箭头处)。

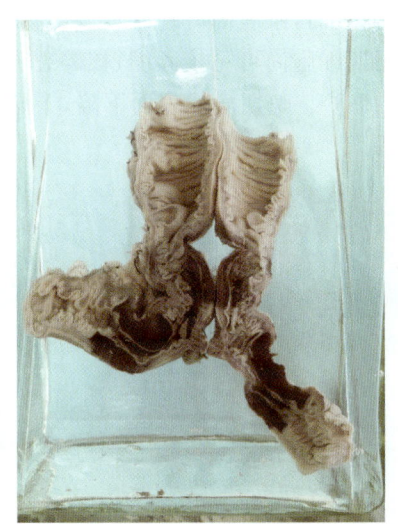

图 3-5-5　肠出血性梗死

注:部分小肠管壁增厚,暗红色,高度水肿、淤血。呈节段形分布。

3. 败血性梗死　由含有细菌的栓子阻塞血管引起。常见于急性感染性心内膜炎,含细菌的栓子从心内膜脱落,顺血流运行而引起相应组织器官动脉栓塞所致。梗死灶内可见有细菌团及大量炎症细胞浸润,若有化脓性细菌感染时,可形成脓肿。

三、梗死的结局及对机体的影响

（一）梗死的结局

梗死灶形成后,引起病灶周围的炎症反应,血管扩张充血,并有中性粒细胞及巨噬细胞渗出。在梗死发生24~48 h,肉芽组织已开始从梗死灶周围长入病灶内,小的梗死灶可被肉芽组织完全取代机化,以后变为纤维瘢痕。人的梗死灶不能完全机化时,则由肉芽组织和后期转变成的瘢痕组织加以包裹,病灶内部可发生钙化。脑梗死则可液化成囊腔,周围由增生的胶质瘢痕包裹。

（二）梗死对机体的影响

梗死对机体的影响,取决于梗死的部位、梗死灶的大小以及梗死后伴随症状等。肾、脾的梗死一般影响较小,肾梗死通常出现腰痛和血尿,不影响肾功能;脾梗死可有局部刺痛。心和脑较大范围的梗死,常引起严重后果。四肢、肺、肠梗死等可继发腐败菌的感染而造成坏疽。

小　结

血液循环障碍分为局部性血液循环障碍和全身性血液循环障碍。全身性血液循环障碍多见于心力衰竭。局部性血液循环障碍表现为局部血量异常,如缺血、充血;血液形状和血管内容物异常,如血栓形成、栓塞和梗死;血管壁完整性改变,如水肿和出血。

充血分为动脉性充血和静脉性充血,慢性肺淤血和慢性肝淤血是临床上多见的类型,前者见于左心衰竭,后者见于右心衰竭。

血栓是活体的心血管腔内血液发生凝固或血液中有形成分凝集所形成的固体质块。血栓形成条件

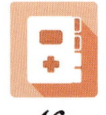

和机制如下：①心血管内膜损伤；②血流状态改变；③血液凝固性升高。

血栓脱落形成栓子，引起栓塞。血栓栓子最多见，其次有脂肪栓子、空气栓子和羊水栓子、其他栓子。栓子的运行途径一般和血流方向一致。

梗死是由局部组织血液供应中断导致的组织坏死，分为贫血性梗死、出血性梗死和败血性梗死。贫血性梗死多发生在肾脏、脾脏和心脏，出血性梗死多发生在肺和肠，败血性梗死则是在梗死基础上继发细菌感染。心、脑发生的梗死常常引起严重的后果。

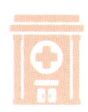 **直通护考在线答题**

新疆维吾尔医学专科学校　温且木·买买提

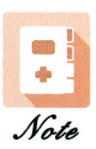

第四章 炎 症

扫码看课件

掌握
1. 炎症、炎症介质、渗出、假膜性炎、蜂窝织炎、脓肿、肉芽肿性炎、败血症的概念。
2. 炎症的基本病理变化和病理学类型。
3. 炎症的局部表现和全身反应。

熟悉
1. 炎症的结局。
2. 炎症的医护原则。

了解
炎症的原因。

第一节 炎症的概述

一、炎症的概念

炎症(inflammation)是具有血管系统的活体组织对各种损伤因子的刺激所发生的以防御反应为主的基本病理过程。

炎症的基本病变包括变质(alteration)、渗出(exudation)和增生(hyperplasia)。临床上除在炎症局部可出现红、肿、热、痛及功能障碍外,还有不同程度的全身性反应,如发热、白细胞增多、单核吞噬细胞系统增生及功能增强等。炎症区组织的病理变化构成组织器官的代谢异常、功能障碍、临床症状和体征的物质基础,是机体内正邪相搏的结果。损伤与抗损伤反应贯穿于炎症过程的始终,并主导着炎症的发生、发展、转归和结局,血管反应是炎症过程的中心环节。

通常情况下,炎症对人体是有益的,是机体的主动防御反应。但炎症反应中的某些有利因素,在一定条件下,也可转化成对机体的有害因素,渗出液过多时可造成相关器官的功能障碍,如胸腔积液压迫肺脏,出现呼吸困难。因此炎症的反应虽然是对机体有利的防御反应,但在某些情况下也要加以控制。

二、炎症的病因

凡能引起组织和细胞损伤的因子都能引起炎症,致炎因子种类繁多,可归纳为以下几类:

1. 物理性因子 机械性(如外伤)、物理性(如高温、低温、放射线、紫外线等)等。

2. 化学性因子 包括外源性和内源性化学物质。外源性化学物质有强酸、强碱、强氧化剂和芥子

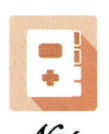

Note

气等。内源性化学物质有坏死组织的分解产物,也包括病理条件下堆积于体内的代谢产物如尿素等。药物和其他生物制剂使用不当也能引起炎症。

3. 生物性因素 细菌、病毒、螺旋体、立克次体、支原体、真菌、寄生虫等都可引起炎症,由生物因子引起的炎症反应称为感染(infection)。

生物性致炎因子所致的炎症反应,是典型的机体内正邪相争的矛盾运动过程。正盛邪衰,机体防御功能较强,病原微生物被吞噬、杀灭,无炎症发生。而邪盛正虚,免疫功能低下,炎症不仅发生,甚至蔓延、扩散,导致严重后果出现,如结核等。

4. 组织坏死 任何原因引起的组织坏死都是潜在的致炎因子。例如,在缺血引起的新鲜梗死灶的边缘所出现的出血、充血带及炎症细胞浸润,便是炎症的表现。

5. 变态反应 异常免疫反应是机体自身的致炎因素,如各型超敏反应和自身免疫作用,均可引起不同组织的炎性损伤。如过敏性鼻炎和肾小球肾炎。

6. 异物 手术缝线、二氧化硅结晶或物质碎片等残留在机体组织内可导致炎症。

必须指出,生物性致病因子作用于机体后是否引起炎症,以及炎症反应的强弱,还取决于机体的防御功能和机体的反应性。机体的防御功能强时,细菌侵入局部组织后,可立即被消灭,而不发生明显的炎症反应。只有当防御功能较弱,不能将侵入的细菌立即杀灭时才引起炎症反应。如果机体的防御功能非常弱,则在局部可没有炎症变化,却引起严重的全身影响(败血症)。此外,如新生儿因从母体获得了一定的抗体,故对麻疹、白喉等可不感染;但由于神经系统的屏障功能尚未发育完全,故较易发生破伤风等中枢神经系统感染。又如接种过预防疫苗的儿童对该病原体表现为不感染性等。由此可见机体的内在因素在炎症的发生和发展上起着重要的作用。

第二节 炎症的基本病理变化

炎症局部组织发生的一系列代谢、功能和形态学的改变是有序发生的,它们彼此关联,相互影响,形成一个复杂的动态病理过程。通常可概括为局部组织的变质、渗出和增生三种改变。一般来说变质是损伤的过程,而渗出和增生是抗损伤和修复的过程。一般病变的早期以变质和渗出为主,病变的后期以增生为主。

一、变质

炎症局部组织所发生的变性和坏死称为变质(alteration)。变质的组织可出现一系列形态、代谢和功能的异常变化。必须指出,组织和细胞的变性坏死在其他病理过程(如缺血、缺氧)中也能见到,并非炎症所特有。

（一）变质的形态学改变

变质可发生于实质细胞,也可发生于细胞间质。实质细胞常出现的变质性变化包括细胞水肿、脂肪变性、液化性坏死和凝固性坏死等,如肝细胞内可见脂滴空泡,或细胞水肿后胞质清亮透明、心肌坏死后的肌纤维断裂或肌质溶解等,其形态学特点反映了受损细胞的变质类型。间质细胞常出现的变质性变化包括黏液样变性和纤维素样坏死等。

（二）变质的代谢特点

1. 分解代谢过程加快 损伤与抗损伤过程中,炎症区物质代谢加快,组织耗氧量增多,导致相对缺氧。加之局部血液循环障碍,氧供应不足,糖酵解过程增强。

2. 局部酸中毒 由于氧化不全,大量的酸性代谢产物(如乳酸、脂肪酸、氨基酸、酮体等)堆积,炎症区发生酸中毒。

3. 局部渗透压增高 因细胞崩解造成炎症灶内小分子物质增多,胶体离散度增高;血浆蛋白的大

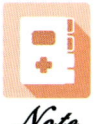

量渗出使炎症区组织胶体渗透压升高;同时,氢离子、钾离子和磷酸根离子浓度的增高,使晶体渗透压也明显上升,是炎性水肿的成因之一(图 4-2-1)。

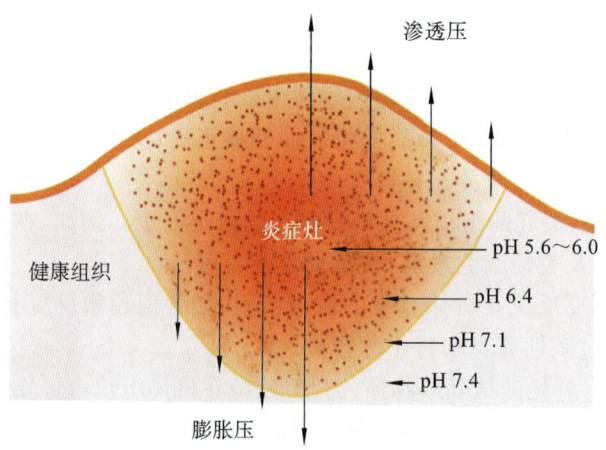

图 4-2-1 炎症区 pH 值及渗透压变化示意图

注:炎症区组织渗透压升高,形成炎性水肿。

二、渗出

渗出(exudation)是炎症的特征性变化,是指炎症局部组织血管内的液体成分、纤维素等蛋白质和各种炎症细胞通过血管壁进入组织间隙、体腔、体表和黏膜表面的过程。渗出是炎症防御反应的集中表现,是贯穿于炎症过程中的主干线,急性炎症过程中,血流动力学改变、血管通透性升高和白细胞渗出十分明显,结果导致富含蛋白质、纤维素和炎症细胞的液体聚积在组织间隙、体腔或进入体表和黏膜表面,这是急性炎症病理组织学的主要特征。

(一)血流动力学改变

组织在炎性损伤后,微循环很快发生血流动力学变化,即血管口径和流速的改变。病变发展速度取决于损伤的程度,一般按下列顺序发生(图 4-2-2)。

1. 细动脉短暂收缩 损伤后首先通过神经反射及炎症介质的作用发生细动脉的短暂痉挛(几秒钟),使其口径变小,血流减少。

2. 血管扩张和血流加速 首先细动脉扩张,然后毛细血管床开放,导致局部血流加快、血流量增加(充血)和能量代谢增强,这是炎症局部组织发红和发热的原因。血管扩张的发生机制与神经和体液因素有关,神经因素即轴突反射,体液因素主要是组胺、一氧化氮(NO)、缓激肽和前列腺素等化学介质作用于血管平滑肌而引起血管扩张。

3. 血流速度缓慢 炎症区代谢障碍,无氧代谢过程增强,酸性中间产物堆积,使毛细血管后静脉平滑肌麻痹而扩张,同时炎症介质使毛细血管和细静脉通透性增高,血浆外渗,血液浓缩,黏性增加,血流缓慢,轴流和边流界限消失,形成静脉性充血或血流淤滞,同时,白细胞附壁随即发生。

(二)血管通透性升高

血管通透性升高是导致炎症局部液体渗出的重要因素,微循环血管通透性的维持主要依靠血管内皮的完整性,炎症区细静脉和毛细血管壁内皮受损,直接导致血管通透性增加,这是炎性渗出的形态学基础。

1. 血管通透性升高的发生机制

(1)内皮细胞收缩或穿胞作用增强:组胺、缓激肽、白三烯和 P 物质可使内皮细胞明显收缩,间隙变大,白介素、肿瘤坏死因子、干扰素等可使内皮细胞骨架重构,内皮收缩。另外,内皮细胞自身的吞噬管道形成,穿胞作用增强,均可导致血管通透性升高。

(2)内皮细胞损伤:各种致炎因子直接损伤内皮使之坏死脱落,甚至基膜的完整性遭到破坏,血管

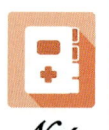

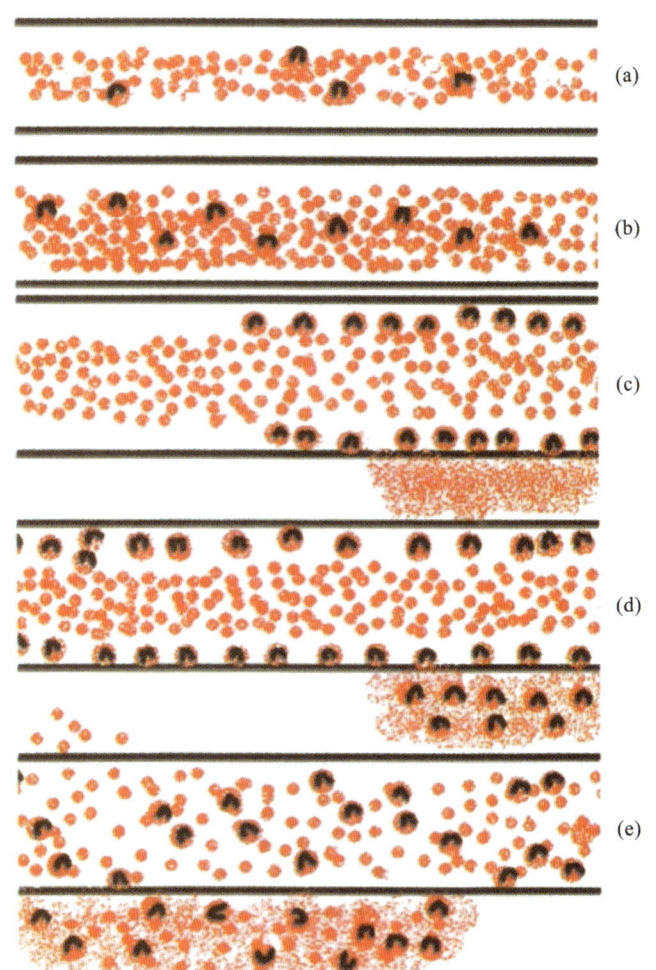

图 4-2-2 炎症充血和渗出示意图

注:(a)正常血流状态;(b)血管扩张、血流加快;(c)血管进一步扩张,血流变慢,白
细胞附壁,血浆渗出;(d)白细胞游出血管外;(e)血液停滞、红细胞漏出。

通透性迅速升高。

(3)新生毛细血管高通透性:在炎症修复过程中,以出芽方式形成新生毛细血管,其内皮细胞连接不全,加之 VEGF(血管内皮生长因子)等因子的作用,使新生毛细血管具有高通透性。

以上因素的综合作用使血管壁通透性明显升高,渗出继而发生。

2. 血液成分的渗出 血管壁通透性改变的程度,决定着渗出的成分。

(1)液体的渗出:血液的液体和细胞成分从细静脉和毛细血管渗出到组织间隙,形成炎性水肿。渗出的液体和细胞成分,称为渗出液(exudate),它明显有别于导致非炎性水肿的漏出液(transudate)。两种液体形成的关键性区别,在于发生机制(血管通透性增高的程度和机制)不同。前者主要是由炎症介质高强度扩张血管,使血管壁通透性极度升高所致;后者则因多种原因引起的静脉回流受阻,组织液有效滤过压升高将液体挤出。两者的鉴别意义在于确诊水肿的成因。两种液体的区别见表 4-2-1。

表 4-2-1 渗出液与漏出液的区别

	渗出液	漏出液
原因	炎症	非炎症
蛋白量	30 g/L 以上	30 g/L 以下
相对密度	大于 1.018	小于 1.018
细胞数	通常大于 500×10^6/L	通常小于 100×10^6/L

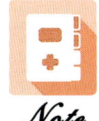

Note

续表

	渗出液	漏出液
Rivalta 试验	阳性	阴性
凝固性	易自凝	不自凝
外观	浑浊	清亮

（2）渗出液的作用：炎症区液体的渗出，是炎症防御作用的表现之一。作用包括：①渗出液可以稀释、中和毒素，减轻毒素对局部组织的损伤作用；②为局部浸润的白细胞带来营养物质，运走毒性代谢产物；③带来抗体和补体，杀灭病原微生物；④纤维素网可以网罗细菌，局限炎症，有利于白细胞吞噬杀灭病原体；⑤渗出液中的白细胞吞噬和杀灭病原微生物，清除坏死组织；⑥炎症局部的病原微生物和毒素随渗出液的淋巴回流到达局部淋巴结，刺激细胞免疫和体液免疫的产生。

然而，渗出液过多有压迫和阻塞作用，例如：肺泡内渗出液堆积可影响换气功能，过多的心包或胸膜腔积液可压迫心脏或肺脏，严重的喉头水肿可引起窒息。另外，渗出物中的纤维素吸收不全时可发生机化，引起组织粘连，如心包粘连、胸膜粘连等。

（三）白细胞的渗出和吞噬作用

炎症区血管内大量白细胞从血管逸出，称为白细胞渗出。这是炎症防御反应的作用之二。渗出的白细胞，称为炎症细胞，炎症细胞聚积在炎症灶的现象，称为炎症细胞浸润，亦是炎症的最重要特征。

1. 白细胞渗出的过程 白细胞渗出的过程非常复杂，包括边集和滚动、黏附、游出和趋化作用等环节。

1）白细胞的边集和滚动 随着血管扩张、通透性增高和血流缓慢的出现，微循环血流状态明显异常，轴流的白细胞进入边流，称为白细胞边集。随后，内皮细胞被细胞因子和其他炎症介质激活并表达黏附分子，白细胞和内皮细胞表面的黏附分子不断地发生结合和分离，白细胞在内皮细胞表面翻滚，称白细胞滚动（图 4-2-3）。

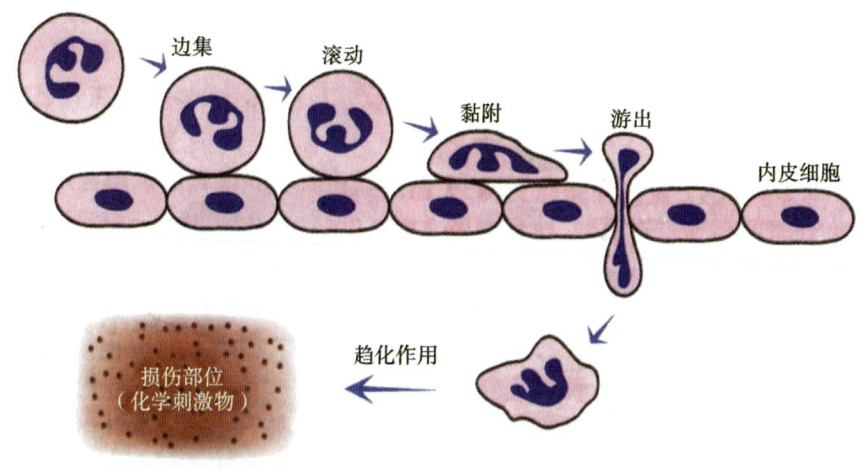

图 4-2-3 白细胞渗出示意图

注：白细胞由轴流进入边流，滚动，黏附，游出，通过趋化作用到达炎症区。

2）白细胞黏附 白细胞与内皮细胞发生黏附，虽然受多种因素影响，但 LTB_4 和 C5a 被证明是白细胞黏附的主要炎症介质。两种细胞表面的黏附分子相互识别和介导是其核心作用。致炎因子及其反应产物可促进白细胞和内皮细胞表面的黏附分子表达增高，使其介导作用增强。尤其是白细胞表面的整合蛋白质分子，如 LFA-1、MAC-1 和内皮细胞表面的细胞间黏附分子 ICAM-1 之间，有着明显的受体与配体的介导效应。C5a、IL-1 和 TNF 等炎症介质均可使两种细胞的黏附分子表达增多，促进白细胞黏附。例如，内皮细胞白细胞黏附分子（ELAM-1）可促进中性粒细胞的黏附；高表达的 ICAM-1 促进中

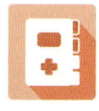

性粒细胞、淋巴细胞黏附;而血管细胞间黏附分子(VCAM-1),促进淋巴细胞、单核细胞的黏附。TNF亦有促进白细胞黏附作用。

3)白细胞的游出和趋化作用　白细胞穿过血管壁进入组织间隙的过程,称游出(emigration)。血液中各种白细胞都是以阿米巴样的胞质变形运动从血管内主动游出,与血管的通透性增高无明显相关性。电镜下观,黏附于内皮表面的白细胞在相邻内皮的连接处,胞质伸出伪足,向内皮下潜入,到达内皮下,穿过基膜进入血管外组织间隙(图4-2-4)。

炎症反应剧烈时,红细胞也可以从内皮缺损处被挤出,称为红细胞漏出,此现象完全是被动的过程。

关于白细胞向炎症灶游走聚集的生物学现象,目前多用趋化作用(chemotaxis)解释,即指白细胞沿化学物质浓度梯度向着化学刺激物做定向移动,称为趋化作用,这些物质称为趋化物质。不同类型的趋化物质,对

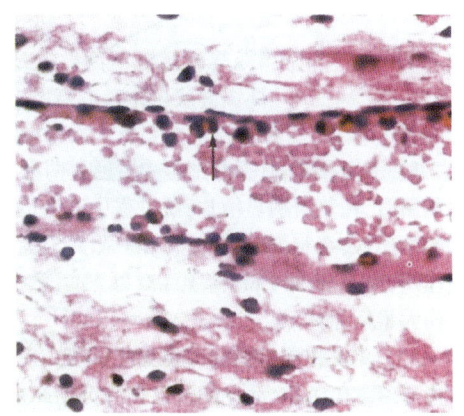

图 4-2-4　白细胞游出

注:扩张的血管内可见白细胞附壁和穿过管壁游出。

不同类型的白细胞产生不同的趋化作用;吸引白细胞向着趋化因子所在方向游走,为阳性趋化作用,反之则为阴性趋化作用。急性化脓性炎症灶的大量中性粒细胞浸润,结核病灶内大量巨噬细胞出现,超敏反应时嗜酸性粒细胞增多,都是不同性质趋化作用的结果。

2. 白细胞在局部的作用　渗出的白细胞在炎症区将发挥吞噬作用、免疫作用和组织损伤作用,正是机体正邪相搏的防御反应。

1)吞噬作用　中性粒细胞和单核细胞的吞噬过程分为以下几步。

(1)识别和黏附:吞噬细胞借助于表面吞噬作用(surface phagocytosis)和调理吞噬反应(opsonophagocytosis reaction),如白细胞通过其表面的Fc和C3b(MAC-1)受体与包裹在细胞表面的抗体或补体相结合,识别细菌并将其黏附在细胞表面。

(2)吞入:吞噬细胞伸出伪足,将黏附的细菌包入胞质内形成吞噬小体(phagosome),并与初级溶酶体融合形成吞噬溶酶体(phagolysome),溶酶体脱颗粒后,细菌在溶酶体内被杀伤、降解。当溶酶体酶释放到细胞外后,也可损伤周围组织(图4-2-5)。

(3)杀伤和降解:吞噬细胞主要通过两种方式杀伤和降解被吞噬的细菌。一是需氧杀伤:中性粒细胞在杀灭细菌时,耗氧量明显增加,此过程中产生的羟自由基和次氯酸具有强烈的杀菌作用。二是无氧杀伤:白细胞颗粒中的溶菌酶、阳离子蛋白(吞噬细胞素)、乳铁蛋白、酸性水解酶等具有不依赖于氧的杀菌作用,当溶酶体内pH值降至4.0以下时,酸性水解酶在此环境中即可发挥较强的杀菌作用。另外,乳酸也可杀伤大量病原体。

2)免疫作用　免疫反应由淋巴细胞、浆细胞和单核细胞协同完成。单核细胞吞噬处理抗原后,将免疫信息传递给淋巴细胞,活化的淋巴细胞分别产生各种细胞因子和抗体,杀伤病原微生物。

3)组织损伤作用　白细胞在被趋化、激活和吞噬过程中可向细胞外释放溶酶体酶、活性氧自由基、前列腺素和白三烯等,这些产物进一步介导内皮细胞和组织损伤,加重原始炎症反应,属于细胞防御过程中的副作用。

在机体免疫力低弱时,抵抗力较强的病原(如结核杆菌、伤寒杆菌),虽被吞噬,但不能被杀灭,却在吞噬细胞内繁殖生长,随吞噬细胞的游走在体内形成扩散。

3. 炎症细胞的种类及功能

1)中性粒细胞　小,呈圆形,核呈2~5个分叶,胞质内有丰富的溶酶体,富含酸性水解酶、髓过氧化物酶、阳离子蛋白、中性蛋白酶、磷脂酶和溶菌酶等。有较强的吞噬能力和游走能力,它可吞噬化脓菌、小的组织碎片及抗原抗体复合物。在急性炎症或化脓性炎症时,中性粒细胞大量渗出,构成细胞防御的第一道防线,故有急性炎症细胞之称。中性粒细胞吞噬了毒性较强的细菌后,发生变性坏死变成脓

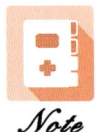

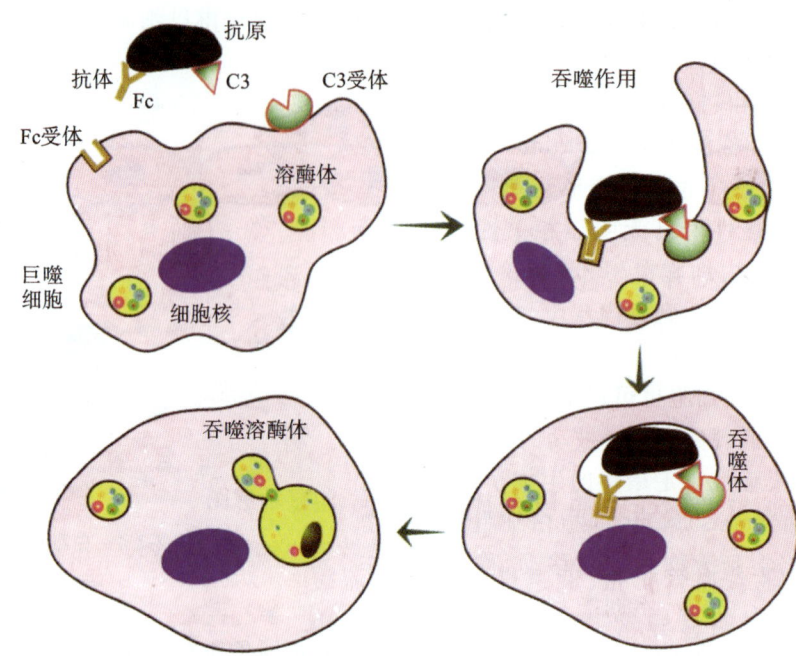

图 4-2-5 吞噬过程示意图

细胞。中性粒细胞还能释放致热原，引起发热。当中性粒细胞功能缺陷时亦发生反复严重感染。

2）单核细胞（monocyte） 血液中单核细胞是单核吞噬细胞系统的重要成员，炎症区的巨噬细胞主要来自单核细胞。它体积大，核呈肾形或扭曲的不规则形，胞质丰富，有大量溶酶体，内含多种酶。单核细胞的吞噬能力最强，它能吞噬中性粒细胞不能吞噬的物质，如较大的病原体、非化脓菌、大的组织碎片乃至受损的整个细胞。因其吞噬物质的性质不同，可发生形态改变。

（1）类上皮细胞（epithelioid cell）：吞噬了结核杆菌，其酯酶在消化菌体蜡脂膜时，细胞形状变得似单层扁平上皮，故称类上皮或上皮样细胞。

（2）泡沫细胞（foamy cell）：吞噬了大量脂质后，胞质疏松呈泡沫状。动脉粥样硬化的脂纹脂斑期，镜下可见大量泡沫细胞堆积（图 4-2-6）。

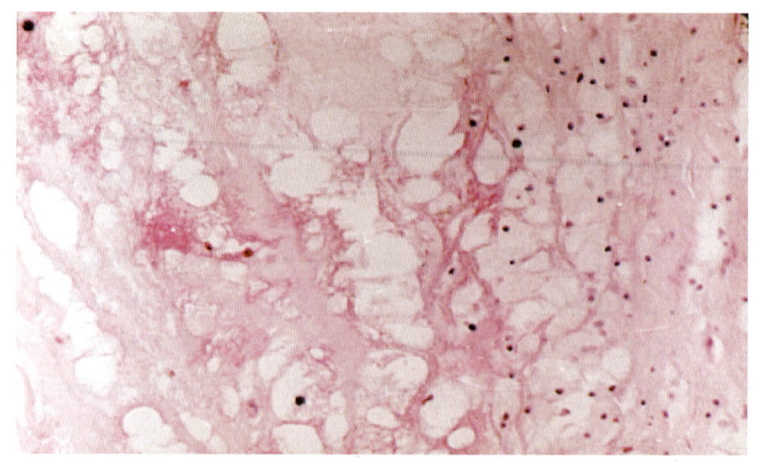

图 4-2-6 泡沫细胞

注：吞噬脂质的泡沫细胞，疏松成泡沫状。

（3）多核巨细胞：该细胞体积极大，胞质丰富，核不定数增多，如朗格汉斯细胞和异物巨细胞，前者核呈花环状排列在细胞的周边部，主要见于结核病灶；后者核杂乱地堆列，出现在组织内异物周围。

此外，单核细胞还能释放干扰素、前列腺素、血小板活化因子、白介素等生物活性物质，给淋巴细胞传递信息等。单核细胞的增多或浸润，代表着急性炎症后期、慢性炎症、非化脓菌感染、病毒感染和原虫

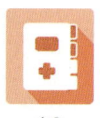

感染等,故有慢性炎症细胞之称。

3)嗜酸性粒细胞(eosinophilic leukocyte) 体积较中性粒细胞略大,核分两叶,胞质内有粗大的嗜酸性颗粒,含多种水解酶,只能吞噬抗原抗体复合物。超敏性炎症或寄生虫感染,嗜酸性粒细胞明显增多,亦可见于亚急性炎症。

4)嗜碱性粒细胞和肥大细胞(basophilic leukocytes and mast cells) 这两种细胞形态相似,功能相同,特点均为胞质内含粗大的嗜碱性颗粒。嗜碱性粒细胞来自血液,肥大细胞主要分布在全身的结缔组织和血管周围。炎症时,两种细胞脱颗粒释放组胺、嗜酸性粒细胞趋化因子(ECF-A)、5-HT、血小板活化因子等。

5)淋巴细胞和浆细胞(lymphocyte and plasma cell)
淋巴细胞的特点是体积最小,核大而圆,胞质极少。它们不具有吞噬和游走能力,T 淋巴细胞和 B 淋巴细胞通过各自的途径履行细胞免疫和体液免疫功能;浆细胞是致敏 B 淋巴细胞的变形,其形态独特,体积大,卵圆形,核染色质呈轮辐状排列,胞质多,略呈嗜碱性。淋巴细胞、浆细胞多见于病毒感染,属于慢性炎症细胞的类型(图4-2-7)。

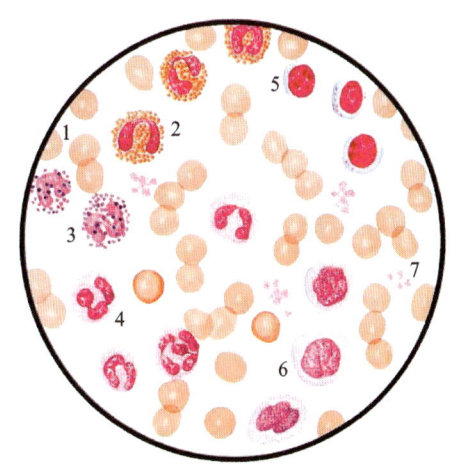

图 4-2-7　各种炎症细胞的模式图
注:1.红细胞;2.嗜酸性粒细胞;3.嗜碱性粒细胞;4.中性粒细胞;5.淋巴细胞;6.单核细胞;7.血小板。

三、增生

在致炎因子的作用下,炎症局部的实质细胞和间质细胞可发生增生(proliferation)。增生的本质是修复。增生的成分取决于受损组织的类型和损伤的程度,实质细胞增生以填补缺损,内皮细胞增生形成新生的毛细血管,成纤维细胞增生产生胶原纤维,巨噬细胞增生吞噬病原及崩解的组织碎片,上述成分的增生构成了再生和修复的过程。多见于急性炎症修复期或慢性炎症。在少数炎症的急性期,增生构成损伤,如急性肾小球肾炎的内皮细胞和系膜细胞增生,使肾小球血流减少,滤过率降低。

任何一种炎症,上述三种病变都可同时发生,但在炎症的不同阶段,病变性质主次有别,或可互相转化,从而构成了炎症的类型。

第三节　炎症介质

炎症反应时出现的血管扩张、通透性增加和白细胞渗出是一系列化学因子的作用实现的,这些参与并介导炎症反应的化学因子称为化学介质(chemical mediator)或炎症介质(inflammatory mediator)。炎症介质是细胞崩解或体液中产生的一类具有血管活性作用的物质,故又称血管活性物质。它们的主要作用是扩张细动脉和细静脉,并有致痛和致热的生物活性及白细胞趋化作用。

炎症介质的共同特点是:①炎症介质的来源为血浆和细胞,来自血浆的炎症介质主要在肝脏合成,以前体的形式存在,需要经蛋白酶水解才能激活;②大多数炎症介质通过与靶细胞表面的特异性抗体结合发挥其生物学效应;③大多数炎症介质对正常的组织都具有潜在的危害性。

一、细胞源性炎症介质

1. 血管活性胺(vasoactive amines) 血管活性胺主要有组胺(histamine)和 5-羟色胺(5-hydroxy tryptamine,5-HT),一旦受到刺激即可迅速释放并作用于血管,所以命名为血管活性胺。

组胺多源自肥大细胞、嗜碱性粒细胞和血小板,受到刺激时以脱颗粒的形式释放。引起组胺释放的

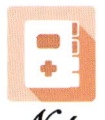

因素包括：①冷、热等物理因子；②免疫反应，即抗原结合于肥大细胞表面的抗体；③补体片段，如过敏素 C3a 和 C5a。5-HT 又称血清素，存在于血小板和内皮细胞。引起 5-HT 释放的因素主要是刺激血小板发生凝集的因素，如胶原纤维、凝血酶、ADP、免疫复合物、血小板活化因子（PAF），促进血小板凝集释放 5-HT。组胺和 5-羟色胺的共同作用都是对人类的细动脉扩张，使细静脉内皮细胞收缩，导致细静脉通透性升高。组胺对嗜酸性粒细胞有阳性趋化作用。

2. 花生四烯酸(AA)的代谢产物 花生四烯酸是存在于细胞膜磷脂成分内的二十碳不饱和脂肪酸。当细胞受刺激时，激活磷脂酶，使 AA 自细胞膜的磷脂释放出来，再通过环氧化酶和脂氧化酶两个不同代谢途径，分别生成前列腺素（prostaglandin，PG）和白三烯（leukotriene，LT），这两种物质的主要作用如下。

1）扩张血管 PG 和 PGI_2 对细动脉产生持久而强烈的扩张作用，促使血管通透性升高。

2）收缩血管 LTD_4、LTC_4、LTE_4 有强于组胺 1000 倍的缩血管作用，使血管壁通透性升高。对支气管平滑肌也有收缩作用。

3）趋化作用 LTB_4 对中性粒细胞和单核细胞有强烈的趋化作用，并可引起中性粒细胞与血管内皮细胞黏附。

4）致热和致痛 PG 能强化组胺和缓激肽的致痛作用，同时也是内源性致热原之一。

很多抗炎药物通过抑制 AA 的代谢而发挥作用（图 4-3-1），如：阿司匹林和非甾体抗炎药可通过抑制环氧化酶的活性，抑制 PG 的产生；糖皮质类固醇可通过抑制磷脂酶、环氧化酶和炎症细胞因子的转录，发挥抗炎作用。

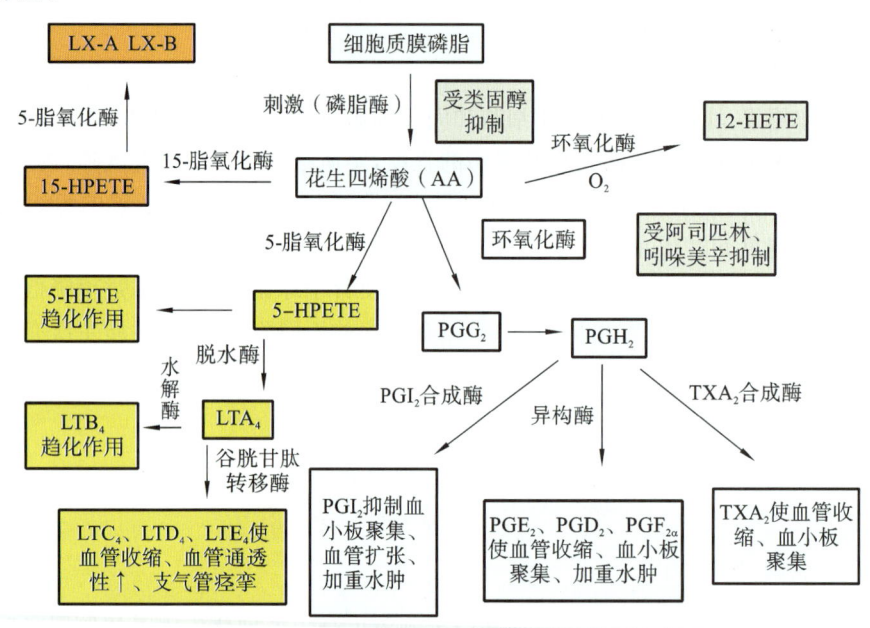

图 4-3-1 炎症过程中花生四烯酸的代谢及作用

注：LX-A，脂质素 A；LX-B，脂质素 B；15-HPETE，15-过氧化氢干碳四烯酸；5-HETE，5-羟基花生四烯酸；5-HPETE，5-过氧化氢干碳四烯酸；LTB_4，白三烯 B_4；LTA_4，白三烯 A_4；LTC_4，白三烯 C_4；LTD_4，白三烯 D_4；LTE_4，白三烯 E_4；PGI_2，前列腺素 I_2；PGE_2，前列腺素 E_2；PGD_2，前列腺素 D_2；$PGF_{2\alpha}$，前列腺素 $F_{2\alpha}$；PGG_2，前列腺素 G_2；PGH_2，前列腺素 H_2；TXA_2，血栓素 A_2；12-HETE，12-羟基花生四烯酸。

3. 白细胞溶酶体成分 急性炎症时中性粒细胞溶酶体释放的多种物质，在促炎过程中起着极为重要的作用。

1）阳离子蛋白 包括血管通透性增高因子、组胺释放因子、中性粒细胞游走抑制因子和单核细胞趋化因子等。

2）酸性水解酶 吞噬溶酶体内降解细菌和细胞碎片的一种酶，在酸性环境中能分解蛋白。

3）中性蛋白酶 具有分解胶原、基膜物质、纤维素等作用，可直接造成血管壁通透性增强。

在慢性炎症时，上述物质也可由单核细胞和巨噬细胞的溶酶体释放。

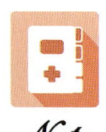

4. 细胞因子（cytokines） 主要由活化的淋巴细胞和单核细胞产生，可以调节其他细胞的生理功能，参与免疫应答，介导炎症反应等生物学效应，也是介导炎症的重要物质。可激活淋巴细胞增殖分裂、活化巨噬细胞、趋化各种炎症细胞、刺激造血等。根据功能可将细胞因子分成7类：①白介素（interleukin，IL）：目前报道的有23种，分别以IL-1～IL-23命名。②肿瘤坏死因子（tumor necrosis factor，TNF）。③干扰素（interferon，IFN）。④集落刺激因子（colony-stimulating factor，CSF）。⑤转化生长因子（transforming growth factor，TGF）。⑥生长因子（growth factor）。⑦趋化因子（chemokine，CK）。

5. 血小板活化因子（platelet activating factor，PAF） 源自血小板、肥大细胞、嗜碱性粒细胞、中性粒细胞、单核细胞和血管内皮细胞等。其作用是活化血小板、扩张血管、增加血管壁的通透性、促进白细胞黏附、促进趋化作用和致痛等。人工合成的PAF受体的拮抗剂可抑制炎症反应。

6. 活性氧 中性粒细胞和巨噬细胞受到微生物、免疫复合物、细胞因子和其他炎症因子刺激后，合成和释放活性氧，杀死和降解吞噬的微生物及坏死细胞。活性氧的少量释放可促进趋化因子、细胞因子、内皮细胞-白细胞间黏附分子的表达，增强和放大炎症反应。但活性氧的大量释放可引发组织损伤。

7. 神经肽 神经肽（如P物质）是小分子蛋白，可传导疼痛，引起血管扩张和血管通透性增加。肺和胃肠道的神经纤维分泌较多的神经肽。

二、血管源性炎症介质

炎症时，血浆中的凝血、纤溶、激肽和补体系统先后被激活，而产生炎症介质。

1. 激肽系统（kinin system） 血浆中的激肽系统激活的最终产物是缓激肽（bradykinin），它同样可使细动脉扩张，内皮细胞收缩，使细静脉壁通透性增高，血管以外的平滑肌收缩和致痛。

2. 补体系统（complement system，C） 补体系统由20种蛋白质组成，是存在于血浆和组织液中的一些具有酶活性的蛋白质，其中C3和C5是最主要的炎症介质，它们在炎症中的作用主要包括：①扩张血管：其作用途径是促使肥大细胞释放的组胺增多，导致血管通透性增强。②趋化作用：C5a对中性粒细胞和单核细胞都有极强的阳性趋化作用，并能激活中性粒细胞表面的整合素受体，促使白细胞与血管内皮黏附。

3. 凝血和纤溶系统（clotting system） 炎症区组织损伤，可激活Ⅻ因子，启动凝血系统和激肽、补体系统，并同时激活纤溶系统，这一过程产生的纤维蛋白多肽和纤维蛋白降解产物（fibrin dispose product，FDP）都有扩张血管、增高通透性、趋化中性粒细胞的作用。

主要的炎症介质的来源及其作用见表4-3-1。

表4-3-1 主要的炎症介质的来源及其作用

来源		炎症介质	致炎作用				
			舒张小血管	血管通透性↑	白细胞趋化、游走、吞噬	组织坏死	致癌
组织来源	肥大细胞、嗜碱性粒细胞	组胺	+	+	-	-	+
	肠嗜铬细胞、血小板	5-HT	-	+	-	-	-
	体内大多数细胞	前列腺素	+	+	-	-	+
	中性粒细胞、巨噬细胞、肥大细胞	白三烯	+	+	+	-	-
	吞噬细胞	溶酶体酶	+	+	+	+	-
	淋巴细胞	细胞因子	-	+	+	+	+
血浆来源	凝血系统	纤维蛋白肽A、B	-	+	+	-	-
	纤溶系统	FDP	-	+	+	-	-
	激肽系统	激肽	+	+	-	-	-
	补体系统	活化补体	-	+	+	+	-

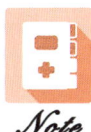

第四节 炎症的病理学类型

炎症可按其发病的缓急、病程的长短和病变性质进行分类。根据病程可分为超急性炎症（数小时至数天）、急性炎症（数天至 1 个月）、亚急性炎症（1～3 个月）及慢性炎症（半年以上）。超急性炎症呈暴发性经过，炎症反应强烈，在短期内即可引起组织器官的严重损伤，甚至功能衰竭，渗出、变质为病变特点，例如，急性重型肝炎，器官移植后的超急性排斥反应。急性炎症起病急，症状明显，常以变质、渗出为主，大量中性粒细胞浸润。亚急性炎症渗出过程较轻，再生和增生逐渐增强，常有嗜酸性粒细胞浸润。慢性炎症局部以增生为主，主要是淋巴细胞、浆细胞和单核细胞浸润。

根据炎症局部基本病变的性质，从形态学角度可分为变质性炎、渗出性炎和增生性炎。

一、变质性炎

以组织细胞变性、坏死为主的炎症，称为变质性炎（alterative inflammation）。常发生在实质器官，多由病毒或毒素引起，如病毒肝炎、乙型脑炎、脊髓灰质炎，白喉杆菌外毒素引起的心肌炎，伤寒杆菌内毒素引起的膈肌、腹直肌和股内收肌的蜡样坏死（凝固性坏死）。

严重的变质性炎可继发腐败菌的感染，使坏死组织腐败分解，状似牙膏，色灰绿，味恶臭，称为腐败性炎或坏疽性炎。如小儿口腔发生的"走马疳"（noma）即属此类，属特殊类型的湿性坏疽。

二、渗出性炎

以渗出性病变为主的炎症，称为渗出性炎（exudative inflammation）。变质和增生轻微。临床常见，多呈急性过程。由于血管壁通透性改变的程度不同，渗出的成分各异，依其渗出物的主要成分和病变特点，可分为浆液性炎、纤维素性炎、化脓性炎和出血性炎。

（一）浆液性炎

浆液性炎（serous inflammation）以浆液渗出为其特征，渗出的液体主要来自血浆，也可由浆膜的间皮细胞分泌，含有 3%～5% 的蛋白质（主要为白蛋白），同时混有少量中性粒细胞和纤维素。浆液性炎多发生在黏膜、浆膜、滑膜、皮肤和疏松结缔组织等。黏膜的浆液性炎又称浆液性卡他性炎，卡他（catarrh）是渗出物沿黏膜表面顺势下流的意思，如感冒初期，鼻黏膜排出大量浆液性分泌物。浆膜的浆液性炎如渗出性结核性胸膜炎，可引起胸腔积液。滑膜的浆液性炎如风湿性关节炎，可引起关节腔积液。皮肤的浆液性渗出物积聚在表皮内和表皮下可形成水疱，例如Ⅱ度烧伤引起的皮肤水疱（图 4-4-1、图 4-4-2）。浆液性渗出物弥漫浸润疏松结缔组织，局部可出现炎性水肿，如脚扭伤引起的局部炎性水肿。

浆液性炎发生最早，损伤最轻，预后最好。但浆液性渗出物过多也有不利影响，甚至导致严重后果。如喉头浆液性炎造成的喉头水肿可引起窒息。胸膜和心包腔大量浆液渗出可影响心、肺功能。

（二）纤维素性炎

以纤维蛋白原渗出为主的炎症，继而形成纤维蛋白，即纤维素，称为纤维素性炎（fibrinous inflammation）。多发生在浆膜、黏膜和肺组织。随血管通透性的逐渐增高，大量纤维蛋白原渗出，在血浆凝固酶的作用下形成纤维素，HE 切片中，纤维素呈红染、相互交织的网状、条状或颗粒状，常混有中性粒细胞和坏死细胞碎片（图 4-4-3）。纤维蛋白原大量渗出，说明血管壁损伤严重，通透性明显增加，多由某些细菌毒素（如白喉杆菌、痢疾杆菌和肺炎球菌的毒素）或各种内源性和外源性毒物（如尿毒素和汞中毒）引起。

纤维素性炎发生部位不同，形态各异。在黏膜，渗出的纤维素、中性粒细胞和坏死的黏膜组织以及病原菌等可在黏膜表面形成一层灰白色的膜状物，称为"伪膜"，故又称伪膜性炎（pseudomembranous

Note

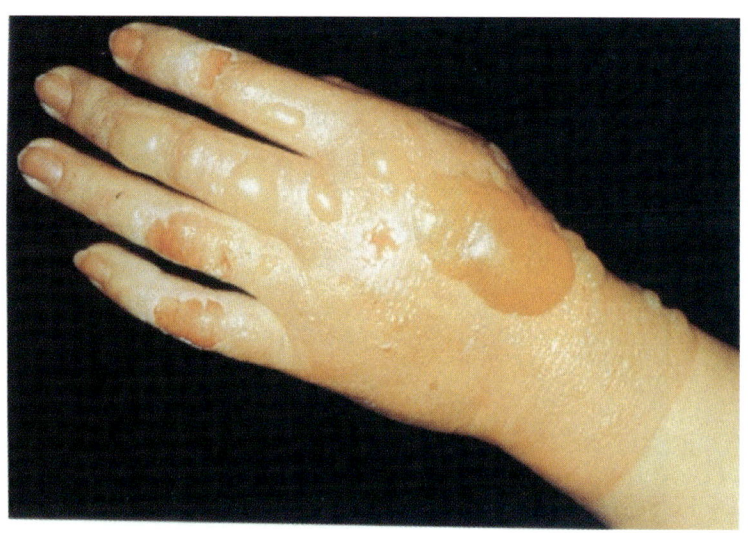

图 4-4-1　手烫伤所致的浆液性炎(水疱)

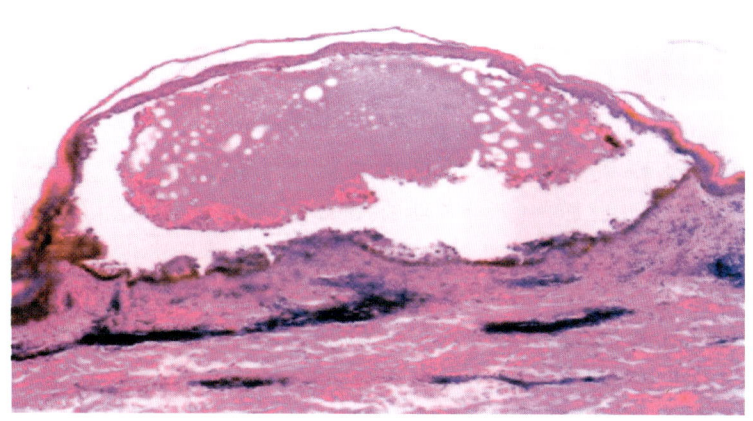

图 4-4-2　皮肤浆液性炎(水疱)
注:镜下观,呈均质红染的蛋白质。

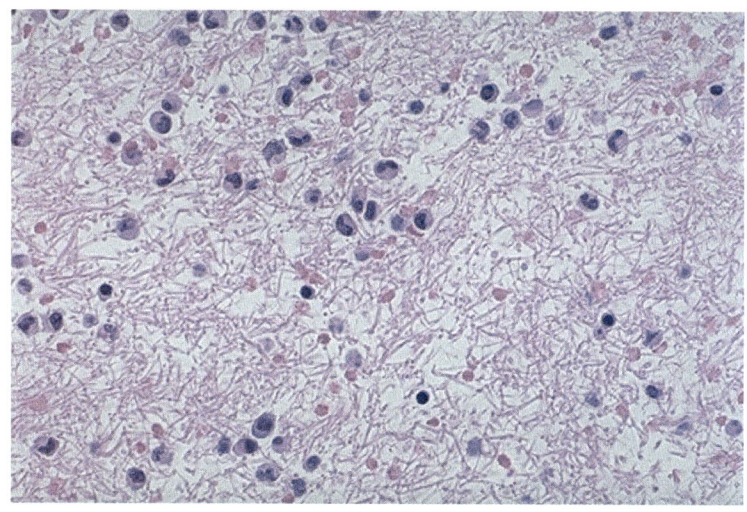

图 4-4-3　纤维素性炎

inflammation)。对于白喉的伪膜性炎,由于咽喉部黏膜与深部组织结合较牢固,故咽喉部的伪膜不易脱落,称为固膜性炎;而气管黏膜与其下组织结合较疏松,故气管的伪膜较易脱落,称为浮膜性炎,可引起窒息。细菌性痢疾亦属于典型的伪膜性炎。浆膜发生的纤维素性炎(如"绒毛心")可机化引发纤维性

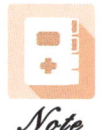

51

粘连(图4-4-4)。肺组织发生的纤维素性炎,例如大叶性肺炎,除了大量纤维蛋白渗出外,还可见大量中性粒细胞渗出,若渗出的纤维素未被溶解吸收,可发生肉质变(carnification)。

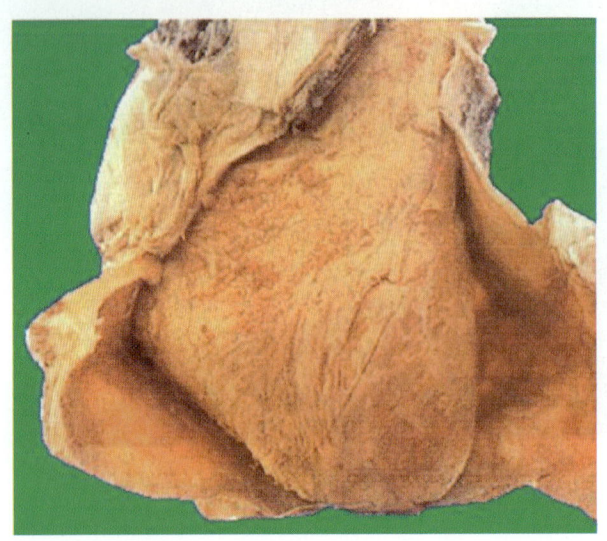

图4-4-4 绒毛心

(三)化脓性炎

以中性粒细胞渗出为主,并伴有不同程度的组织坏死和脓液形成为其特点,称为化脓性炎(purulent inflammation)。多由化脓菌(如葡萄球菌、链球菌、脑膜炎双球菌、大肠杆菌)感染所致,亦可由化学物质(如松节油、巴豆油)引起无菌性化脓或组织坏死继发感染产生。由中性粒细胞释放的蛋白溶解酶溶解液化坏死组织的过程,称为化脓。所形成的液体,称为脓液,是一种浑浊的凝乳状液体,呈灰黄色或黄绿色。脓液中的中性粒细胞除极少数仍有吞噬能力外,大多数细胞已发生变性和坏死,这些变性、坏死的中性粒细胞称为脓细胞。脓液中除含有脓细胞外,还含有细菌、坏死组织碎片和少量浆液。由葡萄球菌引起的脓液较为浓稠,由链球菌引起的脓液较为稀薄。根据化脓的发生原因、病变范围及损伤部位可分为表面化脓和积脓、蜂窝织炎和脓肿等类型。

1. 表面化脓和积脓 表面化脓是指黏膜和浆膜的化脓性炎。黏膜的化脓性炎又称脓性卡他性炎,此时中性粒细胞向黏膜表面渗出,深部的中性粒细胞浸润不明显。如化脓性支气管炎、化脓性尿道炎等,渗出的脓液可沿支气管、尿道排出体外。当化脓性炎发生于浆膜、胆囊和输卵管时,脓液则在浆膜腔、胆囊和输卵管腔内积存,称为积脓(empyema),如化脓性心包炎、化脓性胆囊炎等。

2. 蜂窝织炎(phlegmonous inflammation) 蜂窝织炎是指疏松结缔组织的弥漫性化脓性炎,多发生在皮肤、肌肉、阑尾。蜂窝织炎主要由溶血性链球菌引起,因溶血性链球菌能产生透明质酸酶,可降解疏松结缔组织中的透明质酸,又能产生链激酶,可溶解炎症灶中的纤维素网,从而使炎症易于通过组织间隙和淋巴管扩散,表现为炎症病变组织内大量中性粒细胞弥漫性浸润,与健康组织界限不清(图4-4-5、图4-4-6)。由于单纯蜂窝织炎一般不发生明显的组织坏死和溶解,痊愈后一般不留痕迹。

3. 脓肿(abscess) 脓肿是指器官或组织内的局限性化脓性炎症,其主要特征是组织发生溶解坏死,形成充满脓液的腔,即脓腔。脓肿可发生于皮下和内脏,主要由金黄色葡萄球菌引起,这些细菌可产生毒素使局部组织坏死,继而大量中性粒细胞浸润,之后中性粒细胞坏死形成脓细胞,并释放蛋白溶解酶使坏死组织液化形成含有脓液的空腔。金黄色葡萄球菌可产生凝血酶,使渗出的纤维蛋白原转变成纤维素,因而病变较局限。金黄色葡萄球菌具有层粘连蛋白受体,使其容易通过血管壁而在远部产生迁徙性脓肿(图4-4-7、图4-4-8)。在脓肿早期,脓肿周围有充血、水肿和大量炎症细胞浸润;经过一段时间后,脓肿周围形成肉芽组织,即脓肿膜,其具有吸收脓液、限制炎症扩散的作用。小的脓肿可吸收消散,较大的脓肿需切开排脓,肉芽组织填补脓腔形成瘢痕。

脓肿若未及时处理,可出现下列并发症。

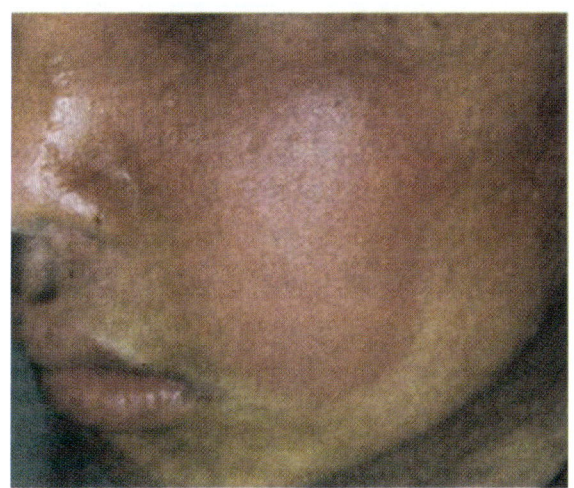

图 4-4-5 丹毒

注:面颊部溶血性链球菌感染所致皮下蜂窝织炎(丹毒),局部呈红色,肿胀。

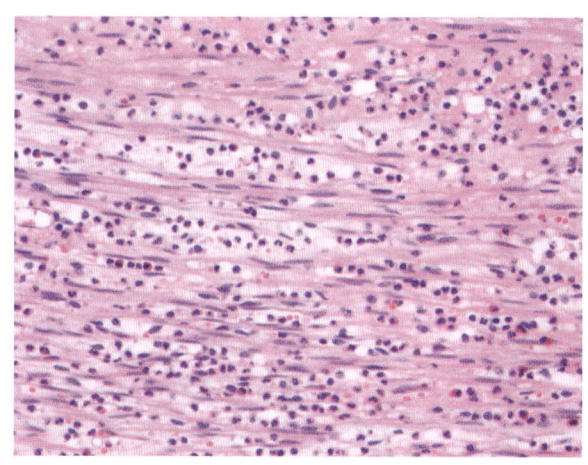

图 4-4-6 蜂窝织炎性阑尾炎

注:大量中性粒细胞弥漫浸润于阑尾的肌层。

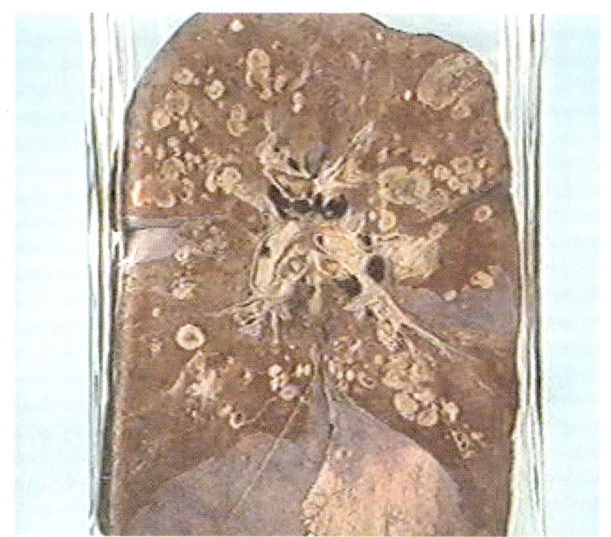

图 4-4-7 肺脓肿(肉眼观)

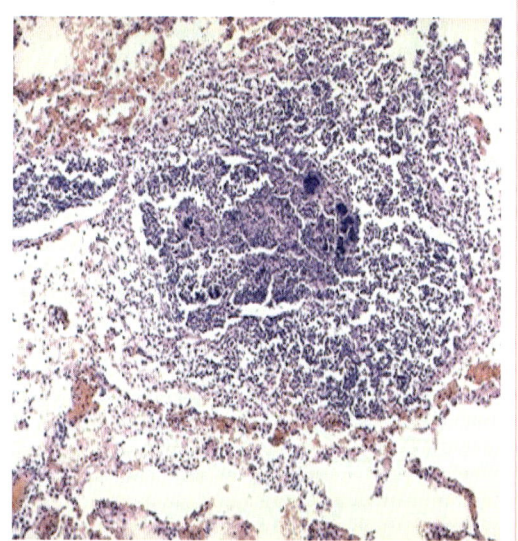

图 4-4-8 肺脓肿(镜下观)

注:可见坏死的脓细胞和脓汁局限于脓腔内。

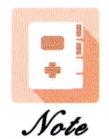

（1）迁徙性脓肿（metastatic abscess）：脓液穿破脓膜，顺着组织间隙流注；或化脓菌进入血流，引起他处脓肿。

（2）窦道（sinus）：组织深部的脓肿，向外穿通体表或体腔，形成一个向外排脓的盲端管道（图4-4-9）。

（3）瘘管（fistula）：在呼吸道、消化道或机体其他自然管道附近的脓肿同时向内、外穿通，向内穿通自然管道，向外穿透体表或体腔，形成具有两个以上开口的通道（图4-4-10）。

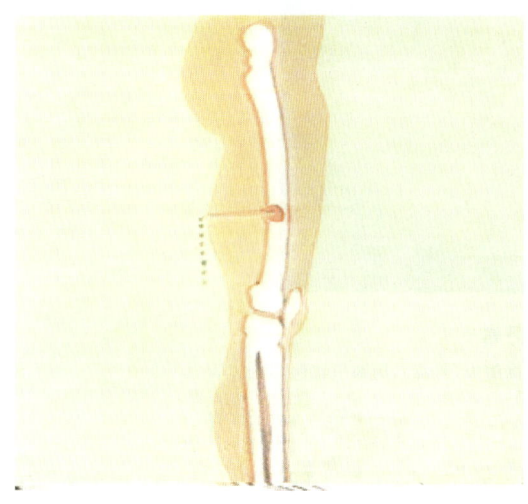

图4-4-9　化脓性骨髓炎脓汁穿破肌肉皮下流出形成窦道

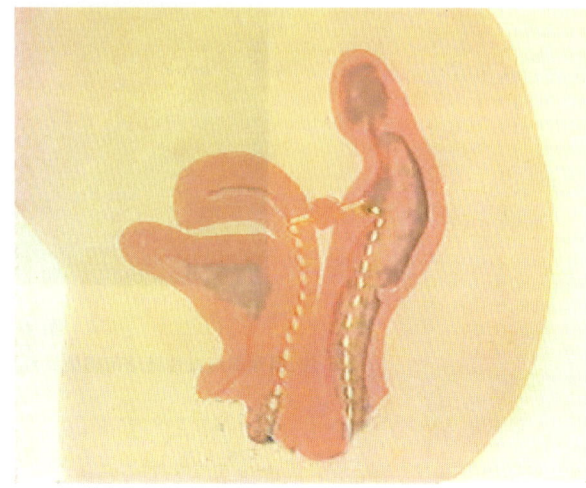

图4-4-10　盆腔脓肿穿破膀胱和子宫形成瘘管

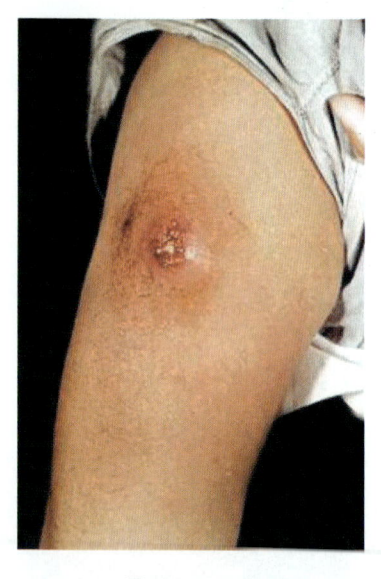

图4-4-11　疖

4. 糜烂或溃疡（erosion and ulcer）　皮肤、黏膜的表浅化脓，坏死组织脱落后形成基膜以上的局限缺损，称为糜烂；超过基膜的缺损，叫作溃疡。

疖和痈，是由金黄色葡萄球菌或白色葡萄球菌引起的毛囊、皮脂腺及周围组织的脓肿。单个毛囊化脓称为疖，多个疖融合成痈。糖尿病等病人机体免疫力低下时，多个疖同时发生，称作疖病（图4-4-11）。急性期红、肿、热、痛，慢性期形成溃疡，重者可出现恶寒、发热，这正是炎症的局部表现和全身反应。

（四）出血性炎

出血性炎（hemorrhagic inflammation）是指炎症病灶的血管损伤严重，渗出物中含有大量红细胞。出血性炎并非是独立性炎症，而是炎症反应剧烈、血管壁受损严重的象征。常见于由毒力强的细菌引起的烈性传染病如炭疽、鼠疫、流行性出血热及钩端螺旋体病、重症流感等。

上述炎症，可单独发生或互相转化，也可以合并存在，如浆液性纤维素性炎、纤维素性化脓性炎等。另外，在炎症的发展过程中，一种炎症类型可以转变成另一种炎症类型，如浆液性炎可以转变成纤维素性炎或化脓性炎。

三、增生性炎

以组织细胞增生为主的炎症，称为增生性炎（proliferative inflammation）。依其病理组织学特点可分为非特异性增生性炎和特异性增生性炎。

（一）非特异性增生性炎

炎症区组织无病变特征，仅表现为细胞数目增多。增生的成分取决于受损组织的类型和损伤程度。

1. 急性增生性炎　以增生为主的急性炎症比较少见，如急性毛细血管内增生性肾小球肾炎，血管内皮和系膜细胞增生，使肾小球内细胞数目增多，滤过功能降低。

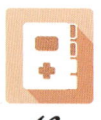

2. 慢性增生性炎 由于机体邪不盛而正气虚,致炎因子持续存在,损伤与抗损伤反应迁延活动,炎症区内不同程度的血管反应、炎性水肿、大量慢性炎症细胞浸润(主要为淋巴细胞、浆细胞和单核巨噬细胞),实质和间质细胞增生,甚至组织结构改变,如:慢性肝炎的肝细胞结节状再生,黏膜上皮和腺体增生形成的炎性息肉(鼻息肉、宫颈息肉)(图4-4-12),多见于眼眶和肺的由多种细胞的炎性增生形成的境界清楚的肿瘤样团块——炎性假瘤,慢性扁桃体炎时淋巴组织增生引起扁桃体肥大等。

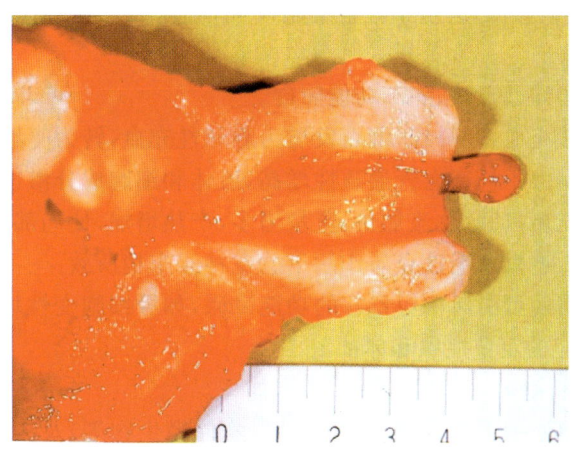

图 4-4-12 宫颈炎性息肉

(二) 特异性增生性炎

特异性增生性炎(granulomatous inflammation)又称肉芽肿性炎,是一种特殊类型的慢性炎症,以炎症局部巨噬细胞及其衍生细胞增生形成境界清楚的结节状病灶(即肉芽肿)为特征。由病原生物体(如结核、麻风、梅毒等传染病和真菌及寄生虫)感染引起的称为感染性肉芽肿,常见的有结核结节(图4-4-13)、麻风结节、梅毒性树胶样肿等;由异物引起的称异物肉芽肿,可见于手术缝线、石棉和滑石粉等异物存在的组织内(图4-4-14)。肉芽肿具有病理组织学的诊断意义。

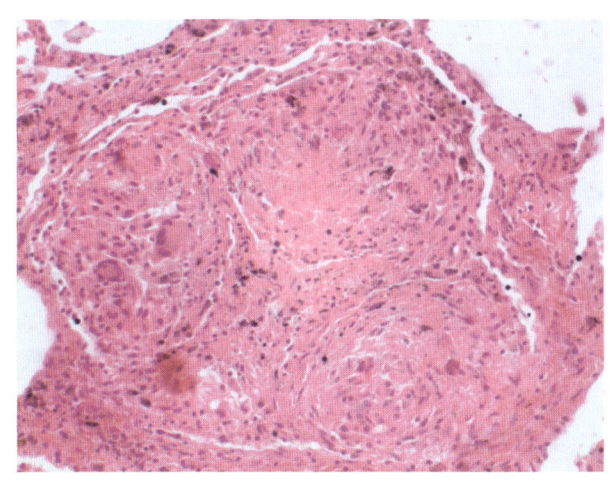

图 4-4-13 结核结节

注:病灶呈圆形,为境界清楚的结节状肉芽肿,其内见多个朗格汉斯细胞。

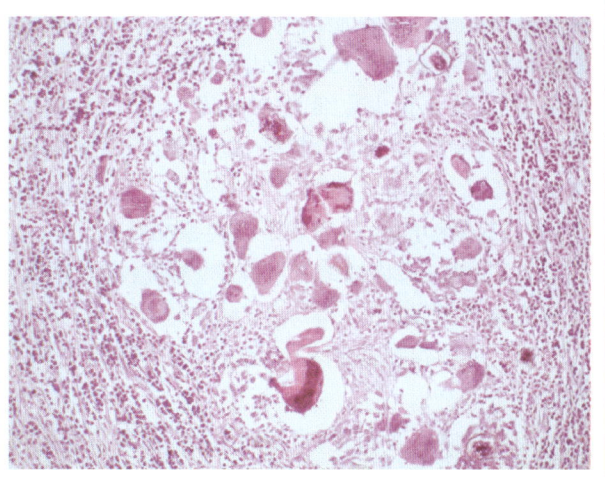

图 4-4-14 异物肉芽肿

注:异物周围有多核异物巨细胞包绕,形成肉芽肿。

第五节　炎症的局部表现和全身反应

炎症时,损伤与抗损伤斗争贯穿于炎症全过程,决定着炎症的发生、发展、转归和结局。根据炎症发

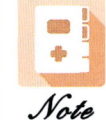

生的缓急、病程的长短,其经过可表现为急性炎症(acute inflammation)和慢性炎症(chronic inflammation)。

一、急性炎症的特点、局部表现和全身反应

1. 特点 发病急,进展快,病程短,数天至1个月。病原量多,毒力大,致炎作用强烈,呈急剧反应过程。病变性质主要是变质或渗出,大量中性粒细胞浸润,临床表现为一派实热征象,说明机体功能旺盛,对致炎因子反应敏感。

2. 局部表现 呈典型的红、肿、热、痛和功能障碍。

(1)红:初期由于动脉性充血,呈鲜红,继而发展为静脉性充血,转为暗红。

(2)肿:局部肿胀主要是由于局部血管通透性增高,液体和细胞成分渗出所致。

(3)热:炎症区动脉性充血,动脉血流加快,流量增多,产热增加,使局部温度升高。

(4)痛:是由于渗出物压迫以及炎症介质作用于感觉神经末梢所致。

(5)功能障碍:组织损伤后可引起相应器官的功能障碍,如肝细胞变性坏死,导致肝功能异常;大脑的神经细胞坏死,可出现相应的定位症状和体征。

3. 全身反应 急性炎症全身反应非常明显,主要如下。

(1)发热:炎症时,各种致炎因子(内毒素、外毒素、病原微生物等)及组织崩解产物,可激活白细胞产生内源性致热原(如IL-1、PGI_2、干扰素、巨噬细胞炎性蛋白-1和肿瘤坏死因子等)作用于体温调节中枢致体温升高。发热是机体重要的防御反应,可增强吞噬细胞的吞噬活性,促进抗体和干扰素形成,加强肝脏的解毒功能。但持续高热可导致不良后果。

(2)末梢血白细胞增多:细菌感染时,致炎因子和炎症区代谢产物可刺激骨髓释放白细胞加速,末梢血白细胞计数可达$(15\sim20)\times10^9/L$,甚至可出现大量$1\sim2$个核叶的中性粒细胞,即核左移。当中性粒细胞数目升高至$(40\sim100)\times10^9/L$时,称为"类白血病反应"。末梢血白细胞计数增加主要是由于IL-1和TNF促进了白细胞从骨髓储存库释放,故而相对不成熟的杆状核中性粒细胞所占比例增加,称之为"核左移"。如果持续感染,还能促进集落刺激因子的产生,引起骨髓造血前体细胞的增殖。多数细菌感染引起中性粒细胞增加;寄生虫感染和过敏反应引起嗜酸性粒细胞增加;一些病毒感染选择性地引起单核巨噬细胞或淋巴细胞比例增加,如单核细胞增多症、腮腺炎和风疹等。但多数病毒、立克次体和原虫感染,甚至极少数细菌(如伤寒杆菌)感染则引起末梢血白细胞计数减少。严重的全身感染,特别是败血症,可引起全身血管扩张、血浆渗出、有效循环血量减少和心脏功能下降而出现休克。如果有凝血系统的激活可引起弥散性血管内凝血。因此,白细胞分类计数,有助于炎症病原及病因的诊断,即不同类型的白细胞增多,代表着不同类型的炎症。

(3)血沉(又称红细胞沉降率)加快:在急性细菌性感染后$2\sim3$天内,血沉加快,可能是由IL-6促进红细胞凝集所致。

(4)单核吞噬细胞系统增生:临床表现为淋巴结和脾脏肿大,吞噬细胞的吞噬活性和吞噬指数增高。

(5)实质器官病变:炎症时,炎症区实质细胞可发生细胞水肿、脂肪变性,甚至坏死,如:高热时肾小管上皮细胞水肿,肝炎时肝细胞水肿和脂肪变性,白喉时心肌细胞坏死等。

二、慢性炎症的特点

慢性炎症可由急性炎症迁延而来,也可隐匿发生。病程从数月至数年不等,机体正邪相搏呈对峙状态。临床无典型表现或症状轻微,其形态特点属虚寒症的病理基础,炎症区内血管无明显充血或呈贫血状,常伴有大量淋巴细胞、浆细胞或巨噬细胞浸润,组织损伤与修复持续存在,增生成为主要病变。本型炎症难以痊愈,中医运用"内托法"扶正祛邪治疗慢性炎症,疗效优于现代医学的单纯靶向药物治疗。

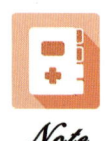

第六节　炎症的结局

一、炎症的结局

在炎症过程中,损伤与抗损伤反应斗争的结果,决定了炎症的类型、发生、发展、转归和结局。

1. 吸收消散　多见于以渗出为主的急性炎症。炎症区组织结构无明显破坏,渗出物或少量坏死组织可被完全溶解吸收,组织的功能和形态完全恢复正常,达到痊愈,如大叶性肺炎后期的溶解消散。

2. 修复愈合　炎症区组织结构受损严重或再生能力较差的组织损伤多由肉芽组织修复,形成机化或硬化,称为不完全痊愈。如:脓腔的填充、创伤后的瘢痕形成等。

3. 迁延不愈　当机体免疫功能低弱、致炎因子持续作用、邪不盛而正气虚时,急性炎症可转为慢性炎症,或始发于隐匿状态,导致炎症迁延不愈,随着体内正邪相争的起伏,症状和体征时隐时现。如:慢性病毒性活动性肝炎、慢性肾盂肾炎等。

4. 蔓延扩散　在机体邪盛正虚时,免疫功能极差,病原微生物在体内大量繁殖,导致炎症蔓延、扩散。

1)局部蔓延　炎症灶的病原可沿着组织间隙和自然管道向周围组织和器官扩散,使炎症区范围不断扩大。如:软组织感染后的大面积的蜂窝织炎、急性膀胱炎蔓延成为肾盂肾炎等。

2)淋巴道扩散　病原微生物随炎症区淋巴回流,引起局部淋巴结炎。如:扁桃体炎引起的颌下、耳后淋巴结肿大,乳腺炎引起同侧腋窝淋巴结肿大等。

3)血道播散　炎症区的病原微生物可侵入血流或其毒素被吸收入血,引起下列四种情况。

(1)菌血症(bacteremia):炎症区内少量细菌入血,不繁殖生长,无全身中毒症状,血培养阳性,但很快被吞噬细胞消灭。多数急性细菌性感染时常伴有菌血症。

(2)毒血症(toxemia):细菌的毒素和毒性代谢产物被吸收入血,出现高热、寒战等中毒症状,可伴有实质细胞的变性坏死,严重者可引起中毒性休克。例如细菌性痢疾、大叶性肺炎,均可因中毒性休克而死亡。

(3)败血症(septicemia):大量细菌侵入血,并在血中繁殖生长,产生毒素,除有严重的毒血症表现外,常伴有皮肤、黏膜的多发性淤点和淤斑,脾脏和淋巴结肿大,甚至昏迷。

(4)脓毒败血症(pyemia):系由化脓菌引起的败血症,不同于败血症之处在于引起全身多器官的多发性小脓肿,因化脓菌栓塞于器官毛细血管内,故称栓塞性脓肿(embolic abscess)或转移性脓肿。

二、炎症的医护原则

临床医务工作者要抓主要矛盾,既要消灭有害因素,又要辅助机体抗病,促进修复等。具体措施举例如下。

(1)指导病人及时就医,及早确诊,及时用药,消灭致病因素。

(2)脓肿要适时切开排脓,以防败血症、脓毒败血症发生。

(3)严格执行各种医疗操作规范,如执行消毒和灭菌规范,防止医源性感染。

(4)注意病人炎症局部变化和全身反应。

(5)对症处理。

案例分析 4-1

病人,女,21岁,大学生,某日下午体育课打网球后,突感腹部疼痛,伴恶心、呕吐,腹痛最初部位不定,后来疼痛明显定位在右下腹,遂去医院检查。体温 38.2 ℃,脉搏 80 次/分。血常

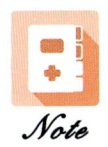

规检查:WBC $12 \times 10^9/L$(12000/mm³)。查体:右下腹部有压痛、反跳痛,腰大肌试验阳性。临床诊断:急性阑尾炎。于当日下午行急诊手术,切除阑尾送病理科检查。肉眼观,阑尾肿胀变粗,表面充血,并附有黄白色脓性渗出物,剪开阑尾腔内发现数个栗粒大小的粪石。

镜下观,阑尾壁从黏膜层、黏膜下层、肌层到浆膜层都有炎症波及,高倍镜观察示大量中性粒细胞在组织中弥漫浸润。

讨论题:

1. 请提出病理诊断。

2. 什么是蜂窝织炎?常发生在哪些部位?

 小　结

(1) 炎症是具有血管系统的活体组织对各种损伤因子的刺激所发生的以防御反应为主的基本病理过程。炎症的基本病理变化包括变质、渗出和增生,体现了机体损伤、抗损伤、修复的过程。

(2) 炎症的局部表现是红、肿、热、痛和功能障碍。炎症的全身反应包括发热、末梢血白细胞计数增多等。

(3) 根据炎症持续的时间可将炎症分为急性炎症和慢性炎症,急性炎症是机体对致炎因子的快速反应,持续时间短,常常仅几天,一般不超过一个月,以渗出性病变为主。急性炎症过程中,机体发生血管反应和白细胞反应。血管反应表现为血管扩张和通透性增加。白细胞反应包括一系列持续的过程:①白细胞的渗出;②白细胞的激活;③白细胞在炎症病灶局部发挥吞噬和免疫作用。

(4) 炎症介质在炎症过程中发挥着重要作用,来自细胞的炎症介质主要有血管活性胺、花生四烯酸的代谢产物、溶酶体系统、细胞因子、血小板激活因子和P物质等。来自血浆的炎症介质包括三种相互关联的系统:激肽系统、补体系统、凝血系统和纤维蛋白溶解系统。

(5) 根据渗出物主要成分的不同,急性炎症可分为浆液性炎、纤维素性炎、化脓性炎(表面化脓和积脓、蜂窝织炎、脓肿)和出血性炎。

(6) 大多数急性炎症能够痊愈,少数迁延为慢性炎症,极少数可蔓延扩散到全身。慢性炎症持续时间较长,从数月到数年,以增生性病变为主,有两个主要类型。一般慢性炎症又称非特异性慢性炎症,浸润细胞主要为巨噬细胞、淋巴细胞等。慢性肉芽肿性炎是以肉芽肿形成为特点的特殊慢性炎症,肉芽肿是由巨噬细胞及其衍生细胞局部增生构成的境界清楚的结节状病灶。常见的类型有感染性肉芽肿、异物性肉芽肿和原因不明肉芽肿。

 直通护考在线答题

上海思博职业技术学院　王辉　郑翩

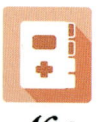

第五章 肿 瘤

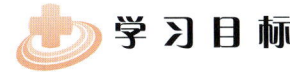

学习目标

掌握

1. 肿瘤的异型性、转移、恶病质、交界性肿瘤、癌、肉瘤、癌前病变、原位癌、原癌基因、癌基因和抑癌基因的概念。

2. 肿瘤性增殖和非肿瘤性增殖之间的本质区别。

3. 良性肿瘤和恶性肿瘤的区别要点。

4. 癌与肉瘤的鉴别。

熟悉

1. 肿瘤的生长方式、扩散方式及其对机体的影响。

2. 肿瘤的命名原则和分类。

3. 癌前病变的病名和简要原理。

了解

肿瘤的治疗和护理原则。

肿瘤(tumor,neoplasm)是以细胞异常增殖为特点的一大类疾病,常在机体局部形成肿块(mass)。肿瘤的种类繁多,具有不同的生物学行为和临床表现。肿瘤是一类常见病和多发病,其中恶性肿瘤是危害人类健康和生命最严重的疾病之一。

近年国际期刊发表的统计数据显示,恶性肿瘤仍是我国居民死亡的主要原因之一。2015年我国城市居民和农村人口恶性肿瘤的预期死亡率分别为 109.5/10 万和 149.0/10 万。2015 年我国死于恶性肿瘤的预期人数约 281.4 万,其中肺癌、胃癌、肝癌居于前三位。2017 年国家统计局的统计年鉴显示:2016 年我国城市居民疾病死因第一位是恶性肿瘤,城市居民的恶性肿瘤死亡率约 160.07/10 万;在农村地区,恶性肿瘤居疾病死因的第二位,死亡率为 155.83/10 万。

由于肿瘤尤其是恶性肿瘤危害的严重性,肿瘤诊断技术和防治策略一直是医学研究的重要课题。尽管目前肿瘤诊断技术和防治策略取得较大进步,治疗方法也日益增多,但大多数恶性肿瘤的预后依然很差。主要原因就是人们对肿瘤病因、发生机制和生物学特性的研究尚存在不足,以及三早原则即早期检查、早期发现、早期治疗的意识、覆盖面和手段等存在很大差距。由于肿瘤病因、发生机制和生物学特性的研究与肿瘤病理学密切相关,肿瘤的确诊和类型判定还仍然依赖病理诊断。因此,认识和掌握肿瘤的病理学基本理论知识以及和临床医学的联系,对于早期、准确地诊断肿瘤和有效地防治肿瘤有重要意义。

第一节　肿瘤的概念

肿瘤是机体的细胞异常增殖形成的新生物,常表现为机体局部的异常组织团块(肿块)(neoplasia)。肿瘤细胞是由正常细胞转化而形成的,然后逐渐增殖,影响周围组织甚至身体其他部位。肿瘤性增殖是与机体不协调和有害的异常增殖,和正常细胞的增殖对比有两个不同的特点:一是肿瘤细胞不同程度的丧失了分化成熟的能力;二是肿瘤细胞呈失控性增殖,即使致瘤因素不存在也仍然能够持续生长。而机体在生理状态下的增殖,如子宫内膜的周期性增殖与消退以及在炎症、损伤修复等病理状态下也常有组织细胞增殖,其特点包括:①增殖的组织细胞能分化成熟,并在一定程度能恢复原来正常组织细胞的形态、代谢和功能;②这类增殖有一定限度,增殖的原因一旦消除后就不再继续增殖;③这类增殖是针对一定刺激或损伤的适应性反应,是为机体生存所需。上述增殖属于非肿瘤性增殖。肿瘤性增殖与非肿瘤性增殖有着本质上的区别(表5-1-1)。

表 5-1-1　肿瘤性增殖和非肿瘤性增殖的区别

	肿瘤性增殖	非肿瘤性增殖
增殖原因	外部环境或内部环境的致瘤因素	机体生理性更新,炎症或损伤的修复
细胞增殖的特点	(1) 基因水平的克隆性增殖 (2) 不受机体的控制 (3) 失去分化成熟的能力 (4) 增殖的细胞有异常的形态和功能 (5) 增殖有害与机体不协调	(1) 机体的正常增殖 (2) 接受机体的调控 (3) 原因去除自动停止 (4) 增殖的细胞能够分化成熟 (5) 增殖有益,为生存所需

第二节　肿瘤的形态

(一) 肿瘤的大体形态

肿瘤的大体形态多种多样,肉眼观察肿瘤时,可以根据其数目、大小、形状、颜色、质地(硬度)等基本特征来判断肿瘤特征,甚至判断肿瘤的类型和区别其良恶性。

1. 肿瘤的数目　通常为一个,即单发瘤(single tumor),有时为多个,即多发瘤(multiple tumors),如子宫的多发性平滑肌瘤、神经纤维瘤病等。

2. 肿瘤的大小　肿瘤的大小差别很大,小者直径仅几毫米,如甲状腺十分微小的隐匿癌,有的甚至在显微镜下才能发现,如上皮组织的原位癌(carcinoma in situ)。肿瘤大者直径可达数十厘米,重量可达数千克乃至数十千克。一般说,肿瘤的大小与肿瘤的良恶性、生长时间和发生部位有一定的关系。生长于体表或较大体腔(如腹腔)内的肿瘤可以长得很大。生长于狭小腔道,如颅腔、椎管内的肿瘤由于较早地出现症状和体征,就诊时肿瘤一般较小。恶性肿瘤一般生长迅速,常常由于较快侵袭邻近重要器官和远处转移,甚至导致病人死亡,所以体积不一定很大。

一般而言,恶性肿瘤的体积愈大,发生转移的机会也愈大,因此,恶性肿瘤的体积是肿瘤分期(早期或者晚期)的一项重要指标。在某些肿瘤类型(如胃肠道间质瘤),体积也是预测肿瘤生物学行为的重要

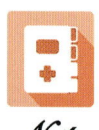

知识链接 5-1

指标。

3. 肿瘤的形状 肿瘤的形状多种多样,有息肉状(poly poid)、乳头状(papillary)、绒毛状(villous)、结节状(nodular)、分叶状(lobular)、囊状(cystic)、蕈状(fungating)、浸润性包块状(infiltrating mass)、弥漫性肥厚状(diffuse thickening)和溃疡状(ulcerative)等(图 5-2-1)。肿瘤形状上的差异一般与其发生部位、组织来源、生长方式和肿瘤的良恶性密切相关。

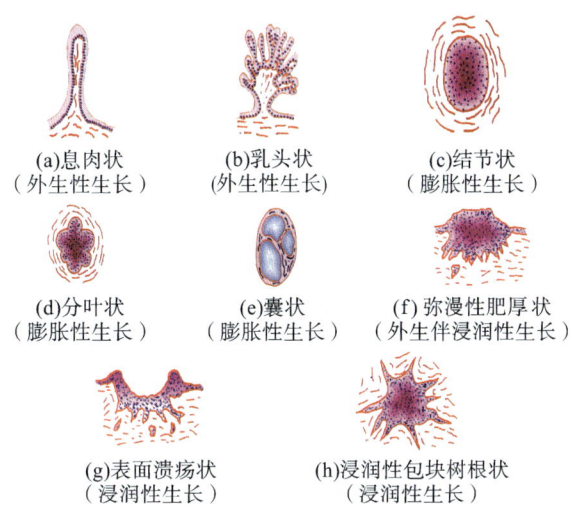

(a)息肉状
（外生性生长）

(b)乳头状
（外生性生长）

(c)结节状
（膨胀性生长）

(d)分叶状
（膨胀性生长）

(e)囊状
（膨胀性生长）

(f)弥漫性肥厚状
（外生伴浸润性生长）

(g)表面溃疡状
（浸润性生长）

(h)浸润性包块树根状
（浸润性生长）

图 5-2-1 肿瘤的外形和生长方式模式图

4. 肿瘤的颜色 肿瘤的颜色由组成肿瘤的组织、细胞及其产物的颜色决定。良性肿瘤的颜色一般与其起源组织颜色相近似,如血管瘤呈红色,脂肪瘤呈黄色,纤维瘤呈灰白色。恶性肿瘤切面的色泽不均一,多呈灰白或灰红色,或呈鱼肉状。特别是当肿瘤组织发生出血坏死的情况下,可见多种颜色混杂。有时可从肿瘤的色泽大致推测肿瘤的类型和良恶性。

5. 肿瘤的质地 肿瘤的质地与肿瘤的类型、瘤细胞的实质与间质的比例以及有无变性坏死等有关,不同肿瘤差别较大。如骨瘤、软骨瘤硬度大,脂肪瘤较软;肿瘤内瘤细胞多于间质的肿瘤一般较软,反之则较硬;瘤组织发生坏死、液化或囊性变时较软,有钙盐沉着或骨质形成时则变硬。

6. 肿瘤与周围组织的关系 良性肿瘤有完整的包膜,与周围组织分界清楚容易完整摘除。而恶性肿瘤大多没有包膜,与周围组织分界不清,手术时要扩大切除范围,很难掌握尺度,不易完整切除,并且容易复发(图 5-2-2)。

（二）肿瘤的组织形态

肿瘤的组织形态复杂多样,是组织病理学的重要内容,也是肿瘤组织病理诊断的基础。肿瘤组织分为肿瘤实质和肿瘤间质两部分。

1. 肿瘤的实质 肿瘤实质(parenchyma)就是指肿瘤细胞,它是肿瘤的主要成分。肿瘤的类型和生物学性质主要是由肿瘤实质决定的。人体几乎所有组织都可以发生肿瘤,因此肿瘤实质的

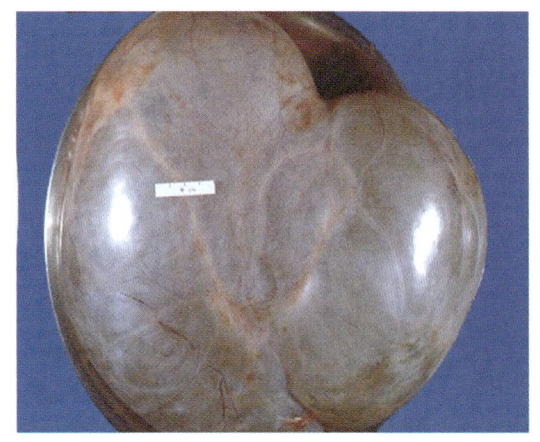

图 5-2-2 卵巢浆液性囊腺瘤

注:肿瘤有完整包膜。

形态多种多样,通常根据镜下肿瘤实质细胞的形态来识别肿瘤的组织起源和判断肿瘤细胞的分化程度,从而进行肿瘤的分类、命名、组织学诊断和确定肿瘤的良恶性。肿瘤的实质通常只有一种成分,但少数

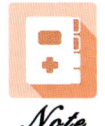

肿瘤可以含有两种甚至多种实质成分(图 5-2-3)。

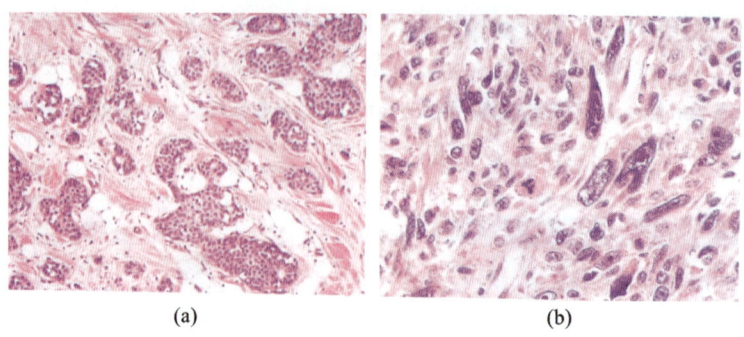

(a)　　　　　　　　(b)

图 5-2-3　肿瘤实质和间质示意图

注:(a)乳腺癌,实质与间质分界清楚;(b)子宫平滑肌肉瘤,示肿瘤实质与间质分界不清,血管丰富。

2. 肿瘤的间质　肿瘤组织中实质成分以外的成分都属于肿瘤间质(mesenchyma),主要由结缔组织、血管和淋巴管组成,对肿瘤实质起支持和营养作用。间质中有时可见数量不等的淋巴细胞,是机体抗肿瘤免疫反应的表现。通常生长缓慢的肿瘤,其间质血管较少,而生长迅速的肿瘤,其间质血管和淋巴管较丰富(图 5-2-3)。

第三节　肿瘤的分化和异型性

肿瘤的分化(differentiation)是指肿瘤组织在形态和功能上与某种正常组织的相似之处;相似的程度称为肿瘤的分化程度(degree of differentiation)。例如,与脂肪组织相似的肿瘤,提示其向脂肪组织分化。肿瘤的组织形态和功能越是类似某种正常组织,说明其分化程度越高或分化好(well-differentiated);与正常组织相似性越小,则分化程度越低或分化差(poorly-differentiated)。分化极差,以致无法判定其分化方向的肿瘤称为未分化(undifferentiated)肿瘤。

肿瘤组织结构和细胞形态与相应的正常组织有不同程度的差异,这种差异称为肿瘤的异型性(atypia)。肿瘤异型性反映了肿瘤的分化程度。异型性小,表示肿瘤与来源的正常细胞相似,分化程度高;而异型性大,表示肿瘤分化程度低,恶性度大。因此,异型性大小是判断肿瘤的恶性程度和诊断良恶性肿瘤的主要组织学依据。恶性肿瘤常具有明显的异型性。肿瘤的异型性表现为组织结构的异型性和细胞形态的异型性。

一、肿瘤组织结构的异型性

所谓肿瘤组织结构的异型性是指肿瘤组织在空间排列方式上,包括瘤细胞的极向、排列的结构及其与间质的关系等方面,与其来源的正常组织之间存在的差异性。例如,正常上皮组织的细胞层次数和排列方式有明显规律,发生肿瘤时,细胞层次增多,排列可能出现不同程度的紊乱。由于良性肿瘤的细胞异型性不明显,因此,诊断良性肿瘤的主要依据是其组织结构的异型性,例如,纤维瘤的瘤细胞和正常纤维细胞很相似,只是其排列与正常纤维组织有所不同,呈编织状而且致密,并有完整包膜。子宫平滑肌瘤的瘤细胞与正常子宫平滑肌细胞相似,但细胞密度可能增加,排列变成纺织状。恶性肿瘤组织结构异型性明显,表现为瘤细胞排列更为紊乱,失去正常的排列结构,层次或极向。例如,从腺上皮发生的恶性肿瘤,腺癌,其腺上皮层次异常,排列紊乱,失去极向,并可有乳头增生,腺体的大小不一,形状也十分不规则,排列也较乱(图 5-3-1)。

二、肿瘤细胞形态的异型性

良性肿瘤的瘤细胞分化较成熟,异型性小,而恶性肿瘤的瘤细胞具有明显异型性,尤其是细胞核的

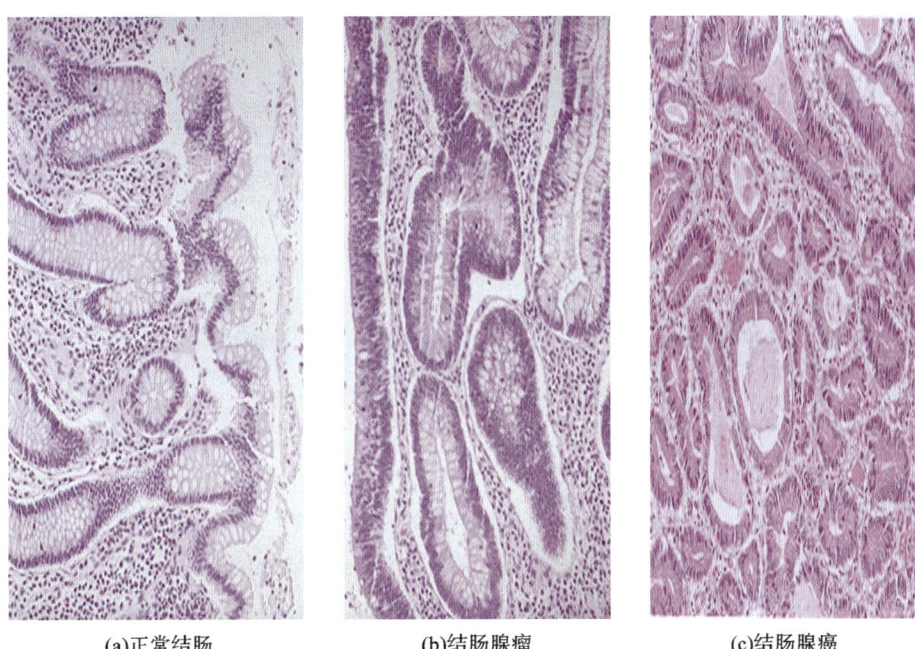

(a)正常结肠　　　　　　　(b)结肠腺瘤　　　　　　　(c)结肠腺癌

图 5-3-1　组织结构的异型性

注：(a)正常结肠黏膜；(b)结肠腺瘤，示腺体增生密集，细胞增殖多层，但腺体结构仍然与正常结肠组织相似；
(c)结肠腺癌，示腺体增生，大小形态不等，排列紊乱，与正常结肠黏膜结构差距很大。

异型性，是恶性肿瘤病理诊断的重要依据。

1. 瘤细胞的多形性　瘤细胞多形性是指瘤细胞形态和大小不一致，表现为有的瘤细胞呈圆形、卵圆形或多边形，有的呈梭形或不规则形，形状多种多样，大小不一，差异很大，从小至淋巴细胞大小，到大至数十倍、数百倍于正常细胞的称瘤巨细胞（tumor giant cell），细胞内可含有单个或多个形态不一甚至怪异的细胞核（图 5-3-2）。

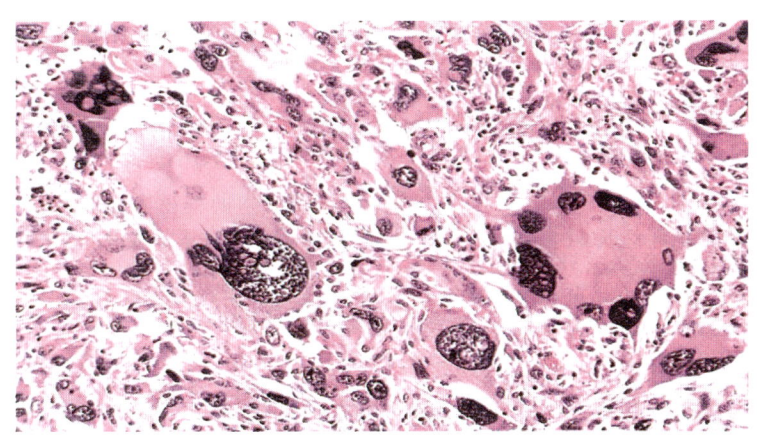

图 5-3-2　多形性横纹肌肉瘤

注：瘤细胞大小不等，差距极大，图中可见单核和多核的瘤巨细胞，核染色质深染，核仁大，多达 3～5 个。

2. 瘤细胞核的异型性　正常细胞核与细胞质之间的平面比例是 1∶4～1∶6，恶性瘤细胞核的体积大，胞核与胞质的比例较正常同类细胞增大，甚至接近 1∶1。细胞核大小形状不一，可出现双核、多核、巨核或畸形核。由于核内 DNA 增多，常规 HE 染色可见瘤细胞核着色加深，染色质呈粗颗粒状，分布不均匀，常堆积在核膜下，使核膜显得增厚。核仁也肥大，数目也可增多至达 3～5 个（图 5-3-2）。细胞核有丝分裂象（mitotic figure）不同程度地增多，甚至出现不对称性、多极性及顿挫性等核分裂象。这些核分裂象完全不同于正常细胞核分裂象，称为病理性核分裂象（pathological mitotic figure），它们对诊断恶性肿瘤具有重要的意义（图 5-3-3）。

Note

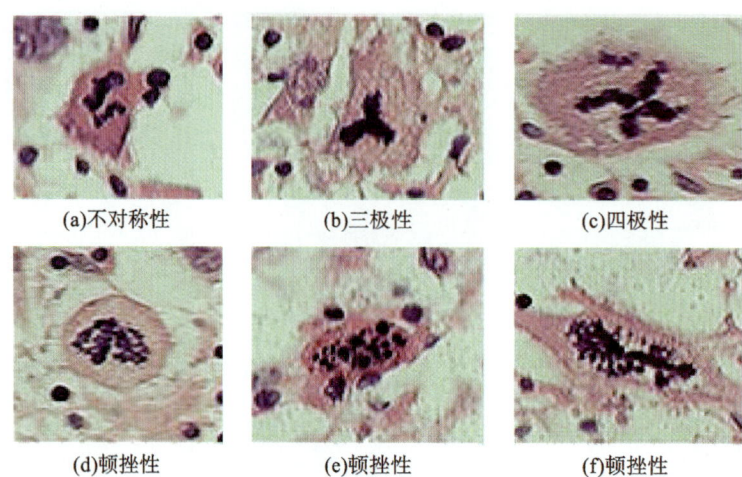

(a)不对称性　　(b)三极性　　(c)四极性
(d)顿挫性　　(e)顿挫性　　(f)顿挫性

图 5-3-3　恶性肿瘤病理性核分裂象

第四节　肿瘤的生长速度、生长方式与扩散

一、肿瘤的生长速度

不同组织器官发生的肿瘤生长速度差异很大,更主要的是取决于瘤细胞分化的程度。一般地说,分化好的肿瘤生长缓慢,病程可以很长,甚至可达数十年。分化差的生长快,短期内即可形成明显肿块,由于生长过快,血液和营养不足,可以发生坏死。如果一个长期慢性生长的良性肿瘤突然生长加快,应考虑其恶变的可能。

二、肿瘤的生长方式

肿瘤的生长方式主要有三种。

1. 膨胀性生长(expansive growth)　发生在实质器官内或组织内的良性肿瘤常呈这种方式。由于肿瘤生长缓慢,瘤体如逐渐膨胀的气球,挤压推开周围的组织,表面形成由结缔组织构成的包膜,界限清楚(图 5-4-1)。有包膜的肿瘤触诊时常常可以推动,手术容易摘除,不易复发。这种生长方式对局部器官、组织的影响,主要是挤压。

2. 浸润性生长(invasive growth)　这是大多数恶性肿瘤的生长方式。由于瘤细胞恶性程度高,生长速度快,瘤细胞向四周侵犯破坏,没有包膜,就像树根长入泥土,平面看像只螃蟹(图 5-4-2)。临床检查触摸时,移动性差或已经固定,因而手术时不容易切干净,容易切口附近复发。手术中由病理医生对切缘组织作快速冷冻切片检查以了解有无肿瘤浸润,可帮助手术医生确定是否需要扩大切除范围。

3. 外生性生长(exophytic growth)　发生在体表、体腔或管道(如胃肠道、膀胱等处)表面的肿瘤,常向表面突起形成乳头状、息肉状、菜花状肿物(图 5-4-3)。良恶性肿瘤都可以有这种生长方式,但恶性肿瘤在向表面生长的同时,其底部同时呈浸润性生长。

三、肿瘤的扩散

有些肿瘤只局限于机体某一局部生长,而有些肿瘤还发生扩散,具有局部侵袭和远处转移能力是恶性肿瘤细胞最重要的两大生物学特性。因此,对恶性肿瘤的生长、侵袭、扩散和转移特性及其机制研究一直是肿瘤病理学的重要课题。

1. 局部浸润(invasion)和直接蔓延　随着恶性肿瘤不断长大,瘤细胞常常沿着组织间隙或神经束

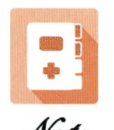

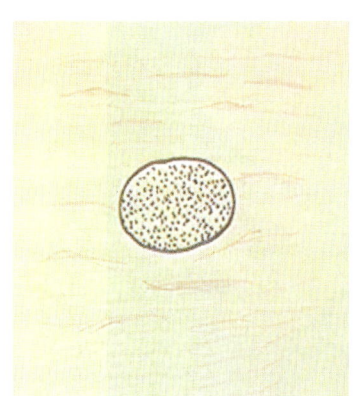
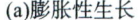
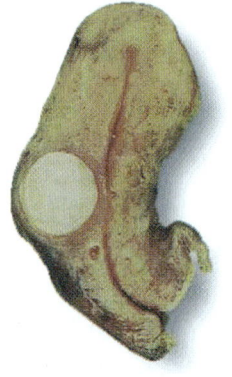

(a)膨胀性生长　　　　　　(b)子宫单发性平滑肌瘤

图 5-4-1　肿瘤膨胀性生长

注:(a)瘤体如逐渐膨胀的气球,挤压推开周围的组织;(b)子宫平滑肌瘤,膨胀性生长。

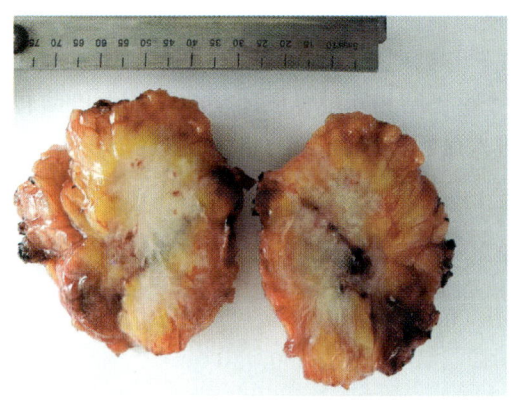

图 5-4-2　肿瘤浸润性生长

注:瘤细胞向四周侵犯破坏,没有包膜,像树根长入泥土,平面看像一只螃蟹。

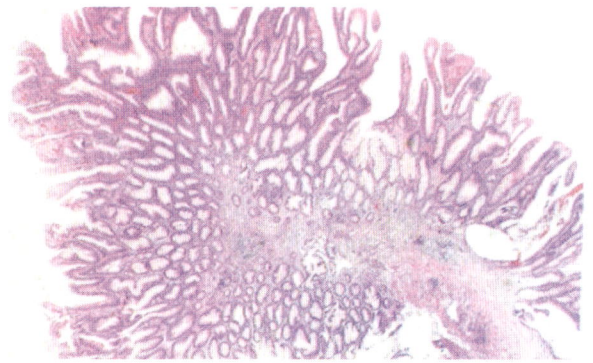

图 5-4-3　结肠息肉状腺瘤

注:肿瘤向肠腔表面生长,右下方底部有一蒂与结肠黏膜相连。

衣连续地浸润生长,破坏邻近器官或组织的过程,即直接蔓延。例如,胰头癌可以直接蔓延至十二指肠、肝脏,晚期乳腺癌可穿透胸部肌肉和胸腔蔓延至肺,晚期子宫颈癌可以蔓延侵犯膀胱和直肠(图 5-4-4)。

2. 转移　恶性瘤细胞从原发部位侵入淋巴管、血管或体腔,迁徙到其他部位,继续生长,形成与原发瘤同样类型的肿瘤,这个过程称为转移(metastasis),所形成的肿瘤称为转移瘤(metastatic tumor);原发部位的肿瘤称为原发肿瘤。转移瘤大小不一,单个或多个,可在同一组织和器官先后形成多个。

发生转移是恶性肿瘤的特点,但并非所有恶性肿瘤都会发生转移。例如,皮肤的基底细胞癌,多在局部造成破坏,但很少发生转移。

转移途径有淋巴道转移、血道转移和体腔种植转移。

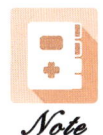

Note

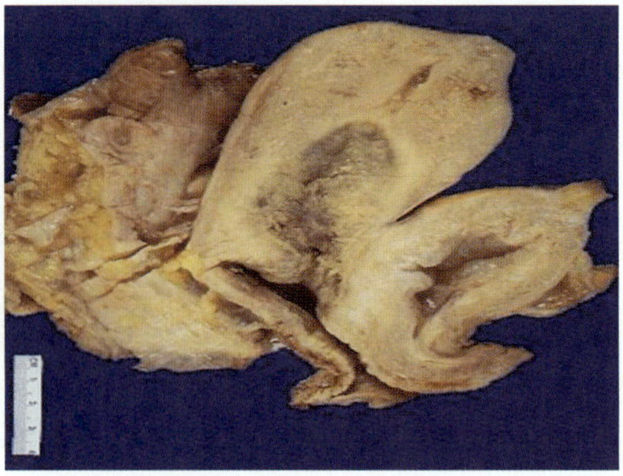

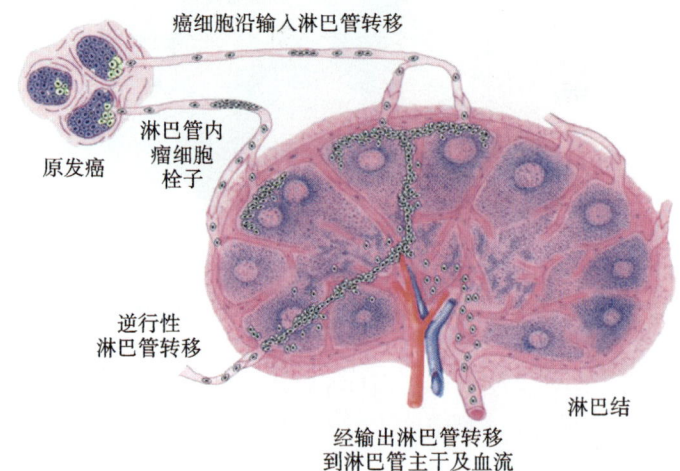

图 5-4-4　子宫颈癌局部浸润

注:图为子宫冠状切面,左侧为直肠,右侧为膀胱,子宫颈癌位于右侧子宫颈,呈灰白色,已经直接侵入膀胱壁。

(1) 淋巴道转移(lymphatic metastasis):恶性瘤细胞侵入淋巴管后,随淋巴液首先到达局部淋巴结,聚集于边缘窦,继续增殖发展为淋巴结内转移瘤(图 5-4-5、图 5-4-6)。上皮组织源性恶性肿瘤多经淋巴道转移。例如,乳腺癌常先转移到同侧腋窝淋巴结,受累的淋巴结逐渐增大、变硬,切面呈灰白色。有时肿瘤组织侵破被膜而使多个淋巴结相互融合成团块。局部淋巴结转移后,可继续转移至下一站的其他淋巴结,最后可经胸导管进入血流再继续发生血道转移。

癌细胞沿输入淋巴管转移

原发癌

淋巴管内瘤细胞栓子

逆行性淋巴管转移

淋巴结

经输出淋巴管转移到淋巴管主干及血流

图 5-4-5　癌细胞经淋巴道转移模式图

注:图示癌细胞从原发灶侵入局部淋巴管,随淋巴液流入淋巴结,还可以穿过该站淋巴结到下一站淋巴结。

(2) 血道转移(hematogenous metastasis):恶性肿瘤细胞侵入血管后可随血流到达远处器官继续生长,形成转移瘤。恶性肿瘤均可发生血道转移,多见于肉瘤。血管丰富的肾癌、肝癌、甲状腺滤泡性癌及绒毛膜癌也容易发生血道转移。血道转移的途径常与血流方向一致,即进入体循环静脉的瘤细胞经右心到肺,在肺内形成转移瘤;侵入门静脉系统的瘤细胞,首先发生肝转移,例如胃癌、肠癌的肝转移等;侵入肺静脉的肿瘤细胞可经左心随主动脉血流到达全身各器官,转移到脑、骨、肾及肾上腺等处。临床上恶性肿瘤病人应常规进行肺、肝、骨的影像学检查,判断其有无血道转移,以确定临床分期和治疗方案。转移瘤的形态学特点是边界相对清楚并常多灶发生(图 5-4-7)。

(3) 种植性转移(seeding metastasis):种植性转移又称体腔转移。当肿瘤细胞浸润生长至脏器表面时,瘤细胞可以脱落,随体腔内液体流动,种植在体腔内各器官的表面甚至侵入其下方生长,形成密集无数的转移瘤(图 5-4-8)。如胃癌破坏胃壁突破浆膜后,可在腹腔脏器表面形成广泛的种植性转移。胃黏液癌经腹腔种植到卵巢表面浆膜,再侵入卵巢,可形成卵巢的特征性的 krukenberg tumor。肺癌也常在胸腔形成广泛的种植性转移。经体腔转移癌常伴有肿瘤性体腔积液和脏器间粘连,积液多为血性,其内含有脱落的癌细胞,可以穿刺行细胞学检查。值得注意的是,有些部位的恶性肿瘤在手术中也可能造成医源性种植,应尽量避免。

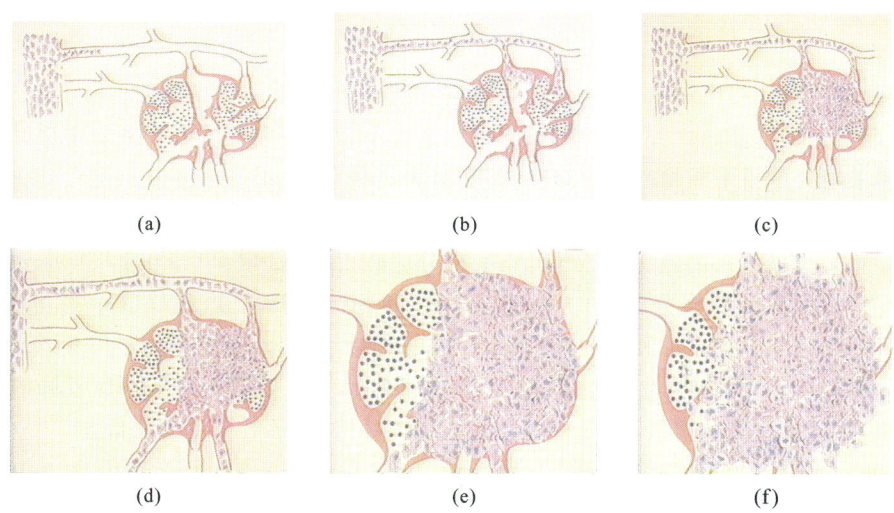

(a)　　　　　　　　(b)　　　　　　　　(c)

(d)　　　　　　　　(e)　　　　　　　　(f)

图 5-4-6　淋巴结内转移灶形成模式图

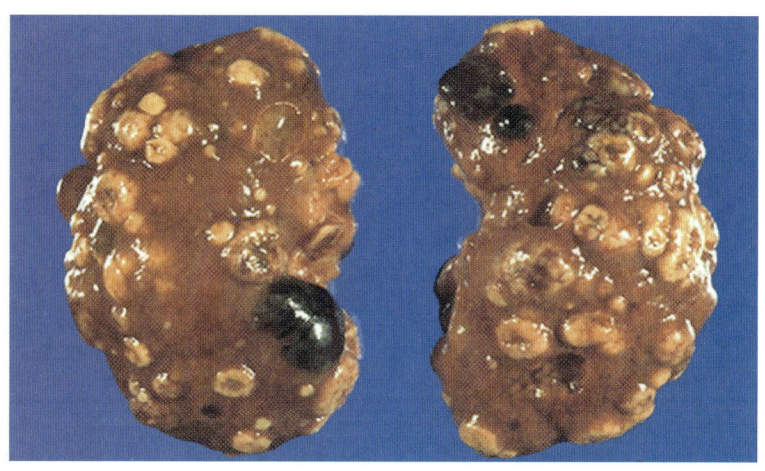

图 5-4-7　肾脏血道转移肿瘤

注:图中所示双肾多发性大小不等的转移灶,边界清楚,由于转移灶中心肿瘤细胞发生坏死或出血而表面凹陷,称为癌脐,这是血道转移肿瘤的特点。

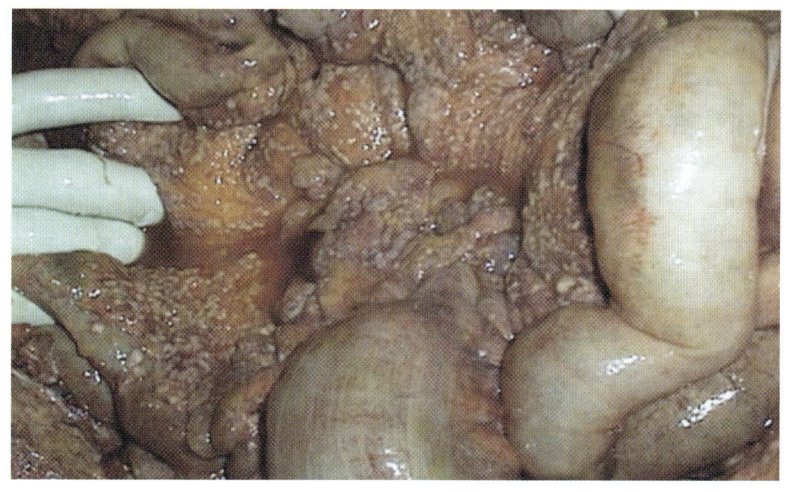

图 5-4-8　肿瘤腹腔种植性转移

注:图示腹腔内腹膜表面形成大量种植性转移的瘤结节。

Note

67

四、肿瘤的分级与分期

为了表现肿瘤的恶性程度和发展阶段,常对肿瘤实行分级(grading)和分期(staging)评估。恶性肿瘤的分级是病理学上根据其分化程度的高低,异型性的大小及核分裂象的多少来确定恶性程度的级别。传统上,肿瘤多采用简单易掌握的三级分级法,即1级为高分化(well-differentiated),分化良好,属低度恶性;2级为中分化(moderate-differentiated),属中度恶性;3级为低分化(poorly-differentiated),属高度恶性。目前,对某些肿瘤采用低级别(low grade)(分化较好)和高级别(high grade)(分化较差)的两级分级法。应当注意,恶性肿瘤分级中的Ⅰ、Ⅱ、Ⅲ等,和国际疾病分类ICD-O中的生物学行为代码(/0、/1、/2、/3)不是对等的概念。肿瘤的病理分级对临床治疗和判断预后有一定参考意义。

肿瘤的"分期"(stage)是指恶性肿瘤的生长范围和播散。其主要原则是根据原发肿瘤的大小、浸润深度,浸润范围,邻近器官受累情况,局部和远处淋巴结转移情况,远处转移等来确定。

目前国际上广泛使用的是国际抗癌联盟(International Union Against Cancer,IUAC)TNM分期系统的标准。T指肿瘤原发灶的情况,随着肿瘤体积的增加和邻近组织受累范围的增加,依次用$T_1 \sim T_4$来表示。Tis代表原位癌,N指区域淋巴结受累情况。淋巴结未受累时,用N_0表示。随着淋巴结受累程度和范围增加,依次用$N_1 \sim N_3$表示。M指远处转移(通常是血道转移),没有远处转移者用M_0表示,有远处转移者用M_1表示。在此基础上,用TNM三个指标的组合(grouping)划出特定的分期(stage)。如乳腺癌TNM分期(图5-4-9)及肺癌TNM分期(图5-4-10)。

知识链接 5-3

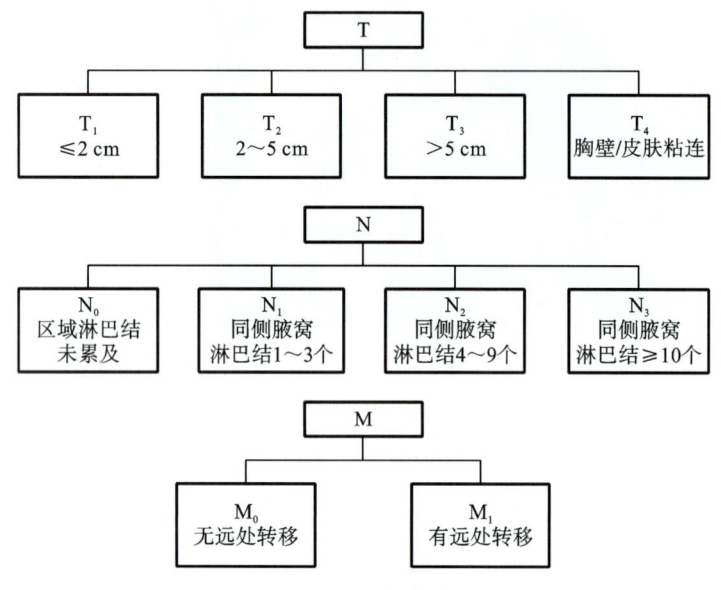

图 5-4-9 乳腺癌 TNM 分期指标图

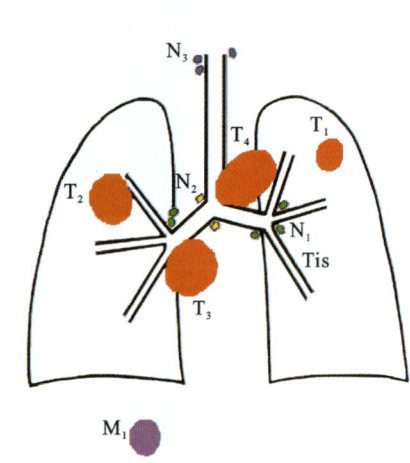

图 5-4-10 肺癌 TNM 分期示意图

注:T代表肿瘤原发灶,$T_1 \sim T_3$分别代表肿瘤大小和局部侵犯程度;N代表淋巴结,N_0代表区域淋巴结未有癌累及,$N_1 \sim N_3$分别代表被累及的淋巴结数目;M代表远处器官的转移,M_0代表无远处转移,M_1代表有远处器官转移。

第五节 肿瘤对机体的影响

肿瘤因其良性、恶性、大小及发生部位不同,对机体的影响也有所不同。早期或微小肿瘤,常无明显临床表现,有时在死者尸体解剖时才被发现,如微小子宫平滑肌瘤和甲状腺隐匿癌。

一、肿瘤对机体的局部影响

1. 压迫与阻塞 无论是良性肿瘤还是恶性肿瘤长到一定体积时,都能压迫周围组织和器官或者阻塞器官的管道,并影响相应的器官功能。如消化道肿瘤突入管腔,可引起肠梗阻或肠套叠;呼吸道肿瘤(如支气管壁的平滑肌瘤)可引起严重的呼吸困难;颅内肿瘤(如脑膜瘤)压迫脑组织可引起相应的神经系统症状和体征。

2. 侵袭与破坏 恶性肿瘤可以侵袭破坏周围的正常组织器官,引起功能障碍。如巨块型肝癌对肝脏的破坏挤压导致肝功能障碍;胃癌组织坏死导致溃疡或穿孔;骨肉瘤导致骨折,有的骨肉瘤病人由于骨折为第一症状就医时才发现是骨肉瘤所致。

3. 出血与感染 恶性肿瘤可由于其自身的缺血坏死或对周围组织血管的破坏而导致出血。如肺癌破坏局部血管引起痰中带血或咯血;膀胱癌引起的尿血等。出血坏死后的组织容易并发感染。

4. 疼痛 恶性肿瘤晚期有 $60\%\sim70\%$ 的病人产生疼痛。引起疼痛的原因很多,首先癌细胞本身能分泌一些致痛物质引起疼痛;肿瘤浸润脏器引起胀痛、挤压痛;肿瘤组织压迫和侵害局部神经,可引起相应部位的烧灼感、针刺感或触电样痛;如果内脏管道或血管被癌阻塞,可以引起钝痛和锐痛。肿瘤引起的疼痛逐渐加重,称顽固性疼痛。如肝癌晚期,癌肿巨大,引起顽固性肝痛。

知识链接 5-4

二、肿瘤对全身的影响

恶性肿瘤由于分化不成熟,生长速度快,浸润性生长破坏邻近组织器官,发生远处转移。肿瘤局部容易发生出血、坏死、溃疡穿孔、继发感染、发热和顽固性疼痛等,故可以产生不同程度的全身影响。有以下几种情况。

1. 恶病质 恶性肿瘤晚期,机体严重消瘦、无力、贫血(anemia)和全身衰竭的状态称为恶病质(cachexia)。恶病质最终致病人死亡,其机制尚未完全阐明,可能由于进食减少、出血、感染、发热或因肿瘤组织坏死所产生的毒性产物等引起机体的代谢紊乱所致。此外,恶性肿瘤所致的顽固性疼痛,肿瘤快速生长消耗大量营养物质等,也是导致恶病质的重要因素。

2. 异位内分泌综合征 有些内分泌腺发生的良性瘤细胞仍能分泌大量的激素,引起相应的症状。如垂体腺瘤可以引起巨人症或肢端肥大症;胰岛素瘤可引起阵发性血糖过低。某些非内分泌腺发生的肿瘤也产生或分泌激素,也能引起相应的临床症状,称为异位内分泌综合征(ectopic endocrine syndrome),此类肿瘤称为异位内分泌肿瘤(ectopic endocrine tumor),比如有的肺癌、肝癌、结肠癌病人出现内分泌症状,肺的类癌能分泌 5-羟色胺、胃泌素、降钙素等物质。

3. 副肿瘤综合征(paraneoplastic syndrome) 少数肿瘤病人由于肿瘤的产物,异位激素产生或异常免疫反应,或其他不明原因,所引起内分泌、神经、消化、造血、骨关节、肾及皮肤等系统发生病变,出现相应临床表现。但这些表现不是由原发肿瘤或转移瘤直接引起,而是通过产生某种物质间接引起的。这些症状可能随着肿瘤生长情况加重或减轻,因此称为副肿瘤综合征。认识副肿瘤综合征,对于早期发现肿瘤和对肿瘤治疗有效性的判定具有重要的临床意义。

第六节　良性肿瘤与恶性肿瘤的区别

由于良性肿瘤和恶性肿瘤的生物学行为和对机体的影响明显不同,因此了解良、恶性肿瘤的整体区别,对肿瘤的诊治和预后评估有极其重要的病理和临床意义。如果把恶性肿瘤误诊为良性肿瘤,就会延误治疗或治疗不彻底,造成复发和转移;如果把良性肿瘤误诊为恶性肿瘤,进行了不必要的损伤性治疗,就会使病人遭受伤害和负担。因此,区别良性肿瘤与恶性肿瘤极其重要。但是目前尚未发现可以准确鉴别良、恶性肿瘤的特异性独立形态学或分子生物学指标。二者的区别主要依据病理形态学即肿瘤的

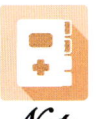

异型性,并结合其生物学行为(侵袭、转移),综合判断和分析。在表 5-6-1 中,从组织分化程度、核分裂象、生长速度、生长方式、继发改变、有否转移、有否复发和对机体的影响等八个方面对良、恶性肿瘤的区别进行了归纳总结。

表 5-6-1 良性肿瘤与恶性肿瘤的区别

	良性肿瘤	恶性肿瘤
组织分化程度	分化好,异型性小,与起源组织和细胞的形态相似	分化不好,异型性大,与起源组织和细胞的形态差别大
核分裂象	无或稀少,不见病理性核分裂象	核分裂象易见,且可见多少不等的病理性核分裂象
生长速度	缓慢	较快
生长方式	常呈膨胀性或外生性生长,前者常有包膜形成,边界清楚,通常可推动	多呈浸润性或外生性生长,无包膜,边界不明显,通常不能推动
继发改变	少见	常发生出血,坏死,溃疡等
转移	不转移	常有转移
复发	彻底切除后不复发或很少复发	手术难以彻底切除,治疗后容易复发
对机体的影响	较小,主要为局部压迫或阻塞作用。仅发生于重要器官时才引起严重后果	较大,除压迫、阻塞外,还可破坏邻近组织和器官,引起坏死,出血,合并感染,并可出现发热和恶病质

知识链接 5-5

必须强调良性肿瘤与恶性肿瘤间的区别是相对的。除了能够区别开来的良性肿瘤和恶性肿瘤外,还存在一类形态学和生物学行为介于二者之间的肿瘤,称为交界性肿瘤(borderline tumor)。它们常常在生物学行为上低度恶性(low-grade malignancy)。形态学上,这类肿瘤常呈现出较活跃的生长活性,并且有一定的异型性和侵袭能力,或出现局部复发,但一般不发生转移。例如,卵巢交界性浆液性乳头状囊腺瘤和交界性黏液性囊腺瘤。还有,恶性肿瘤的恶性程度也各不相同,有的较早发生转移,如鼻咽癌。有的转移较晚,如子宫体腺癌,有的几乎不发生转移,如皮肤的基底细胞癌。此外,肿瘤的良、恶性也并非一成不变,某些良性肿瘤如不及时治疗,可转变为恶性肿瘤,称为恶变(malignant change),如结肠乳头状腺瘤可变为腺癌。而极个别的恶性肿瘤(如黑色素瘤)可以停止生长完全自然消退。但是这种情况毕竟是极少数,绝大多数恶性肿瘤是不能自然逆转为良性或消失的。

第七节 肿瘤的命名和分类

一、肿瘤的命名原则

肿瘤的命名(nomenclature)和分类(classification)是肿瘤诊断的前提,在肿瘤临床实践中十分重要。人体几乎任何部位,任何器官,任何组织都可发生肿瘤,因此肿瘤的种类繁多,命名也十分复杂,一般根据其组织起源和生物学行为来命名。

1. 良性肿瘤的命名 良性肿瘤在其组织起源名称之后加"瘤"(-oma)字。例如,来自脂肪组织的良性肿瘤称为脂肪瘤(lipoma);来源于腺体和导管上皮的良性肿瘤称为腺瘤(adenoma);同时来源于腺体和纤维两种成分的良性肿瘤则称纤维腺瘤(fibroadenoma)。有时结合一些肿瘤形态特点命名,如来源于皮肤鳞状上皮的良性肿瘤,外观呈乳头状,称为乳头状瘤(papilloma);腺瘤呈乳头状生长并有囊腔形成,称为乳头状囊腺瘤(papillary cystadenoma)。

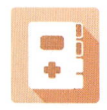

Note

2. 恶性肿瘤的命名

（1）癌：来源于上皮组织的恶性肿瘤统称为癌（carcinoma）。命名时在其来源组织名称之后加癌字。如来源于鳞状上皮的肿瘤称为鳞状细胞癌（squamous cell carcinoma）（简称磷癌）；来源于腺体和导管上皮的恶性肿瘤称为腺癌（adenocarcinoma）；由腺癌和鳞癌两种成分构成的癌称为腺鳞癌（adenosquamous carcinoma）。有些癌还结合其形态特点命名，如形成乳头状及囊状结构的腺癌，则称为乳头状囊腺癌（papillary cystadenocarcinoma）；由透明状肿瘤细胞构成的癌称为透明细胞癌（clear cell carcinoma）。

（2）肉瘤：来源于间叶组织（包括纤维结缔组织，脂肪、肌肉、脉管、骨、软骨组织等）的恶性肿瘤统称为肉瘤（sarcoma）。其命名方式是在组织来源名称之后加肉瘤，如纤维肉瘤、横纹肌肉瘤、骨肉瘤等。

（3）癌肉瘤：在少数肿瘤中既有癌的成分又有肉瘤的成分，称为癌肉瘤（carcinosarcoma）。

3. 肿瘤的特殊命名　有少数肿瘤不按上述原则命名，有以下几种情况。

（1）母细胞瘤：来源于幼稚组织细胞的肿瘤称为母细胞瘤（-blastoma）。母细胞瘤者绝大多数都是恶性，如视网膜母细胞瘤（retinoblastoma）、神经母细胞瘤（neuroblastoma）和肾母细胞瘤（nephroblastoma）等。

（2）肿瘤的名称前加"恶性"二字：有些恶性肿瘤因成分复杂或由于习惯沿袭，则在肿瘤的名称前加"恶性"二字，如恶性畸胎瘤（malignant teratoma）和恶性脑膜瘤（malignant meningioma）等。

（3）以人名或病名命名的恶性肿瘤：有些恶性肿瘤冠以人名，如尤文肉瘤（Ewing's sarcoma），霍奇金病（Hodgkin's disease）。至于白血病（leukemia）则是采用习惯命名的恶性肿瘤，是骨髓造血细胞发生的恶性肿瘤。

（4）以"瘤"字结尾命名的恶性肿瘤：在肿瘤组织起源名称之后加"瘤"字，但并非良性肿瘤，如发生在睾丸的精原细胞瘤（seminoma）、淋巴瘤（lymphoma）、黑色素瘤（melanoma）等，这是长期形成的习惯性命名，不容易改名，故沿用至今。

（5）以"瘤病"（-omatosis）命名的肿瘤：这是对某些少数的多发性良性肿瘤的命名，如神经纤维瘤病（neurofibromatosis），该肿瘤可以有十几个，几十个，甚至更多的肿瘤结节的发生。还有如纤维瘤病（fibromatosis）、脂肪瘤病（lipomatosis）和血管瘤病（angiomatosis）等，都是使用"瘤病"的名字。

（6）有些肿瘤以肿瘤细胞的形态命名：如透明细胞肉瘤。

（7）畸胎瘤（teratoma）：是性腺或胚胎剩件中的全能细胞发生的肿瘤，多发生于性腺，一般含有两个以上胚层的多种成分，结构混乱，分为成熟畸胎瘤和不成熟畸胎瘤两类。

二、肿瘤的分类

肿瘤的分类通常依据其组织来源或者分化方向，每一大类又可分为良性与恶性两组。目前全世界统一的肿瘤分类是采用由世界卫生组织（WHO）制定的肿瘤组织学分类。表5-7-1列举了各种组织来源的主要良恶性肿瘤的分类。

表5-7-1　肿瘤分类举例

组织来源	良性肿瘤	恶性肿瘤
上皮组织		
鳞状细胞	鳞状细胞乳头状瘤	鳞癌
基底细胞		基底细胞癌
腺上皮细胞	腺瘤	腺癌
尿路上皮	尿路上皮乳头状瘤	尿路上皮癌
间叶组织		
纤维组织	纤维瘤	纤维肉瘤
脂肪组织	脂肪瘤	脂肪肉瘤
平滑肌组织	平滑肌瘤	平滑肌肉瘤

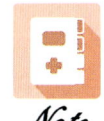

续表

组 织 来 源	良 性 肿 瘤	恶 性 肿 瘤
横纹肌组织	横纹肌瘤	横纹肌肉瘤
血管组织	血管瘤	血管肉瘤
淋巴管组织	淋巴管瘤	淋巴管肉瘤
骨组织	骨瘤	骨肉瘤
软骨组织	骨软骨瘤	软骨肉瘤
淋巴造血组织		
淋巴细胞		淋巴瘤
造血细胞		白血病
神经组织和脑脊膜		
神经鞘细胞	神经鞘瘤	恶性外周神经鞘膜瘤
胶质细胞		弥漫型星形细胞瘤,胶质母细胞瘤
神经细胞	神经节细胞瘤	神经母细胞瘤,髓母细胞瘤
脑脊膜	脑膜瘤,脊膜瘤	恶性脑膜瘤,恶性脊膜瘤
其他肿瘤		
黑色素细胞	色素痣	恶性黑色素瘤
胎盘滋养叶细胞	葡萄胎	绒毛膜上皮癌
生殖细胞		精原细胞瘤 无性细胞瘤 胚胎性癌
性腺或胚胎剩件全能干细胞	成熟畸胎瘤	不成熟畸胎瘤

第八节　常见肿瘤的举例

一、上皮性肿瘤

上皮组织发生的肿瘤最为常见,人体的恶性肿瘤大部分来源于上皮组织,故对人体的危害甚大。

（一）上皮组织良性肿瘤

1. 乳头状瘤（papilloma） 乳头状瘤是由复层的被覆上皮,如鳞状上皮或尿路上皮发生的良性肿瘤,称为鳞状细胞乳头状瘤、尿路上皮乳头状瘤等。乳头状瘤向表面呈外生性生长或腔面生长,形成许多指样或乳头状突起,也可呈菜花状或绒毛状外观。肿瘤根部常形成一个细蒂与正常组织相连（图 5-8-1）。显微镜下观察,每一乳头表面覆盖增生的鳞状上皮或者尿路上皮,乳头轴心由具有血管的结缔组织构成。外耳道、阴茎、膀胱和结肠发生的乳头状瘤较易发生恶变。尿路上皮乳头状瘤可见于膀胱、输尿管和肾盂,膀胱的尿路上皮乳头状瘤更容易恶变成癌。

2. 腺瘤（adenoma） 腺瘤是由腺上皮和导管上皮发生的良性肿瘤,多见于甲状腺、卵巢、乳腺、涎腺和肠等处。黏膜的腺瘤多呈息肉状,腺器官内的腺瘤则多呈结节状,且常有包膜与周围正常组织分界清楚。腺瘤的腺体与其起源的腺体不仅在形态上相似,而且常具有一定的分泌功能。根据腺瘤的组成成分或形态特点,又可将其分为囊腺瘤、纤维腺瘤、多形性腺瘤、管状腺瘤、绒毛状腺瘤等类型。

（1）囊腺瘤（cystadenoma）：肉眼观,可见到大小不等的囊腔。囊腺瘤常发生于卵巢和甲状腺。卵

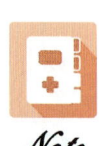

巢发生的囊腺瘤主要有两种类型,一种为浆液性乳头状囊腺瘤(图 5-8-2);另一种为黏液性乳头状囊腺瘤。浆液性乳头状囊腺瘤较易发生恶变,转化为浆液性囊腺癌。

(2) 纤维腺瘤(fibroadenoma):常发生于女性乳腺,是乳腺常见的良性肿瘤,肿瘤界限清楚,有包膜。镜下观,乳腺导管上皮增生,纤维间质亦增生,常挤压导管。以前认为纤维腺瘤的腺体和间质共同构成肿瘤的实质,近年来提出,增生的间质才是肿瘤的实质。

(3) 多形性腺瘤(pleomorphic adenoma):由腺组织、黏液样及软骨样组织等多种成分混合组成。常发生于涎腺,特别是腮腺,过去曾称之为混合瘤(mixed tumor)。目前一般认为此瘤是发生在腮腺闰管上皮细胞和肌上皮细胞的一种腺瘤。由于增生的肌上皮细胞之间可出现黏液样基质,并可化生为软骨样组织,从而构成多形性特点。本瘤生长缓慢,但切除后可复发,多次复发后可以发生恶变。

(4) 管状腺瘤(tubular)与绒毛状腺瘤(villous adenoma):多见于结、直肠黏膜,多呈息肉状,乳头状或绒毛状,常有蒂与黏膜相连,单发或多发。结肠多发性腺瘤常有家族遗传性,不但癌变率高,而且易早期发生癌变,宜早期手术处理(图 5-8-3)。

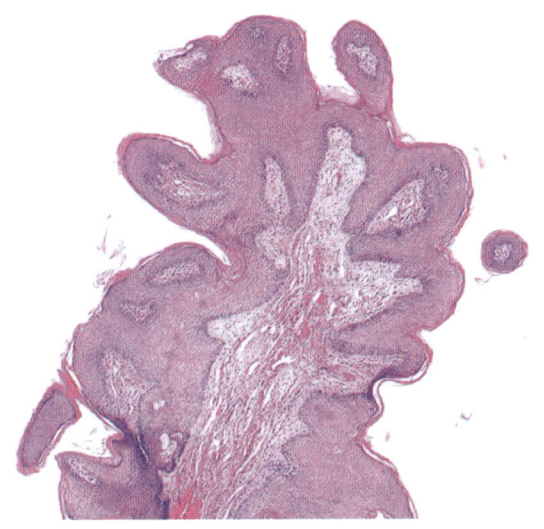

图 5-8-1　鳞状上皮乳头状瘤

注:肿瘤外生性向表面生长,形成手指状突起,根部有蒂,中轴为结缔组织和血管,瘤细胞在表皮内生长,未侵犯表皮基底膜。

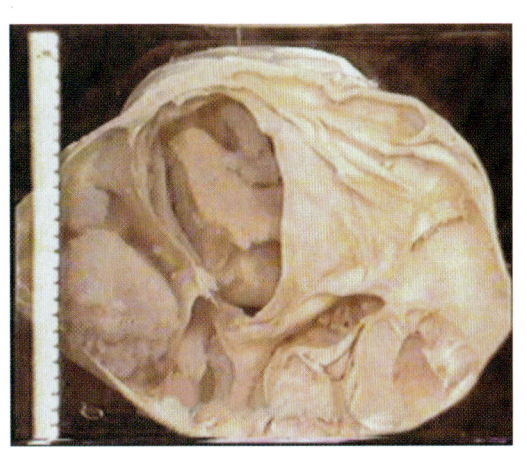

图 5-8-2　卵巢多囊性浆液性囊腺瘤

注:图为纵切面,可见多个囊,浆液已流出。

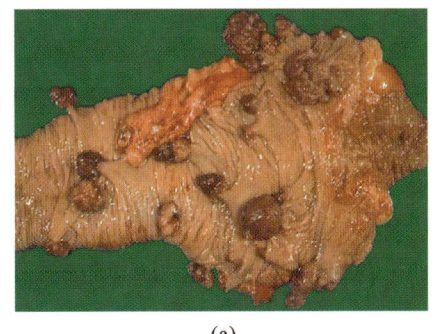

(a)

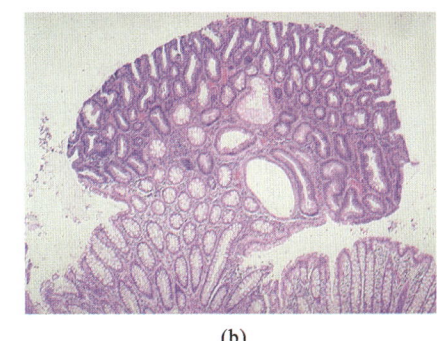

(b)

图 5-8-3　结肠多发管状腺瘤

注:(a)肿瘤外生性向肠腔表面生长,乳头状或表面绒毛状,根部有蒂与肠黏膜连接;(b)镜下观,由增生的肿瘤性腺体构成,异型性小,与正常结肠黏膜相似。

(二) 上皮组织恶性肿瘤

癌是人类最常见的恶性肿瘤。在 40 岁以上的人群中,癌的发生率显著增加。

1. 鳞状细胞癌(squamouse cell carcinoma)　简称鳞癌,是最常见的一类恶性肿瘤,多发生在有鳞状上皮覆盖的皮肤、鼻咽、食管、阴茎、阴道、子宫颈等处。也可以发生在非鳞状上皮覆盖的黏膜,如肺内支

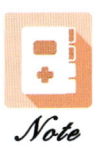

气管、膀胱和肾盂等处,这些部位的上皮首先发生了鳞状上皮的化生以后,又发生了癌变。鳞状细胞癌常以浸润性生长为主,故与周围组织分界不清,没有包膜,发生在皮肤黏膜表面者外观上常呈蕈伞状或菜花状,表面常有坏死及溃疡形成。发生在器官内的常为不规则的结节状,并呈树根状或蟹足状向周围组织浸润。切面呈灰白色,质地较硬,较干燥。镜下癌细胞可呈巢状或条索状排列,与间质分界清楚。癌巢中间有层状角化物,称为癌珠或角化珠(图 5-8-4)。

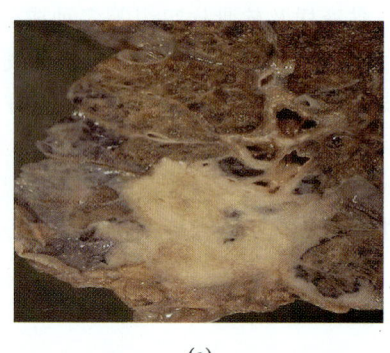
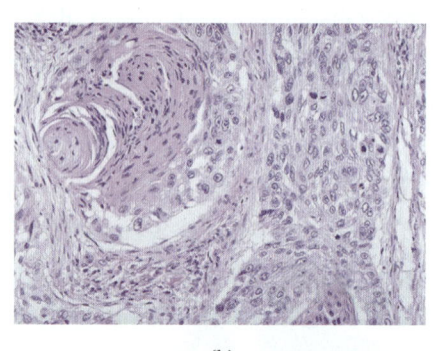

(a)　　　　　　　　　　　　(b)

图 5-8-4　肺鳞状细胞癌

注:(a)肉眼观,灰白色,质地硬,无包膜;(b)镜下观,癌细胞巢状排列,大小不等,癌巢中央形成角化珠。

2. 腺癌(adenocarcinoma)　腺癌是从腺上皮和导管上皮发生的恶性肿瘤,常见于乳腺、胃肠道、肝、胆囊、子宫、甲状腺等处。根据其发生部位,形态结构和分化程度,肿瘤可呈息肉状、溃疡状、结节状等变化。显微镜下癌细胞形成大小不等的腺管样结构。胃肠道的腺癌细胞如果分泌大量黏液,称为黏液腺癌。另一种情况为黏液聚积在癌细胞内,将核挤向一侧,形如戒指,称其为印戒细胞癌。印戒细胞癌早期可有广泛的浸润和转移,预后不佳。

3. 基底细胞癌(basal cell carcinoma)　基底细胞癌由表皮基底细胞发生,多见于老年人面部,如眼睑、面颊及鼻翼等处。癌巢主要由浓染的基底细胞样癌细胞构成,有浅表型、结节型等组织类型。此癌生长缓慢,表面常形成溃疡,并可浸润破坏深层细胞,但几乎不发生转移,对放射治疗很敏感,属低度恶性肿瘤。

4. 尿路上皮癌(transitional cell carcinoma)　尿路上皮癌起源于肾盂、输尿管、膀胱等处尿路上皮,所以现在称尿路上皮癌。临床上常以无痛性血尿起病,肿瘤常为多发,呈乳头状或菜花状,可溃破形成溃疡或广泛浸润深层组织。镜下癌细胞似尿路上皮,呈多层排列,有异型性,根据细胞的异型性、组织结构特点和浸润程度分为低级别和高级别尿路上皮癌。级别越高,越易复发和向深部浸润。级别较低者,易有复发倾向。

(三)癌前疾病(或病变)、异型增生及原位癌

1. 癌前疾病(或病变)(precancerous disease 或 precancerous lesion)　某些疾病(或病变)虽然本身不是恶性肿瘤,但具有发展为恶性肿瘤的潜能,病人发生相应恶性肿瘤的风险增加。这些疾病或病变称为癌前疾病(precancerous disease)或癌前病变(precancerous lesion)。应当注意癌前疾病(或病变)并不是一定会发展为恶性肿瘤。但如果这些疾病或病变长期存在,有可能转变为癌。因此,早期发现与及时治愈癌前疾病或病变,对肿瘤的预防具有重要的实际意义。临床上常见的癌前病变有以下几种。

(1)大肠腺瘤(adenoma of large intestine):常见,大肠腺瘤可以单发或多发,肉眼观,呈息肉状或绒毛状。不论哪一型腺瘤均可发生癌变,特别是家族性腺瘤性息肉病(familial adenomatous polyposis)有极其明显的家族遗传性,几乎 100%的病人在 50 岁以前不可避免地发生癌变,必须及早处理。

(2)乳腺导管非典型增生(atypical ductal hyperplasia,ADH):常见于 40 岁左右的妇女。其发展为浸润性乳腺癌的相对危险度为普通女性的 4~5 倍。

(3)慢性子宫颈炎(chronic cervicitis):宫颈和外界相通,很容易发生感染,因此是妇女,特别是育龄妇女的常见病。造成感染的原因很多,致病的微生物也有所不同,包括各种细菌和病毒。最新的科学研究指出,所说的与致癌相关的感染是人类乳头状瘤病毒(human papilloma virus,HPV)的感染。HPV

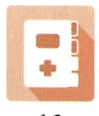

有近 100 种,特别是 16 型、18 型和致癌密切相关,尽管并不是必然的因果关系,但由于反复的病毒感染造成慢性炎症并刺激宫颈上皮反复的增生,特别是病毒侵入宫颈上皮细胞内,导致细胞的基因突变而发生癌变。近年来宫颈癌发生年轻化,甚至 20～30 岁女性的宫颈癌也有诊断。慢性子宫颈炎的病理变化和类型,详见第十章生殖系统疾病。

(4) 慢性胃炎与肠上皮化生:胃的肠上皮化生与胃癌的发生有一定关系。慢性幽门螺杆菌性胃炎与胃黏膜相关淋巴组织发生的 B 细胞淋巴瘤及胃腺癌有关。

(5) 慢性溃疡性结肠炎(chronic ulcerative colitis):由于慢性炎症刺激和慢性溃疡的反复发生,溃疡边缘黏膜上皮细胞也反复不断地增生,可发生细胞基因突变而转为癌。

(6) 黏膜白斑(leukoplakia):黏膜白斑常发生在口腔、外阴和阴茎等处,外观呈白色,故称黏膜白斑。主要变化是黏膜鳞状上皮过度增生和角化,并有一定的异型性,如长期不愈可发展成鳞状细胞癌。

(7) 皮肤慢性溃疡(chronic ulcer of skin):皮肤的慢性溃疡久治不愈,长期的慢性刺激,可以导致溃疡周边的鳞状上皮的非典型增生而发展为癌。

(8) 肝硬化(liver cirrhosis):肝硬化是肝细胞的反复变性坏死,纤维组织增生和肝细胞的结节性再生导致肝脏组织和血管结构改建的一种病理变化。由慢性病毒性肝炎所发展的结节性肝硬化病人,再生的肝细胞可以发生癌变。

2. 异型增生(dysplasia)　过去的文献常使用非典型增生这一术语来描述细胞增生并出现异型性,多用于上皮的病变,包括被覆上皮(如鳞状上皮和尿路上皮)和腺上皮(如乳腺导管上皮、宫内膜腺上皮)。由于非典型增生即可见于肿瘤性病变,也可见于修复、炎症等情况(所谓反应性非典型增生),近年来,学术界倾向使用异型增生(dysplasia)这一术语来描述与肿瘤形成相关的非典型增生。异型增生上皮具有细胞和结构异型性,但其并非总是进展为癌。当致瘤因素去除时,某些未累及上皮全层的异型增生可能会逆转消退。异型增生是指增生的上皮细胞形态和结构出现一定程度的异型性,但还不足以诊断为癌。镜下观,增生的细胞大小不一,核大深染,核浆比例增大,核分裂现象增多,但一般不见病理性核分裂;细胞层次增多、排列较乱、极性消失。异型增生多发生于鳞状上皮,根据其异型性程度和累及范围可分为轻、中、重度三级。轻度和中度异型增生,分别累及上皮层下部的 1/3 和 2/3,在病因消除后可恢复正常。而重度异型增生,累及上皮层下部超过 2/3 尚未达全层,常转变为癌(图 5-8-5)。

3. 原位癌(carcinoma in situ)　原位癌一词通常用于上皮的病变,指异型增生的细胞在形态和生物学特性上与癌细胞相同,常累及上皮的全层,但没有突破基底膜向下浸润,如子宫颈、食管及皮肤的原位癌(图 5-8-5)。此外,腺上皮也可以发生原位癌,如乳腺发生的小叶原位癌。原位癌是一种早期癌,如果早期发现和积极治疗,可防止其发展为浸润性癌,从而提高癌的治愈率。正确认识癌前病变,异型增生及原位癌对癌的预防、早期诊断和治疗十分重要。

目前,较多使用上皮内瘤变(intraepithelial neoplasia)这一术语来描述上皮的异型增生、原位癌,且多采用两级分类法。如胃肠道黏膜的低级别上皮内瘤变(轻度异型增生和中度异型增生)、高级别上皮内瘤变(重度异型增生和原位癌)。新近分类将不同级别的子宫颈上皮内瘤变(cervical intraepithelial neoplasia,CIN)重新定义为子宫颈低级别鳞状上皮内病变(low-grade intraepithelial lesion,LSIL)和高级别鳞状上皮内病变(high-grade intraepithelial lesion,HSIL),具体内容参见第十章生殖系统和乳腺疾病。

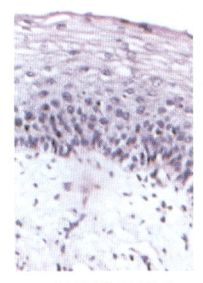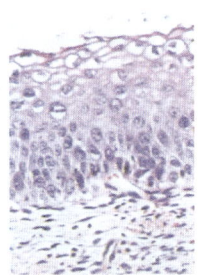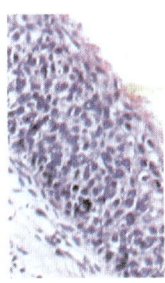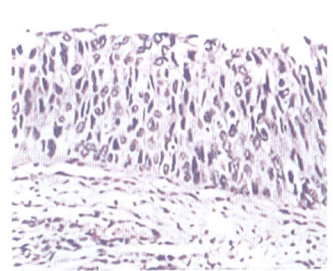

(a)轻度异型增生　　(b)中度异型增生　　(c)重度异型增生　　　　(d)原位癌

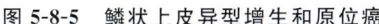

图 5-8-5　鳞状上皮异型增生和原位癌

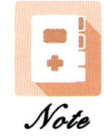

二、间叶组织肿瘤

(一)间叶组织良性肿瘤

间叶组织肿瘤的种类很多,包括脂肪组织、血管和淋巴管、平滑肌、横纹肌、纤维组织、骨组织等肿瘤。习惯将外周神经组织的肿瘤也归入间叶组织肿瘤。骨肿瘤以外的间叶组织肿瘤又称为软组织肿瘤。

间叶组织肿瘤中,良性的比较常见,恶性肿瘤(肉瘤)不常见。此外,间叶组织有不少瘤样病变,形成临床可见的"肿块",但并非真性肿瘤。有些瘤样病变状似肉瘤,容易造成诊断困难。

1. 脂肪瘤(lipoma) 主要发生于成人,是最常见的良性软组织肿瘤。脂肪瘤常见于背、肩颈及四肢近端的皮下组织,外观为扁圆形或分叶状,有包膜,质地柔软,切面色淡黄,有油腻感。肿瘤大小不一,常为单发性,亦可为多发性。镜下脂肪瘤与正常脂肪组织的主要区别在于脂肪瘤有包膜和纤维间隔。腹膜后发生的脂肪瘤可以长得很大,不容易发现。

2. 脉管瘤 脉管瘤分为血管瘤(hemangioma)及淋巴管瘤(lymphangioma)两类,其中血管瘤最常见,多为先天性,常见于儿童的头面部皮肤。内脏血管瘤以肝最多见。血管瘤又分为毛细血管瘤(由增生的毛细血管构成)、海绵状血管瘤(由扩张的血窦构成)、静脉血管瘤等类型。肉眼上无包膜,呈浸润性生长,这是其特殊的规律,并非是恶性。在皮肤或黏膜可呈突起的鲜红斑块,或呈暗红、紫红色斑。血管瘤一般随身体发育而长大,成年后即停止发展,较小者可自然消退。淋巴管瘤由增生的淋巴管构成,内含淋巴液。淋巴管可呈囊性扩张并相互融合,内含大量淋巴液,称为囊状水瘤(cystic hygroma),多见于儿童。

3. 平滑肌瘤(leiomyoma) 平滑肌瘤最多见于子宫,其次是胃肠道。肉眼观,呈球形结节,边界清楚,包膜可有可无。瘤组织由形态比较一致的梭形平滑肌细胞构成,互相编织呈束状或呈栅栏状排列,核呈杆状,两端钝圆,核分裂象少见。

4. 骨瘤(osteoma) 好发于头面骨和颌骨,也可累及四肢骨,表现为局部隆起。镜下观,肿瘤由成熟骨质组成,但失去正常骨质的结构和排列方向。

5. 软骨瘤(chondroma) 软骨瘤自骨膜发生并向外突起者,称为外生性软骨瘤,发生于手足短骨和四肢长骨等。肿瘤向骨髓腔内者称为内生性软骨瘤。肉眼观,切面呈淡蓝色或银白色,半透明,可有钙化或囊性变。镜下观,瘤组织由成熟透明软骨组成。位于盆骨、胸骨、肋骨、四肢长骨或椎骨的软骨瘤易恶变。

(二)间叶组织恶性肿瘤

间叶组织恶性肿瘤统称为肉瘤。肉瘤比癌少见,多发于青少年,肉眼观,呈结节状或分叶状,由于其生长较快,除浸润性生长外,也可挤压周围组织形成假包膜。肉瘤体积常较大,质软,切面多呈灰红色或灰白色,质地细腻,湿润,呈鱼肉状,故称肉瘤。肉瘤易发生出血、坏死、囊性变等继发改变。镜下观,肉瘤细胞弥漫分布,不形成细胞巢,没有明显的实质与间质。肉瘤细胞间有纤细的网状纤维。肿瘤间质结缔组织少,但血管丰富,故肉瘤先易发生血道转移。

肉瘤与癌有所不同,区分癌与肉瘤,对肿瘤的病理诊断及临床治疗有实际意义(表5-8-1)。

表 5-8-1 癌与肉瘤的区别

	癌	肉瘤
组织来源	上皮组织	间叶组织
发病率	较常见,约为肉瘤的9倍,多见于40岁以上成人	较少见,大多见于青少年
大体特点	质地硬,色灰白,较干燥,无包膜	质地软,色灰红,湿润,鱼肉状,常有假包膜
组织学特点	癌细胞多形成癌巢,实质与间质分界清楚,间质纤维组织常有增生	肉瘤细胞多弥漫分布,实质与间质分界不清,间质内血管丰富,纤维组织少

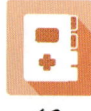

续表

	癌	肉瘤
网状纤维	癌细胞间多无网状纤维	肉瘤细胞间多有网状纤维
转移	癌多经淋巴道转移	肉瘤多经血道转移

常见的肉瘤有以下几种。

1. 纤维肉瘤（fibrosarcoma） 好发于四肢皮下组织，呈浸润性生长，切面呈灰白色、鱼肉状，常伴有出血、坏死；镜下典型的形态是异型的梭形细胞呈"鲱鱼骨"样排列。发生在婴儿和幼儿的婴儿型纤维肉瘤较成人型纤维肉瘤的预后好。

过去认为纤维肉瘤是软组织的常见肉瘤，后来的研究表明其中许多并非纤维肉瘤，而是其他的肉瘤或瘤样病变。早期文献中描述的"纤维肉瘤"，现大多已归入其他肿瘤类型。纤维组织和成纤维细胞的概念和分类，近年来有很大变化和进展，有关它们的临床病理特点，请参看 WHO 软组织肿瘤分类（2013）。

2. 脂肪肉瘤（liposarcoma） 脂肪肉瘤是肉瘤中较常见的一种，多见于 40 岁以上的成人，常发生在大腿及腹膜后等深部软组织。肉眼观，大多数肿瘤呈结节状或分叶状，瘤周围常有一层假包膜，切面呈黄色，有油腻感，有时可呈鱼肉状或黏液样外观。镜下观，肿瘤细胞大小形态各异，可见分化差的星形、梭形、小圆形或呈明显异型性和多样性的脂肪母细胞，胞质内含有大小不等的脂质空泡，挤压细胞核于周边。根据肉瘤细胞的分化特点，分成高分化脂肪肉瘤、黏液样或圆形细胞脂肪肉瘤、多形性脂肪肉瘤、去分化脂肪肉瘤等类型。

3. 横纹肌肉瘤（rhabdomyosarcoma） 横纹肌肉瘤来源于横纹肌组织细胞，是较常见的软组织恶性肿瘤。组织学由不同分化阶段的横纹肌母细胞组成，分化程度较高者胞质内可见纵纹和横纹。根据瘤细胞的分化程度、排列结构和大体特点可分为三种类型：①胚胎性横纹肌肉瘤（包括葡萄状肉瘤），好发于婴幼儿、儿童头颈部、腹膜后和泌尿生殖道，瘤细胞主要是早期幼稚阶段的横纹肌母细胞，较小，分化很低；②腺泡状横纹肌肉瘤，瘤细胞排列呈腺泡状，主要发生于青少年四肢；③多形性横纹肌肉瘤，瘤细胞形态多种多样，常见于中老年人股部、躯干和头颈部。横纹肌肉瘤恶性程度很高，生长迅速，易早期发生血道转移，如不及时治疗，预后极差，90% 以上病人 5 年内死亡。

4. 平滑肌肉瘤（leiomyosarcoma） 平滑肌肉瘤较多见于子宫及胃肠道，偶可见于腹膜后、肠系膜、大网膜及皮下软组织。软组织平滑肌肉瘤多见于中老年人。肿瘤大体呈结节状，有假包膜形成。切面呈灰白色或灰红色，或鱼肉样，可以有出血坏死囊腔形成。分化好的肉瘤细胞镜下观多呈梭形，呈轻重不等的异型性，分化不好的肉瘤细胞呈多形性，排列紊乱，核分裂象多见。肿瘤细胞凝固性坏死和核分裂象的多少对平滑肌肉瘤的诊断及其恶性程度的判断很重要。恶性程度高的平滑肌肉瘤手术后易复发，可经血道转移至肺、肝及其他器官。

5. 血管肉瘤（hemangiosarcoma） 血管肉瘤起源于血管内皮细胞，有时又称恶性血管内皮瘤，可发生在各器官和软组织。发生于软组织者多见于皮肤，尤其以头面部多见，肿瘤多隆起于皮肤，呈结节状或丘疹状，暗红或灰白色，肿瘤极易坏死出血。镜下观，分化较好者瘤组织形成大小不一、形状不规则血管腔，肿瘤性血管内皮细胞有不同程度异型性。分化差的肉瘤细胞常呈团片状增生，血管腔可不明显，瘤细胞异型性明显。血管肉瘤切除后易复发，预后差。

6. 骨肉瘤（osteosarcoma） 骨肉瘤起源于骨母细胞，是最常见的骨恶性肿瘤，多发生于青少年，好发于四肢长骨，尤其是股骨下端和胫骨上端。肿瘤一般位于长骨骨干的干骺端，呈梭形膨大，切面呈灰白色，鱼肉状，常见出血坏死，侵犯破坏骨皮质，并可侵犯周围组织（图 5-8-6）。肿瘤表面的骨外膜常被瘤组织掀起，上下两端可见骨皮质和掀起的骨外膜之间形成三角形隆起，在 X 线上称为 Codman 三角。镜下观，瘤细胞由明显异型性的梭形或多边形肉瘤细胞组成，瘤细胞可直接形成肿瘤性骨样组织或骨组织，是病理诊断骨肉瘤的最重要的组织学依据（图 5-8-7）。骨肉瘤是高度恶性肿瘤，生长迅速，常在发现时已经有血道转移至肺。

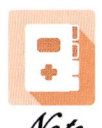

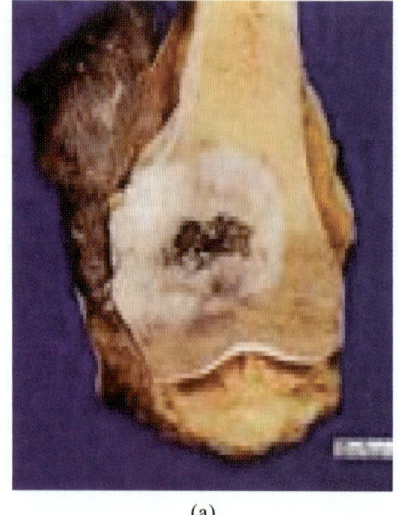
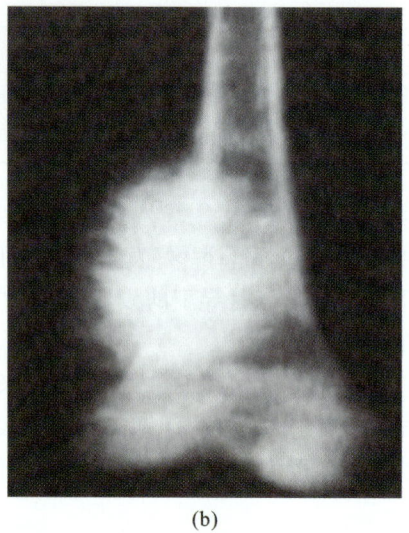

(a)   (b)

图 5-8-6　骨肉瘤

注:(a)肿瘤位于右股骨下端,几乎占据全部骨端,右侧已经侵破骨膜,侵入周围软组织,切面呈灰白色,鱼肉状,中央有出血坏死;(b)X线摄片,可见右股骨下端大块阴影,右侧边缘形成锯齿状,为浸润性生长,无包膜。

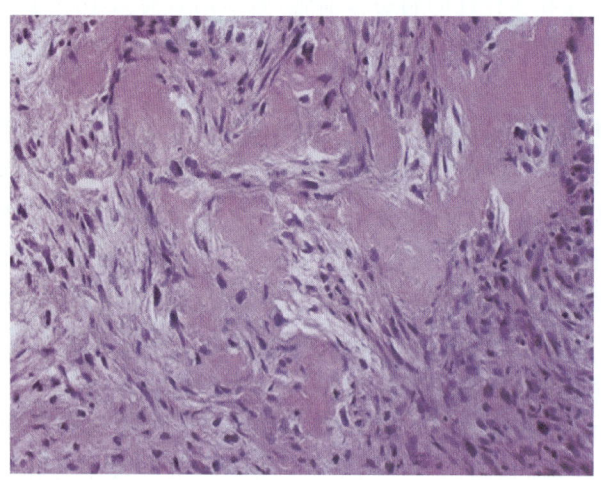

图 5-8-7　骨肉瘤

注:镜下观,骨肉瘤细胞梭形或多边形(右下角),异型性大,图中央可见肿瘤细胞形成的肿瘤性骨组织,是病理诊断骨肉瘤的重要依据。

7. 软骨肉瘤(chondrosarcoma)　发病年龄多在 40～70 岁。多见于盆骨,也可发生在股骨、胫骨等长骨和肩胛骨等处。肉眼观,肿瘤位于骨髓腔内,呈灰白色、半透明的分叶状肿块。镜下观,软骨基质中有异型的软骨细胞,核大深染,核仁明显,核分裂象多见,出现较多的双核、巨核和多核瘤巨细胞。软骨肉瘤一般比骨肉瘤生长慢,转移也较晚。

三、其他组织来源肿瘤举例

1. 黑色素瘤(melanoma)　黑色素瘤是一种能产生黑色素的高度恶性肿瘤,为了强调该肿瘤的性质,在其前面冠以恶性二字,称恶性黑色素瘤。黑色素瘤大多见于成人,发生于皮肤者以足底、外阴及肛门周围多见。可以一开始即为恶性,但通常由交界痣恶变而来。肉眼观,肿瘤突出或稍突出于皮肤表面,多呈黑色,与周围组织界限不清。镜下观,黑色素瘤的组织结构呈多样性,瘤细胞可呈巢状、条索状或腺泡样排列。瘤细胞可呈多边形或梭形,核大,常有粗大的嗜酸性核仁,胞质内常有黑色素颗粒(图5-8-8),但也可为无色素型。本瘤恶性度高,对化疗和放疗均不敏感,预后差。

2. 恶性淋巴瘤(malignant lymphoma)　恶性淋巴瘤是来源于淋巴系统的恶性肿瘤,恶性程度很高。该瘤多发生在淋巴结,可以累及颈部、腋窝、纵隔、肠系膜等处淋巴结,也可以在淋巴结外淋巴组织中发

知识链接 5-6

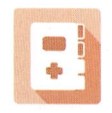
Note

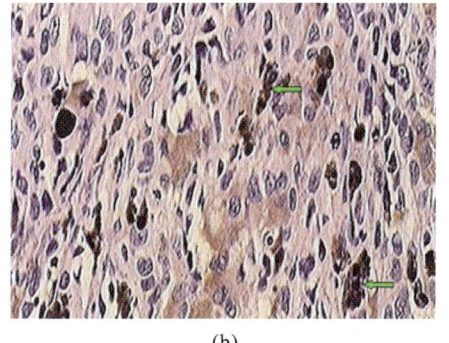

(a)　　　　　　　　　　(b)

图 5-8-8　恶性色素瘤

注：(a)左足底恶性黑色素瘤，向皮肤表面隆起，颜色极黑，并向深部浸润生长；(b)镜下观，瘤细胞大小不等，核仁大，箭头所指为细胞质中的黑色素颗粒。

病，如胃肠道、肺等处。由于霍奇金(Hodgkin)最早对淋巴瘤进行病理学组织学研究时，发现了一类有巨大双核细胞为特征的瘤细胞(图 5-8-9)，故此命名为霍奇金病(Hodgkin's disease)并沿用至今。以后对淋巴瘤的研究深入进展，把恶性淋巴瘤分为霍奇金恶性淋巴瘤和非霍奇金恶性淋巴瘤，实际上每一类淋巴瘤又有更多的更详细的分类，瘤细胞可以是 T 淋巴细胞来源，也可以是 B 淋巴细胞来源。恶性淋巴瘤是外科肿瘤病理诊断的难点。

3. 白血病(leukemia)　白血病是骨髓造血干细胞克隆性增生形成的恶性肿瘤。由于最基本的临床实验室表现为血液中有大量幼稚的白细胞，称其为白血病细胞，故名白血病。病理学特征是骨髓内细胞异常增生、不成熟的白细胞弥漫性增生取代正常骨髓组织，并进入周围血液，浸润肝、脾、淋巴结和全身各组织、器官，造成器官肿大，功能降低和临床上的贫血、出血和感染等，最后病人衰竭死亡。白血病细胞不形成局部的肿块，而是弥漫浸润全身组织器官，不能手术切除，主要是靠化学治疗，因此白血病对人体损害较大，死亡率很高。白血病分类较为复杂，临床上根据病情急缓和白血病细胞的成熟程度可分为急性白血病和慢性白血病。急性白血病起病急，病程短，骨髓和周围血中以异常的原始和早期幼稚细胞为主；慢性白血病起病缓慢，病程长，骨髓和周围血中以晚期幼稚阶段的细胞为主。病理学分类是根据骨髓增生异常细胞的类型可分为粒细胞性白血病、淋巴细胞白血病、单核细胞性白血病等。

4. 畸胎瘤(teratoma)　畸胎瘤是来源于性腺或原始胚胎组织残留的全能干细胞而发生的肿瘤，肿瘤组织中可以含有两个以上胚层的多种多样的成分。肿瘤常发生在卵巢、睾丸，偶见纵隔、骶尾部、腹膜后等处。畸胎瘤有良性畸胎瘤和恶性畸胎瘤之分，囊性者多为良性，实性者多为恶性(图 5-8-10)。

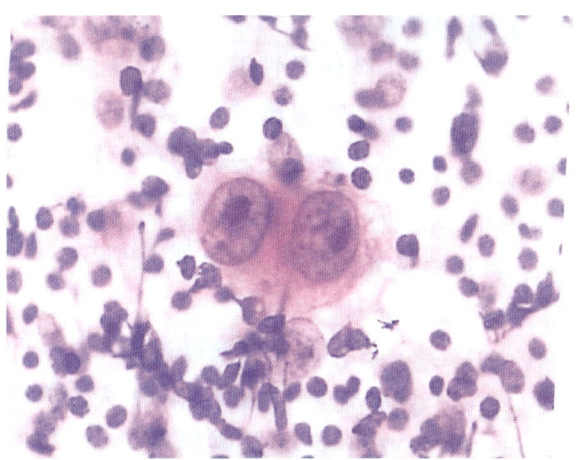

图 5-8-9　经典型霍奇金淋巴瘤

注：镜下可见巨大双核细胞，两个核平行对映，像照镜子的图像，故称镜影细胞，镜影细胞是诊断霍奇金淋巴瘤的重要依据。

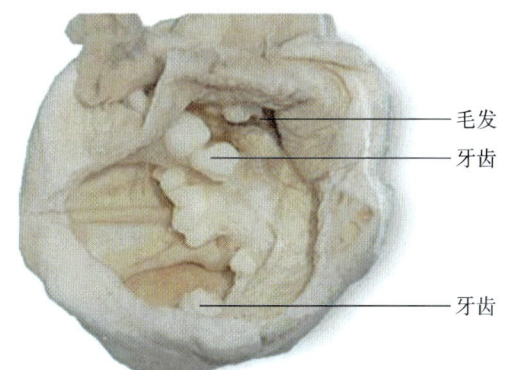

毛发
牙齿

牙齿

图 5-8-10　畸胎瘤

注：图为良性囊性畸胎瘤，囊壁厚，囊内可见有毛发、牙齿、皮肤等不同胚层来源的组织。

知识链接 5-7

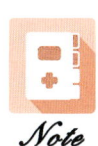

Note

5. 视网膜母细胞瘤(retinoblastoma) 视网膜母细胞瘤产生至视网膜胚基,肿瘤细胞为幼稚的小圆细胞,形态类似未分化的视网膜母细胞,可见特征性的 Flexener-Wintersteiner 菊形团。该肿瘤大多数见于 3 岁以下的婴幼儿,预后不好。

第九节　肿瘤的病因和发病机制

肿瘤发生的原因和机制非常复杂,并非单一或直接因素作用就可以致病。目前的研究表明,肿瘤从本质上说是基因病,引起遗传物质 DNA 损害的各种环境与遗传的致癌因子可能以协同的方式,使细胞发生突变(mutation),失去控制,无限增生并获得浸润和转移的能力,形成恶性肿瘤。

一、外界环境的致癌因素及其致癌机制

1. 化学因素 化学致癌大多与环境污染和职业因素有关。因此彻底的治理环境污染,加强防护措施,防治职业病对于减少癌症的发病极其重要。多数化学致癌物质需在肝脏活化后才能致癌。①多环芳烃:代表化合物是 3,3-苯并芘,3-甲基胆蒽等,它们主要存在于石油、沥青、煤烟废气、香烟燃烧气及烟熏烧烤的食物中。②亚硝胺类物质:亚硝胺类具有强烈的致癌作用,并且致癌谱广。亚硝胺普遍存在于水与食物中,在变质的蔬菜和食物中含量更高。亚硝酸盐可作为肉和鱼类食品保存剂与着色剂进入人体,也可由细菌分解硝酸盐产生。亚硝酸盐和二级胺可以在胃内的酸性环境中合成亚硝胺,从而在体内发挥致癌作用。我国河南林县的流行病学调查表明,该地区食管癌发病率高与食物中亚硝胺含量高有关。③真菌毒素:代表性的真菌毒素是黄曲霉素,广泛存在霉变的谷物和食物中,特别是发霉的花生和玉米中含量最多。动物实验证明,黄曲霉素 B_1 是肝癌最强的致癌物,流行病学调查发现在一些肝癌高发地区,如江苏省启东地区,粮油、食物(如玉米、麦、大豆、花生等)受黄曲霉素 B_1 污染的情况往往比较严重,而在低发区较少见。这些均提示黄曲霉素可能是某些地区肝癌多发的因素,但迄今尚无致人类肝癌发生的直接证据。④致癌的芳香胺类:如乙萘胺、联苯胺等,与印染厂工人和橡胶工人的膀胱癌发生率较高有关。氨基偶氮燃料,如过去食品工业中使用的奶油黄(二甲基氨基偶氮苯)和猩红,可引起实验性大白鼠肝细胞癌。

除上述间接致癌作用的化学物质外,还有较少数的直接性化学致癌物,主要是烷化剂和酰化剂,有些烷化剂被用于治疗肿瘤,如环磷酰胺既是抗癌化疗药物,又是免疫抑制剂,由于抑制了体内的免疫系统,反而可能诱发恶性肿瘤,增加肿瘤发生率。有报道指出,长期应用环磷酰胺可发生白血病、皮肤癌症、淋巴瘤等,长期应用环磷酰胺的病人膀胱癌的发病率高于正常人 10 倍。因此其应用价值一直处于争论中。

2. 物理因素 已经证实了的物理致癌因素是电力辐射(X 射线,γ 射线)、紫外线照射、放射性同位素等。长期受到这些因素的影响,可致皮肤癌、肺癌和白血病等肿瘤。在日本长崎、广岛原子弹爆炸后幸存的居民中,由于受原子弹爆炸时放出的 γ 射线和中子流的超强照射,白血病、甲状腺癌、乳腺癌、肺癌发生率明显升高。辐射能使染色体断裂,易位和发生点突变,因此激活癌基因或者使肿瘤抑制基因失活。

3. 生物致癌因素

(1)病毒:生物致癌因素主要指病毒。凡能引起人或动物发生肿瘤的病毒均称为致癌病毒。现已知有上百种可引起人或动物发生肿瘤的致癌病毒。其中 1/3 为 DNA 病毒,2/3 为 RNA 病毒。人类越来越多的证据显示某些肿瘤的发生与病毒感染相关。①DNA 致瘤病毒:DNA 病毒进入人体后,病毒基因被整合到宿主的 DNA 中,并且作为细胞的基因加以表达,于是引起细胞的转化。与人类肿瘤发生密切相关的 DNA 病毒有以下几种:a. 人类乳头状瘤病毒(human papilloma virus,HPV)与人类上皮性肿瘤发生密切相关,近年来已得到证实,在大约 85% 的子宫颈癌以及其癌前病变的病例中发现 HPV16、

HPV18 型的 DNA 序列,并已整合到宿主细胞的 DNA 中,从而导致细胞基因突变,发生宫颈癌; b. Epstein-Barr,EB 病毒,与之有关的人类肿瘤是伯基特淋巴瘤、鼻咽癌等;c. 乙型肝炎病毒(hepatitis B virus,HBV)。慢性 HBV 感染与肝细胞性肝癌发生关系密切。肝炎病毒侵入肝细胞,其病毒 DNA 整合在肝细胞核基因中,最终导致其基因突变而发生肝癌。②RNA 致瘤病毒:RNA 致瘤病毒可通过转导或插入两种机制将遗传物质整合到宿主细胞 DNA 中,并使宿主细胞发生转化,使基因突变而发生癌变。如人类淋巴细胞白血病/淋巴瘤病毒Ⅰ(HTLV-1)可引起"成人淋巴细胞白血病/淋巴瘤"。

(2) 细菌:幽门螺杆菌(*H. pylori*)为革兰阴性杆菌,是慢性胃炎和胃溃疡的重要病原因素。幽门螺杆菌与胃黏膜相关淋巴组织发生的 MALT 淋巴瘤密切相关。幽门螺杆菌与一些胃腺癌的发生也有关系,特别是局限于胃窦和幽门的幽门螺杆菌胃炎。

二、影响肿瘤发生发展的内在因素及其作用机制

肿瘤发生和发展除了受外界致癌因素的作用外,机体的内在因素也起着重要作用,如宿主对肿瘤的反应,以及肿瘤对宿主的影响等。这些内在因素是复杂的,许多问题至今尚未明了,还有待进一步研究。机体的内在因素可分为以下几个方面。

1. 遗传因素 遗传因素对肿瘤发生的作用在动物实验中已得到证实,目前世界各地培育出有自发肺肿瘤倾向的纯系小鼠 200 多种。人类肿瘤是否有遗传性,尚无明确定论。但是大量的流行病学调查表明,结肠多发性腺瘤性息肉病、视网膜母细胞瘤、肾母细胞瘤、肾上腺或神经节的神经母细胞瘤等都有明显的家族罹病史,这些肿瘤都是常染色体显性遗传的肿瘤。这类肿瘤主要表现为遗传性肿瘤抑制基因突变或缺失。常染色体隐性遗传肿瘤包括着色性干皮病经紫外线照射后的皮肤癌、毛细血管扩张性共济失调症病人发生的白血病和淋巴瘤等。其发生的分子生物学机制是 DNA 修复基因突变,导致 DNA 修复缺欠。一些肿瘤有家族聚集倾向,如乳腺癌、胃肠癌等,可能与多因素遗传有关。

2. 免疫因素 机体的免疫系统对肿瘤的发生有"监视"功能,能够发现并消灭恶性转化了的细胞。机体对肿瘤的免疫主要是细胞免疫,即细胞毒性 T 淋巴细胞(CTL)的作用,CTL 通过免疫监视作用清除突变的肿瘤细胞,通过细胞活化释放各种淋巴因子,或介导细胞毒活性杀伤肿瘤细胞,这些细胞包括 T 杀伤细胞、K 细胞、NK 细胞和巨噬细胞。

免疫功能低下者,如先天性免疫缺陷病病人和接受免疫抑制治疗的病人,恶性肿瘤的发病率明显增加。这一现象提示,正常机体存在免疫监视机制,可以清除发生了肿瘤性转化的细胞,起到抗肿瘤的作用。免疫监视功能的下降,可能参与了一些肿瘤的发生。肿瘤细胞可通过减少肿瘤抗原表达等方式,逃脱免疫监视,可通过表达 TGF-β、PD-1 配体等,抑制机体免疫反应,甚至可通过诱导免疫细胞的死亡,破坏机体的免疫系统。

3. 种族因素 某些肿瘤的发生有明显的种族倾向,如胃癌以日本人多发,乳腺癌以欧美人多发,鼻咽癌以中国广东人多发,前列腺癌以美国黑人多发等。这些差异可能与地理环境、生活环境、遗传等多种因素相关。

4. 年龄、性别和激素对肿瘤发生的影响 神经母细胞瘤、肾母细胞瘤、淋巴细胞白血病等好发于儿童;骨肉瘤、横纹肌肉瘤好发于青年人;癌多发生于中老年人;肺癌、肝癌、食管癌、大肠癌等则多发于男性;而甲状腺癌、胆囊癌、乳腺癌和生殖器官的癌则以女性多发。这些与年龄、性别和激素相关的发病特性有待进一步深入研究。

三、肿瘤的发病机制探究

肿瘤的发病机制是一个极其复杂的问题,目前公认的观点是细胞基因突变学说,即癌基因过度表达和抑癌基因的失活。

1. 癌基因的激活 经研究证实正常细胞内存在着与癌发病相关的基因,以非激的方式存在,并不引起细胞突变,称原癌基因(proto-oncogene)。原癌基因可被多种因素激活,变成癌基因(oncogene),而癌基因则具有了使细胞恶性转化的能力。

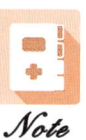

2. 肿瘤抑制基因的失活 肿瘤抑制基因又称抑癌基因,是细胞内存在的能抑制细胞生长和分化的基因群。在某些致癌因素的作用下,引起抑癌基因突变或缺失,失去表达功能,从而使细胞分化不能成熟或过度增生或转化为恶性。

总之,目前的研究表明,肿瘤从本质上说是基因病。引起遗传物质 DNA 损害的各种环境的与遗传的致癌因子可能以协同的方式,激活原癌基因变成癌基因,使细胞发生突变(mutation),失去控制而无限增生并获得浸润和转移的能力,加之抑癌基因的失活而形成恶性肿瘤。

第十节　肿瘤的防治与护理

一、肿瘤的治疗原则

恶性肿瘤目前的治疗原则是以手术为主的综合治疗。一般原则是,早期以手术切除原发灶为主;中期以手术切除原发灶或局部放射疗法(简称放疗)为主,并辅以有效的全身化疗;晚期宜采取综合治疗,如放疗或化疗、姑息性手术,辅以全身治疗和对症处理。

1. 手术疗法 手术切除实体肿瘤是一种最有效的治疗方法,是肿瘤病人首选的局部治疗方式。良性和临界性肿瘤仅做肿瘤的完整切除。用于恶性肿瘤的手术方式如下。①根治手术:将肿瘤所在器官的大部或全部连同肿瘤周围的正常组织和区域淋巴结整块切除,适用于早、中期肿瘤。②姑息手术:仅做原发灶切除,辅以其他治疗措施。

2. 化学疗法 化学疗法是一种全身性的治疗,在预防和消除肿瘤远处转移方面优于手术和放疗,适用于大多数中、晚期肿瘤和手术后的选择。一般经过静脉滴注或注射、口服、肌内注射等途径提供,为提高肿瘤局部的药物浓度,有时可行肿瘤内注射、腔内注射、动脉内灌注等。目前还特别强调联合用药方案,目的是减少药物毒性,提高疗效。传统的抗癌药物分类法是根据药物的化学结构、来源及作用机制分为许多种类,包括烷化剂、抗代谢类、抗生素类、生物碱类、激素类等。化疗的禁忌证:①年老、体衰、营养状况差、恶病质者;②末梢血白细胞和血小板过低者;③肝功能障碍或严重心血管系统疾病者;④骨髓转移的病人;⑤贫血及血浆蛋白低下者。化学疗法虽然能杀死肿瘤细胞,但是机体正常的组织细胞也受到相当大的损害,很多病人在化疗中,由于身体损害严重而不得不停药放弃化疗,甚至有的病人可能最后死于化疗的毒副作用。

3. 放射疗法 放射线对增殖状态的肿瘤细胞有抑制和杀伤作用。常用的放射线有深度 X 线、γ 射线、放射性核素,如镭、钴、粒子加速器等。放射线治疗的方法有外照射和内照射,外照射如钴治疗机、电子加速器、深部 X 线机。放射线治疗可单独使用,也可作为手术前后的配合治疗。肿瘤的生长部位和范围、对放射线的敏感度,直接影响放疗的效果:①造血系统肿瘤、性腺肿瘤、淋巴瘤、小脑髓母细胞瘤、多发性骨髓瘤等,对放射线敏感;②鼻咽癌、食管癌、乳癌、肺癌、皮肤癌等,对放射线中度敏感;③胃癌、大肠癌、软组织肉瘤等对放射线敏感性差,但低敏感性并非无治疗价值,术前照射、术后辅以放疗,往往能提高疗效。

4. 免疫治疗 肿瘤免疫学治疗的目的是激发或调动机体的免疫系统,增强肿瘤微环境抗肿瘤免疫力,从而控制和杀伤肿瘤细胞。肿瘤免疫学治疗的方法种类很多,传统的肿瘤免疫治疗是把肿瘤细胞、肿瘤提取物或肿瘤的某一成分作为抗原,给肿瘤病人进行接种,通过激发机体的特异性肿瘤免疫反应,达到控制肿瘤的目的。现在是直接以肿瘤细胞为抗原,利用杂交瘤技术将其与抗原递呈细胞融合,产生多种肿瘤抗原成分,具有更多的优越性。抗体抗肿瘤免疫是以 T 淋巴细胞为主的细胞免疫过程,在此过程中,T 淋巴细胞的活化不仅需要肿瘤抗原的刺激,同时还要有共刺激分子 B_7 等多种因子第二信号的参与。在科技高度发展的今天,已经有了免疫导向疗法,即将具有细胞毒作用的杀伤因子与单克隆抗体耦联制成"生物导弹",并利用单克隆抗体能特异性结合肿瘤抗原的特性,使杀伤因子"导向"集中到肿

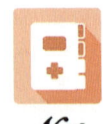

瘤病灶,杀伤肿瘤细胞。

5. 基因治疗 基因是染色体上的一段 DNA 序列,用于产生功能产物多肽或功能 RNA 分子。基因治疗一般是指将限定的遗传物质转入病人特定的靶细胞,以达到预防或治疗疾病的目的。肿瘤基因治疗研究中,通常采用基因转移和基因灭活方法。基因转移是指将外源性目的基因导入病变细胞或其他细胞,目的基因的表达产物修饰缺陷细胞,使其恢复功能或使原有的功能得到加强,故又称为基因修饰。基因灭活是应用反义技术特异性封闭某些基因的表达。近 10 年来,随着人们对肿瘤免疫、肿瘤病因及分子机制等研究的深入,肿瘤基因治疗获得了突飞猛进的发展,并逐渐走向成熟,批准进入临床试验的基因药物逐年增多。

6. 分子靶向治疗 所谓的分子靶向治疗,是在细胞分子水平上,针对已经明确的致癌位点(该位点可以是肿瘤细胞内部的一个蛋白质分子,也可以是一个基因片段),来设计相应的治疗药物,药物进入体内会特异地选择致癌位点与之结合发生作用,使肿瘤细胞特异性死亡,而不会波及肿瘤周围的正常组织细胞,所以分子靶向治疗又被称为"生物导弹"。分子靶向主要有两种方式:一种是静脉注射用,另外一种是可以口服用的小分子药物。靶向治疗抗肿瘤药物发展迅速,种类很多。如近年来比较热门的,口服小分子表皮因子酪氨酸激酶抑制剂吉非替尼(英文通用名 gifitinib,商品名易瑞沙 Iressa)获准用于治疗表皮生长因子受体基因突变的非小细胞肺癌病人,该药能广泛抑制移植于裸鼠的人的肿瘤细胞的生长,抑制血管生成等作用,疗效得到肯定,但是也有报告指出对抽烟的病人,疗效有限。目前世界许多国家包括中国都引进和开展了该药物的临床使用。

二、肿瘤的预防

1. 一级预防 一级预防为病因预防,目的是消除或减少可致癌的因素,降低癌症发病率,防止癌症发生。针对已知病因所采取的措施包括:①加强放射防护;②治疗慢性炎症;③保护和净化生活、工作环境、消除环境中的致癌因素;④讲究卫生,注意营养,纠正不良嗜好如吸烟和饮食习惯,预防肝炎,提倡食用新鲜蔬菜和维生素含量丰富的食物;⑤慎用药物,特别是激素类药物;⑥追踪检查高癌家族成员;⑦锻炼身体,增强体魄,避免持续过度的精神紧张或精神压力。

2. 二级预防 二级预防是肿瘤的早期发现、早期诊断和早期治疗,即三早原则,其目的是增大治疗效果,降低癌症死亡率。妥善处理常见的癌前疾患:①皮肤、黏膜病变,如老年性皮肤角化症、黏膜白斑、疣、摩擦部位的黑色素痣等;②久治不愈的慢性溃疡、慢性炎症,如皮肤或黏膜溃疡、胃溃疡、萎缩性胃炎、慢性子宫颈炎、子宫颈息肉等;③有恶变可能的乳腺疾病,如乳腺导管内乳头状瘤和纤维囊性乳腺病等;④胃肠道单发或多发的腺瘤性息肉;⑤乙型肝炎及肝硬化;⑥包皮过长或包茎;⑦葡萄胎等。

3. 三级预防 三级预防为肿瘤诊断及治疗后的康复预防,目的在于提高病人的生存质量、减轻痛苦、延长生命,如癌痛的管理等。

三、肿瘤的护理

肿瘤是一类常见病和多发病,其中恶性肿瘤是危害人类健康和生命最严重的疾病之一。2000 年世界卫生组织(WHO)发表《世界癌症报告》指出,全球恶性肿瘤病人达 2200 万人,每年新增加病人 1010 万人,每年死于恶性肿瘤 620 万人,预计到 2020 年,上述数字可能翻一番。鉴于此种情况,对肿瘤,特别是恶性肿瘤的治疗和护理工作是摆在医护人员面前的艰巨的任务。由于人体全身几乎无处不长肿瘤,每个系统的解剖学生理学特点和该系统发生的肿瘤生长都有密切的相关联系,使护理工作原则和方法也各有特点。肿瘤的治疗方法包括各系统肿瘤的外科手术疗法、化学疗法、放射疗法、免疫治疗、基因治疗等,这就要求护理工作必须根据不同的情况来制订相应的护理原则和具体措施。目前肿瘤护理已经逐渐走向科学化的道路,发展很快,正在形成一门独特的学科。但是由于病人众多,护理人才仍然极度匮乏,限制了这项工作的发展。有待于今后十年加倍地努力完善。总之,肿瘤护理内容涉及面广,知识要求深,技术项目多,这方面的教材和专著也越来越丰富。肿瘤护理大致上包括:①精神心理方面的护理;②肿瘤病人常见症状的护理,如疼痛的护理、口腔合并症的护理、恶心呕吐的护理、便秘腹泻的护理、

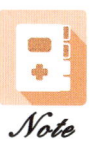

胸腹腔积液的护理、各种并发症的护理；③外科手术的术前、术中和术后护理；④化学疗法、放射疗法及其他特殊治疗的护理；⑤中医治疗的护理；⑥营养护理等。

小　结

（1）肿瘤是机体的细胞异常增殖形成的新生物，常表现为机体局部的异常组织团块（肿块）（neoplasia）。与正常细胞相比，肿瘤细胞分化成熟障碍，失去机体的控制。

（2）肿瘤组织结构和细胞形态与相应的正常组织有不同程度的差异，称为肿瘤的异型性，是确定肿瘤良恶性的主要组织学依据。

（3）恶性肿瘤可以发生转移，转移方式包括淋巴道转移、血道转移和种植性转移。

（4）良性、恶性肿瘤对机体的影响大不相同，掌握良性、恶性肿瘤的区别，是做好临床诊断、治疗和护理的重要知识点。

（5）癌前病变是一组具有癌变潜能的良性病变，必须引起医务人员和病人的重视，及早诊治，免生后患。

（6）肿瘤的发病是机体内外因素共同作用的结果，其基本发病机制是基因突变学说，即原癌基因被激活成为癌基因，使细胞发生突变，而抑癌基因的失常，失去了对癌基因的控制。

（7）由于对肿瘤的最终确诊仍然依赖病理学诊断，因此认识和掌握肿瘤的病理学基本理论知识以及和临床医学的联系，对于早期准确的诊断肿瘤和有效的防治肿瘤有重要意义。

（8）肿瘤护理已经逐渐走向科学化的道路，发展很快，正在形成一门独特的学科。

案例分析5-1

案例分析
5-1 答案

病人，女，21岁。主诉近半年左下肢膝关节附近疼痛，活动后加重。一个月前发现左股骨下端局部隆起，逐渐长大，疼痛难忍，来医院就诊。查体：左股骨下端局部肿物，压痛（＋）。处置：①左股骨下端X线正侧位像；②胸部X线正侧位像；③左股骨下端肿物穿刺活检。检查结果如下。

左股骨下端X线正侧位像显示占位性病变，肿物侵入骨髓腔，骨皮质破坏，边缘呈锯齿状，并有骨膜反应；胸片报告两肺可见散在0.5 cm×0.5 cm的阴影；左股骨下端肿物穿刺活检病理切片观察见肿瘤细胞有明显的异型性，细胞大小不一，梭形或多边形，核深染，可见病理核分裂象，肿瘤细胞间可见肿瘤性骨组织。入院后行手术截肢，肉眼观察肿瘤直径3.5 cm，无包膜，界限不清，侵入破坏股骨下端，切面灰白色鱼肉状。镜下观，与骨穿刺结果一致。术后给予化学治疗。

讨论题：

1. 结合临床症状、体征，检查结果和病理学特征做出临床诊断。

2. 什么是肉瘤的概念？与癌相比肉瘤有哪些特点？

3. 该病人预后如何？

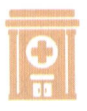 直通护考在线答题

北京昭衍新药研究中心　张惠铭

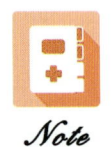

Note

第六章　心血管系统疾病

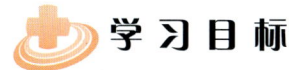 **学习目标**

掌握

1. 冠心病的病理类型和临床病理联系。
2. 缓进性高血压病各期的病理变化及其临床表现。
3. 风湿病的病变特点、风湿性全心炎的病理变化及其临床表现。
4. 慢性心瓣膜病的血流动力学改变。

熟悉

1. 感染性心内膜炎的病因、病理变化和临床联系。
2. 动脉粥样硬化的病因和病理变化。
3. 高血压病的病因和发病机制。

了解

1. 风湿病的病因、发病机制和护理原则。
2. 高血压病、冠心病、感染性心内膜炎和慢性心瓣膜病的护理原则。

心血管系统是由心脏、动脉、毛细血管和静脉连接而成的一个封闭无端的管道系统。心脏是重要的动力器官，通过心脏的节律性收缩与舒张和血管的弹性作用将血液输送到全身各个组织器官，保证了血液和组织液的物质交换。

心血管系统疾病是当今世界严重威胁人类健康的一组疾病，其发病率和死亡率在欧美等发达国家居所有疾病首位。虽然我国心血管系统疾病发病率仍低于发达国家，但近年来高血压病、冠心病的发病率和死亡率有显著升高的趋势。

第一节　动脉粥样硬化

动脉粥样硬化（atherosclerosis，AS）是心血管系统疾病中最常见的一种，与高脂血症和血管壁成分改变有关。病变主要累及大动脉和中动脉，基本病变特征是动脉内膜下脂质沉积、内膜灶状纤维化、粥样斑块形成，引起动脉管壁变硬，管腔狭窄，并发冠心病、脑卒中、四肢坏疽等疾病。动脉粥样硬化多见于 40～50 岁的中老年人，近年来呈现发病率上升和患病年龄下降的发展趋势。其他动脉硬化类型是小动脉硬化和动脉中膜钙化，前者主要见于糖尿病和高血压病；后者多见于老年人的四肢动脉，尤以下肢动脉多见。

一、病因和发病机制

动脉粥样硬化的病因与发病机制尚未完全清楚，与下列危险因素有关。

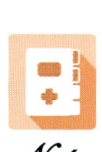

（一）高脂血症

高脂血症是指血浆总胆固醇（TC）和（或）甘油三酯（TG）的异常升高。流行病学调查显示，大多数动脉粥样硬化的病人，血浆中胆固醇水平比正常人的高，而且胆固醇升高和动脉粥样硬化的严重程度呈线性加重。脂蛋白中低密度脂蛋白（LDL）的升高和高密度脂蛋白（HDL）的降低与动脉粥样硬化的发病率呈正相关。目前认为，LDL 含胆固醇最多，且分子较小，易透过动脉内膜，与基质相互作用转变为氧化型 LDL（ox-LDL），ox-LDL 不能被正常 LDL 受体识别，易被巨噬细胞清道夫受体识别，导致巨噬细胞吞噬 ox-LDL 后形成泡沫细胞；另外，极低密度脂蛋白（VLDL）降解后也能形成 LDL。因此，LDL 和 VLDL 是促进动脉粥样硬化形成的重要因素，LDL 和 VLDL 共同称为致 AS 性脂蛋白。与 LDL 相反，HDL 可通过胆固醇逆向转运机制清除动脉壁的胆固醇，防止动脉粥样硬化发生。此外，HDL 还具有抗氧化作用，防止 LDL 氧化，起到防止动脉粥样硬化发生的作用。

（二）高血压病

高血压促进 AS 发生的机制还不清楚，60%～70%动脉粥样化的病人有高血压病。由于高血压病病人的血流对血管壁机械性的压力和冲击作用，血管内膜受损，脂质易进入内膜。破损的内皮细胞可释放生长因子刺激动脉内膜的平滑肌细胞增生和移入内膜，促进动脉粥样硬化的发生（图 6-1-1）。

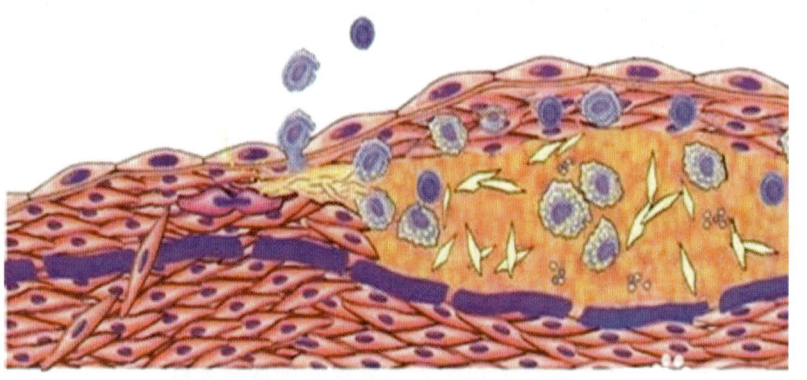

图 6-1-1　动脉粥样硬化形成示意图

（三）吸烟

大量吸烟使血液中一氧化碳浓度增高，碳氧血红蛋白增多，可损伤血管壁内皮细胞，造成内膜纤维组织增生，导致动脉粥样硬化的发生。同时大量吸烟可使血中的 LDL 易于氧化形成 ox-LDL。

（四）糖尿病和高胰岛素血症

糖尿病病人血中 TG、VLDL 水平明显升高，HDL 水平较低，高血糖可致 LDL 氧化形成 ox-LDL。高胰岛素血症可促进动脉壁平滑肌细胞增生，并且与血中 HDL 的含量呈负相关。

（五）其他

冠心病有明显的家族聚集倾向，提示遗传因素是动脉粥样硬化发病的危险因素。随着年龄的增长，动脉粥样硬化的发病率也逐渐增加。女性在绝经期前 HDL 水平高于同年龄组男性，LDL 水平低于同年龄组男性，所以发病率明显低于同年龄组男性。绝经期后随着雌激素水平的降低，两性差异消失。肥胖症、高脂血症、血脂紊乱、高血压和糖尿病，间接促进动脉粥样硬化的发生。

二、基本病理变化

动脉粥样硬化主要累及大、中动脉，如主动脉、冠状动脉、脑动脉及四肢动脉等。其基本病变分为三期。

（一）基本病变

1. 脂纹与脂斑期　脂纹（fatty streak）与脂斑为动脉粥样硬化的早期病变，是可逆性的病变。肉眼观：病变内膜尤其是主动脉后壁及分支开口处，有宽 1～2 mm、长短不一的黄色条纹或斑点，平坦或微隆起于内膜表面的病灶。镜下观:病变处的内皮细胞下,聚集了大量胞质内含有大小不等脂质空泡的泡沫细胞(foam cell)。这些细胞来源于血管腔的单核细胞和内膜的平滑肌细胞,这些细胞吞噬了脂质后形成泡沫细胞。细胞外脂质沉积,纤维组织轻度增生,有少量白细胞浸润(图 6-1-2)。

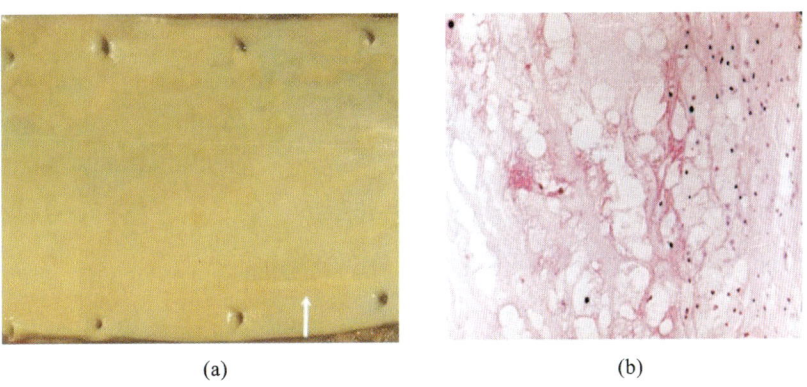

(a)	(b)

图 6-1-2 动脉粥样硬化脂纹与脂斑期

注:(a)白色箭头所指的是黄色脂纹,平坦或略突出于内膜表面;(b)动脉内膜下可见大量泡沫细胞聚集。

2. 纤维斑块期 纤维斑块(fibrous plaque)是在脂纹和脂斑期的基础上发展而来的斑块。肉眼观:动脉内膜有明显隆起、散在性浅黄色或瓷白色斑块。镜下观:典型的粥样斑块表面是一层纤维帽,主要由胶原纤维、平滑肌细胞、弹性纤维及蛋白聚糖形成;中层由泡沫细胞、细胞外脂质和坏死细胞碎片构成;下层由平滑肌细胞、结缔组织和炎症细胞组成。

3. 粥样斑块期 随着病变进一步发展,斑块深层组织发生坏死、崩解,与脂质混合形成的粥样物质称为粥样斑块(atheromatous plaque)。肉眼观:病变动脉内膜表面为灰黄色斑块,切面显示纤维帽下方为黄色粥糜样物质。镜下观:HE 染色,斑块表面胶原纤维发生明显玻璃样变性,斑块深部为大量不定形的粉红色细颗粒状坏死物质,有呈针尖样空隙的胆固醇结晶和淡蓝色粗颗粒状的钙盐沉积。斑块底部及边缘有增生的肉芽组织、少量的泡沫细胞和淋巴细胞。动脉中膜萎缩、变硬(图 6-1-3)。

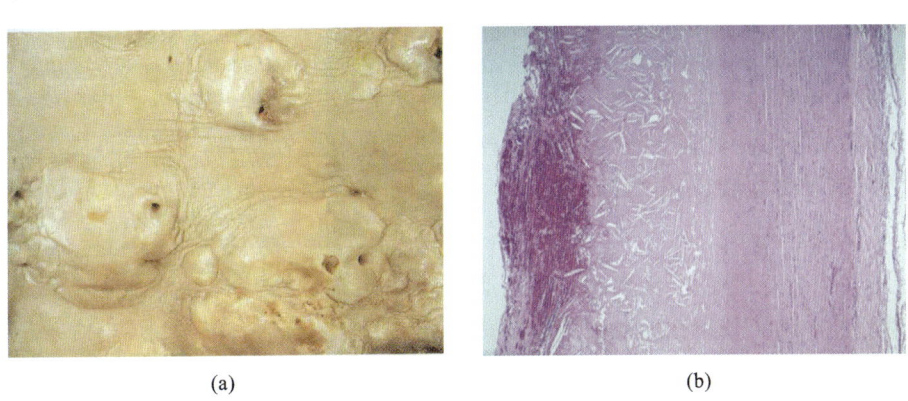

(a)	(b)

图 6-1-3 动脉粥样硬化粥样斑块期

注:(a)可见动脉开口处有明显突出于内膜表面的粥样斑块,表面有破溃;(b)可见斑块内粥样物质和胆固醇结晶。

（二）继发病变

1. 斑块内出血 斑块边缘或底部新生的毛细血管在血流冲击下破裂,或者血液进入斑块的破裂口,引起斑块内出血(图 6-1-4)。斑块扩大隆起可使动脉管腔明显变小或完全闭塞。

2. 斑块破裂 斑块纤维帽破裂,粥样物质进入血流,可引起栓塞现象。斑块破裂处形成溃疡面,易发血栓。

3. 血栓 斑块破裂造成表面溃疡,内膜损伤引起继发血栓,不仅加重了血管腔的狭窄程度,还可能脱落形成栓塞。

4. 钙化 钙化多见于老年人,钙盐沉积于陈旧的粥样斑块内,使动脉壁变硬、变脆。

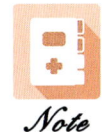

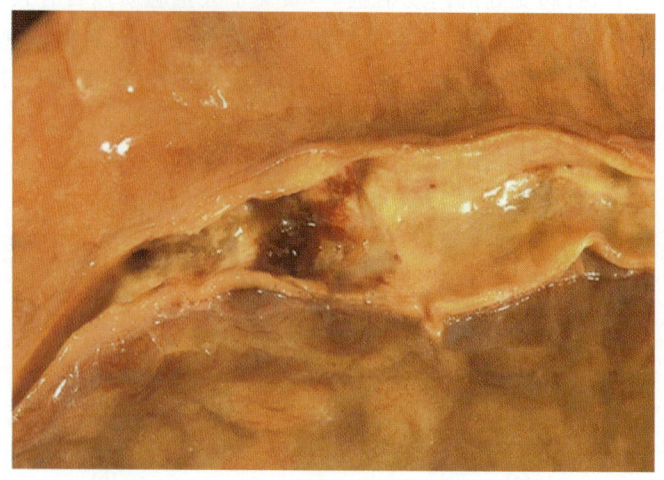

图 6-1-4　冠状动脉粥样硬化导致斑块内出血

5. 动脉瘤形成　粥样斑块底部处的内膜平滑肌萎缩、弹性下降,在血管内压力的作用下,动脉管壁发生局限性向外膨出,形成动脉瘤(aneurysm)。动脉瘤破裂可导致大出血。血液可经斑块破裂处侵入大动脉中膜,或动脉中膜内血管破裂出血,形成夹层动脉瘤(dissecting aneurysm)。

三、重要脏器病变

(一)主动脉粥样硬化

病变好发于主动脉后壁及其分支开口处,病变严重程度依次为腹主动脉、胸主动脉、主动脉弓和升主动脉。斑块常融合成片,且常发生钙化、溃疡及附壁血栓。重度病变可引起中膜平滑肌萎缩,弹力板断裂,形成动脉瘤或夹层动脉瘤。

(二)脑动脉粥样硬化

病变以大脑中动脉和基底动脉环(Willis 环)最严重,可向远端分支延伸。病变动脉内膜不规则增厚,血管弯曲、僵硬,管腔狭窄甚至闭塞。脑组织因长期供血不足而发生脑萎缩,表现为智力减退、痴呆;斑块内出血或继发血栓阻塞血管腔时,可引起脑梗死;脑动脉管壁较薄,病变处常形成小动脉瘤,当血压突然升高时,可导致动脉瘤破裂,引起脑出血。

(三)肾动脉粥样硬化

病变多见于肾动脉开口处、叶间动脉和弓形动脉,动脉管腔狭窄甚至并发血栓形成,可导致动脉完全阻塞,造成肾梗死。梗死灶机化形成较多瘢痕,表面出现凹陷,肾脏体积变小、质地变硬,称为动脉粥样硬化性固缩肾。

(四)四肢动脉粥样硬化

下肢动脉粥样硬化较上肢多见且严重,当较大动脉管腔明显狭窄时,下肢供血不足引起间歇性跛行、肢体萎缩。当动脉管腔严重狭窄并发血栓形成时,可引起肢体局部的缺血性坏死甚至足干性坏疽。

(五)冠状动脉粥样硬化

病变最常见于左冠状动脉前降支,其次为右冠状动脉主干、左主干、左旋支和后降支。病变常为多发性、节段性分布。随着病变的进展,相邻的斑块可相互融合,在血管横切面上,病变处内膜增厚呈半月形(图 6-1-5),当继发血栓、斑块内出血时,动脉腔可发生完全阻塞。根据管腔狭窄程度分为四级:Ⅰ级,小于 25%;Ⅱ级,26%~50%;Ⅲ级,51%~75%;Ⅳ级,大于 75%。管腔不同程度的狭窄可引起心肌缺血,导致冠状动脉粥样硬化性心脏病。

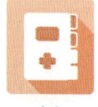

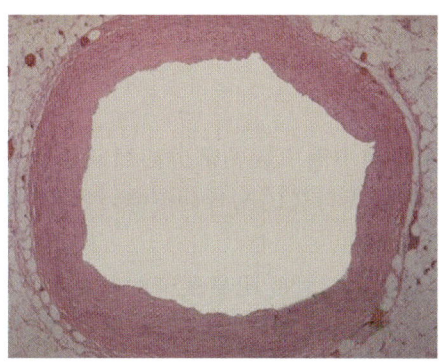
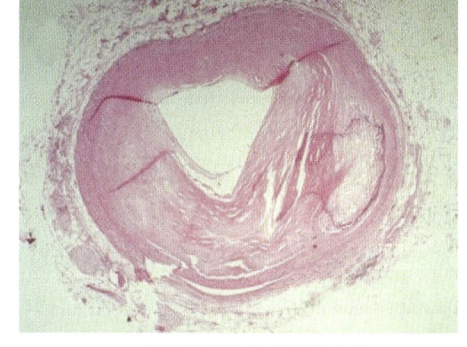

(a)正常冠状动脉　　　　　　　(b)发生粥样硬化的冠状动脉

图 6-1-5　冠状动脉粥样硬化

注:在血管横切面上,病变处内膜下脂质沉积,呈半月形,管腔明显狭窄。

第二节　冠状动脉粥样硬化性心脏病

冠状动脉粥样硬化性心脏病(coronary heart disease,CHD)是由冠状动脉狭窄所引起的心肌缺血性疾病,又称缺血性心脏病(ischemic heart disease,IHD)。由于95%～99%冠状动脉粥样硬化性心脏病是由冠状动脉粥样硬化引起的,故习惯上把冠状动脉粥样硬化性心脏病简称为冠心病。冠心病虽然多见于老年人,但近年发病年龄逐渐趋向年轻化,且发病率和死亡率均较高。

一、病因和发病机制

1. 冠状动脉粥样硬化　90%～95%的冠心病是由冠状动脉粥样硬化引起的。

2. 冠状动脉痉挛　冠状动脉痉挛可使管腔狭窄,也可使管壁局部压力增大,造成斑块破裂,从而进一步加重管腔的狭窄甚至闭塞。

3. 心肌耗氧量剧增　冠状动脉狭窄时,各种原因可引起心肌负荷增加,如劳累过度、情绪激动等,使冠状动脉供血相对不足而诱发冠心病。

二、临床病理联系

冠心病包括心绞痛、心肌梗死、慢性缺血性心脏病和冠状动脉性猝死。

（一）心绞痛

心绞痛(angina pectoris,AP)是指冠状动脉供血不足和(或)心肌耗氧量骤增,致使心肌急剧、暂时性缺血缺氧所引起的临床综合征。发作前往往有情绪激动、精神紧张、寒冷等诱因存在,心绞痛的发生是由于心肌缺血、缺氧而造成的酸性代谢产物或多肽类物质堆积,这些物质不但刺激心脏局部的交感神经末梢,引起阵发性心前区疼痛、憋闷或紧缩感,还可以由传入神经把信息经颈下段及第1～5胸交感神经节和相应的脊髓段送至大脑后,产生痛觉,并引起相应脊髓段及神经所分布的皮肤区域产生痛觉,临床表现为放射性左肩、左臂疼痛,持续时间为3～5 min,休息或舌下含服硝酸甘油即可缓解。心绞痛可分为三种类型。

1. 稳定型心绞痛(轻型心绞痛)　一般情况下不发作,仅在体力活动过度、心肌耗氧量增多时发作。冠状动脉横切面可见斑块阻塞血管腔大于75%。

2. 不稳定型心绞痛　临床表现呈进行性加重趋势,在体力活动或休息时均可发作,多数病人至少有一支冠状动脉主干近侧端高度狭窄。

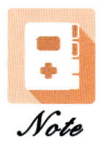

Note

3. 变异性心绞痛　可无明显诱因,常于休息或梦醒时发作,发病可能是冠状动脉明显狭窄或发作性痉挛所致。

(二) 心肌梗死

心肌梗死(myocardial infarction,MI)是指冠状动脉供血中断引起的部分心肌缺血性坏死。临床上以中老年人居多,部分病人发病前可有诱因。临床上有剧烈而持久的胸骨后疼痛,经舌下含服硝酸甘油和休息都不能缓解,可发生心律失常、休克、心力衰竭等并发症。

1. 病因及发生机制　心肌梗死是在冠状动脉粥样硬化引起管腔明显狭窄的基础上,病变局部发生血栓、斑块内出血和冠状动脉持续性痉挛,使冠状动脉循环血量急剧下降或心肌需氧量急剧增加,侧支循环不能及时建立有效代偿时,心肌因严重而持久的缺血、缺氧而发生坏死。

2. 部位和类型　心肌梗死的好发部位与好发粥样硬化的冠状动脉分支位置一致,以左心室最常见。少数严重病例可涉及其他心腔。心肌梗死的好发部位和发生率见表 6-2-1。

表 6-2-1　心肌梗死的好发部位和发生率

冠状动脉分支	梗 死 部 位	心肌梗死发生率
左前降支	左心室前壁、心尖部及室间隔前 2/3	40%～50%
右冠状动脉	左心室后壁、室间隔后 1/3 和右心室	30%～40%
左旋支	左心室侧壁	15%～20%

根据心肌梗死的深度把心肌梗死分为两种类型。

(1) 心内膜下心肌梗死:梗死灶局限于心室壁心内膜侧 1/3 的心肌,可波及肉柱及乳头肌,常为多发性小灶状坏死,不规则地分布于左心室周围,故又称薄层梗死。

(2) 区域性梗死:为典型的心肌梗死的类型。病灶较大,可累及心室壁全层。梗死灶只累及室壁的 2/3 以上而未达全层时称为厚壁梗死;累及心室壁全层时称为透壁性梗死或全层梗死。

3. 病理变化　心肌梗死的病理变化呈现动态的形态变化过程,属于凝固性坏死和贫血性梗死。肉眼观:一般在梗死后 6 h 才出现形态改变,梗死灶先呈苍白色,后转为土黄色,外形呈不规则形,较干燥,四周有充血和出血带(图 6-2-1)。镜下观:早期心肌细胞发生凝固性坏死,梗死灶周围出现出血、充血和中性粒细胞浸润。一周后,肉芽组织长入,以后梗死灶出现机化逐渐形成瘢痕组织。

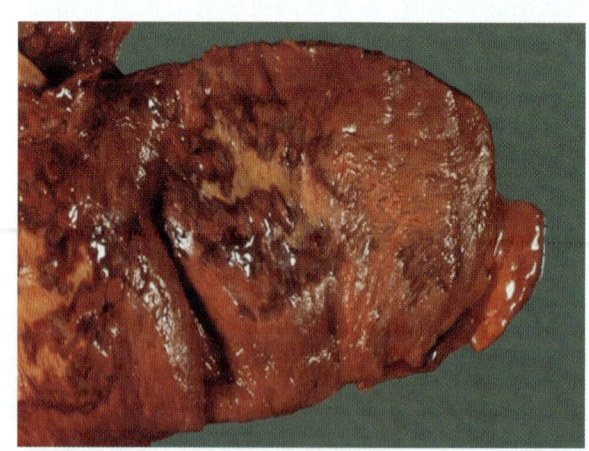

图 6-2-1　心肌梗死

注:梗死灶呈土黄色,外形呈不规则形,较干燥,四周有充血和出血带。

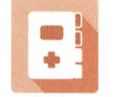
4. 临床表现　心前区或胸骨后剧痛,持续数小时至数天,休息或舌下含服硝酸甘油不能缓解疼痛症状,可伴有发热、血沉加快、中性粒细胞增多、生化指标和心电图的改变。

5. 并发症　心肌梗死,尤其是透壁性心肌梗死者,可出现严重的并发症。

(1) 心力衰竭及心源性休克:心肌梗死后心肌收缩力明显减弱或丧失,导致心力衰竭。当左心室梗死范围达 40% 以上,心肌收缩力明显减弱,心输出量显著下降时,即可发生心源性休克。

（2）心脏破裂：透壁性心肌梗死的严重并发症,多发生在心肌梗死后 1~2 周内,梗死灶心肌细胞失去弹性,梗死灶中的中性粒细胞释放蛋白水解酶,溶解坏死的心肌细胞,引起心脏破裂,血液流入心包腔造成急性心包填塞而迅速死亡。

（3）心律失常：占心肌梗死的 75%~95%,由梗死累及心脏的传导系统所致,可导致心搏骤停和猝死。

（4）室壁瘤：梗死灶机化后的纤维性愈合期,梗死区瘢痕组织在心室内压作用下,局部向外膨出所致,多见于左心室前壁近心尖区,占心肌梗死的 10%~30%。

（5）附壁血栓形成：多见于左心室,梗死部位心内膜受损,或室壁瘤、心室颤动导致血流出现涡流所致,附壁血栓脱落可引起栓塞。

（6）急性心包炎：透壁性心肌梗死累及心外膜,导致急性纤维素性心包炎。

案例分析6-1

病人,男,52 岁,教师。主诉：胸前区剧烈疼痛,伴恶心、呕吐和严重呼吸困难 2 h。现病史：2 h 前突然感到胸前区有难以忍受的剧痛,同时伴有恶心、呕吐并出现严重呼吸困难。既往有胸前区疼痛并放射至左臂的病史。入院时,病人出现休克、发绀和皮肤湿冷,血压明显下降,脉搏微弱,为 110 次/分。听诊两肺有湿啰音,心音无力,心律不齐。经输氧、纠正心源性休克等抢救治疗无效死亡。

辅助检查：谷草转氨酶（GOT）、谷丙转氨酶（GPT）、肌酸磷酸激酶（CPK）和乳酸脱氢酶（LDH）的血清浓度明显升高。

尸检发现：冠状动脉及其许多分支,血管壁明显粥样硬化使管腔狭窄,尤其左冠状动脉前降支横切面见管腔狭窄大于 80%,左心室前壁及室间隔下部可见较大面积的黄色梗死灶。

讨论题：

1. 请根据尸检所见,做出病理诊断。

2. 如何理解病人心前区剧烈疼痛？它和病人既往的心前区疼痛有何区别？

案例分析
6-1 答案

（三）心肌纤维化

心肌纤维化（myocardial fibrosis）是指由于冠状动脉粥样硬化性狭窄所引起的心肌纤维持续性和（或）反复加重的缺血、缺氧,使得心肌萎缩、纤维化、心肌硬化,影响心脏的收缩、舒张功能,可引起心力衰竭。

（四）冠状动脉性猝死

冠状动脉性猝死是心脏性猝死中最常见的一种,多见于 40~50 岁成年人,男性居多,可在严重冠状动脉粥样硬化的基础上,病人饮酒、劳累、吸烟及运动后,突然昏倒,四肢抽搐,小便失禁,或突然发生呼吸困难,口吐白沫,迅速昏迷。立即或数小时内可出现死亡,冠状动脉性猝死还可能出现在熟睡时。

三、护理原则

1. 一般护理 心绞痛发作时应立即停止活动,同时舌下含服硝酸甘油。缓解期可适当活动,避免剧烈运动,保持情绪稳定。寒冷季节注意保暖,以防冠状动脉收缩,加重心肌缺血。鼓励病人戒烟,以免加重心肌缺氧。急性期心肌梗死时须绝对卧床休息,尽量避免搬动病人,保持安静的居住环境,减少导致疼痛加剧的诱因。

2. 病情观察 了解心绞痛发生的诱因、部位、性质、持续时间、缓解方式和伴随症状等,警惕心肌梗死的发生。心肌梗死时需监测心电图、心律、心率、血压及血流动力学变化,观察尿量、意识和疼痛情况,如有异常立即处理。

Note

3. 用药护理 心绞痛病人采用硝酸甘油治疗时,嘱咐病人舌下含服或嚼碎后含服,含药后应平卧,以防低血压的发生。心肌梗死病人使用抗凝药物治疗时,应严密观察有无出血倾向。应用溶栓治疗时,应严密监测出凝血时间和纤溶酶原,防止出血,注意观察有无牙龈、皮肤、穿刺点出血和大小便的颜色。如出现大出血时应立即停止溶栓,应给予输鱼精蛋白和输血治疗。

4. 饮食护理 心绞痛和心肌梗死病人宜进食低热量、低脂肪、低胆固醇、少糖、少盐、适量蛋白质、适量纤维素和丰富维生素饮食,少食多餐,不宜摄入兴奋性和辛辣类食物。

5. 防止便秘护理 向心肌梗死病人强调预防便秘的重要性,除注意饮食外,遵医嘱长期服用缓泻剂,保证大便通畅,必要时应用润肠剂和低压灌肠。

6. 改善活动耐力 心绞痛病人应合理安排活动和休息。心肌梗死病人需循序渐进地增加活动量,一旦出现呼吸加快或困难,脉搏过快或活动停止后 3 min 未恢复,出现血压异常、胸痛、眩晕,应立即停止活动。

7. 预防心肌梗死并发症

(1)预防心律失常护理:心肌梗死易出现心律失常并发症,常需持续心电监护,遵医嘱应用抗心律失常药物,同时警惕发生室颤和猝死。由于电解质紊乱、酸碱失衡也是引起心律失常的重要因素,所以要监测电解质和酸碱平衡状态。

(2)预防休克护理:心室梗死范围达 40% 以上时可发生休克,应遵医嘱给予扩容、纠酸、血管活性药物,避免脑缺氧,保护肾功能,安置病人取平卧位或头低脚高位。

(3)预防心力衰竭护理:心肌梗死最初几天,易发生心力衰竭,多表现为左心衰竭。因此要严密观察病人是否出现咳嗽、咳痰、呼吸困难、尿量减少、肺部啰音等症状,避免情绪烦躁、饱食、用力排便等加重心脏负荷的因素。发生心力衰竭时,按心力衰竭进行护理。

8. 健康教育 指导病人合理饮食,肥胖者应控制体重。注意保暖,特别是不要在饱食和饥饿时洗澡,洗澡水温度应适度,洗澡时间不宜过长,不要锁门,以防意外。合理安排作息,避免剧烈运动;宣传定期复查和按医嘱用药的重要性。

第三节　高　血　压　病

高血压病(hypertension)是常见的心血管系统疾病,是指体循环动脉血压升高,即收缩压≥140 mmHg(18.7 kPa)和(或)舒张压≥90 mmHg(12.0 kPa)。高血压病可分为原发性高血压病和继发性高血压病。原发性高血压病是指一种原因不明的以体循环动脉血压持续性升高为主要表现的独立的全身性慢性疾病。继发性高血压病是继发于其他疾病时出现的血压升高,如慢性肾小球肾炎引起的肾性高血压病,故继发性高血压病又可称为症状性高血压病。高血压病的发病率呈逐年上升趋势,患病率男、女性无明显差异。

一、病因和发病机制

高血压病的病因和发病机制尚未完全清楚,常与以下因素有关。

1. 遗传因素 75% 的原发性高血压病病人有明显的遗传素质,双亲有高血压病史者,患病率比无高血压病史者高 2～3 倍,比单亲有高血压史者高 1.5 倍。原发性高血压病病人可伴有肾素-血管紧张素系统编码基因缺陷。说明遗传因素在高血压病的发病中起着重要的作用。

2. 高钠摄入 长期摄盐过多的人群,发病率明显增高。减少日均钠摄入量,增加钠的排出量,增加钾、钙的摄入量,可使血压下降,降低高血压病的发病率。

3. 精神心理因素 精神长期处于紧张、刺激、焦虑状态,可使大脑皮质功能失调;皮质下血管中枢

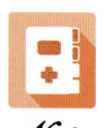

以收缩冲动占优势时,可引起全身细小动脉痉挛,使外周阻力增高引起血压升高。

二、病理变化和临床联系

原发性高血压病分为缓进性高血压病和急进性高血压病两类。

(一)缓进性高血压病

缓进性高血压病又称良性高血压病,主要见于中老年人。起病缓慢病程长,约占高血压病的95%以上。其病变的发展过程可分为三期。

1. 功能紊乱期(一期) 该期主要病变为全身细小动脉间断性地痉挛收缩,导致血压升高,动脉管壁无器质性病变。临床上呈现血压波动性,血压升高时,病人有头昏、头痛。血管痉挛缓解后,血压可恢复正常。

2. 动脉病变期(二期) 该期主要累及全身细小动脉,导致细小动脉硬化。肾入球动脉、脾中央动脉和视网膜中央动脉等细动脉玻璃样变性,管壁增厚失去弹性,是缓进性高血压病的特征性病变(图6-3-1)。脑小动脉和肾弓形动脉等小动脉内膜的胶原纤维和弹力纤维呈弥漫性增生,使管壁增厚、管腔狭窄(图6-3-1)。此期血压可持续上升,休息后血压已不能恢复至正常。

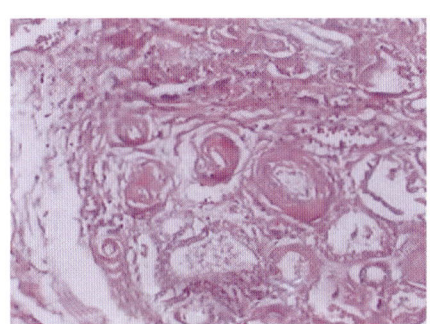 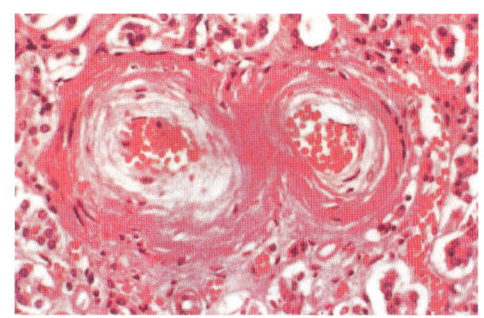

(a)肾细动脉玻璃样变性 　　　　(b)肌型小动脉内膜增生

图 6-3-1 细动脉病变

注:细动脉管壁增厚,呈红染均质状。

3. 器官病变期(三期) 该期为高血压病的晚期。随着病变的进一步发展,全身内脏器官发生继发性变化,其中心、肾、脑、视网膜病变尤为严重。

(1)心脏:因全身细小动脉硬化,血压持续性升高,外周循环阻力增加,左心室负荷加重,左心室发生代偿性肥大,体积增大,心脏重量可达400 g以上(正常时约为250 g)。左心室壁增厚,可达1.5～2.0 cm(正常时为1.0 cm以内),乳头肌和肉柱增粗,心腔不扩张,称为向心性肥大(concentric hypertrophy)(图6-3-2)。随着病变的进展,代偿超过限度,肥大的心肌缺血缺氧,左心室心肌收缩力下降,心腔扩张,称为离心性肥大(eccentric hypertrophy),最终导致心力衰竭。这种由于高血压病引起的心脏病称为高血压性心脏病(hypertensive heart disease)。

(2)肾脏:由于肾入球动脉的玻璃样变性,管壁增厚、管腔狭窄,相应供血部位的肾小球缺血发生纤维化和玻璃样变性,相应肾小管也萎缩、消失,间质纤维组织增生和淋巴细胞浸润。病变较轻的肾单位发生代偿性肥大和扩张。肉眼显示双侧肾脏体积缩小,重量减轻,质地变硬,表面呈均匀弥漫细颗粒状(图6-3-3)。切面肾皮质变薄,皮髓质界限模糊,称为原发性颗粒性固缩肾(primary granular atrophy of the kidney)。晚期,随着病变的发展,纤维化的肾单位增多,肾小球滤过率减少,可出现肾功能衰竭。

(3)脑:脑可出现以下三种病变。①脑水肿:因脑细小动脉硬化和痉挛引起局部脑组织缺血,毛细血管壁通透性增加,形成脑水肿。病人可出现头痛、头晕、眼花等症状。当引起急性脑水肿和颅内高压时,临床表现为血压急剧升高,病人出现剧烈头痛、喷射性呕吐、意识障碍等中枢神经功能障碍症候群,称为高血压脑病(hypertensive encephalopathy);如脑水肿进一步加剧,病人出现意识障碍、抽搐等危重症状,称为高血压危象(hypertensive crisis)。②脑软化(softening of brain):脑内细小动脉硬化,管腔狭

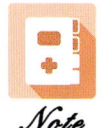

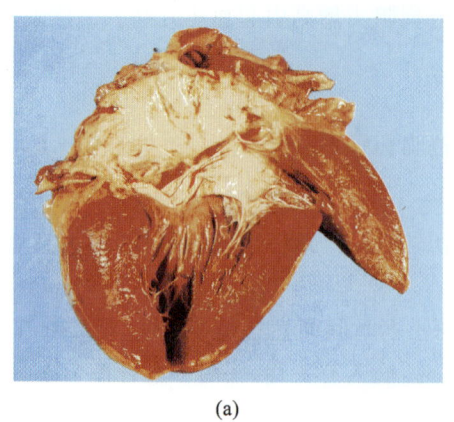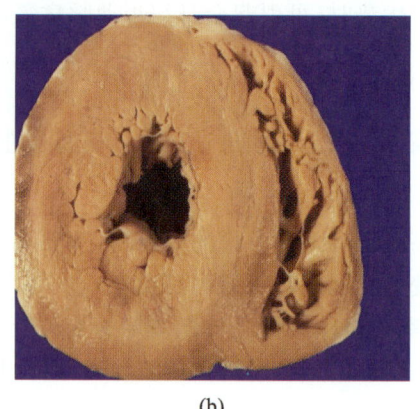

(a)　　　　　　　　　　(b)

图 6-3-2　高血压病,左心室心肌向心性肥大

注:(a)心室壁增厚,心腔并不扩大,为向心性肥大;(b)心脏横断面观察见左心室肌肉肥厚。

窄,相应脑组织缺血而发生液化性坏死,形成软化灶,后期由胶质细胞增生来修复。③脑出血:高血压病常见、致命的并发症。脑内细小动脉硬化、血管壁变脆、弹性下降、动脉瘤形成。其中豆纹动脉从大脑中动脉直角分出,受到血流冲击和牵拉力较大,豆纹动脉易破裂出血,故脑出血部位多发生在其供血的基底节、内囊(图 6-3-4)。内囊出血可引起对侧肢体偏瘫,严重者可引起失语、昏迷、颅内压升高等症状。

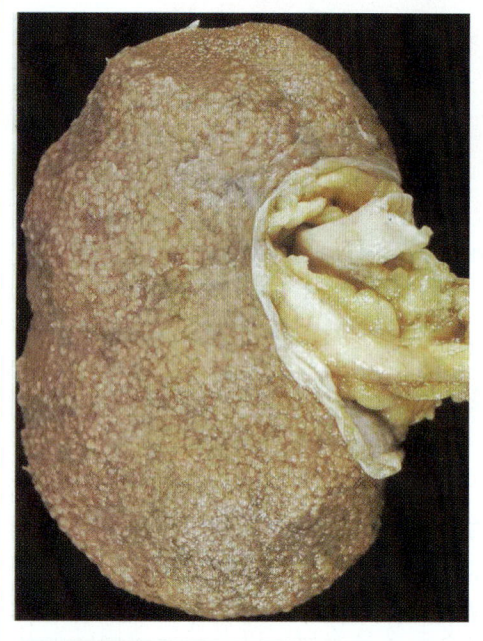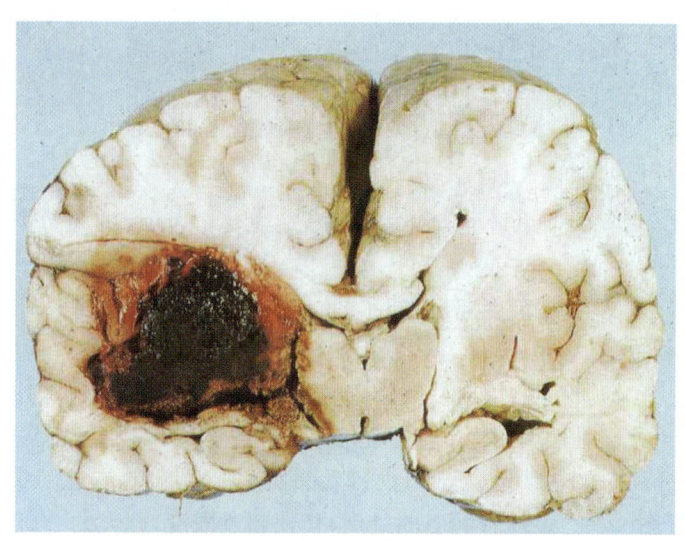

图 6-3-3　原发性颗粒性固缩肾

注:原发性高血压病病人肾体积缩小,质地硬,表面呈细颗粒状。

图 6-3-4　脑出血

注:右侧大脑半球内囊处出血,脑组织破坏。

(4)视网膜:视网膜中央动脉发生细动脉硬化与全身细小动脉病变的程度相一致。眼底镜检查可见血管迂曲,颜色苍白,反光增强,动静脉交叉处静脉受压,严重时可出现视盘水肿、视网膜絮状渗出和出血、视力减退等症状。通过眼底镜检查可大致了解全身血管的病变程度、分期及预后,有一定的临床意义。

(二)急进性高血压病

急进性高血压病(accelerated hypertension)又称恶性高血压病,多见于青壮年,占高血压病的 1%～5%,主要病变是全身细小动脉壁纤维素样坏死、小动脉内膜显著增生肥厚和血管平滑肌增生。病变主要累及脑、肾和视网膜。临床表现为病人血压持续升高,常超过 230/130 mmHg,最终因高血压脑

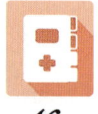

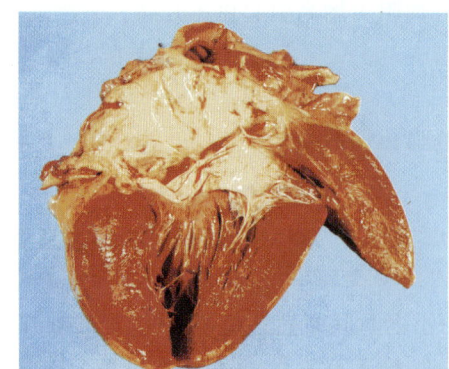

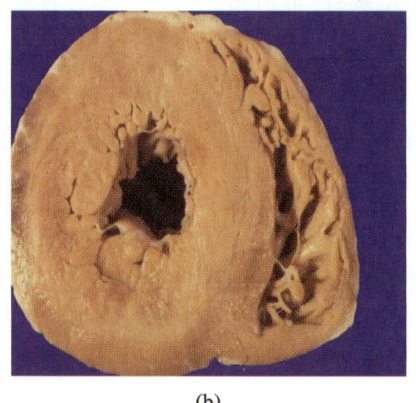

病、尿毒症及心力衰竭而死亡。

三、护理原则

1. 保持作息规律 高血压病病人患病初期可不限制一般的体力活动,可适当运动,避免重体力活动,保证足够的睡眠,避免过度兴奋。血压较高或有并发症的病人应卧床休息,高血压脑血管意外病人应采取半卧位。

2. 用药护理 抗高血压药物主要为血管紧张素Ⅱ受体阻滞剂、钙离子拮抗剂、利尿剂等,遵医嘱用药,一般从小剂量开始,可联合用药,以增强疗效,减少不良反应。如出现直立性低血压时,应指导病人在改变体位时动作缓慢;当出现头晕、眼花、恶心、眩晕时,应立即平卧,以增加回心血量,改善脑部血液供应。

3. 饮食护理 限制钠盐摄入,可以减少水、钠潴留,减轻心脏负荷,降低外周阻力,达到降低血压,改善心功能的目的。限制每日摄入总热量,以达到控制和减轻体重的目的。

4. 避免诱因 ①避免情绪激动、精神紧张等使交感神经兴奋、血压升高的因素。②注意保暖,寒冷刺激可使血管收缩,血压升高。③保持大便通畅,避免剧烈运动和用力咳嗽,以防发生脑血管意外。④避免体位突然改变,禁止长时间站立。⑤不要用过热的水洗澡,不做蒸汽浴。

5. 健康教育 向病人宣传有关高血压的知识,指导病人综合治疗,教会病人及家属正确测量血压的方法,监测服药与血压的关系。教会病人识别并发症的方法,并定期到医院复查。

第四节 风 湿 病

风湿病(rheumatism)是一种与 A 组乙型溶血性链球菌感染有关的变态反应性疾病,病变主要累及全身结缔组织,常累及心脏、关节、血管、皮肤和脑,以心脏的病变最为严重,特征性的病理变化是形成风湿小体。急性期称为风湿热,临床上以儿童病人多见。临床表现为反复发作的心脏炎症、多发性关节炎、发热、皮肤环形红斑、皮下结节、舞蹈病等症状和体征,并有血沉加快、血清抗溶血性链球菌素 O 滴度升高等生化指标的异常。风湿病常反复发作,累及心脏瓣膜者可形成慢性心瓣膜病。

风湿病多发生于 5~14 岁儿童,以 6~9 岁为发病高峰,患病率男、女性无明显差别。冬、春季为风湿病的好发季节,我国以西部如四川发病率最高,东中部其次,北部如吉林发病率较低。

一、病因和发病机制

风湿病的病因和发病机制尚未完全明了。一般认为本病的发生与 A 组乙型溶血性链球菌感染有关。依据如下:①多数病人在发病前 2~3 周常有咽峡炎、扁桃体炎或猩红热等 A 组乙型溶血性链球菌感染的病史;②95%病人血清中抗"O"增高;③风湿病的好发地区与链球菌感染性疾病流行地区分布一致;④应用抗生素预防治疗链球菌感染可降低风湿病的发病和复发。

但是,风湿病的病灶内未能检测或分离出链球菌,而且风湿病的病变性质为非化脓性炎症。所以目前认为风湿病并不是链球菌感染直接引起的,是一种与 A 组乙型溶血性链球菌感染有关的变态反应性疾病。

关于风湿病的发病机制,目前大多数学者支持交叉免疫反应学说。链球菌的细胞壁上存在着多种抗原成分,特别是 M 抗原和 C 抗原,它们与心肌、血管平滑肌及结缔组织内某种成分具有共同抗原性。因此,机体对细菌成分所产生的抗体,既作用于链球菌本身,也作用于自身心肌和结缔组织,形成交叉免疫反应,导致了组织损伤。

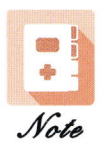

二、病理变化

（一）基本病变

风湿病属于炎症性病变,具有变质、渗出、增生的基本炎症病变。典型病变的发展过程可分为以下三期。

1. 变质渗出期 早期病变为结缔组织基质发生黏液样变性,胶原纤维肿胀、断裂、崩解,和免疫球蛋白、纤维蛋白沉积共同形成纤维素样坏死物。此外,病灶中还有少量浆液渗出物和炎症细胞(淋巴细胞、单核细胞、浆细胞)浸润。此期病变持续约 1 个月。

2. 增生期 此期可形成特征性的风湿性肉芽肿即风湿小体(Aschoff body)(图 6-4-1),这对风湿病具有重要的诊断意义。镜下可见病灶中心部位为纤维素样坏死,周围出现成堆的风湿细胞和成纤维细胞,外围有少量的淋巴细胞和单核细胞。风湿细胞又称阿少夫细胞(Aschoff cell),细胞呈圆形或多边形,细胞质丰富,呈嗜碱性。核大,一个或多个,呈圆形或空泡状,核膜清晰,染色质集中于核中央。横切面上呈枭眼状,纵切面呈毛虫状。此期病变持续 2～3 个月。

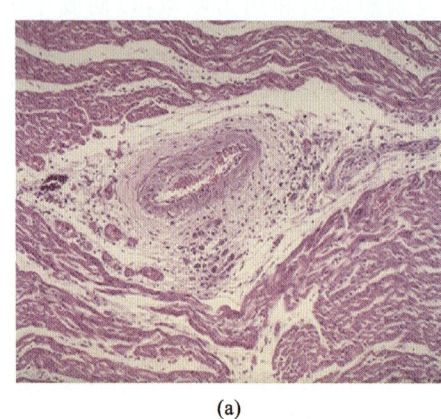
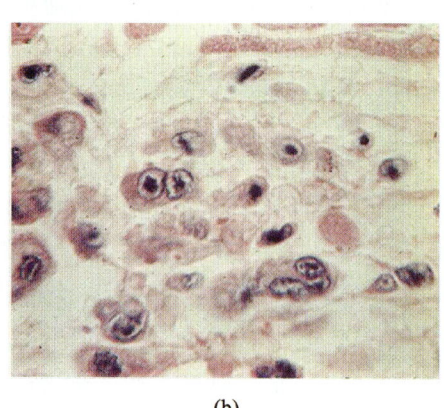

(a)　　　　　　　　　(b)

图 6-4-1　风湿小体

注:(a)风湿小体病灶位于心肌间质小动脉周围,出现成堆的风湿细胞和成纤维细胞;(b)高倍镜下的风湿细胞,细胞呈圆形或多边形,胞质丰富,呈嗜碱性,核大,一个或多个,呈圆形或空泡状,核膜清晰,染色质集中于核中央。横切面上呈枭眼状,纵切面呈毛虫状。

3. 瘢痕期 风湿小体内的纤维素样坏死逐渐被吸收,风湿细胞逐渐转变为纤维细胞,使风湿小体变为梭形小瘢痕。此期病变持续 2～3 个月。

（二）器官病变

1. 风湿性心脏病(rheumatic heart disease)　50%～70%的风湿病变可累及心脏。根据累及的部位,急性期风湿性心脏病可分为风湿性心内膜炎、风湿性心肌炎、风湿性心外膜炎。病变若累及心脏各层称为风湿性全心炎。

(1) 风湿性心内膜炎(rheumatic endocarditis):病变主要累及心瓣膜,其中二尖瓣单独受累最常见,约占 50%。其次是二尖瓣和主动脉瓣同时受累,肺动脉瓣和三尖瓣极少受累。早期病变瓣膜肿胀,发生黏液样变性和纤维素样坏死,并伴有炎症细胞浸润,使病变瓣膜发生肿胀和内皮损伤。在血流冲击和瓣膜关闭摩擦下,闭锁缘形成单行排列、粟粒大小的灰白色、半透明疣状赘生物(白色血栓)(图 6-4-2)。赘生物与瓣膜紧密粘连,不易脱落,容易机化形成瘢痕。若病变反复发作,可引起病变瓣膜增厚、卷曲、缩短或瓣叶相互粘连、腱索缩短、增粗。最后使瓣膜口发生狭窄或关闭不全,引起慢性风湿性心瓣膜病。

(2) 风湿性心肌炎(rheumatic myocarditis):病变主要累及心肌间质结缔组织。在心肌间小血管旁的结缔组织发生纤维素样坏死,中期形成风湿小体,晚期形成梭形小瘢痕。病变呈灶性分布,以左心室后壁、室间隔、左心耳和左心房最常见。风湿性心肌炎可影响心肌收缩力,临床上表现为心动过速(100

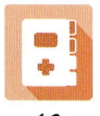

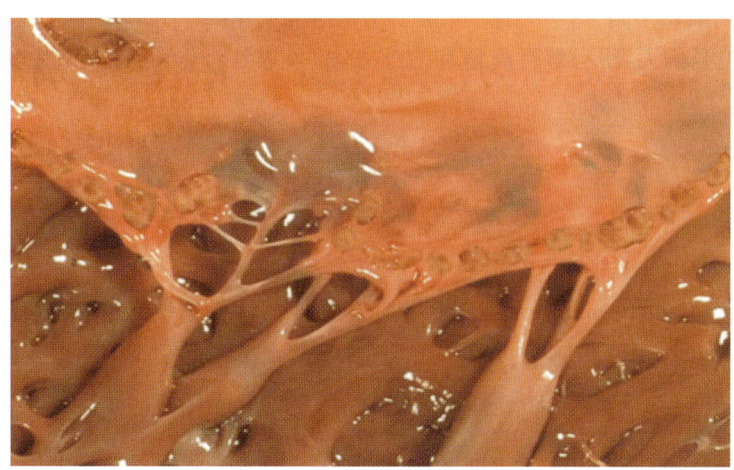

图 6-4-2 风湿心内膜炎

注:二尖瓣闭锁缘形成单行排列、粟粒大小的灰白色、半透明、大小一致的疣状赘生物。

次/分以上)、第一心音低钝等。病变累及传导系统时,可出现传导阻滞。儿童病例有时以渗出性病变为主,心肌间质广泛性水肿,淋巴细胞和浆细胞浸润,心肌细胞脂肪变性,严重者可引起急性心力衰竭。

(3) 风湿性心外膜炎(rheumatic pericarditis):又称为风湿性心包炎,为浆液性或纤维素性炎症。病变主要累及心包脏层,心包腔内有大量浆液或浆液纤维蛋白渗出形成心包积液。当有大量纤维素渗出时,心外膜表面的纤维素因心脏不停地搏动和牵拉形成绒毛状,称为绒毛心。恢复期浆液和纤维素逐渐被吸收,部分不能吸收则发生机化,过多纤维蛋白发生机化时,心外膜脏层和壁层发生粘连,形成缩窄性心包炎。

知识链接 6-3

2. 风湿性关节炎 约有 75% 的风湿病病人出现不同程度的关节病变。病变主要累及四肢的大关节,以膝、踝、肩、腕、肘关节较多见,呈游走性、多发性、反复性。病变的关节腔内浆液渗出,关节周围有不典型风湿小体形成,出现红、肿、热、痛、活动受限等临床表现。炎症消退时,关节腔内的浆液被吸收,一般不留有后遗症。

3. 风湿性皮肤病变

(1) 环形红斑(erythema annulare):为渗出性病变,肉眼可见躯干及四肢的皮肤,呈淡红色的环形或半环形红晕,镜下见病变处真皮浅层血管充血,血管周围水肿,淋巴细胞和单核细胞浸润。1~2 天可消退。

(2) 皮下结节(subcutaneous nodules):增生性病变,多出现在腕、肘、膝、踝、四肢大关节伸面皮下,直径为 0.5~2 cm,呈圆形或椭圆形、质地较硬、活动、无压痛。镜下观:结节中心为大片纤维蛋白样坏死物,其周围是风湿细胞和成纤维细胞,并有淋巴细胞浸润。数周后,皮下结节纤维化形成瘢痕。

4. 风湿性脑病 病变主要累及大脑皮质、基底节、丘脑及小脑皮层,表现为风湿性动脉炎和皮质下脑炎。当锥体外系受累时,病人出现肢体不自主运动,称为小舞蹈症(chorea minor)。本病多见于 5~12 岁儿童,女孩多于男孩。

三、护理原则

1. 病情观察 注意心率、心律及心音,观察有无烦躁不安、面色苍白、多汗、气急等心力衰竭的临床表现,并及时处理。

2. 绝对卧床休息 病情轻者 4 周,病情重者 6~12 周,伴心力衰竭者待心功能恢复 3~4 周后,血沉接近正常时方可下床活动,活动量随着病情改善而调节。

3. 加强饮食护理 给予易消化、高蛋白质、高维生素食品,注意应少盐、少量多餐,记录液体出入量,保持大便通畅。

4. 用药护理 遵医嘱行抗风湿治疗,服药期间注意副作用,同时预防和治疗心力衰竭,配合吸氧、

Note

利尿，维持水、电解质、酸碱平衡。

5. 心理护理 　关爱病人，耐心解释病情和治疗方案，争取其合作，帮助其战胜疾病。

<h2 style="text-align:center">第五节　感染性心内膜炎</h2>

感染性心内膜炎（infective endocarditis）是指由病原微生物直接侵袭心内膜而引起的炎症性疾病。病原微生物包括各种细菌、真菌、立克次体等。由于感染大多由细菌引起，因此过去一直被称为细菌性心内膜炎（bacterial endocarditis）。感染性心内膜炎传统上分为急性和亚急性两类。

一、急性感染性心内膜炎

急性感染性心内膜炎（acute infective endocarditis，AIE）主要由致病力强的化脓菌，如金黄色葡萄球菌、溶血性链球菌、肺炎链球菌等引起。病原菌先在体内引起局部化脓性炎症，如化脓性骨髓炎、痈、产褥热等，当机体抵抗力下降时，细菌入血发展为败血症并侵犯心内膜。急性细菌性心内膜炎（图 6-5-1）多发生在原来正常的心内膜上，主要侵犯主动脉瓣或二尖瓣，病变为心瓣膜的急性化脓性炎症，瓣膜坏死脱落，溃疡形成，受损处形成体积较大的赘生物，呈灰黄色或浅绿色，主要由脓性渗出物、血栓、坏死组织和大量细菌菌落混合而成，易脱落。带菌栓子可引起心、肺、脑、肾、脾等器官的败血性梗死和多发性栓塞性小脓肿。严重受累的瓣膜可发生破裂、穿孔或腱索断裂，引起急性心瓣膜功能不全。此病起病急、病程短、病情严重，病人多在数周内死亡。由于抗生素的广泛应用，现死亡率大大下降，但赘生物机化、瘢痕形成，终致慢性心瓣膜病。

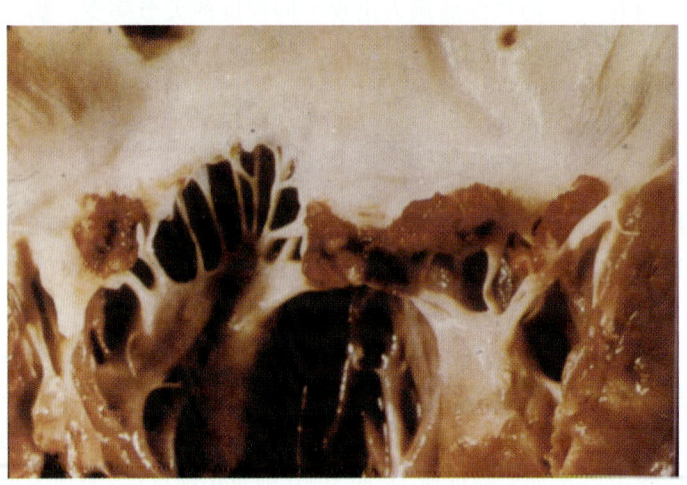

图 6-5-1　急性感染性心内膜炎
注：瓣膜处形成体积较大的赘生物，呈灰黄色或浅绿色。

二、亚急性感染性心内膜炎

亚急性感染性心内膜炎（subacute infective endocarditis，SIE）（图 6-5-2），也称为亚急性细菌性心内膜炎（subacute bacterial endocarditis，SBE），多见于青壮年，临床上起病隐匿，病程较长，可迁延数月，甚至 1～2 年。

（一）病因和发病机制

本病通常由毒力较弱的草绿色链球菌引起（约占 75%），其他如肠球菌、真菌、立克次体等也可引起本病。这些病原菌多由口腔、泌尿生殖道和胃黏膜感染灶或皮肤伤口进入血液，引起菌血症而侵犯心内

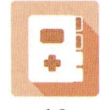

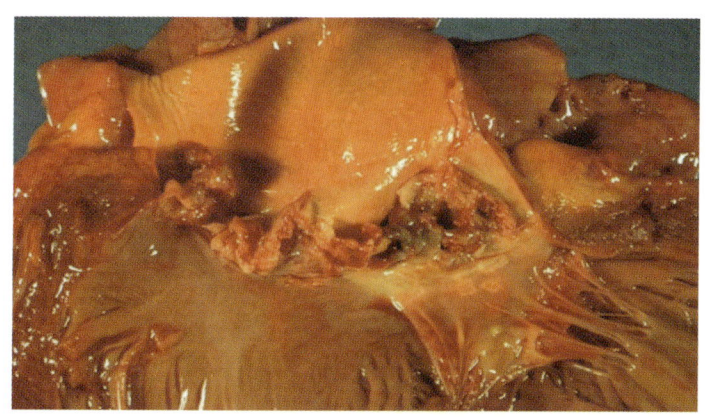

图 6-5-2　亚急性感染性心内膜炎

注：赘生物大小不一，单个或多个，形状不规则，呈息肉状、菜花状或鸡冠状，突出于瓣膜，为灰黄色，干燥而质脆。

膜。亚急性感染性心内膜炎常发生在已有病变的心瓣膜上，最常发生在风湿性心瓣膜病的基础上，其次是发生在先天性心脏病行修补术后。

（二）病理变化

肉眼观：二尖瓣心房面、主动脉瓣心室面形成赘生物，赘生物大小不一，单个或多个，形状不规则，呈息肉状、菜花状或鸡冠状，突出于瓣膜，为灰黄色，干燥而质脆，易脱落而引起栓塞，引起脑、肾、脾等器官梗死，常为无菌性梗死。因微栓塞的发生引起局灶性或弥漫性肾小球肾炎，皮肤出现红色有压痛的小结节，即 Osler 结节。受累瓣膜变形，有时可发生溃疡和穿孔，可致瓣膜口狭窄或关闭不全、瓣膜穿孔。

镜下观：赘生物由血小板、纤维蛋白、细菌菌落、炎症细胞及少量坏死组织组成。瓣膜溃疡底部有肉芽组织增生，以及淋巴细胞、巨噬细胞浸润。

第六节　慢性心瓣膜病

心瓣膜病是指由于各种原因引起的心瓣膜器质性病变。表现为瓣膜口狭窄或（和）关闭不全，二者可单独发生，也可合并存在。瓣膜口狭窄是指相邻瓣膜互相粘连，导致血流通过障碍；瓣膜口关闭不全是指瓣膜卷曲、缩短使瓣膜关闭时不能完全闭合，造成部分血液反流；一个瓣膜上既有狭窄又有关闭不全者称为瓣膜双病变；两个或两个以上的瓣膜同时或先后受累称为联合瓣膜病。心瓣膜病可引起血流动力学紊乱，加重心脏负担，引起肺循环和（或）体循环障碍，最后导致心力衰竭。

一、二尖瓣狭窄

1. 病理变化　二尖瓣狭窄（mitral stenosis）多为风湿性心内膜炎反复发作所致，少数由亚急性细菌性心内膜炎引起。病变瓣膜增厚，粘连。正常成人二尖瓣开放时面积约为 5 cm²（可通过两个手指），当瓣膜口狭窄时可缩小至 1～2 cm² 或仅能通过医用探针（图 6-6-1）。

2. 血流动力学和心脏形态的改变

（1）左心房代偿性扩张和肥大：早期由于二尖瓣狭窄，舒张期左心房血液流入左心室时受阻，左心房在舒张末期仍有部分血液滞留，收缩期又要接受来自肺静脉的回心血流，导致左心房血液量增多，左心房代偿性扩张。听诊时在心尖部闻及舒张期隆隆样杂音。

（2）左心房失代偿性扩张、肺淤血：左心房壁薄，代偿能力弱，逐步由代偿性肥大到失代偿，出现左心房血液淤积，肺静脉血回流受阻，引起肺淤血、肺水肿或漏出性出血。临床上由此引起呼吸困难、发绀、咳嗽、咳出带血的泡沫状痰等左心衰竭症状。

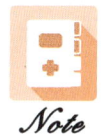

Note

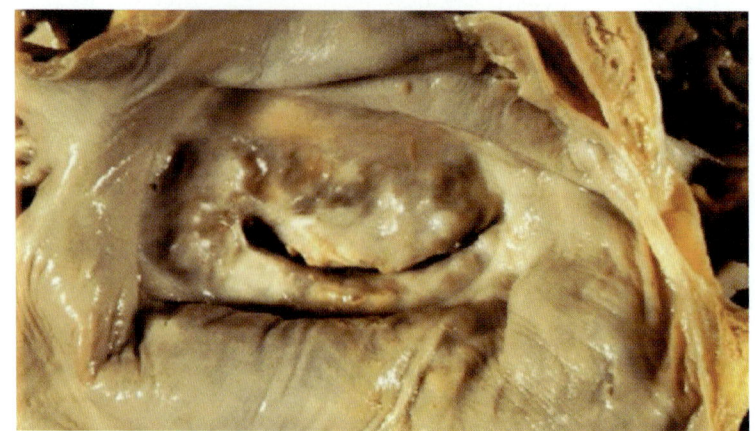

图 6-6-1　二尖瓣狭窄

注：从打开的左心房可见二尖瓣瓣膜增厚，边缘粘连，瓣膜口狭窄，呈鱼口样。

（3）肺动脉高压和右心室代偿性肥大、扩张：由于肺静脉压升高，可反射性引起肺小动脉痉挛，肺动脉压力升高。长期肺动脉高压，使右心室负担加重，导致右心室代偿性肥大和扩张。右心室失代偿又引起右心房扩大最终导致体循环淤血。临床上由此引起颈静脉怒张、肝淤血肿大、下肢水肿以及浆膜腔积液等体征。X线片显示：早期为左心房增大。晚期左、右心房和右心室均扩大，左心室缩小，呈"三大一小"的"梨形心"特征（图 6-6-2）。

二、二尖瓣关闭不全

二尖瓣关闭不全（mitral insufficiency）大多由风湿性心内膜炎反复发作使瓣膜增厚、变硬缩短所致，常与二尖瓣狭窄同时存在。早期左心室收缩时，左心室部分血液经关闭不全的瓣膜口反流到左心房，听诊时可闻及心尖部收缩期吹风样杂音。左心房不仅要接受肺静脉回流的血液，还要接受由左心室反流的血液，故左心房血容量增加，压力升高，逐渐发生代偿性肥大。舒张期大量的血液又涌入左心室，使左心室前负荷增加，收缩加强而发生代偿性肥大、扩张，左心逐渐失代偿，依次出现肺淤血、肺动脉高压、右心室和右心房代偿性肥大，失代偿后出现右心衰竭和体循环淤血，最后出现全心衰竭。X线片显示：左心室肥大，全心衰竭时，四个心腔均增大，心脏呈"球形心"特征（图 6-6-3）。

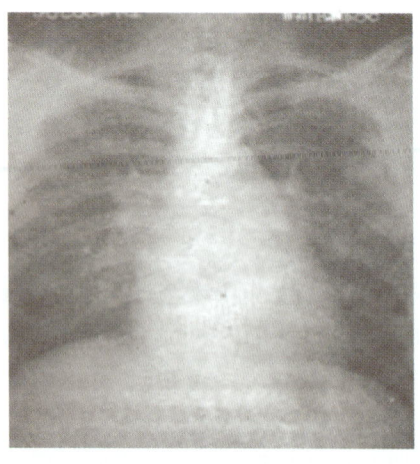

图 6-6-2　二尖瓣狭窄

注：X线片见心脏呈"梨形心"特征。

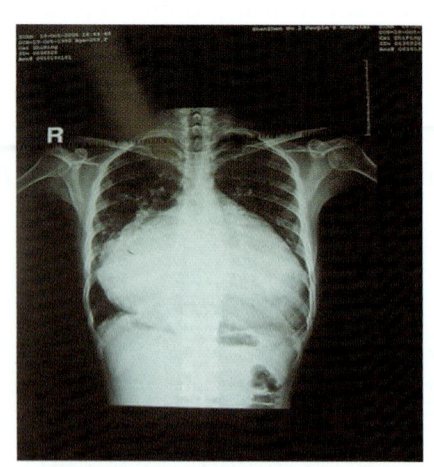

图 6-6-3　二尖瓣关闭不全

注：X线片见心脏呈"球形心"特征。

三、主动脉瓣狭窄

主动脉瓣狭窄（aortic stenosis）主要是由风湿性心内膜炎引起的，常同时伴有二尖瓣的病变。左心室收缩时,由于主动脉瓣口狭窄,左心室血液排出受阻,听诊时在主动脉区可闻及粗糙、喷射样收缩期杂音。左心室加强收缩力以保证正常的心输出量。因此,左心室出现代偿性肥大、扩张,最后左心室失代偿,出现左心衰竭引起肺淤血、肺水肿、肺动脉高压,最后出现右心衰竭和体循环淤血。X线片显示:由于左心室明显肥厚扩张,心脏呈"靴形心"特征。

四、主动脉瓣关闭不全

主动脉瓣关闭不全(aortic insufficiency)由风湿性、细菌性主动脉炎,主动脉粥样硬化和梅毒性主动脉炎引起,舒张期大量血液由主动脉反流入左心室,使左心室血容量比正常增加,并引起主动脉瓣区听诊时可闻及舒张期吹风样杂音,临床出现脉压增大、水冲脉、毛细血管搏动现象等周围血管体征。左心室因容量负荷增大而出现代偿性肥大。疾病后期左心室发生失代偿,影响左心房,依次出现肺淤血、肺动脉高压、右心肥大、右心衰竭,导致体循环淤血。

五、护理原则

1. 一般护理 按心功能分级安排病人进行适当的活动,合并主动脉病变时应限制活动。风湿病活动期应卧床休息。活动时如出现不适,应立刻停止活动并给予吸氧,流量为 3～4 L/min。防止静脉血栓形成,增加侧支循环,防止便秘。

2. 预防心力衰竭护理 预防呼吸道感染和便秘,严格控制入水量及静脉输液滴速。如病人发生心力衰竭时,应置于半卧位,给予吸氧,嘱其摄入低热量、易消化的食物,少量多餐,适当补充营养,增加机体抵抗力。

3. 预防栓塞护理

(1)指导病人避免长时间盘腿或蹲坐,应勤换体位,多活动,保持肢体的功能位和肌张力,防止下肢静脉血栓形成。

(2)合并房颤者服用阿司匹林,防止附壁血栓形成。如已有附壁血栓形成,应避免剧烈运动或体位突然改变,以免附壁血栓脱落导致动脉栓塞。

(3)观察栓塞发生的预兆,如脑栓塞时可出现言语不清、肢体活动受限、偏瘫;四肢动脉栓塞时可出现肢体剧烈疼痛、皮肤颜色及温度改变;肾动脉栓塞时可出现剧烈腰痛;肺动脉栓塞时可出现突然剧烈胸痛和呼吸困难、发绀、咯血、休克等临床症状。

4. 健康教育 告诉病人病变特点,解释长期治疗和手术的意义;指导病人保持干燥、温暖、空气通畅、阳光充足的居住环境;指导病人避免诱发因素,合理作息,劝告反复发作扁桃体炎的病人择期手术;创伤性检查和治疗时预防性使用抗生素;有生育要求的妇女在医生指导下,选择妊娠和分娩时机,严重者做好心理护理让其接受现实;教育病人坚持服药,定期随访。

⊞ 小 结

动脉粥样硬化的危险因素包括高脂血症、高血压病、吸烟和糖尿病等,以大、中动脉内膜下脂质沉积、纤维化增生、粥样斑块形成为基本病变特征,导致病变血管变窄、变硬。继发性病变为斑块内出血、斑块破裂、血栓形成、钙化和动脉瘤的形成。冠状动脉粥样硬化好发于左前降支,其次为右主干,故心肌梗死多见于左心室。冠心病的临床类型有心绞痛、心肌梗死、慢性缺血性心脏病、冠状动脉性猝死。

缓进性高血压病与遗传、膳食、社会心理、肥胖和吸烟等因素密切相关,细动脉玻璃样变性和小动脉平滑肌、胶原纤维、弹力纤维的增生,使血压持续处于较高水平,随后可出现左心室向心性肥大、原发性颗粒性固缩肾、高血压脑病、脑软化和脑出血等继发性内脏病变。

风湿病是一种与 A 组乙型溶血性链球菌感染有关的变态反应性疾病,病变主要累及全身结缔组织及心脏,病变特征是风湿小体的形成。风湿性心脏病有三种类型如下所示:

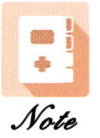

	风湿性心内膜炎 ——	多见于二尖瓣闭锁缘，形成赘生物； 机化变形，导致慢性心瓣膜病
风湿性心脏病 (风湿性全心炎)	风湿性心肌炎 ——	心肌间质内小血管附近，形成风湿性肉芽肿； 纤维化梭形瘢痕形成，心肌收缩力下降
	风湿性心外膜炎 ——	心包脏层，纤维蛋白渗出形成绒毛心； 脏壁层粘连，可致缩窄性心包炎

　　急性感染性心内膜炎主要由致病力强的化脓菌引起，主要侵犯二尖瓣，形成赘生物，易脱落造成梗死和多发性栓塞性小脓肿。亚急性感染性心内膜炎通常由毒力较弱的草绿色链球菌引起，二尖瓣和主动脉瓣最常受累，形成多个大小不一的赘生物。两者均可发展成为慢性心瓣膜病。

　　心瓣膜病是由各种原因引起的心瓣膜器质性病变。心瓣膜增厚、变硬、缩短和粘连，表现为狭窄和关闭不全，造成心脏血流动力学改变，最终导致心力衰竭。

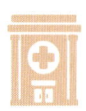 直通护考在线答题

贵州工商职业学院　江鹏

第七章　呼吸系统疾病

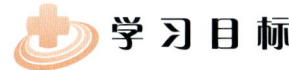

学 习 目 标

扫码看课件

　　呼吸系统由呼吸道和肺构成。呼吸道包括鼻、咽、喉、气管、支气管。以喉环状软骨为界将呼吸道分为上、下两个部分。由于呼吸道与外界相通,空气中的有害气体、粉尘颗粒、病原微生物等,可随空气通过气道进入肺,引起气管、支气管及肺疾病。

第一节　慢性支气管炎

　　慢性支气管炎(chronic bronchitis)是指气管、支气管黏膜及其周围组织的慢性非特异性炎症,是一种常见病、多发病,中老年人群中发病率达 15%～20%。主要临床特征为反复发作的咳嗽、咳痰或伴有喘息症状,且症状每年至少持续 3 个月,连续发病 2 年以上。病情持续多年者常并发严重影响健康的肺气肿及慢性肺源性心脏病。

一、病因及发病机制

　　慢性支气管炎的发病往往是多种因素长期综合作用的结果,呼吸道感染、大气污染、气候变化、过敏因素等为常见的外源性因素;机体抵抗力下降,尤其是呼吸系统局部防御功能受损是本病发生的重要内在因素。

(一) 感染

　　感染是慢性支气管炎发生和发展的重要因素。病原体多为病毒和细菌。凡能引起感冒的病毒和细

Note

菌均能引起本病的发生和复发。

（二）吸烟

众所周知，吸烟与慢性支气管炎的发病关系密切。吸烟者的患病率较不吸烟者的患病率高2～10倍，且患病率与吸烟时间长短、日吸烟量呈正相关。香烟烟雾中含有的焦油、尼古丁和镉等有害物质能损伤呼吸道黏膜，降低局部抵抗力，烟雾又可刺激小气道产生痉挛，从而增加气道的阻力。

（三）大气污染和气候变化

大气中常有刺激性烟雾和有害气体（如二氧化氮、二氧化硫、氯气、臭氧等）能使纤毛清除能力下降，腺体黏液分泌增加，为病毒、细菌的入侵创造条件。气候变化特别是寒冷空气可使黏液分泌增加，纤毛运动减弱，因此，慢性支气管炎多在气候变化剧烈的季节发病和复发。

（四）过敏性因素

过敏性因素与慢性支气管炎也有一定关系，喘息型慢性支气管炎病人往往有过敏史，病人痰中嗜酸性粒细胞数量及组胺含量均增多。

（五）其他因素

机体的内在因素也参与慢性支气管炎的发病。自主神经功能失调，副交感神经功能亢进可引起支气管收缩痉挛，黏液分泌物增多；营养因素与其发病也有一定关系，如维生素A、维生素C缺乏，可使支气管黏膜上皮细胞修复受影响，易导致慢性支气管炎。

二、病理变化

早期，病变常局限于较大的支气管，随病情进展逐渐累及较小的支气管和细支气管。主要病变如下。

（一）黏膜上皮的损伤与修复

支气管黏膜上皮纤毛发生粘连、变短、倒伏，甚至缺失，上皮细胞变性、坏死、脱落，再生的上皮杯状细胞增多，并发生鳞状上皮化生。

（二）黏膜下腺体肥大、增生及黏液腺化生

黏膜下腺体肥大、增生，部分浆液腺泡黏液腺化生，小气道黏膜上皮杯状细胞增多（图7-1-1），导致黏液分泌增多。

（三）支气管壁其他组织的慢性炎性损伤

支气管壁各层组织充血、水肿，淋巴细胞、浆细胞浸润（图7-1-1）。病变反复发作可使支气管壁平滑肌束断裂、萎缩（喘息型者：平滑肌束增生、肥大），软骨可变性、萎缩、钙化或骨化。

慢性支气管炎反复发作必然导致病变程度逐渐加重，累及的细支气管也不断增多，终将引起管壁纤维性增厚，管腔狭窄甚至发生纤维性闭锁；而且，炎症易向管壁周围组织及肺泡扩展，形成细支气管炎。细支气管炎和细支气管周围炎是引起阻塞性肺气肿的病变基础。

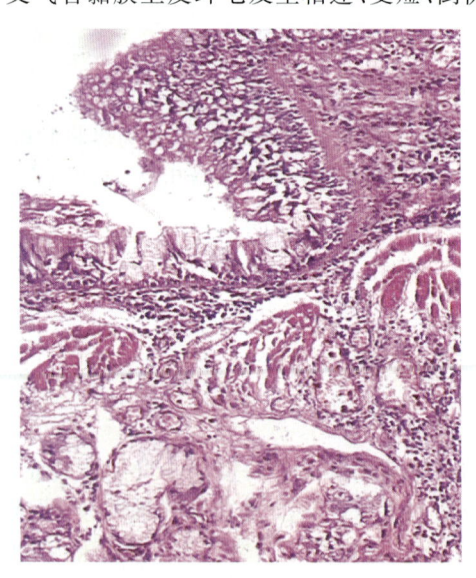

图7-1-1　慢性支气管炎

注：支气管黏膜上皮出现较多杯状细胞，黏膜下炎症细胞浸润，黏液腺增生，固有层及黏膜下层慢性炎症细胞浸润，腺体增生。

三、临床病理联系及并发症

（一）临床病理联系

1. 咳嗽　支气管黏膜充血、水肿及分泌物增多均可引起咳嗽。

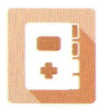

2. 咳痰 炎症刺激支气管黏膜,黏膜上皮及腺体分泌功能亢进,病人常出现咳嗽、咳痰,痰液一般为白色黏液或呈浆液泡沫状,较黏稠而不易咳出。在急性发作期,咳嗽加剧,并出现黏液脓性或脓性痰。病变发展到晚期,由于黏膜及腺体萎缩,分泌物减少,痰量少或无痰,出现干咳。

3. 喘息 部分病人因支气管痉挛或黏液分泌物阻塞而伴喘息,听诊可闻及哮鸣音。

(二)并发症

1. 支气管扩张 管壁组织的炎性破坏,使其弹性及支撑力削弱,加上长期慢性咳嗽,使支气管吸气时被动扩张,呼气时不能充分回缩,久之则形成支气管扩张。

2. 肺气肿 支气管黏膜因炎性渗出及肿胀而增厚,管腔内黏液潴留及黏液栓形成,阻塞支气管腔,使末梢肺组织过度充气而并发肺气肿,进而发展成慢性肺源性心脏病。

3. 支气管肺炎 因细支气管壁甚薄,管壁炎症易于扩散而累及肺泡,并发支气管肺炎。

四、护理措施

(1)采用超声雾化疗法,可以消除炎症,减轻咳嗽,稀化痰液,帮助去痰。感染治疗可用生理盐水加庆大霉素雾化吸入;痰液黏稠可用生理盐水加 α-糜蛋白酶或复方安息香酊雾化吸入;解痉平喘可用生理盐水加沙丁胺醇等雾化吸入。

(2)协助病人翻身、拍背,指导病人深吸气后有意识地咳嗽,以利排痰,畅通呼吸道。酌情采用胸部物理治疗,如胸部叩击和震颤、体位引流、机械吸引等,以保持气道通畅。

(3)鼓励病人多饮水。

第二节 肺 气 肿

肺气肿(pulmonary emphysema)是老年人的一种常见病和多发病,是指末梢肺组织(呼吸性细支气管、肺泡管、肺泡囊和肺泡)因含气量过多伴肺泡间隔破坏,肺组织弹性减弱导致肺体积膨大、通气功能降低的一种疾病状态,是支气管和肺部疾病最常见的并发症。其发病率在 45 岁以后随年龄的增长而增加。

一、病因及发病机制

(一)支气管阻塞性通气功能障碍

肺气肿与大气污染、小气道感染、吸烟及其他有害气体、粉尘吸入等有关,常为支气管和肺疾病的并发症,尤以慢性支气管炎最为多见。慢性支气管炎时由于炎性渗出物和黏液栓造成支气管阻塞,细支气管炎症使其管壁增厚,管腔狭窄,同时炎症破坏了支气管壁及肺间质的支撑组织。吸气时气体进入支气管的通路不畅,但可经细支气管扩张或侧支通过肺泡间孔进入受阻支气管远端的呼吸性细支气管;呼气时细支气管腔内黏液栓阻塞,肺泡间孔关闭,同时细支气管失去周围组织的支撑,管腔因而闭塞,气体流出受阻,引起呼气性呼吸障碍,使肺内残气量增多,导致肺组织过度膨胀、肺泡扩张、间隔断裂、肺泡融合形成肺大泡。

(二)呼吸性细支气管和肺泡壁弹性降低

正常时细支气管和肺泡壁上的弹力纤维具有支撑作用,并通过回缩力排出末梢肺组织的残余气体。长期的慢性炎症破坏了大量的弹力纤维,使细支气管和肺泡的回缩力减弱;而阻塞性肺通气障碍使细支气管和肺泡长期处于高张力状态,弹性降低,使残气量进一步增多。

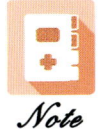

（三）弹性蛋白酶及氧自由基作用

慢性支气管炎时，中性粒细胞及巨噬细胞释放较多的弹性蛋白酶（elastase）和氧自由基。弹性蛋白酶对支气管壁及肺泡间隔的弹性蛋白有破坏溶解作用。氧自由基可氧化 α_1-抗胰蛋白酶（α_1-antitrypsin，α_1-AT）并使之失活，α_1-AT 为弹性蛋白酶抑制剂，从而对弹性蛋白酶的抑制减弱，使其活性增强，过多地降解肺组织中的弹性硬蛋白、IV型胶原蛋白及蛋白多糖，使肺组织中的支撑组织受破坏，肺泡间隔断裂，肺泡融合形成肺气肿。遗传性 α_1-AT 缺乏是原发性肺气肿的原因，此家族肺气肿的发病率比一般人高 15 倍。

由于上述诸因素的综合作用，细支气管和肺泡腔残气量不断增多，压力升高，导致细支气管扩张，肺泡最终破裂融合成含气的大囊泡，形成肺气肿。

二、类型

根据病变的解剖学部位将肺气肿分为肺泡性肺气肿和间质性肺气肿两大类。

（一）肺泡性肺气肿

肺泡性肺气肿（alveolar emphysema）多合并阻塞性通气功能障碍，故又称为阻塞性肺气肿（obstructive emphysema）。

病变发生于肺腺泡内，依其发生部位和范围不同，可分为腺泡（小叶）中央型肺气肿、腺泡（小叶）周围型肺气肿和全腺泡（小叶）型肺气肿（图 7-2-1）。

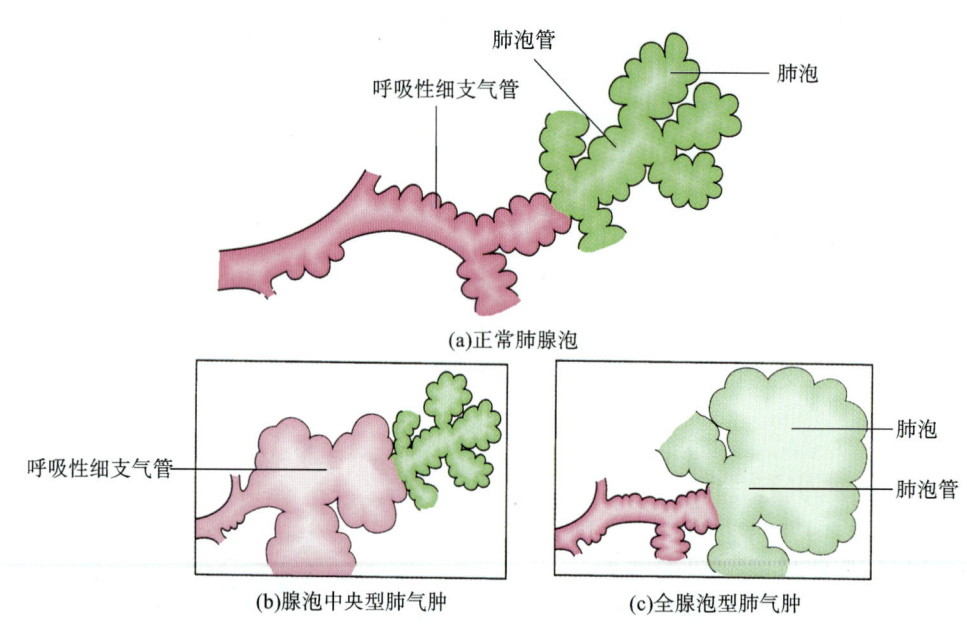

（a）正常肺腺泡

（b）腺泡中央型肺气肿　　　　（c）全腺泡型肺气肿

图 7-2-1　肺泡性肺气肿类型模式图

1. 腺泡（小叶）中央型肺气肿（centriacinar emphysema）　此型最为常见，病变以肺尖段最常见且严重，多见于中老年吸烟者或有慢性支气管炎病史。病变特点是位于肺腺泡中央的呼吸性细支气管呈囊状扩张，而肺泡管和肺泡囊扩张不明显。

2. 腺泡（小叶）周围型肺气肿（peripheral emphysema）　肺泡的呼吸性细支气管基本正常，而远侧端位于其周围的肺泡管和肺泡囊扩张。由于此型肺气肿多为小叶间隔受牵拉或发生炎症所致，故又称为隔旁肺气肿（paraseptal emphysema），此型多不合并慢性阻塞性肺疾病。

3. 全腺泡（小叶）型肺气肿（panacinar emphysema）　整个肺腺泡从呼吸性细支气管直至肺泡均呈弥漫性扩张，气肿囊腔遍布于肺小叶。若肺泡间隔破坏严重，气肿囊腔可融合成直径超过 1 cm 的大囊泡，称囊泡性肺气肿（图 7-2-2）。

(二) 间质性肺气肿

间质性肺气肿(interstitial emphysema)是由于胸骨骨折、胸壁穿透伤或剧烈咳嗽引起肺内压急剧升高时,肺泡壁或细支气管壁破裂,气体进入肺间质所致。气体出现在肺膜下、肺小叶间隔,也可沿细支气管和血管周围组织间隙扩散至肺门、纵隔形成串珠状气泡(图 7-2-3),甚至可在上胸部和颈部皮下形成皮下气肿。

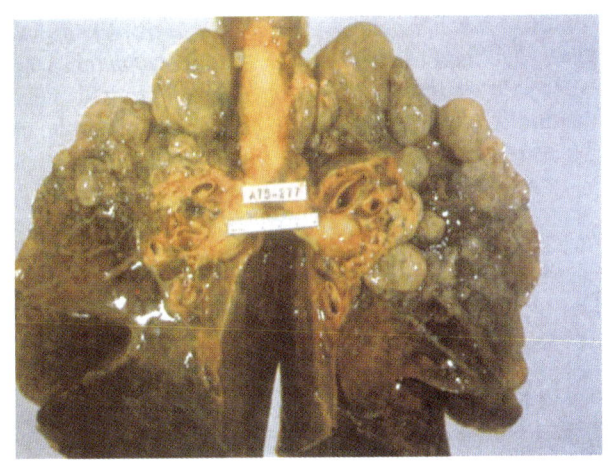

图 7-2-2　肺气肿

注:双肺膨大,边缘钝圆,上叶和肺尖部可见多个大小不等的肺大泡。

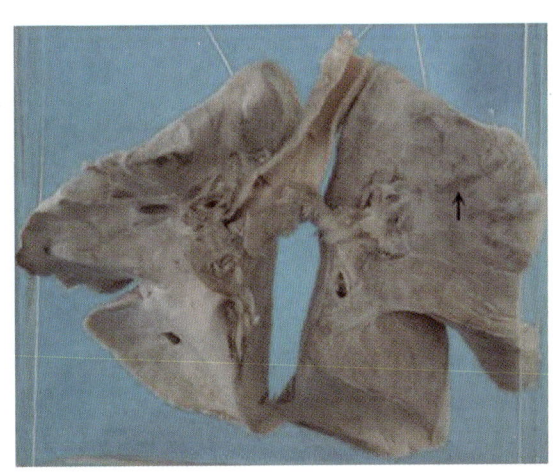

图 7-2-3　间质性肺气肿

注:↑为成串透明气泡。

(三) 其他类型肺气肿

1. 瘢痕旁肺气肿　瘢痕旁肺气肿(paracicatricial emphysema)为肺组织瘢痕灶附近肺组织受到破坏,形成局限性肺气肿,其发生部位及形态各异,故也称为不规则型肺气肿。局部肺泡破坏严重,气肿囊泡直径超过 2 cm 并破坏小叶间隔时称肺大泡(bullae)(图7-2-4),位于肺膜下的肺大泡破裂可引起气胸。

2. 代偿性肺气肿　代偿性肺气肿(compensatory emphysema)是指肺萎陷、肺叶切除及炎症实变灶周围肺组织的肺泡代偿性过度充气、膨胀,多无肺泡壁和气道的破坏或仅有少量肺泡壁破裂,并非真性肺气肿。

3. 老年性肺气肿　老年性肺气肿(senile emphysema)为老年人肺组织发生退行性改变,弹性回缩力减弱,使肺残气量逐渐增加,肺组织膨胀,由于不伴有肺组织结构的破坏,因而不属于真性肺气肿,而属于过度充气(overinflation)。

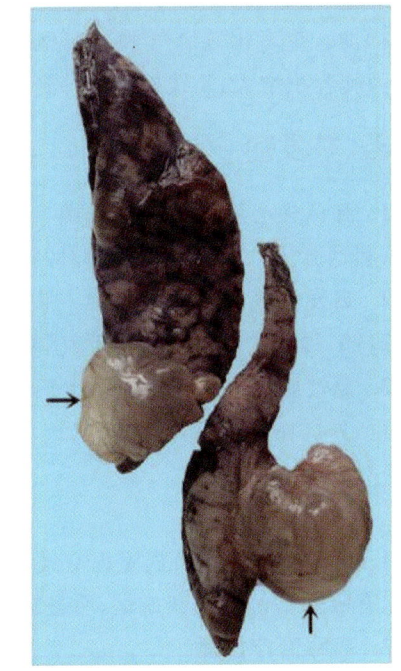

图 7-2-4　囊泡性肺气肿

注:→↑为肺大泡。

三、病理变化

肉眼观,肺组织明显膨胀而缺乏弹性,边缘变钝,色灰白,表面可见肋骨压痕,切面呈蜂窝状,肺上叶可见大囊泡形成(图7-2-2)。

镜下观,肺泡明显扩张,肺泡间隔变窄断裂,扩张的肺泡融合形成较大的含气囊腔,肺泡壁毛细血管受压且数量减少(图7-2-5)。

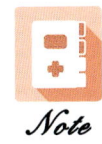

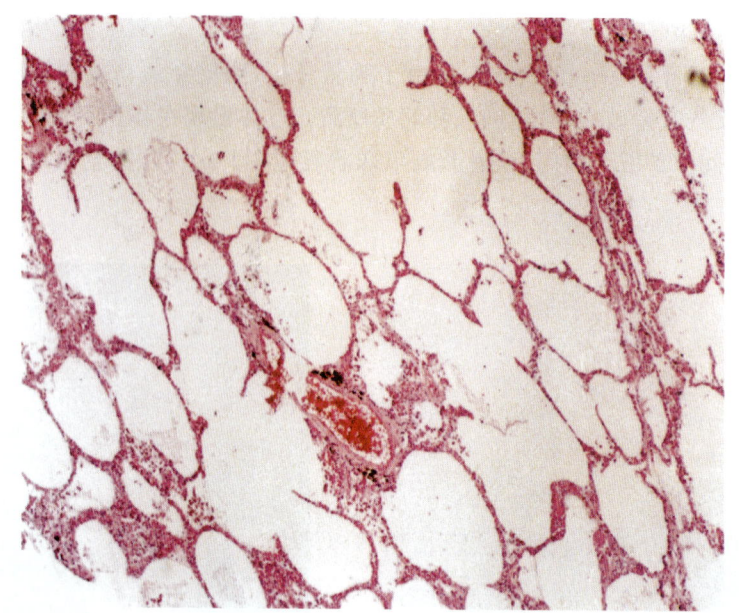

图 7-2-5　肺气肿镜下观

注：肺泡扩张，肺泡间隔变窄、断裂，并融合成较大的含气囊腔。

四、临床病理联系

早期常无明显症状，随着病变加重，出现渐进性呼气性呼吸困难、胸闷、气短。合并呼吸道感染时，症状加重，并出现发绀、呼吸性酸中毒等阻塞性通气功能障碍和缺氧症状。肺功能降低，肺活量下降，残气量增加。重者出现肺气肿的典型临床体征，如桶状胸、叩诊肺过清音、心浊音界缩小、肝浊音界下降等。因肺容积增大，X 线检查见肺野扩大、横膈下降、透明度增加。

五、并发症

1. 肺源性心脏病及右心衰竭　肺气肿时，肺泡间隔毛细血管床受压迫及数量减少，使肺循环阻力增加，肺动脉压升高，最终导致慢性肺源性心脏病及右心衰竭。

2. 自发性气胸和皮下气肿　肺大泡破裂可导致自发性气胸，若位于肺门区可致纵隔气肿，气体上升至肩部、颈部皮下可形成皮下气肿。

3. 急性肺感染　呼吸道急性感染时易并发支气管肺炎，病人出现发热、寒战、呼吸困难及咳嗽、咳痰加重，外周血白细胞计数增多。

六、护理措施

1. 一般护理　保持病室内空气新鲜流通，避免感冒，卧床休息，给予营养丰富、易消化吸收的普通饮食，有吸烟嗜好者劝其戒烟，明显缺氧病人给予吸氧。

2. 药物治疗护理

（1）抗菌药物应用护理：应注意各种抗菌药物的用法、用量、用药时间、速度、稀释方法。

（2）有严重肺功能不全、精神不安者，慎用镇静药，必要时可用少量镇静剂。

3. 对症治疗护理

（1）排痰化痰。鼓励病人咳嗽，并帮助变换体位，轻拍背以利排痰，给予痰干结者糜蛋白酶雾化吸入稀释痰液或超声雾化和氧气雾化吸入药化痰，也可用药物口服祛痰。

（2）解痉平喘。

第三节　慢性肺源性心脏病

案例分析7-1

案例分析
7-1答案

病人，女，62岁。因反复咳嗽、咳痰12年，伴气促、心悸4年，下肢水肿3年，腹胀2个月入院。12年前感冒后发热、咳嗽、咳脓痰。以后每逢冬春季常咳嗽、咳白色泡沫痰，有时为脓痰，反复加重。4年来，在劳动或负重后常感心悸、呼吸困难。3年前开始反复出现下肢水肿。2个月前受凉后发热、咳嗽加重，咳脓痰，心悸气促加剧并出现腹胀，不能平卧。

体格检查：T 37.5℃，P 99次/分，R 30次/分，BP 109/84 mmHg。慢性病容，端坐呼吸，嗜睡，口唇及皮肤发绀，颈静脉怒张，吸气时胸骨及锁骨上窝明显凹陷，桶状胸，呼吸动度降低，叩诊呈过清音，双肺散在干湿啰音。心率99次/分，律齐，心浊音界缩小。腹部膨隆，腹腔积液（＋），肝在肋下7.5 cm，较硬，双下肢凹陷性水肿。

实验室检查：血常规示血红蛋白98 g/L，白细胞$6.7×10^9$/L，其中中性粒细胞占0.89，淋巴细胞0.11。

讨论题：

1. 该病人的临床诊断及诊断依据是什么？
2. 该疾病的发生发展过程是什么？
3. 请用所学知识解释病人的症状和体征。

慢性肺源性心脏病(chronic pulmonary heart disease)简称肺心病，是由慢性肺疾病、肺血管疾病及胸廓的病变引起的以肺循环阻力增加，肺动脉压力升高而导致右心室肥厚、心腔扩张甚至右心衰竭为特征的心脏病。本病在我国常见，患病率接近0.5%。北方地区更为常见，且多在寒冷季节发病。患病年龄在40岁以上，且随年龄增长患病率增高。

一、病因及发病机制

1. 支气管及肺疾病　最常引起肺心病的是慢性阻塞性肺疾病，其中又以慢性支气管炎并发阻塞性肺气肿最常见，占80%～90%，其后依次为支气管哮喘、支气管扩张症、肺尘埃沉着病等。这些疾病可引起阻塞性通气功能障碍，破坏肺气血屏障，减少气体交换面积，导致氧气的弥散障碍而发生低氧血症。缺氧可引起缩血管活性物质增多，形成肺动脉高压。各种肺部病变还可造成肺毛细血管床减少、闭塞，进一步使肺循环阻力增加和肺动脉产生高压，最终导致右心室肥大、扩张。

2. 胸廓运动障碍性疾病　严重的脊柱后侧突、脊柱结核、类风湿关节炎、胸廓广泛粘连、胸廓成形术后造成的严重胸廓或脊椎畸形，均可引起胸廓运动受限、肺组织受压，不仅引起限制性通气功能障碍，还可导致较大的肺血管受压、扭曲，使肺循环阻力加大、肺动脉高压从而引起肺心病。这种情况较少见。

3. 肺血管疾病　甚少见。原发性肺动脉高压症及广泛或反复发生的肺小动脉栓塞（如虫卵、肿瘤细胞栓子）等可引起肺动脉高压，导致肺心病。

二、病理变化

1. 肺部病变　肺内除原有肺部疾病（如慢性支气管炎、肺气肿、肺结核、尘肺等）病变外，其主要病变是肺小动脉的改变，特别是肺腺泡内小血管的构型重建。表现为肌型小动脉中膜平滑肌细胞增生、细胞外基质增多，内皮细胞增生肥大，内膜下出现纵行肌束，使血管壁增厚、管腔狭窄。无肌型细动脉出现中膜肌层和内、外弹力层,即发生无肌型细动脉机化。此外,还可出现肺小动脉炎,肺小动脉弹力纤维及胶原纤维增生,腔内血栓形成和机化以及肺泡间隔毛细血管数量减少等。

2. 心脏病变

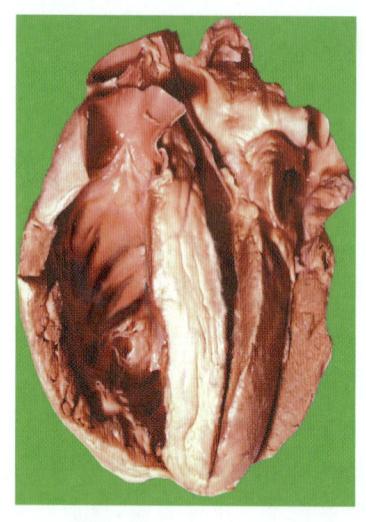

图 7-3-1　慢性肺心病

以右心室的病变为主,心脏体积增大,重量增加,右心室壁肥厚、心腔扩张,心尖钝圆,主要由右心室构成。右心室前壁肺动脉圆锥显著膨隆,肥厚的右心室内乳头肌、肉柱增粗,室上嵴增厚。通常以肺动脉瓣下 2 cm 处右心室肌壁厚超过 5 mm(正常为 3~4 mm)为肺心病的病理诊断标准(图 7-3-1)。镜下观,可见右心室壁心肌细胞肥大、核增大、深染;也可见缺氧所致的心肌纤维萎缩、肌浆溶解、横纹消失、心肌间质水肿和胶原纤维增生等改变。

三、临床病理联系

肺心病发展过程缓慢。代偿期主要为原有肺、胸廓疾病的症状和体征,并逐渐出现肺、右心衰竭的征象,表现为气促、呼吸困难、心悸、发绀、肝大、下肢水肿等。并发急性呼吸道感染常可诱发呼吸衰竭。由于肺组织的严重损伤导致缺氧和二氧化碳潴留,严重者出现肺性脑病,病人出现头痛、烦躁、抽搐、嗜睡甚至昏迷等精神障碍和神经系统症状。肺性脑病是肺心病的首要死因。此外,还可并发酸碱失衡、电解质紊乱、心律失常、上消化道出血、DIC 及休克等。

预防肺心病的发生主要是针对引发该病的肺部疾病进行早期治疗并有效控制其发展。右心衰竭多由呼吸道感染致使肺动脉压增高所诱发,故积极治疗肺部感染是控制右心衰竭的关键。

四、护理措施

(1) 观察呼吸的频率、节律、幅度及其变化特点,定时监测血气分析,观察病人有无烦躁、失眠、定向障碍等,皮肤或黏膜有无发绀。

(2) 根据病情限制输液量、控制输液速度。

(3) 采取舒适体位卧床休息或其他休息方式,进行心理护理,减少情绪波动。

(4) 合理用氧,及时清除痰液。

(5) 注意提供富含纤维素、清淡易消化的饮食,防止便秘和加重心脏负担。

(6) 制订活动计划,按计划进行有效锻炼,以便能最大限度地保持日常生活自理能力。

第四节　肺　炎

肺炎(pneumonia)主要是指肺的急性渗出性炎症,是呼吸系统的常见病、多发病。根据病因不同,由各种生物因子引起的肺炎分别为细菌性肺炎、病毒性肺炎、支原体肺炎、真菌性肺炎和寄生虫性肺炎;由不同理化因素引起的,又分别称为放射性肺炎、类脂性肺炎和吸入性肺炎或过敏性肺炎等。根据肺部炎症发生的部位,如发生于肺泡者称肺泡性肺炎,发生于肺间质者称间质性肺炎。根据病变累及的范围又可称为大叶性肺炎、小叶性肺炎和节段性肺炎。按病变的性质又可分为浆液性、纤维素性、化脓性、出血性、干酪性及肉芽肿性肺炎等。其中,细菌性肺炎最为常见,约占肺炎的80%。

一、细菌性肺炎

(一) 大叶性肺炎

大叶性肺炎(lobar pneumonia)是由肺炎链球菌引起的以肺泡内弥漫性纤维素渗出为主的急性炎

症,病变起始于局部肺泡,并迅速蔓延至肺大叶的全部或大部。临床上起病急骤,常以高热、寒战开始,继而出现胸痛、咳嗽、咳铁锈色痰、呼吸困难,并有肺实变体征及外周血白细胞计数增多等。病程大约一周,体温骤降,症状和体征消失。该病多发生于青壮年男性。

1. 病因及发病机制

大叶性肺炎 90％以上是由肺炎链球菌引起的,其中 1、2、3、7 型多见,但以 3 型毒力最强。此外,肺炎杆菌、金黄色葡萄球菌、溶血性链球菌、流感嗜血杆菌等也可引起,但均少见。肺炎链球菌为存在于正常人口腔及鼻咽部的正常寄生菌群,带菌的正常人常是本病的传染源。当机体受寒、过度疲劳、醉酒、感冒、患糖尿病、麻醉、免疫功能低下等使呼吸道防御功能削弱,机体抵抗力降低时,细菌易侵入肺泡而发病。进入肺泡的病原菌迅速生长繁殖并引发肺组织的变态反应,导致肺泡间隔毛细血管扩张、通透性升高,浆液和纤维蛋白原大量渗出并与细菌共同通过肺泡间孔或呼吸性细支气管向邻近肺组织蔓延,波及部分或整个肺大叶,而肺大叶之间的蔓延则是经肺叶支气管播散所致。

2. 病理变化及临床病理联系

大叶性肺炎的主要病理变化为肺泡腔内的纤维素性炎,常发生于单侧肺,多见于左肺或右肺下叶,也可先后或同时发生于两个或多个肺叶。典型的自然发展过程大致可分为四个时期。

(1)充血水肿期:发病后的 1～2 天。肉眼观,病变肺叶肿胀、充血,呈暗红色,挤压切面可见淡红色浆液溢出。镜下观,肺泡间隔内毛细血管扩张充血,肺泡腔内可见浆液性渗出物,其内混有少量的红细胞、中性粒细胞和巨噬细胞(图 7-4-1)。渗出液中可检出肺炎链球菌。此期病人因毒血症而寒战、高热及外周血白细胞计数升高等。胸片 X 线检查显示片状分布的模糊阴影。

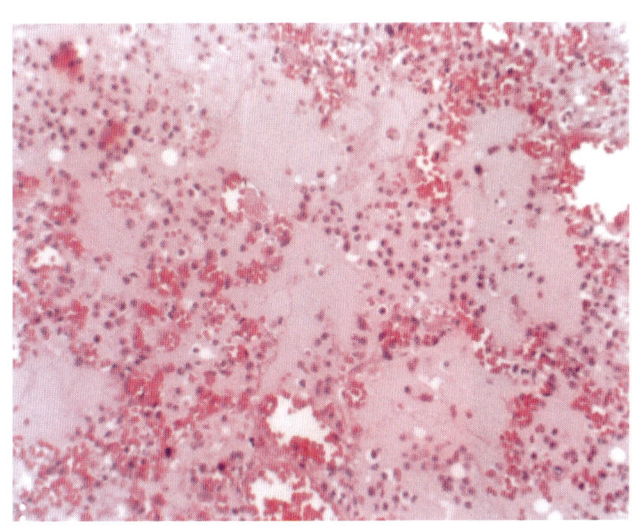

图 7-4-1 大叶性肺炎充血水肿期
注:肺泡壁血管扩张充血,肺泡腔内可见粉染水肿液。

(2)红色肝样变期:发病后的 3～4 天进入此期。肉眼观,受累肺叶进一步肿大,质地变实,切面呈灰红色,较粗糙,似肝脏外观,故称红色肝样变期。胸膜表面可有纤维素性渗出物。镜下观,肺泡间隔内毛细血管仍扩张充血,而肺泡腔内则充满含大量红细胞、一定量纤维素、少量中性粒细胞和巨噬细胞的渗出物(图 7-4-2),纤维素可穿过肺泡间孔与相邻肺泡中的纤维素网相连,有利于肺泡巨噬细胞吞噬细菌,防止细菌进一步扩散。此期渗出物中仍能检测出较多的肺炎链球菌。胸片 X 线检查可见大片致密阴影。若病变范围较广,病人动脉血中氧分压因肺泡换气和肺通气功能障碍而降低,可出现发绀等缺氧症状。肺泡腔内的红细胞被巨噬细胞吞噬、崩解后,形成含铁血黄素随痰液咳出,致使痰液呈铁锈色。病变累及胸膜时,则引起纤维素性胸膜炎,发生胸痛,并可随呼吸和咳嗽而加重。

(3)灰色肝样变期:发病后的 5～6 天。肉眼观,病变肺叶仍肿胀,但充血消退,由红色逐渐转变为灰白色,但质实如肝,切面干燥粗糙,故称灰色肝样变期。由于此期肺泡壁毛细血管受压而充血消退,肺泡腔内的红细胞大部分溶解消失,而纤维素渗出显著增多,故实变区呈灰白色(图 7-4-3)。镜下观,肺泡

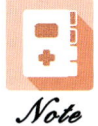

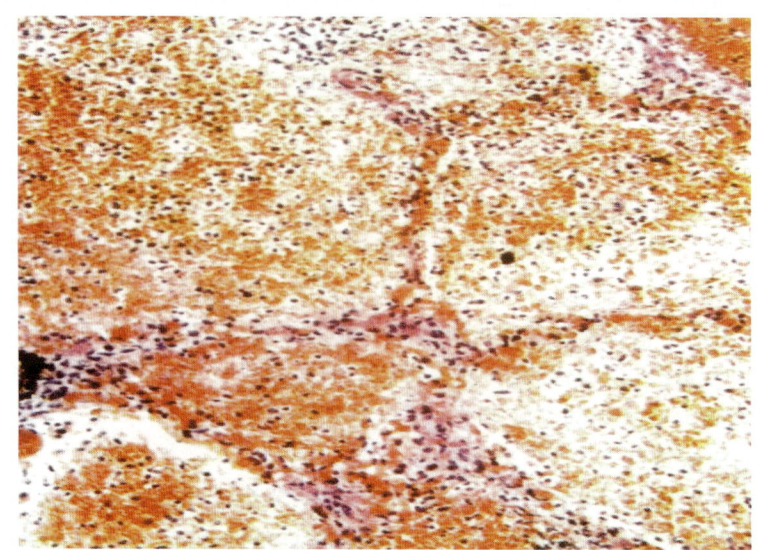

图 7-4-2　大叶性肺炎红色肝样变期

注:肺泡壁毛细血管扩张充血,肺泡腔见大量红细胞。

腔渗出物以纤维素为主,纤维素网中见大量中性粒细胞,红细胞较少(图 7-4-4),相邻肺泡纤维素丝经肺泡间孔互相连接的现象更为多见。

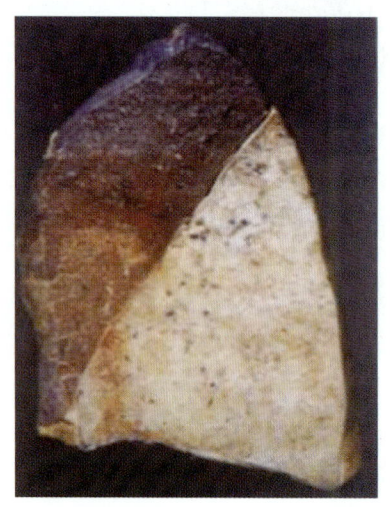

图 7-4-3　大叶性肺炎灰色肝样变期(大体标本)

注:左肺下叶肺组织呈灰白色,实变如肝。

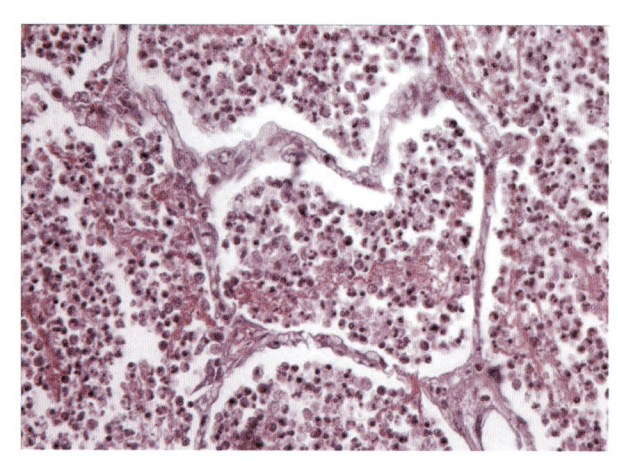

图 7-4-4　大叶性肺炎灰色肝样变期(镜下观)

注:肺泡腔内渗出大量纤维素(粉染条索)和中性粒细胞,肺泡壁毛细血管受压变窄。

此期肺泡仍不能充气,但病变肺因肺泡间隔毛细血管受压,血流量显著减少,静脉血氧含量不足反而减轻,使缺氧情况得以改善。病人咳出的铁锈色痰逐渐转为黏液脓痰。渗出物中肺炎链球菌多已被消灭,故不易检出。

(4)溶解消散期:发病后 1～3 周,随着机体免疫功能的逐渐增强,病原菌被巨噬细胞吞噬、溶解,中性粒细胞变性、坏死,并释放出大量蛋白溶解酶,使渗出的纤维素逐渐被溶解,肺泡腔内巨噬细胞增多。溶解物部分经气道咳出,或经淋巴管吸收,部分被巨噬细胞吞噬。肉眼观,实变的肺组织质地变软,病灶消失,渐近黄色,挤压切面可见少量脓样浑浊的液体溢出。病灶肺组织逐渐净化,肺泡重新充气,由于炎症未破坏肺泡壁结构,无组织坏死,故最终肺组织可完全恢复正常的结构和功能。病人体温下降,临床症状和体征逐渐减轻、消失,胸部 X 线检查恢复正常。此期历时 1～3 周。

大叶性肺炎的上述病理变化是一个连续的过程,彼此之间无绝对的界限,同一病变肺叶的不同部位

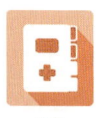

亦可呈现不同阶段的病变。现今常在疾病的早期即开始对病人使用抗生素类药物,干预了疾病的自然经过,故已很少见到典型的四期病变过程,临床症状也不典型,病变往往比较局限,表现为节段性肺炎,病程也明显缩短。

3. 并发症

(1)肺肉质变(pulmonary carnification):亦称机化性肺炎。由于肺内炎性病灶中中性粒细胞渗出过少,释放的蛋白溶解酶不足以使渗出的纤维素完全溶解而被吸收清除,大量未被溶解吸收的纤维素即被肉芽组织取代而机化,使病变肺组织呈褐色肉样纤维组织,称肺肉质变(图7-4-5)。

(2)肺脓肿、脓胸或脓气胸:治疗不及时、病原菌毒力强大或机体抵抗力下降时,由金黄色葡萄球菌和肺炎链球菌混合感染者,易并发肺脓肿,并常伴有脓胸或脓气胸。如引起末梢循环衰竭及中毒症状可导致中毒性或感染性休克,临床较易见到,死亡率较高。

(3)胸膜肥厚或粘连:大叶性肺炎时病变累及胸膜伴发纤维素性胸膜炎,若胸膜及胸膜腔的纤维素不能被完全溶解吸收而发生机化,则导致胸膜肥厚或粘连。

(4)败血症或脓毒败血症:严重感染时,细菌侵入血液大量繁殖并产生毒素所致。

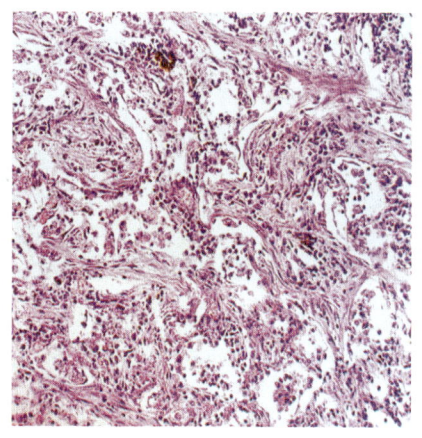

图 7-4-5 肺肉质变
注:肺泡腔内炎性渗出物被纤维结缔组织取代。

(二)小叶性肺炎

案例分析 7-2

案例分析
7-2 答案

患儿,男,4岁。因咳嗽、咳痰、气喘8天、加重2天入院。体格检查:体温39.3 ℃,脉搏168次/分,呼吸31次/分。病人呼吸急促、面色苍白,精神萎靡,鼻翼扇动。实验室检查:血常规示白细胞$23×10^9$/L,中性粒细胞0.84,淋巴细胞0.18。X线胸片:左、右肺下叶可见灶状阴影。

讨论题:

1. 该患儿患有何种疾病? 其依据是什么?

2. 该患儿肺部可能有什么病理变化?

小叶性肺炎(lobular pneumonia)主要由化脓性细菌引起,是以肺小叶为病变单位的急性化脓性炎症。病变常以细支气管为中心,故又称支气管肺炎(bronchopneumonia)。病变起始于支气管,并向其周围所属肺泡蔓延。多见于小儿、体弱老人及久病卧床者。

1. 病因及发病机制 小叶性肺炎大多由细菌感染所致,常为多种细菌混合感染。凡能引起支气管炎的细菌几乎都能导致本病。常见的致病菌通常为口腔及上呼吸道内致病力较弱的常驻寄生菌,如葡萄球菌、肺炎链球菌、流感嗜血杆菌、肺炎克雷伯杆菌、链球菌、铜绿假单胞菌及大肠杆菌等。某些诱因(如患急性传染病、营养不良、受寒等)使机体抵抗力下降,呼吸道的防御机能受损,黏液分泌增多时,这些细菌即可侵入细支气管及末梢肺组织并繁殖,引起小叶性肺炎。某些因大手术、心力衰竭等长期卧床的病人,肺部血液循环缓慢,产生肺淤血、水肿,加上血液本身的重力作用,使侵入的致病菌易于繁殖,可导致坠积性肺炎(hypostatic pneumonia)。全身麻醉、昏迷病人及某些溺水者或胎儿由于某些原因发生宫内呼吸窘迫等,常误将分泌物、呕吐物等吸入肺内,引起吸入性肺炎(aspiration pneumonia)。这两种肺炎亦属于小叶性肺炎。因此,小叶性肺炎常是某些疾病的并发症。

2. 病理改变 小叶性肺炎的病变特征是以细支气管为中心的肺组织化脓性炎症。

肉眼观,双肺表面和切面散在分布灰黄、质实病灶,以下叶和背侧多见。病灶大小不一,直径多在

Note

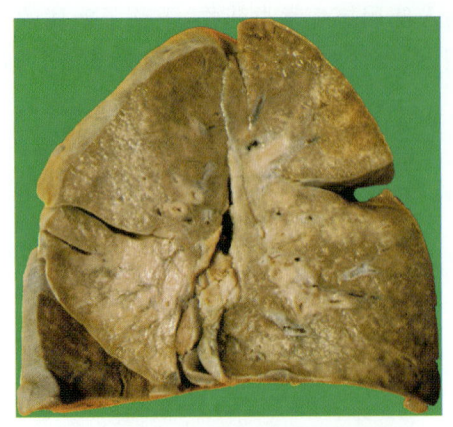

图 7-4-6　小叶性肺炎

注:肺下叶切面散在大小不等的灰黄色、质实病灶。

0.5～1 cm(相当于肺小叶范围),形状不规则,多数病灶中央可见病变细支气管的横断面,挤压可见淡黄色脓性渗出物溢出(图7-4-6)。严重病例,病灶可互相融合成片,甚至累及整个大叶,发展为融合性支气管肺炎,一般不累及胸膜。

镜下观,不同的发展阶段,病变的表现和严重程度不一致。早期,病变的细支气管黏膜充血、水肿,表面附着黏液性渗出物,周围肺组织无明显改变或肺泡间隔仅有轻度充血。随着病情进展,病灶中支气管、细支气管管腔及周围的肺泡腔内出现较多中性粒细胞、少量红细胞、纤维素及脱落的肺泡上皮细胞(图 7-4-7)。病灶周围肺组织充血,可有浆液渗出,部分肺泡过度扩张(代偿性肺气肿)。严重时,肺泡渗出增多,支气管和肺组织遭破坏,呈完全性化脓性炎症改变。

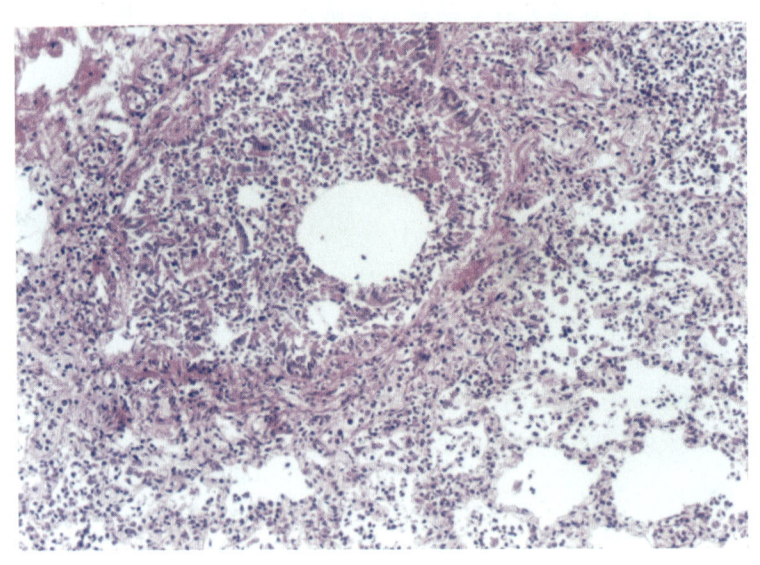

图 7-4-7　小叶性肺炎

注:病变的支气管及其周围的肺泡腔内充满以中性粒细胞为主的脓性渗出物,部分支气管黏膜上皮脱落。

3. 临床病理联系　因小叶性肺炎多为其他疾病的并发症,其临床症状常被原发疾病所掩盖,但发热、咳嗽和咳痰仍是最常见的症状。支气管黏膜受炎症及渗出物的刺激引起咳嗽,痰液往往为黏液脓性或脓性。因病灶较小且分散,一般无肺实变体征。听诊可闻及湿啰音,由于病变区支气管及肺泡腔内含有炎性渗出物所致。X 线检查可见两肺散在不规则小片状或斑点状模糊阴影。病变重者由于肺换气功能障碍,病变区静脉血得不到充分氧合而造成缺氧,引起病人呼吸困难及发绀。

4. 结局和并发症　经及时有效治疗,本病大多可以治愈。婴幼儿、年老体弱者,特别是并发其他严重疾病者,预后大多不良。小叶性肺炎的并发症比大叶性肺炎多,且危险性也大,较常见的并发症有心力衰竭、呼吸衰竭、脓毒血症、肺脓肿和脓胸等,支气管壁破坏较重且病程长者,可继发支气管扩张。

二、病毒性肺炎

病毒性肺炎(viral pneumonia)多为上呼吸道病毒感染向下蔓延所致的肺部炎症。在非细菌性肺炎中最为常见。引起肺炎的病毒有流感病毒,其次为呼吸道合胞病毒、腺病毒、副流感病毒、麻疹病毒、单纯疱疹病毒及巨细胞病毒等。除流感病毒、副流感病毒外,其余病毒所致肺炎多见于儿童。此类肺炎发病可为一种病毒感染,也可为多种病毒混合感染或继发于细菌感染。临床症状差别较大,除有发热和全

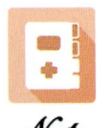

身中毒症状外,还表现为频繁咳嗽、气急和发绀等。常通过飞沫呼吸道传染,传播速度快。多发于冬春季节,一般为散发,偶可暴发流行。

(一)病理变化

病毒性肺炎主要表现为间质性肺炎,但病变形态常多样化,常由多种病毒混合感染或继发细菌感染所致。肉眼观,病变可不明显,肺组织因充血水肿而体积轻度增大。镜下观,炎症由支气管、细支气管开始,沿肺的间质向纵深发展,支气管、细支气管壁及其周围组织和小叶间隔等肺间质充血水肿,淋巴细胞、单核细胞浸润,致使肺泡间隔明显增宽,肺泡腔内无渗出物或仅见少量浆液(图 7-4-8)。严重的病例病变可波及肺泡腔,肺泡腔内可见多少不等的浆液、纤维素、单核细胞、巨噬细胞等。支气管、肺泡壁组织发生变性坏死。渗出明显者,浆液纤维素性渗出物浓缩在肺泡腔面形成一层均匀红染的膜状物,即透明膜(图 7-4-9)。在麻疹肺炎时,增生的支气管黏膜上皮和肺泡上皮细胞常形成多核巨细胞(巨细胞肺炎)。病毒性肺炎病理诊断的重要依据是找到病毒包涵体。病毒包涵体常呈圆形或椭圆形,红细胞大小,嗜酸性红染,周围有一清晰的透明晕。病毒包涵体可见于上皮细胞核内(如腺病毒)(图 7-4-10)、胞质内(如呼吸道合胞病毒),或胞核、胞质内均有(如麻疹病毒)。病毒性肺炎若合并细菌感染,常伴化脓性病变,从而掩盖病毒性肺炎的特征。

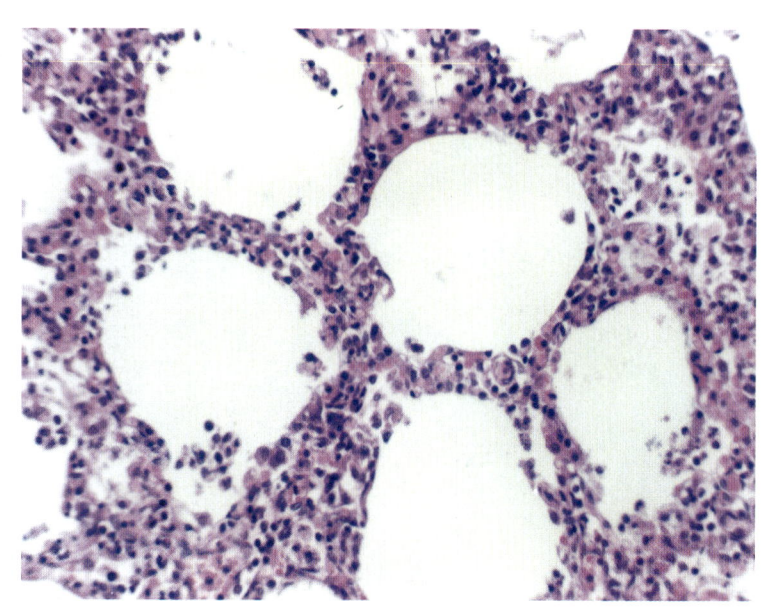

图 7-4-8 间质性肺炎

注:肺泡间隔等肺间质内见大量单核细胞、淋巴细胞浸润,肺泡间隔增宽,肺泡腔内无渗出物。

(二)临床病理联系

由于病毒血症,病人出现发热、头痛、全身酸痛、倦怠等症状。由于炎症刺激支气管壁,病人可出现剧烈难治性咳嗽、无痰。由于间质炎性渗出,影响气体交换,病人出现明显缺氧、呼吸困难和发绀等症状。X线检查肺部可见斑点状、片状或均匀的阴影。由于没有针对病毒的有效药物,儿童病毒性肺炎,特别是肺泡壁有透明膜形成者,预后较差。无并发症的病毒性肺炎预后较好。

知识链接 7-1

三、支原体肺炎

支原体肺炎(mycoplasmal pneumonia)是由肺炎支原体引起的急性间质性肺炎。病原体常存在于带菌者的鼻咽部,主要经飞沫传染。支原体肺炎多发生于儿童和青少年,秋、冬季节发病较多。通常为散发性,偶可流行。病人起病较急,多有发热、头痛、咽喉痛及顽固而剧烈的咳嗽、气促和胸痛,咳少量黏痰。听诊常闻及干、湿啰音,胸部X线检查显示节段性纹理增强及网状或斑片状阴影。外周血白细胞计数轻度增高,淋巴细胞和单核细胞增多。痰、鼻分泌物及咽喉拭子培养出肺炎支原体可确诊。大多数

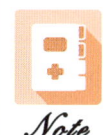

Note

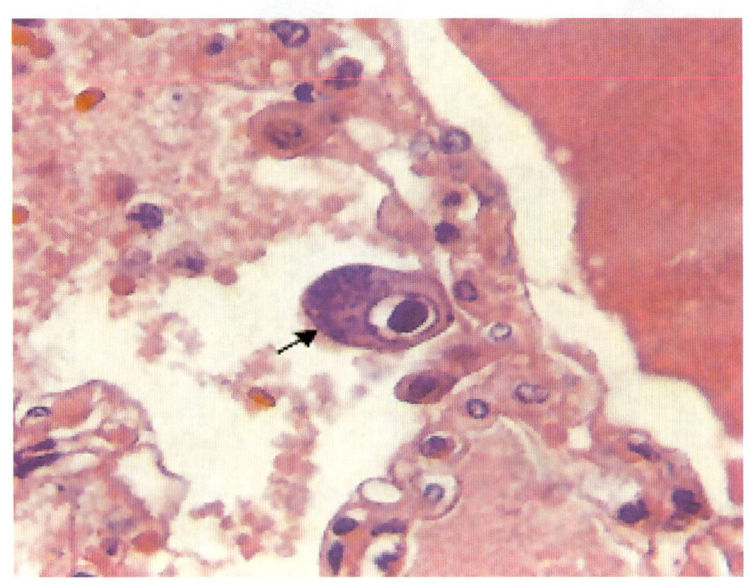

图 7-4-9　重症病毒性肺炎透明膜

注:肺泡腔内有渗出物,可见薄层红染膜状物黏附在肺泡内表面。

图 7-4-10　巨细胞病毒性肺炎

注:在肺泡上皮细胞核内可见嗜碱性、均质状圆形小体,其周围可见透明晕。

支原体肺炎预后良好,死亡率为 $0.1\%\sim1\%$。

　　肺炎支原体可侵犯整个呼吸道黏膜和肺。常累及单侧一叶肺组织,下叶多见。病变多呈节段性分布。肉眼观,肺组织无明显实变,因充血而呈暗红色,气管及支气管内可有黏液性渗出物。镜下观,呈非特异性间质性肺炎改变。肺泡间隔充血水肿,明显增宽,其间有大量淋巴细胞和单核细胞浸润,肺泡腔内通常无渗出,或仅有少量浆液、红细胞、巨噬细胞。小、细支气管壁及其周围组织也常有淋巴细胞、单核细胞浸润。重症病例上皮细胞变性、坏死、脱落,肺泡表面可有透明膜形成。

四、肺炎的护理措施

(1)病室应阳光充足、空气新鲜,环境整齐、清洁、安静和舒适。

(2)卧床休息,以减少组织对氧的需要,保证病人有足够的休息时间。

(3)及时补充营养和水分及口腔护理。

(4)协助病人取半坐卧位,以增强肺通气量,减轻呼吸困难;指导病人进行有效的咳嗽,协助排痰,

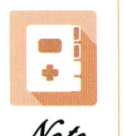

如拍背、雾化吸入、应用去痰剂,气急发绀者应给予吸氧。

（5）病人寒战时注意保暖,适当增加被褥;高热时予以物理降温;大量出汗者应及时更换衣服和被褥,补水,并注意保持皮肤的清洁干燥。

（6）遵医嘱早期应用足量、有效抗感染药物,并注意观察疗效及毒副作用,发现异常及时报告。

第五节　肺硅沉着病

肺硅沉着病又称硅肺(silicosis)(曾称矽肺),是由于长期吸入游离的二氧化硅粉尘微粒(SiO_2)沉着于肺组织所引起的一种慢性肺脏疾病,也称硅肺或矽肺,是一种职业病。

一、病因及发病机制

吸入空气中游离二氧化硅(SiO_2)粉尘是硅肺发病的主要原因。矿物石英中含二氧化硅达99%,凡是从事采矿、采石、采煤,进行石制品、玻璃制品加工等工作,均可罹患本病。空气中游离的二氧化硅吸入呼吸道以后,是否发病取决于以下因素。①硅尘微粒的大小。较大的硅尘微粒多被纤毛-黏液系统排出体外,只有小于$5~\mu m$的微粒才能被吸入并沉入肺组织。硅尘颗粒越小致病力越强,其中以$1\sim2~\mu m$者致病性最强。②空气中硅尘微粒的浓度。浓度越高,吸入越多,发病率越高。③肺的清除能力降低。它是指肺的黏膜纤毛黏液系统受到炎症等损害时,对硅尘的清除能力降低。硅尘颗粒进入肺组织以后,通过机械地刺激作用,引起肺的纤维组织增生。

二、基本病理变化

硅肺的基本病变是肺内及肺门淋巴结硅结节形成和肺间质弥漫纤维化。

1. 硅结节　肉眼观,肺组织坚硬,表面和切面有硅结节形成,直径$3\sim5~mm$,灰白色,质地坚硬,触之有沙砾感。镜下观,硅结节早期为细胞性结节,即大量巨噬细胞吞噬微粒,中期形成纤维性结节,晚期纤维结节发生玻璃样变性(图7-5-1)。结节中央常可见到管壁增厚、管腔狭窄的小血管。相邻的硅结节可以融合成大的结节状病灶,其中央常因缺血、缺氧发生坏死和液化,形成硅肺性空洞。偏光显微镜可观察到硅结节和病变肺组织内的硅尘颗粒。肺门淋巴结内也可有硅结节形成,致淋巴结肿大变硬。

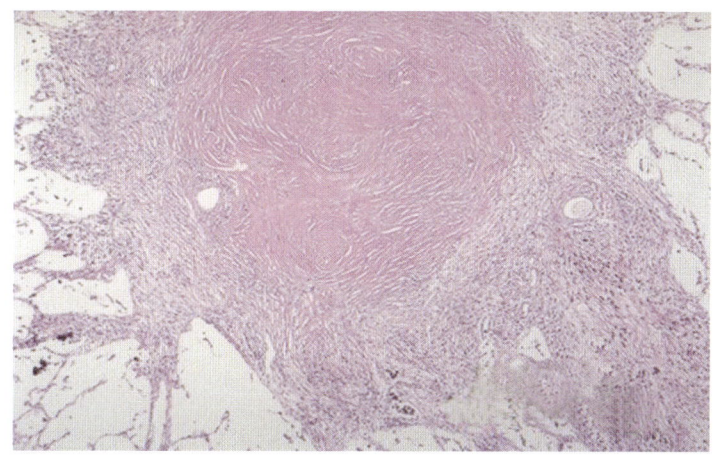

图 7-5-1　硅肺结节

注:肺内形成孤立的结节,结节中心纤维化、玻璃样变性。

2. 肺组织弥漫性纤维化

病变肺组织内除见硅结节外,尚可见范围不等的弥漫性纤维化病灶,镜下为致密的玻璃样变胶原纤

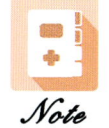

117

维。晚期病例纤维化肺组织可达全肺 2/3 以上。胸膜也可因弥漫性纤维化而广泛增厚,厚度可达 1～2 cm。

根据肺内硅结节的数量、大小、累计面积,病理学上将硅肺分为三期。

Ⅰ期硅肺,硅结节主要位于肺门淋巴结,使淋巴结肿大变硬,而淋巴结周围肺组织仅有少量硅结节;Ⅱ期硅肺,双肺硅结节增多并伴有纤维化,以中下肺叶近肺门区为主,总病变范围不超过全肺的 1/3。肺重量、体积、硬度均有增加,胸膜增厚。X 线示结节直径大于 1 cm,即可诊断。Ⅲ期硅肺,硅结节密集及纤维组织融合成团块,病变范围超过全肺 2/3,硅结节之间肺组织有肺气肿或肺不张的改变,肺重量、硬度增加,直立不倒,有沙砾感、易沉水。X 线片示结节直径大于 2 cm,即可诊断。

三、临床病理联系

Ⅰ、Ⅱ期硅肺临床症状不明显,Ⅲ期硅肺出现明显症状,表现为咳嗽、咳痰、胸痛、胸闷、气短等。

四、并发症

1. 肺结核　硅肺病人易并发结核病,称硅肺结核病。可能是由于病变肺组织纤维化,抵抗力下降,结核杆菌侵入肺内致病。硅肺病变愈严重,肺结核并发率愈高,Ⅲ期硅肺病人并发率可高达 70% 以上。硅肺病灶与结核病灶可以单独分开存在,也可以混合存在。此类病人结核病变的发展速度和累及范围均比单纯肺结核病者更快、更广,更易形成空洞,导致大出血而死亡。

2. 慢性肺源性心脏病　有 60%～75% 的晚期硅肺病人并发慢性肺源性心脏病。肺组织弥漫性纤维化使肺毛细血管床减少,肺小动脉闭塞性脉管炎及缺氧引起的肺小动脉痉挛等均可导致肺循环阻力增大,肺动脉压升高,最终发展为慢性肺源性心脏病。病人可因右心衰竭而死亡。

3. 肺部感染和阻塞性肺气肿　病人抵抗力低下,呼吸道防御能力减弱,易继发严重的细菌和病毒感染,导致死亡。晚期硅肺病人常合并不同程度的阻塞性肺气肿,也可出现肺大泡,若破裂则形成自发性气胸。

第六节　呼吸系统常见肿瘤

一、鼻咽癌

鼻咽癌(nasopharyngeal carcinoma,NPC)是鼻咽部上皮组织发生的恶性肿瘤。本病可见于世界各地,但以我国广东、广西、福建等省,特别是广东珠江三角洲和西江流域发病率较高,有明显的地域性。男性病人的发病率为女性病人的 2～3 倍,发病年龄多在 40～50 岁。临床症状为涕中带血、鼻出血、鼻塞、耳鸣、听力减退、偏头痛、复视、颈部淋巴结肿大等症状。

(一) 病因

鼻咽癌的病因迄今尚未明了。国内外多年的研究证实鼻咽癌可能与 EB 病毒感染、环境化学致癌物质(亚硝胺类化合物)和遗传因素有关。

(二) 病理变化

鼻咽癌最常见于鼻咽顶部,其次为外侧壁和咽隐窝,前壁最少见;也可同时发生于两个部位,如顶部和侧壁。

肉眼观,早期鼻咽癌常表现为局部黏膜粗糙或略隆起,或形成隆起黏膜面的小结节,随后可发展为结节型、菜花型、黏膜下浸润型和溃疡型肿块,其中以结节型最常见,其次为菜花型。早期局部黏膜粗糙,轻度隆起。黏膜下浸润型鼻咽癌黏膜可完好或仅轻度隆起,而癌组织在黏膜下已广泛浸润生长,甚至在原发癌未被发现前,已发生颈部淋巴结转移。

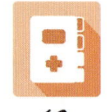

组织学类型:鼻咽癌绝大多数起源于鼻咽黏膜柱状上皮的储备细胞,少数来源于鳞状上皮的基底细胞。柱状上皮中的储备细胞是一种原始的具有多向分化潜能的细胞,既可分化为柱状上皮,又可分化为鳞状上皮,以致鼻咽癌的组织复杂,分类意见难以统一,迄今尚无完善的病理学分类。现将较常见的鼻咽癌组织学类型按其组织学特征及分化程度进行如下分述。

1. 鳞状细胞癌(squamous cell carcinoma) 根据癌细胞的分化程度可将其分为分化性和未分化性两类。

(1) 分化性鳞状细胞癌:又可分为角化型和非角化型鳞状细胞癌。前者也称为高分化鳞状细胞癌,其癌巢内细胞分层明显,可见细胞内角化,棘细胞间有时可见细胞间桥(图7-6-1),癌巢中央可有角化珠形成。非角化型鳞状细胞癌又称低分化鳞状细胞癌,其癌巢内细胞分层不明显,细胞大小形态不一,常呈卵圆形、多角形或梭形,细胞间无细胞间桥,无细胞角化及角化珠形成。此型为鼻咽癌中最常见的类型,且与EB病毒感染密切相关。

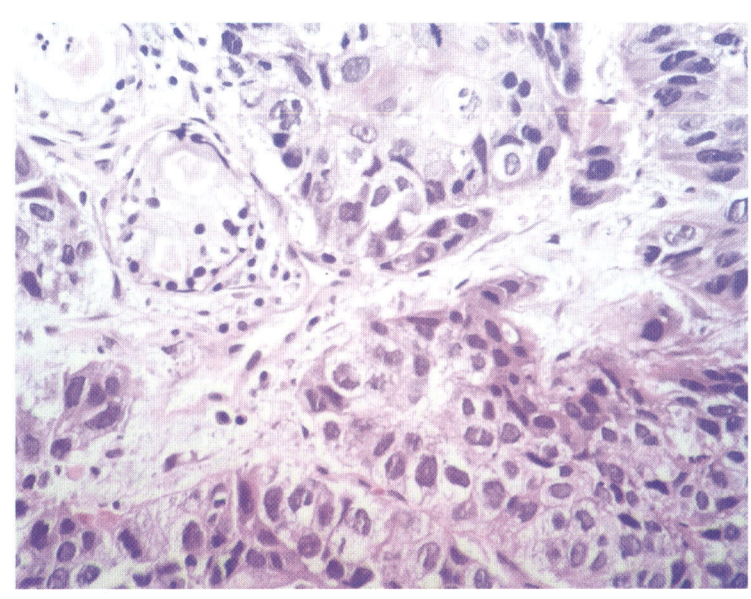

图 7-6-1　鼻咽鳞状细胞癌(角化型)

(2) 未分化性鳞状细胞癌:有两种形态学变化,其一为泡状核细胞癌(vesicular nucleus cell carcinoma),癌细胞呈片状或不规则巢状分布,境界不如分化性癌清晰。癌细胞胞质丰富,境界不清,常呈合体状。细胞核大,圆形或卵圆形,空泡状,有1～2个大而明显的核仁,核分裂象少见。癌细胞或巢间有较多淋巴细胞浸润。该型占鼻咽癌总数10%左右,对放射治疗敏感。另一类未分化性鳞状细胞癌的癌细胞小,胞质少,呈小圆形或短梭形,弥漫分布,无明显的巢状结构。此型易与恶性淋巴瘤及其他小细胞性肿瘤如未分化横纹肌肉瘤、神经母细胞瘤等混淆。

2. 腺癌(adenocarcinoma) 少见,主要来自鼻咽黏膜的柱状上皮,也可来自鼻咽部小腺体。高分化者表现为柱状细胞腺癌或乳头状腺癌。低分化腺癌癌巢不规则,腺样结构不明显,癌细胞小。也有极少病例为黏液腺癌。

(三) 扩散途径

1. 直接蔓延 肿瘤向上扩展可侵犯并破坏颅底骨,以卵圆孔处被破坏最为多见。晚期可破坏蝶鞍,通过破裂孔侵犯Ⅱ～Ⅵ对颅神经,出现相应症状。肿瘤向下可侵犯口咽、腭扁桃体和舌根,向前可侵入鼻腔和眼眶,向后侵犯颈椎,向外侧可侵犯耳咽管至中耳。

2. 淋巴道转移 鼻咽黏膜固有层有丰富的淋巴管,故鼻咽癌早期即可发生淋巴道转移。半数以上鼻咽癌病人先以颈部淋巴结肿大就诊。鼻咽癌一般先转移到咽后壁淋巴结,再到颈深上及其他颈部淋巴结,极少转移到颈浅淋巴结。颈部淋巴结转移常为同侧,其次为双侧,极少为对侧。

3. 血道转移 常转移到肝、肺、骨,其次为肾、肾上腺及胰腺等处。

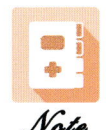

（四）临床病理联系

鼻咽癌病人起病隐匿，早期症状不明显，无特异性，且原发癌病灶小，易被忽略或误诊。随着肿瘤的生长和浸润，出现鼻塞、鼻衄、涕中带血、头痛、耳鸣、听力减退等症状。侵犯颅底骨，压迫颅神经，出现视物模糊、面部麻木、复视、眼睑下垂、吞咽困难及软腭瘫痪等症状。颈交感神经受肿大的颈深上淋巴结压迫，可出现颈交感神经麻痹综合征。半数以上病人首诊症状为颈部肿块，在乳突下方或胸锁乳突肌上段前缘出现无痛性结节，故对颈部结节应高度重视并做活体组织病理检查。

二、肺癌

肺癌（carcinoma of the lung）是最常见的恶性肿瘤之一，半个世纪以来肺癌的发病率和死亡率一直呈明显上升趋势。据统计在多数发达国家肺癌居恶性肿瘤首位，在我国多数大城市肺癌的发病率和死亡率也居恶性肿瘤的第一位和（或）第二位。90％以上病人发病年龄超过 40 岁，男性多见。近年来女性吸烟者不断增多，男女比例已由 4：1 上升到 1.5：1。

（一）病因

1. 吸烟 国内外大量研究及流行病学资料表明，肺癌的发病与吸烟有密切关系。日吸烟量越大，开始吸烟的年龄越早，患肺癌的危险性越大。由于体内芳烃羟化酶的活性不同，因而吸烟的致癌性存在着个体差异，吸烟者的肺癌发病率比普通人高 20～25 倍，且与吸烟的量和吸烟时间的长短呈正相关。

2. 大气污染 工业废气、机动车排出的废气、家庭排烟均可造成空气污染，被污染的空气中含有苯并芘、二乙基亚硝胺等致癌物质。调查表明，工业城市肺癌发病率与空气中 3,4-苯并芘的浓度呈正相关。此外，吸入家居装饰材料散发的氡及氡子体等物质也是肺癌发病的危险因素。

3. 职业因素 长期从事放射性矿石开采、冶金工作，以及长期吸入有害粉尘石棉、镍及接触砷粉的工人，其肺癌发病率较高。

4. 分子遗传学改变 肺癌是否发生与遗传因素有关，尚无定论。但各种致癌因素确实引起细胞内多种基因的变化，现在已知 10～20 个基因参与了肺癌的发生发展。如 KRAS 基因突变，尤其是第 12 和 13 密码子突变在约 25％的腺癌、20％的大细胞癌和 5％的鳞状细胞癌中出现，该突变与腺癌的预后不良有关。c-MYC 基因的活化（过度表达）在 10％～40％的小细胞癌中出现，而在其他类型中则很少见。肺癌中抑癌基因的失活主要包括 p53 和 Rb 基因。约有 80％的小细胞癌和 50％的非小细胞癌有 p53 突变。Rb 基因突变见于 80％的小细胞癌和 25％的非小细胞癌。3p（3 号染色体短臂）缺失可见于所有类型的肺癌，同时也可见于正常上皮中。另外，原癌基因 bcl-2 在 25％的鳞状细胞癌和 10％的腺癌中有表达。

（二）病理改变

1. 肉眼类型 根据肺癌的发生部位将其分为中央型、周围型和弥漫型三种类型。这种分型与临床 X 线分型基本一致。

（1）中央型（肺门型）：此型最常见。癌发生于主支气管和叶支气管等大支气管，从支气管壁向周围肺组织浸润、扩展，可形成结节或巨块。沿淋巴道蔓延至支气管肺门淋巴结，在肺门部融合成环绕支气管的巨大肿块，有的癌组织沿支气管分支由肺门向周边扩展（图 7-6-2）。

（2）周围型：癌发生于段以下支气管，常在近胸膜的肺周边组织形成孤立的癌结节，直径为 2～8 cm，与周围肺组织的界限较清楚，但无包膜（图 7-6-3）。此型肺癌淋巴道转移较中央型晚。

（3）弥漫型：此型较少见。癌组织弥漫浸润部分或全肺叶，肉眼呈多数粟粒大小的灰白色结节，颇似大叶性肺炎的外观。

早期肺癌和隐性肺癌：近年来国内外对早期肺癌（early lung cancer）和隐性肺癌（occult lung cancer）进行了较多研究。一般认为若发生于段支气管以上的大支气管者，即中央型早期肺癌，其癌组织仅局限于管壁内生长，包括腔内型和管壁浸润型，后者不突破外膜，未侵及肺实质，且无局部淋巴结转

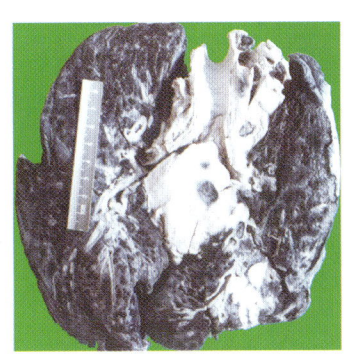

图 7-6-2　中央型肺癌

注：主支气管壁增厚，可见灰白色的癌组织。

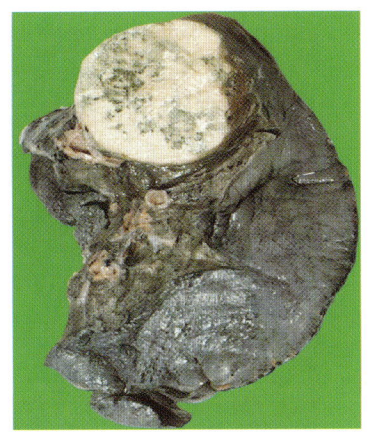

图 7-6-3　周围型肺癌

注：癌组织位于上叶靠近胸膜。

移。发生于小支气管者，又称为周围型早期肺癌，在肺组织内呈结节状，直径小于 2 cm，无局部淋巴结转移。隐性肺癌一般指肺内无明显肿块，影像学检查阴性而痰细胞学检查癌细胞阳性，手术切除标本经病理学证实为支气管黏膜原位癌或早期浸润癌而无淋巴结转移。

2. 组织学类型　肺癌组织学表现复杂多样，根据 2015 年世界卫生组织（WHO）关于肺癌的分类，将其分为腺癌、鳞状细胞癌、大细胞癌、神经内分泌癌、腺鳞癌等基本类型。每种类型的癌根据细胞形态的不同分为若干个亚型。以下重点介绍几种常见类型的肺癌。

（1）腺癌：近年肺腺癌发病率有不断上升的趋势，是女性肺癌最常见的类型，多发生于非吸烟者。肺腺癌通常发生于较小支气管上皮，故大多数（65%）为周围型肺癌。肿块位于胸膜下，境界不甚清晰，常累及胸膜（77%）。腺癌伴纤维化和瘢痕形成较多见，有人称瘢痕癌，并认为是对肿瘤出现的间质胶原反应。

腺癌的组织学类型主要分为原位腺癌（adenocarcinoma in situ，AIS）、微浸润性腺癌（microinvasive adenocarcinoma，MIA）和浸润性腺癌。AIS 被定义为局限性，肿瘤细胞沿肺泡壁呈鳞屑样生长，无间质、血管或胸膜浸润的小腺癌（3 cm 以下）。MIA 则被定义为孤立性、以鳞屑样生长方式为主且浸润灶不超过 0.5 cm 的小腺癌（3 cm 以下）。浸润性腺癌的浸润灶超过 0.5 cm。浸润性腺癌按分化程度，可分为高、中、低分化三类。高分化腺癌主要表现为癌细胞沿肺泡壁、肺泡管壁，有时也沿细支气管壁呈鳞屑样生长；肺泡间隔大多未被破坏，故肺泡轮廓依然保存。中分化腺癌根据腺管、乳头或黏液分泌等形态特征在癌组织中所占比例又可分为腺泡型（图 7-6-4）、乳头状和实体黏液细胞型等亚型。低分化肺腺癌常无腺样结构，呈实性条索状，分泌现象少见，细胞异型明显。

（2）鳞状细胞癌：为肺癌中最常见的类型之一，其中 80%～85% 为中央型肺癌。病人绝大多数为中老年男性且大多有吸烟史。该型多发生于段以上大支气管，纤维支气管镜检查易被发现。组织学上鳞状细胞癌可分为角化型、非角化型和基底细胞样型。角化型鳞状细胞癌癌巢中多有角化珠形成，常可见细胞间桥（图 7-6-5）；非角化型鳞状细胞癌无角化珠形成，细胞间桥很难见到；基底细胞样鳞状细胞癌的癌细胞较小，质少，似基底细胞样的形态，且癌巢周边的癌细胞呈栅栏状排列。

（3）神经内分泌癌：包括小细胞癌、大细胞神经内分泌癌和类癌等。小细胞癌占全部肺癌的 15%～20%，病人多为男性，且与吸烟密切相关。小细胞癌是肺癌中分化最低、恶性程度最高的一种。生长迅速、转移早，五年存活率仅 1%～2%。手术切除效果差，但对放疗及化疗较为敏感。多为中央型，常发生于大支气管，向肺实质浸润生长，形成巨块状。镜下观，癌细胞小，常呈圆形或卵圆形，似淋巴细胞，但体积较大；也可呈梭形或燕麦形，胞质少，似裸核，癌细胞呈弥漫分布或呈片状、条索状排列，称燕麦细胞癌（图 7-6-6）；有时也可围绕小血管形成假菊形团结构。电镜下胞质内可见神经内分泌颗粒，故认为其起源于支气管黏膜上皮的 Kulchitsky 细胞，是一种异源性神经内分泌肿瘤。免疫组化染色显示癌细胞对神经内分泌标记如神经元特异性烯醇化酶（neuron-specific enolase，NSE）、嗜铬蛋白 A

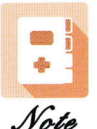

Note

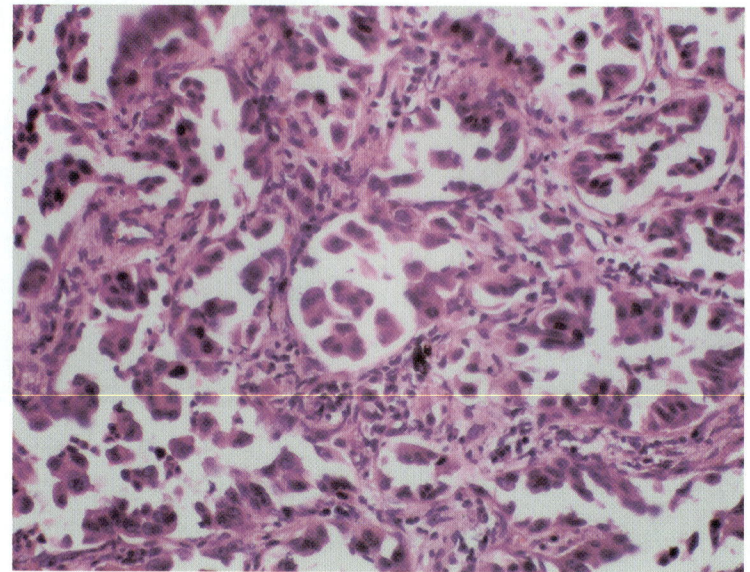

图 7-6-4 肺腺癌（中分化）

注：癌细胞形成腺泡样结构，部分癌细胞向腔内呈乳头状生长方式。

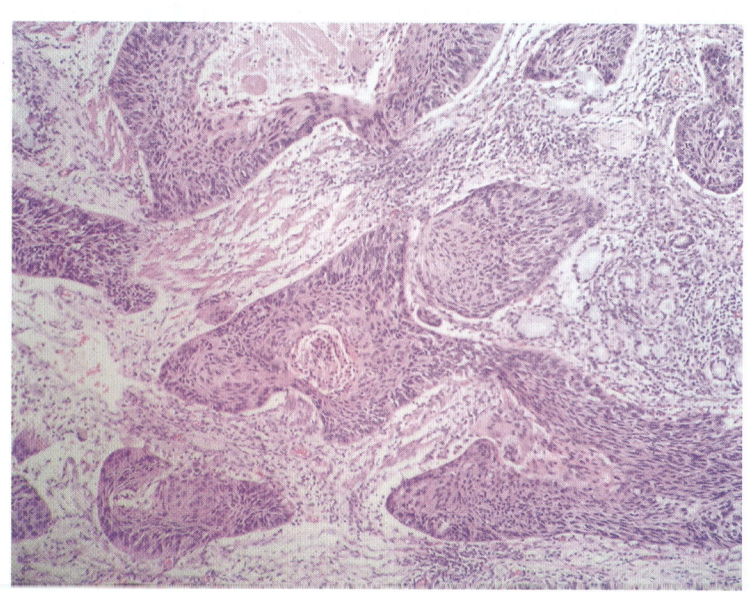

图 7-6-5 肺鳞状细胞癌（中分化）

注：癌细胞形成巢样分布，细胞有角化特征。

(chromogranin A，CgA)、突触素(synaptophysin，Syn)及人自然杀伤细胞相关抗原(Leu7)等阳性反应，角蛋白亦可显示阳性。

（4）大细胞癌：又称为大细胞未分化癌。半数大细胞癌发生于大支气管，肿块较大。镜下观，癌细胞常呈实性团块或片状，或弥漫分布。癌细胞体积大，胞质丰富，通常为均质淡染，也可呈颗粒状或胞质透明。核呈圆形、卵圆形或不规则形，染色深，异型性明显，核分裂象多见，可出现畸形核、多核，可见瘤巨细胞或透明细胞(图 7-6-7)。癌组织无任何腺癌、鳞状细胞癌或神经内分泌癌分化的组织学形态特点及免疫表型。大细胞癌恶性程度高，生长迅速，转移早而广泛，生存期大多在 1 年之内。

（5）腺鳞癌：较少见。癌组织内含有腺癌和鳞状细胞癌两种成分，且两种成分各占 10% 以上，不管是以何种组织结构为主，均称为腺鳞癌。

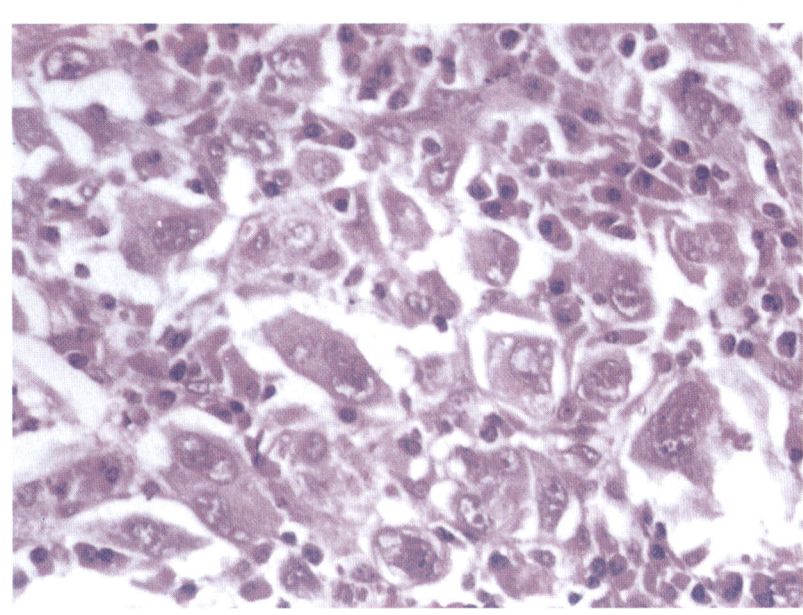

图 7-6-6 肺小细胞癌

注:癌细胞呈短梭形,排列成团(燕麦细胞癌)。

图 7-6-7 肺大细胞癌

注:癌细胞体积大,异型性明显,可见瘤巨细胞。

（三）扩散途径

1. 直接蔓延　中央型肺癌常直接侵入纵隔、心包及周围血管,沿支气管向同侧甚至对侧肺组织蔓延。周围型肺癌可直接侵犯胸膜、胸壁。

2. 转移　肺癌淋巴道转移常发生较早,且扩散速度较快。癌组织首先转移到支气管旁、肺门淋巴结,再扩散到纵隔、锁骨上、腋窝、颈部淋巴结。周围型肺癌的癌细胞可进入胸膜下淋巴丛,形成胸膜下转移灶并引起胸腔血性积液。血道转移常见于脑、肾上腺和骨等器官和组织,也可转移至肝、肾、甲状腺和皮肤等处。肺小细胞癌比鳞状细胞癌和腺癌更易发生血道转移。

（四）临床病理联系

肺癌的临床症状因其发生部位、肿瘤大小、浸润转移范围而异。肺癌早期常无明显症状,以后常有

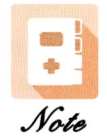

咳嗽、咳痰带血、胸痛等症状,其中咯血较易引起病人的注意因而就诊。一半中央型肺癌病人临床症状出现较早,肿瘤压迫阻塞支气管可引起局限性肺萎陷或肺气肿、肺感染。侵及胸膜时可引起血性胸腔积液,侵蚀食管可引起支气管-食管瘘。位于肺尖部的肺癌压迫或侵蚀颈交感神经及颈神经根可引起Horner综合征,表现为病侧眼睑下垂、瞳孔缩小、胸壁皮肤无汗等交感神经麻痹综合征。肿瘤侵犯纵隔,压迫上腔静脉可引起上腔静脉综合征,表现为面部水肿及颈胸部静脉曲张。有异位内分泌作用的肺癌,尤其是小细胞癌,可因5-HT分泌过多而引起类癌综合征,表现为支气管哮喘、心动过速、水样腹泻、皮肤潮红等。

肺癌病人预后大多不良,早发现、早诊断、早治疗对于提高治愈率和生存率至关重要。肺癌的早期诊断可根据早期临床症状、影像学检查(X线、CT、核磁共振)、痰细胞学检查及纤维支气管镜检查等确立诊断。肺癌的早期诊断是提高治疗效果的有效途径。对40岁以上的人群定期进行X线及痰脱落细胞学检查,是发现早期肺癌最简便易行的方法。

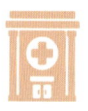 小　　结

慢性支气管炎是一种慢性非特异性炎症。病理变化为黏膜上皮细胞的损伤和腺体的增生及分泌亢进。长期反复的炎症使支气管壁遭到破坏,管腔塌陷而狭窄,影响肺通气,可逐渐发展成为阻塞性肺气肿。

肺气肿是指呼吸性细支气管以远的末梢肺组织因空气含量过多呈永久性扩张状态,并伴有肺泡间隔破坏。肺气肿主要是由于慢性支气管炎造成小气道阻塞性呼气不畅引起。肺内血管床的减少和缺氧引起肺内小动脉痉挛,导致肺动脉高压、右心肥大,发展成肺源性心脏病。

慢性肺源性心脏病失代偿造成体循环淤血,表现为颈静脉怒张、肝大、脾大、下肢水肿,最终病人可死于呼吸衰竭和心力衰竭。

肺炎是发生在肺实质和间质的急性渗出性炎症。主要致病因子是细菌、病毒、支原体等微生物。大叶性肺炎是纤维素性炎,青壮年多发,病变累及整个大叶,病理变化呈典型的四期经过、实变体征;小叶性肺炎属急性化脓性炎症,儿童、老年人、体弱多病者多发,病变以细支气管为中心,炎症对肺组织造成破坏;病毒性肺炎的病变在肺间质,表现为肺泡间隔和支气管周围出现以淋巴细胞和单核细胞为主的渗出,严重病例肺泡腔内亦可渗出形成透明膜和在增生的肺泡上皮出现病毒包涵体。

硅肺沉着病是由于长期吸入游离的二氧化硅粉尘微粒所引起的一种慢性肺脏疾病,也称硅肺或矽肺,是一种职业病。病变特点是硅尘颗粒刺激肺内形成硅结节和肺弥漫纤维组织增生,影响肺功能和出现各种并发症。

肺癌是常见的恶性肿瘤之一,发病率居常见恶性肿瘤的首位,严重危及人类的健康和生命。肺癌病人预后大多不良,早发现、早诊断、早治疗对于提高治愈率和生存率至关重要。

 直通护考在线答题

内蒙古医科大学　徐晓艳

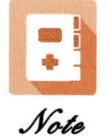

第八章　消化系统疾病

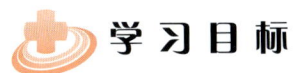

学习目标

掌握

1. 溃疡病的病理变化(肉眼和镜下)。

2. 病毒性肝炎的基本病理变化及临床病理类型。

3. 门脉性肝硬化的病理变化及临床病理联系。

熟悉

1. 溃疡病的临床病理联系、结局及并发症。

2. 病毒性肝炎的病因、发病机制及传染途径。

3. 门脉性肝硬化的病因、发病机制及结局。

了解

1. 溃疡病的病因及发病机制。

2. 溃疡病的诊断、治疗及护理原则。

3. 病毒性肝炎的治疗与护理原则。

4. 坏死后性肝硬化病因、发病机制、病理变化及后果。

消化系统由消化道(口腔、食管、胃、肠及肛门)和消化腺(涎腺、肝、胆、胰及消化道的黏膜腺体)组成。消化系统承担着消化、吸收、排泄、解毒和内分泌等功能,是人体易发生疾病的部位。本章着重介绍胃炎、溃疡病、肝炎、肝硬化和消化道肿瘤等消化系统的常见病和多发病。

第一节　胃　　炎

胃炎(gastritis)是发生于胃黏膜的炎症性疾病,是一种常见病、多发病,在临床上可分为急性胃炎和慢性胃炎两种。

一、急性胃炎

急性胃炎(acute gastritis)多因暴饮暴食、过度饮酒、滥用水杨酸类药物等导致。病变范围一般比较广泛,但多局限于黏膜层。胃黏膜弥漫性充血、水肿、点状出血;严重者黏膜糜烂、坏死、广泛性出血,甚至形成溃疡和穿孔。急性胃炎可分为以下四类。

1. 急性刺激性胃炎　急性刺激性胃炎又称单纯性胃炎、刺激性胃炎,多因食用刺激性食物、暴饮暴食或大量饮酒等所致。病变特点为胃黏膜充血、水肿或大量的炎性渗出。

2. 急性腐蚀性胃炎　急性腐蚀性胃炎多因吞服强酸、强碱或化学腐蚀剂等所致。病变特点为胃黏膜坏死、脱落形成溃疡,严重者出现穿孔。

3. 急性出血性胃炎　急性出血性胃炎多因服用刺激性药物及各种原因引起的应激反应、暴饮暴食等导致。病变特点为胃黏膜广泛性出血和糜烂,或出现多个浅表性应激性溃疡。

4. 急性感染性胃炎　急性感染性胃炎较少见,常因败血症、脓毒血症或胃外伤所致,可引起急性蜂窝织炎性胃炎。

二、慢性胃炎

慢性胃炎(chronic gastritis)是胃黏膜的慢性非特异性炎症,在胃病中最多见,多由急性胃炎迁延不愈转变而来,也可为隐袭发生。

(一)常见病因

慢性胃炎的病因和发病机制较为复杂,尚未明确,可能与以下因素有关。

(1)幽门螺杆菌(Helicobacter pylori,Hp)感染。

(2)急性胃炎反复发作、不良的饮食习惯,如嗜好刺激性食物、过量饮酒、吸烟、滥用非类固醇类抗炎药物等。

(3)自身免疫性损伤(有些病人血清胃液壁细胞抗体为阳性)。

(4)十二指肠液(含有胆酸、磷脂、胰酶及大量碱性物质)反流对胃黏膜的破坏。

(二)病理变化及类型

1. 非萎缩性胃炎　非萎缩性胃炎即慢性浅表性胃炎,又称慢性单纯性胃炎,是最常见的一类慢性胃炎,主要发生在黏膜浅表即黏膜层上 1/3。病变主要累及胃窦部。病变呈多灶性或弥漫性。胃镜可见胃黏膜充血、水肿,有时可见点状出血或糜烂,表面有渗出物和分泌物。光镜下可见黏膜充血、渗出、炎症细胞浸润或伴有点状出血及糜烂。多数病人可治愈,少数可转变为慢性萎缩性胃炎。

2. 慢性萎缩性胃炎　慢性萎缩性胃炎多由慢性浅表性胃炎发展而来,胃窦部最常见。胃镜所见:正常胃黏膜的橘红色消失,变为灰色或灰绿色。病变部位胃黏膜明显变薄,皱襞变平甚至消失,与周围正常胃黏膜分界清楚;黏膜下血管清晰可见。慢性萎缩性胃炎可分为 A 型和 B 型,区别见表 8-1-1,两种类型的病理变化相同。

表 8-1-1　A 型和 B 型萎缩性胃炎的区别

项　目	A 型	B 型
部位	胃体、胃底	胃窦
病因	自身免疫	Hp
抗壁细胞抗体	阳性	阴性
抗内因子抗体	阳性	阴性
贫血	恶性贫血(维生素 B_{12} 缺乏)	缺铁性贫血
血清胃泌素水平	高	低
胃酸分泌	明显降低	中度降低或正常
胃内 G 细胞增生	有	无
血清中自身抗体	阳性(大于90%)	阴性
癌变	无关	有关
是否继发溃疡	无	有

镜下病理特点:①病变区胃黏膜变薄,腺体变小,数量减少,胃小凹变浅,并可有囊性扩张;②固有膜内有大量淋巴细胞浸润,病变时间较长时可形成淋巴滤泡;③肠上皮化生或假幽门腺化生:在胃窦部腺上皮中出现分泌黏液的杯状细胞,有刷状缘的吸收细胞及潘氏细胞等,病变区胃黏膜上皮被肠型腺上皮替代的现象,称为肠上皮化生(图 8-1-1)。伴有肠上皮化生的慢性胃炎可以发生癌变。

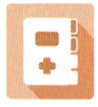

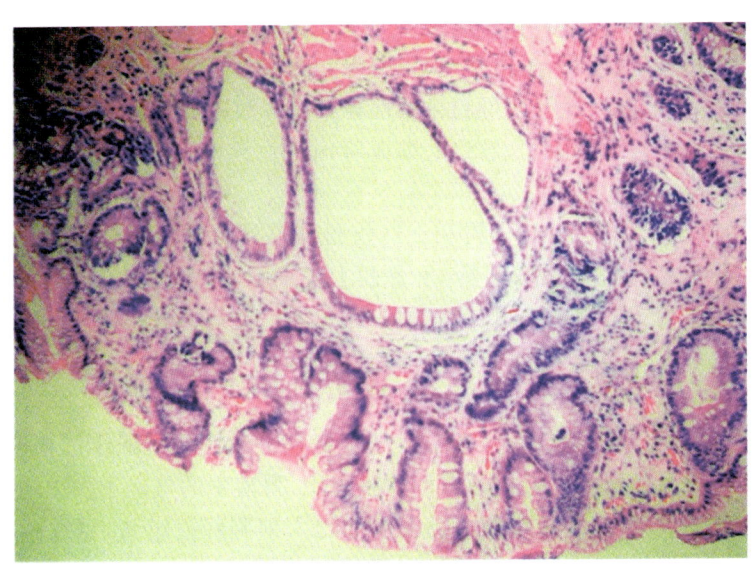

图 8-1-1　慢性萎缩性胃炎
注：病变区腺体可见囊性扩张，肠上皮化生。

三、特殊类型胃炎

特殊类型胃炎由不同病因引起，种类很多，但临床较少见。本部分仅介绍其中几种。

1. 慢性肥厚性胃炎（chronic hypertrophic gastritis）　又称巨大肥厚性胃炎（giant hypertrophic gastritis）、Menetrier 病。原因尚不明了。病变常发生在胃底及胃体部。肉眼观（胃镜检查）主要有以下特点：①黏膜皱襞粗大、加深加宽，呈脑回状；②黏膜皱襞上可见横裂，有多数疣状隆起的小结；③黏膜隆起的顶端常伴有糜烂。镜下观，腺体肥大增生，腺管延长，有时增生的腺体可穿过黏膜肌层。黏膜表面黏液分泌细胞数量增多，分泌增多。黏膜固有层炎症细胞浸润不显著。

2. 化学性胃炎（chemical gastritis）　亦称为化学性胃病（chemical gastropathy）、反应性胃炎（reactive gastritis），其主要因含胆汁、胰酶的十二指肠液长期大量反流入胃（可见于胃大部切除术后，此时幽门功能丧失）或长期服用非甾体抗炎药或其他对胃黏膜损害的物质引起。病理变化主要表现为胃小凹上皮细胞增生，炎症细胞浸润较少。

3. 疣状胃炎（gastritis verrucosa）　原因不明，是一种有特征性病理变化的胃炎，病变多见于胃窦部。肉眼观（胃镜检查）可见病变处胃黏膜出现许多中心凹陷的疣状突起病灶，镜下可见病灶中心凹陷部胃黏膜上皮变性坏死并脱落，伴有急性炎性渗出物覆盖。

第二节　溃　疡　病

溃疡病是消化系统的常见病、多发病之一，由于其发病与胃液的消化作用有关，故又称为消化性溃疡（peptic ulcer）。本病好发于 20～50 岁的人群，男性多于女性。据统计，十二指肠溃疡（duodenal ulcer，DU）约占溃疡病的 70%，胃溃疡（gastric ulcer，GU）约占 25%，两者并存的复合性溃疡约占 5%。主要临床表现为周期性上腹部疼痛、反酸、嗳气等。本病常反复发作，呈慢性经过。

一、病因及发病机制

溃疡病的病因及发病机制比较复杂，目前尚未完全阐明，目前公认溃疡的形成是各种因素造成胃或十二指肠黏膜防御能力降低和胃液的消化作用失衡的结果。

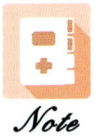

Note

1. 幽门螺杆菌的感染　幽门螺杆菌感染能破坏胃的黏膜防御屏障,其机制可能是:①幽门螺杆菌分泌具有催化能力的蛋白酶(尿素酶、蛋白酶、磷脂酶等)和炎症介质(白三烯、趋化因子)等,有利于胃酸直接接触上皮进入黏膜内;②幽门螺杆菌可趋化中性粒细胞释放过氧化氢酶破坏黏膜上皮细胞;③幽门螺杆菌还可释放细菌性血小板激活因子,导致毛细血管内微血栓的形成,血管堵塞导致黏膜缺血,从而引发炎症。

2. 黏膜防御能力降低　正常情况下,胃和十二指肠黏膜具有抗胃液消化作用的保护机制,胃和十二指肠黏膜通过胃黏膜分泌的黏液(黏液屏障)和黏膜上皮细胞的脂蛋白(黏膜屏障)保护黏膜不被胃液所消化。当黏膜屏障因幽门螺杆菌感染、长期服用非固醇类抗炎药、吸烟、精神过度紧张、受寒和不良饮食习惯等各种原因造成黏液分泌减少、黏膜完整性受损、更新能力降低时,均可使黏膜抗消化能力降低,诱发溃疡病。

3. 胃酸及胃蛋白酶的自我消化作用　研究证明溃疡病的发生是胃或十二指肠局部黏膜组织被胃液消化的结果。胃酸和胃蛋白酶可直接侵蚀破坏黏膜组织,胃液中的氢离子发生逆向弥散进入胃黏膜,不仅可以直接损伤血管内皮细胞,还可以促使黏膜中的肥大细胞释放组胺,导致微循环障碍,并进一步促进胃蛋白酶的分泌,加强胃液对胃黏膜的消化作用,导致溃疡形成。胃酸对胃黏膜的消化作用,只有在黏膜防御能力降低的情况下才会发挥作用。

4. 神经、内分泌功能失调　溃疡病病人常有精神过度紧张、情绪激动、睡眠不佳等不良状态。研究表明,上述症状可以导致大脑皮质功能失调,皮质下中枢和自主神经功能紊乱,迷走神经兴奋,胃酸分泌增多。这些因素与十二指肠溃疡的发生有关,十二指肠溃疡病人的胃酸分泌水平明显高于正常人;而胃溃疡病人胃酸分泌增多,是由于迷走神经兴奋性降低,胃蠕动减弱,促使胃泌素分泌增加所致。两者发病机制各不相同。

5. 遗传因素　溃疡病在一些家庭中有高发趋势,提示本病的发生可能与遗传因素有关。

二、病理变化

1. 肉眼观　胃溃疡多发生于胃小弯近幽门处,尤其多见于胃窦部。溃疡常单发,呈圆形或椭圆形,直径多在 2 cm 以内。溃疡边缘整齐,型如刀切,底部平坦,溃疡多深达肌层甚至全层,溃疡周围黏膜皱襞因受溃疡底部瘢痕组织的牵拉而呈放射状(图 8-2-1)。十二指肠溃疡多发生于球部的前、后壁,溃疡一般较胃溃疡小而浅,直径多在 1 cm 以内(图 8-2-2)。

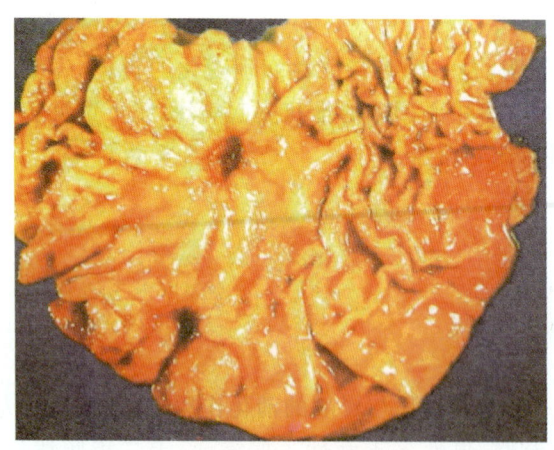

图 8-2-1　胃溃疡　　　　　　　　　　图 8-2-2　十二指肠溃疡

注:溃疡呈椭圆形,直径在 2 cm 以内,溃疡边缘整齐,周围黏膜皱襞呈放射状。

2. 镜下观　溃疡底部自黏膜层向外由四层组织组成:最表层是炎性渗出物层;第二层为坏死组织层,是黏膜坏死的细胞碎片等形成的红染无结构组织;第三层为肉芽组织层;最下层由肉芽组织移行为瘢痕组织层,主要由纤维细胞和胶原构成(图 8-2-3)。瘢痕底部还可见增殖性动脉内膜炎,由于小动脉受炎性刺激而发生,其管壁增厚,管腔狭窄或有血栓形成,导致局部血供不足,妨碍组织再生,使溃疡不

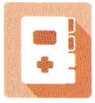

易愈合。溃疡底部的神经节细胞及神经纤维常发生变性和断裂，甚至有的神经纤维断端呈小球状增生，这种变化可能是引起疼痛的原因之一。

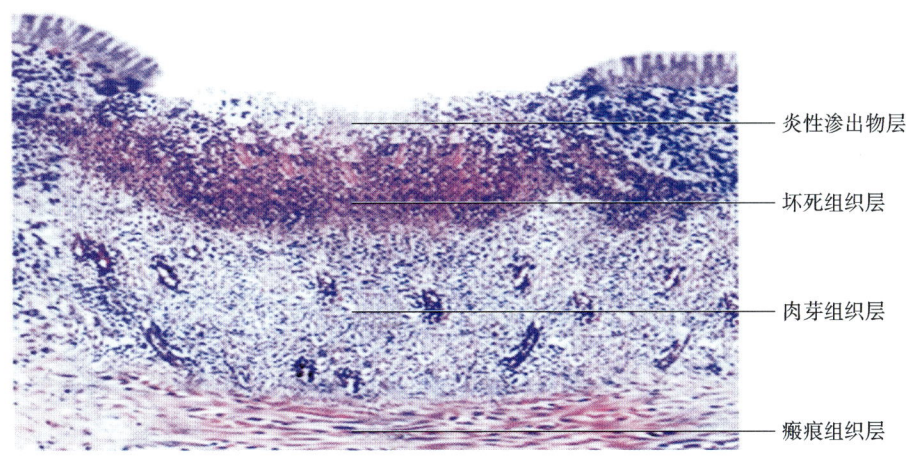

炎性渗出物层

坏死组织层

肉芽组织层

瘢痕组织层

图 8-2-3　胃溃疡

注：溃疡深达肌层，底部由内向外分为四层。胃溃疡的病变与十二指肠的病变大致相同。

三、结局及并发症

（一）愈合

溃疡表层渗出物及坏死组织逐渐被吸收、排除，由底部和两侧长出肉芽组织填充缺损，形成瘢痕，周围黏膜上皮再生覆盖溃疡面而愈合。

（二）并发症

1. 出血　出血为最常见的合并症，发病率可达 10%～35%。由于溃疡底部小血管破裂，溃疡表面有少量出血，病人大便潜血试验常为阳性。若溃疡底部较大血管破裂则可发生大出血，临床表现为呕血及便血，严重者可发生失血性休克。

2. 穿孔　穿孔见于约 5% 的病人，由溃疡穿透胃壁或十二指肠壁引起，十二指肠前壁较薄，溃疡更易发生穿孔。急性穿孔时，胃或十二指肠内容物漏入腹腔，可引起急性弥漫性腹膜炎。慢性穿孔时，因穿透前溃疡累及浆膜层，已与邻近器官和组织粘连、包裹，故引起局限性腹膜炎或脓肿。

3. 幽门狭窄　约 3% 的病人因瘢痕收缩致幽门狭窄而发生梗阻。临床上病人由于胃内容物通过困难，可出现反复呕吐，甚至可引起水、电解质失衡和代谢性碱中毒。

4. 癌变　约小于 1% 的胃溃疡发生癌变，多发生在病程较长、经久不愈的病人。十二指肠溃疡几乎不发生癌变。

四、临床病理联系

溃疡病病人的主要临床表现是周期性上腹部疼痛，这种疼痛与进食有较明显的关系。但胃溃疡与十二指肠溃疡病人的疼痛规律有所不同。胃溃疡的疼痛常在餐后 1 h 左右发生，是由于进食后促胃酸分泌增加，刺激溃疡局部的神经末梢所致。而十二指肠溃疡的疼痛是由于十二指肠溃疡病人迷走神经功能兴奋性增高，在空腹时也可刺激胃酸分泌增多，引起疼痛，因此疼痛多在夜间或饥饿时发生。进餐后，食物中和稀释了胃酸，疼痛即缓解。反酸或呕吐是胃酸刺激引起幽门括约肌痉挛及胃逆蠕动，使胃内容物向上反流，或由于幽门部梗阻所致。嗳气及上腹部饱胀感则因胃排空困难，消化不良，滞留在胃内的食物发酵等原因引起。

五、溃疡病的治疗及护理原则

（一）溃疡病的治疗

1. 一般措施　一般措施包括生活规律，劳逸结合，摄入易消化食物，避免摄入刺激性食物，戒烟

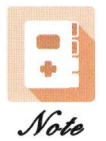

酒等。

2. 药物治疗　药物治疗是给予抗胃酸分泌的药物、胃黏膜保护的药物、抗菌药物根治幽门螺杆菌等。

3. 手术治疗　对那些长期反复发病、经常出血、幽门梗阻,甚至穿孔的病例,建议及早手术治疗。

（二）溃疡病的护理原则

1. 生活护理　指导病人休息与活动,避免精神紧张,保证充足的睡眠,进行适当活动。

2. 饮食护理　指导病人养成良好的饮食习惯,少食多餐,以面食为主,忌食辛辣刺激性食物,戒烟,少酒,忌浓茶,定期复诊,按时、按量服药。

案例分析8-1

　　病人,男,38岁。突发上腹部剧痛,急诊入院。既往史:20多年前开始经常发生上腹部疼痛,以饥饿时明显,伴反酸、嗳气,有时大便隐血（＋）,一直采取保守治疗。入院前3 h突然上腹部剧痛,面色苍白,大汗淋漓入院。体格检查:脉搏110次/分。神志清醒,呼吸浅快,心肺（一）,腹壁紧张,硬如木板,全腹有压痛、反跳痛。腹部透视:横膈下积气。临床诊断:十二指肠溃疡穿孔,拟行急诊手术。

　　讨论题:

　　1. 你同意该临床诊断吗? 为什么?

　　2. 请解释病人饥饿疼痛、大便隐血等症状的原因。

第三节　病毒性肝炎

　　病毒性肝炎(viral hepatitis)是由一组肝炎病毒引起的以肝实质细胞变性、坏死为主要病变的一种传染病。肝炎在我国的发病率较高且有不断升高的趋势,世界各地均有发病和流行,各种年龄及不同性别均可发生,严重危害人类的健康。

一、病因及发病机制

　　目前已证实引起病毒性肝炎的肝炎病毒有甲型(HAV)、乙型(HBV)、丙型(HCV)、丁型(HDV)、戊型(HEV)及庚型(HGV)六种,各型病毒的特性见表8-3-1。病毒性肝炎的发病机制比较复杂,至今尚未完全阐明,取决于多种因素,尤其是与机体的免疫状态有密切关系。各型肝炎病毒及其相应肝炎的特点见表8-3-1。

表 8-3-1　各型肝炎病毒及相应肝炎的特点

病毒类型	HAV	HBV	HCV	HDV	HEV	HGV
病毒性质	RNA	DNA	RNA	缺陷病毒	RNA	RNA
传播途径	肠道	接触、输血、注射	同 HBV	同 HBV	肠道	输血注射
潜伏期/周	2~6	4~26	2~26	4~27	2~8	不详
转成慢性	无	5%~10%	>70%	<5%	无	无
暴发	0.1%~0.4%	<1%	极少	可	可	不详
与肝癌的关系	无	有	有	有	无	无

　　1. 甲型肝炎病毒　甲型肝炎病毒(HAV)是一种 RNA 病毒,可引起甲型肝炎。其特点为经消化道感染,潜伏期短,可散发或造成流行。甲型肝炎病毒并不直接损伤细胞,可能通过细胞免疫机制而导致

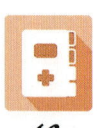

肝细胞损伤。甲型肝炎病毒感染者一般不会成为携带者。甲型肝炎通常急性起病,大多数可痊愈,极少发生急性重型肝炎。

2. 乙型肝炎病毒 乙型肝炎病毒(HBV)是一种 DNA 病毒,在机体缺乏有效的免疫反应的情况下表现为携带者状态。HBV 在中国是慢性肝炎的主要致病原,可最终导致肝硬化。它也可引起急性乙型肝炎、急性重型肝炎或导致无症状携带。HBV 主要经血流、血液污染的物品、吸毒或密切接触传播。检验病人血液中的乙型肝炎病毒表面抗原(HBsAg)及其抗体(HBsAb)、乙型肝炎病毒 e 抗原(HBeAg)及其抗体(HBeAb)和乙型肝炎病毒核心抗体(HBcAb)对诊断乙型肝炎具有重要意义。

3. 丙型肝炎病毒 丙型肝炎病毒(HCV)是一种单链 RNA 病毒,有 6 个主要的基因型。其传播途径主要是注射或输血。HCV 可直接破坏肝细胞。HCV 感染者约 3/4 可演变成慢性肝炎。其中 20% 可进展为肝硬化,部分可发生肝细胞性肝癌。

4. 丁型肝炎病毒 丁型肝炎病毒(HDV)为一种复制缺陷型 RNA 病毒,它必须依赖 HBV 复合感染才能复制。约 90% 病人可恢复,仅少数演变成慢性 HBV/HDV 复合性慢性肝炎,少数发生急性重型肝炎。

5. 戊型肝炎病毒 戊型肝炎病毒(HEV)是一种单链 RNA 病毒,戊型肝炎主要是通过消化道传播,易在雨季和洪水过后暴发流行,多见于秋、冬季(10~11 月)。大多数病例预后良好,但在孕妇中死亡率可达 20%。

6. 庚型肝炎病毒 庚型肝炎病毒(HGV)是一种单链 RNA 病毒,主要见于透析的病人,主要通过污染的血液或血制品传播,也可能经性传播,部分病人可变成慢性。

二、基本病理变化

病毒性肝炎属于变质为主的炎症,各型病变基本相同,都是以肝细胞的变性、坏死为主,同时伴有不同程度的炎症细胞浸润、肝细胞再生和间质纤维组织增生。

1. 肝细胞变性

(1)细胞水肿:为最常见的病变。光镜下,肝细胞明显肿大,胞质半透明,疏松呈网状,称为胞质疏松化。进一步发展,肝细胞体积更加肿大,由多角形变为圆球形,胞质几乎完全透明,称气球样变(图 8-3-1)。

(2)嗜酸性变:一般仅累及单个或数个肝细胞,散在于肝小叶内。光镜下,病变肝细胞胞质水分脱失浓缩,使肝细胞体积变小,胞质嗜酸性增强,红染。细胞核染色亦较深。

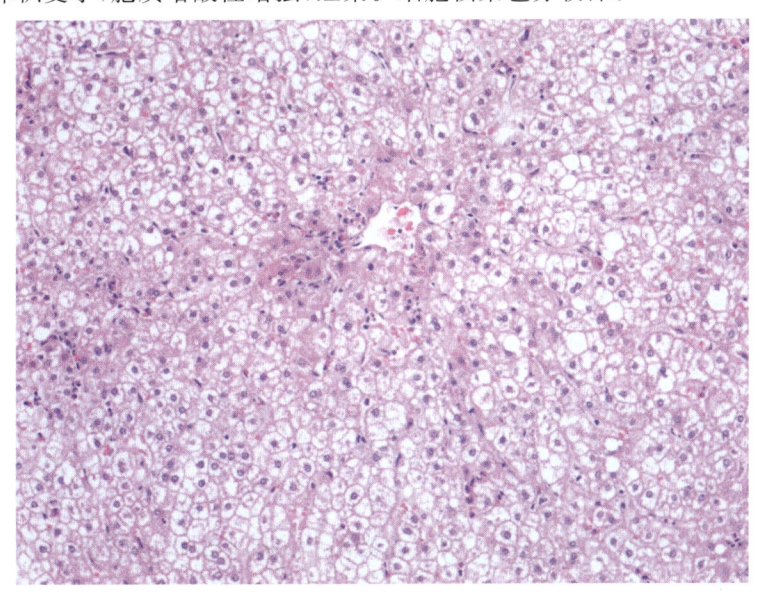

图 8-3-1 肝细胞气球样变性

注:图中央可见肝细胞胞质明显疏松化,并可见气球样变的肝细胞。

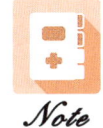

2. 肝细胞坏死

（1）嗜酸性坏死：由嗜酸性变发展而来，胞质进一步浓缩，核也浓缩消失，最终整个细胞形成深红色均一浓染的圆形小体，称嗜酸性小体，为单个肝细胞的死亡，属于凋亡。

（2）溶解性坏死：由严重的细胞水肿发展而来，根据肝细胞坏死的程度、分布特点可分为如下几种。

①点状坏死（spotty necrosis）：单个或数个相邻肝细胞的坏死，坏死处伴以炎症细胞浸润，常见于急性普通型肝炎。

②碎片状坏死（piecemeal necrosis）：肝小叶周边界板处肝细胞的灶性坏死和崩解，常见于慢性肝炎（图 8-3-2）。

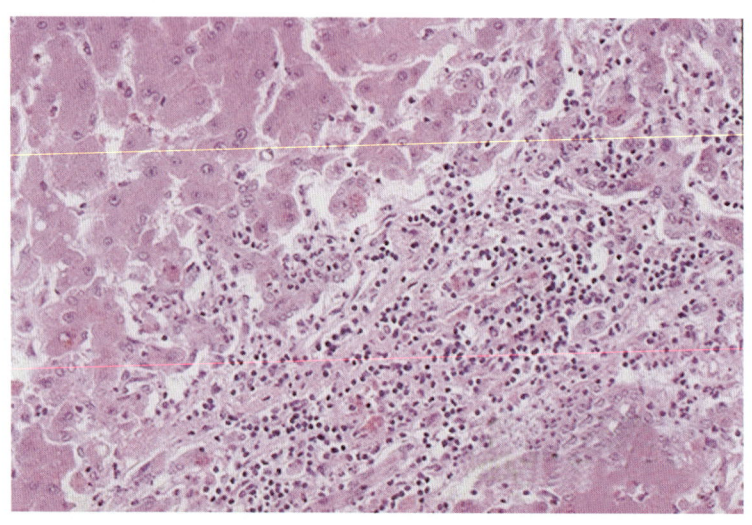

图 8-3-2　碎片状坏死

注：肝小叶周边界板处肝细胞发生灶性坏死和崩解，并有炎症细胞浸润。

③桥接坏死（bridging necrosis）：中央静脉与门管区之间、两个门管区之间或两个中央静脉之间出现的相互连接的肝细胞坏死带，常见于中度与重度慢性肝炎（图 8-3-3）。

④亚大块及大块坏死（submassive and massive necrosis）：肝细胞坏死区占据肝小叶大部分为亚大块坏死；肝细胞坏死区几乎占据整个肝小叶为大块坏死。相邻肝小叶的亚大块坏死或大块坏死可相互融合，常见于重型肝炎（图 8-3-4）。

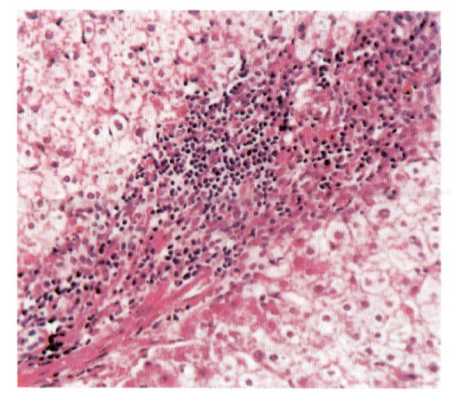

图 8-3-3　桥接坏死

注：长条形肝细胞坏死带，穿插在肝小叶之间。坏死区有大量炎症细胞浸润和纤维细胞增生。

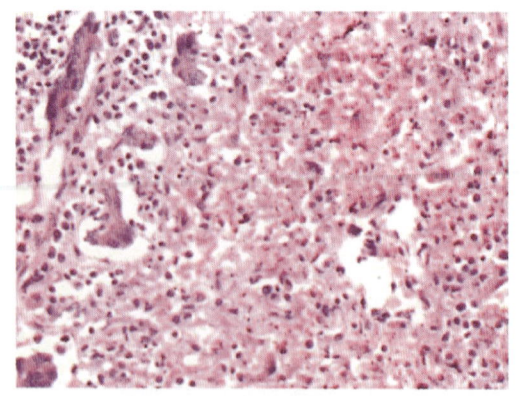

图 8-3-4　肝细胞大片状坏死

注：病变几乎累及整个肝小叶的肝细胞，肝细胞溶解消失，左上角为门管区。

3. 炎症细胞浸润　病毒性肝炎时，在门管区和肝小叶内的坏死区有数量不等的炎症细胞浸润，主要为淋巴细胞和单核细胞，也可见少量中性粒细胞和浆细胞。

4. 肝细胞再生及间质反应性增生

（1）肝细胞再生和小胆管增生：在坏死的肝细胞周围常出现肝细胞再生。再生的肝细胞体积较大，胞质丰富,核大,深染,可有双核。如肝组织坏死严重,网状支架塌陷,则再生的肝细胞因失去支架不能排列为条索状,而呈团块状,称为结节状再生。在汇管区或大片坏死区可见小胆管增生。

(2)间叶细胞及成纤维细胞增生:①Kupffer细胞增生,Kupffer细胞为肝内游走的吞噬细胞,吞噬坏死组织碎片或色素颗粒等,参与炎症反应。②肝间质内的间叶细胞增生,分化为组织细胞,参与炎症反应。后期成纤维细胞可增生并参与修复,纤维组织大量增生,可发展成肝纤维化及肝硬化。

三、临床病理类型

病毒性肝炎除按病原学进行分类外,还可根据病程、病变程度和临床表现的不同进行如下临床病理分类。

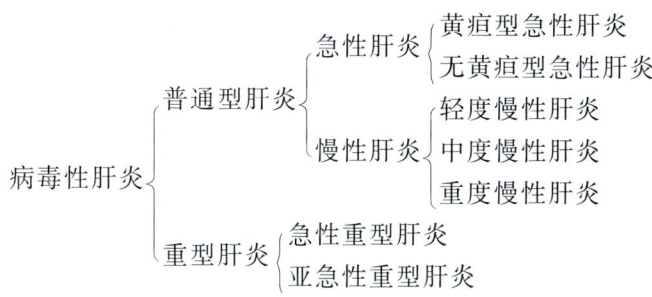

(一)急性(普通型)肝炎

急性(普通型)肝炎是病毒性肝炎中最常见的类型。临床上可根据病人是否出现黄疸,分为黄疸型急性肝炎和无黄疸型急性肝炎。我国以无黄疸型急性肝炎居多,且多属于乙型肝炎。黄疸型急性肝炎病变略重,多见于甲型、丁型和戊型病毒性肝炎,黄疸型急性肝炎和无黄疸型急性肝炎病变基本相同。

1. 病理变化 肉眼观,肝脏体积增大,质较软,表面光滑,被膜紧张。镜下观,肝细胞广泛变性,以细胞水肿为主,常伴有气球样变,因肝细胞体积增大,排列紊乱拥挤,肝血窦受压而变窄,肝细胞内可见淤胆现象。肝细胞坏死轻微,可见点状坏死和嗜酸性小体。门管区及肝小叶内有少量炎症细胞浸润。黄疸型急性肝炎病人坏死灶稍多、稍重,毛细胆管内常有淤胆和胆栓形成。

2. 临床病理联系

(1)肝细胞弥漫性水肿、炎症细胞浸润造成肝体积增大、被膜紧张,刺激神经末梢引起肝区疼痛及叩击痛。

(2)肝细胞损伤,胆汁分泌受阻造成食欲下降、厌油、呕吐等症状。

(3)肝细胞坏死后细胞内酶释放入血,引起血清谷丙转氨酶等升高及其他肝功能指标异常。

(4)肝细胞变性坏死严重时,可影响胆红素代谢,出现黄疸。

3. 结局 多数病人在半年内可治愈,甲型肝炎预后最好,99%可痊愈。但乙型肝炎和丙型肝炎恢复较慢,其中5%~10%乙型肝炎、70%丙型肝炎转为慢性。

(二)慢性(普通型)肝炎

病毒性肝炎病程持续半年以上者即为慢性肝炎。

1. 病理变化 根据炎症、坏死、纤维化程度将慢性肝炎分为轻度、中度、重度慢性肝炎三型。

(1)轻度慢性肝炎:病变以点状坏死为主,偶见轻度碎片状坏死,汇管区有慢性炎症细胞浸润,周围有少量纤维组织增生,肝小叶结构完整。

(2)中度慢性肝炎:肝细胞变性、坏死明显,有中度碎片状坏死和特征性的桥接坏死。肝小叶内有纤维间隔形成,但小叶结构大部分完整。

(3)重度慢性肝炎:肝细胞坏死严重,坏死面积广泛,有重度碎片状坏死及大范围桥接坏死。坏死区可见肝细胞不规则再生,纤维间隔将肝小叶结构重新分割。

2. 临床病理联系 慢性病毒性肝炎病人除有肝大及疼痛等临床表现外,还可伴有脾大。实验室检查:谷丙转氨酶、胆红素、丙种球蛋白浓度可有不同程度的升高,清蛋白浓度降低或A/G异常,凝血酶原活动度下降等。

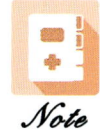

Note

3. 结局 轻度的慢性肝炎可以痊愈或病变相对静止,如果病变持续发展,晚期逐步转变为肝硬化。如在慢性肝炎的基础上,出现坏死面积扩大成为大片坏死,即转变为重型肝炎。

(三)重型病毒性肝炎

重型病毒性肝炎相对少见,肝实质损害严重,临床经过凶险,死亡率高,是最严重的病毒性肝炎,简称重型肝炎。根据临床经过和病理变化分为急性重型肝炎和亚急性重型肝炎两种类型。

1. 急性重型肝炎 起病急,病情重,进展迅速,病程短,死亡率高,故临床上又称为暴发型、电击型或恶性肝炎。

(1)病理变化:肉眼观,肝体积显著缩小,尤以左叶为重,重量可减轻至 600～800 g(正常成人 1 300～1 500 g),质地柔软,被膜皱缩,切面呈黄色(淤胆)或红褐色(出血),故又称为急性黄色或红色肝萎缩(图 8-3-5)。镜下观,肝组织呈大片坏死,坏死面积超过肝实质的 2/3。坏死区域多从肝小叶中央向四周迅速发展,仅在小叶周边部残留少数变性的肝细胞,坏死区域仅残留网状支架,肝窦明显扩张充血,甚至出血,坏死区和汇管区内有大量慢性炎症细胞,如淋巴细胞和巨噬细胞浸润,Kupffer 细胞肥大增生,吞噬活跃。急性重型肝炎时,肝细胞再生现象不明显。

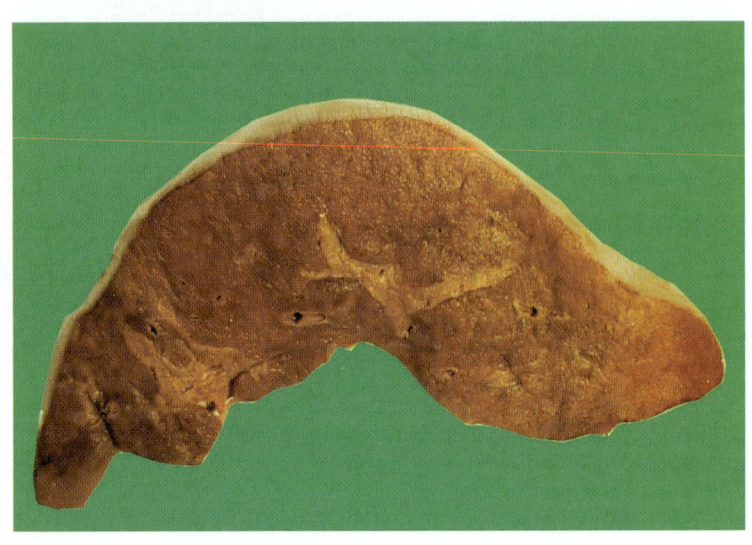

图 8-3-5 急性重型肝炎(急性红色肝萎缩)
注:肝脏体积缩小,质地柔软,切面呈红褐色。

(2)临床病理联系:肝细胞大量且迅速出现溶解性坏死,可导致以下情况。①胆红素大量入血引起肝细胞性黄疸。②凝血因子合成障碍导致出血倾向,如皮肤或黏膜淤点、淤斑等。③肝功能衰竭,对各种代谢产物的解毒功能障碍导致肝性脑病,严重者由于胆红素代谢障碍及血液循环障碍发生肾功能衰竭(肝肾综合征)。病人可出现少尿、氮质血症和尿毒症等表现。

(3)结局:本型肝炎预后极差,死亡率高,大多数在短期内死亡。死亡原因主要为肝功能衰竭,其次为消化道大出血、急性肾衰竭、弥散性血管内凝血等。少数迁延可演变为亚急性重型肝炎。

2. 亚急性重型肝炎 大多数由急性重型肝炎转变而来,少数病例由急性(普通型)肝炎恶化而导致,或起始病变就较为缓和呈亚急性经过。病程较急性重型肝炎长,可长达数月。

(1)病理变化:肉眼观,肝体积缩小,重量减轻,被膜皱缩不平,质地软硬程度不一,病程较长者可见大小不一的再生肝细胞结节,质地略硬。切面呈红褐色或土黄色,如因胆汁淤积可呈黄绿色,称为亚急性黄色肝萎缩。镜下观,本型肝炎的镜下特点是既有较大范围的肝细胞坏死,又有肝细胞结节状再生。坏死区及门管区有大量炎症细胞浸润及纤维组织增生。肝小叶周边部有小胆管增生,可有胆汁淤积形成胆栓。

(2)临床病理联系:因肝细胞有较大范围的坏死,故在临床上病人表现为较重的肝功能不全,实验室检查多项指标异常。

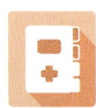

(3)结局:如治疗得当且及时,病变可停止发展并有治愈的可能。多数常继续发展而转变为坏死后

性肝硬化,病人可死于肝功能衰竭。

四、病毒性肝炎的治疗及护理原则

（一）病毒性肝炎的治疗

（1）急性肝炎主要采取支持与对症治疗。

（2）慢性肝炎应根据病人的具体情况,采取抗病毒、调整免疫、保护肝细胞、改善肝功能、抗纤维化及心理治疗等措施。

（3）重型肝炎以综合疗法为主,预防和治疗各种并发症。

（二）病毒性肝炎的护理原则

1. 一般护理 ①隔离消毒;②休息时间为 1～6 个月,重型肝炎病人要绝对卧床休息;③饮食以清淡、多水、维生素丰富的食物为主。

2. 观察病情及并发症护理 重点观察生命体征、神志状态,是否有黄疸、出血等。

知识链接 8-1

案例分析8-2

病人,男,20 岁,学生。因发热、食欲减退、恶心 3 周,皮肤黄染 2 周入院。既往史:3 周前无明显诱因发热达 38 ℃,2 周前皮肤发黄。体格检查:皮肤略黄,巩膜黄染,肝区有轻压痛和叩击痛。实验室检查:谷草转氨酶和谷丙转氨酶升高,尿胆红素(＋),尿胆原(＋)。初步诊断:黄疸型急性肝炎。

讨论题:

请结合临床症状和体征说出诊断依据和病理的联系?

案例分析
8-2 答案

第四节 肝 硬 化

肝硬化(liver cirrhosis)是由多种原因引起的常见的慢性肝脏疾病。主要病变为肝细胞弥漫性变性坏死,继而出现纤维组织增生和肝细胞结节状再生,这三种改变反复交错进行而导致肝脏变形、变硬,肝小叶结构和血液循环途径逐渐被改建而形成肝硬化。肝硬化病程较长,早期可无明显症状,后期则出现不同程度的门静脉高压症和肝功能障碍,对人体危害较大。

由于引起肝硬化的病因及发病机制较为复杂,至今尚无统一的分类方法。按照病因不同,可分为肝炎后性肝硬化、酒精性肝硬化、胆汁性肝硬化、寄生虫性肝硬化、淤血性肝硬化等。按形态不同可分为大结节型肝硬化、小结节型肝硬化、大小结节混合型肝硬化及不全分割型肝硬化,是国际依据形态的分类法。我国常采用的是结合病因、病变特点以及临床表现的综合分类方法,分为门脉性、坏死后性、胆汁性、淤血性、寄生虫性肝硬化等,其中门脉性肝硬化最为常见,其次为坏死后性肝硬化。门脉性肝硬化相当于国际分类中的小结节型肝硬化。坏死后性肝硬化相当于大结节型及大小结节混合型。本节主要介绍这两种常见类型的肝硬化。

一、门脉性肝硬化

（一）病因及发病机制

肝硬化的病因较多,演变机制也不相同,很多不同的因素均可引起肝细胞的损伤进而导致肝硬化。在我国,肝硬化最为常见的病因是病毒性肝炎,西方国家的主要病因是酒精性肝炎。

1. 病毒性肝炎 慢性病毒性肝炎是我国肝硬化最常见的原因,尤其是乙型肝炎和丙型肝炎,肝硬化病人的肝细胞 HBsAg 常为阳性,其阳性率高达 76.7％。其次是亚急性重型肝炎。

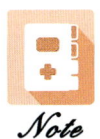

Note

2. 慢性酒精中毒　长期酗酒是引起肝硬化的另一个重要因素。在欧美国家因酒精性肝病引起的肝硬化可占总数的60%～70%。酒精在体内代谢过程中产生的乙醛对肝细胞有直接损害作用,故可导致脂肪肝、酒精性肝炎和酒精性肝硬化。

3. 营养不良　动物实验研究发现,饲喂不含胆碱或甲硫氨酸等营养物质的食物,可复制出经脂肪肝发展成肝硬化的模型。

4. 药物及化学毒物　许多毒性物质和一些药物,如四氯化碳、二甲氨基偶氮苯、二乙基亚硝胺、磷、砷等长期应用对肝脏有破坏作用,可引起肝硬化。

上述各种因素的长期作用均以不同机制造成肝细胞弥漫性变性、坏死及炎症反应,反复发作,在坏死基础上发生纤维组织增生。再生的肝细胞不能沿着原有的网状支架排列,而形成不规则的再生肝细胞结节。增生的纤维有两种来源:一是肝细胞坏死后,原有的网状支架塌陷、聚集、胶原化,称为无细胞硬化,或由储脂细胞转变为肌成纤维细胞样细胞产生胶原纤维。二是来源于成纤维细胞,汇管区的成纤维细胞增生并分泌胶原纤维。增生的纤维组织一方面逐渐穿插分割肝小叶,另一方面与肝小叶内的胶原纤维连接成纤维间隔包绕再生的肝细胞团,形成假小叶。肝细胞的坏死和再生反复进行,最终形成肝广泛的纤维化和弥漫全肝的假小叶,导致肝小叶结构和血液循环途径被改建,肝脏变硬、变形而导致肝硬化。

（二）病理变化

1. 肉眼观　在肝硬化早期,肝体积和重量正常或稍增大,质地正常或稍变硬。晚期肝体积明显缩小,重量减轻,可降至1 000 g以下,硬度增加,表面呈颗粒状或小结节状,结节大小较为一致,直径多在0.1～0.5 cm之间,一般不超过1 cm。切面见弥漫分布于全肝的无数圆形或类圆形岛屿状小结节,大小与表面结节一致,呈黄褐色(脂肪变性)或黄绿色(淤胆)。结节周围由灰白色的纤维组织条索包绕,纤维间隔较窄,厚薄比较均匀(图8-4-1)。

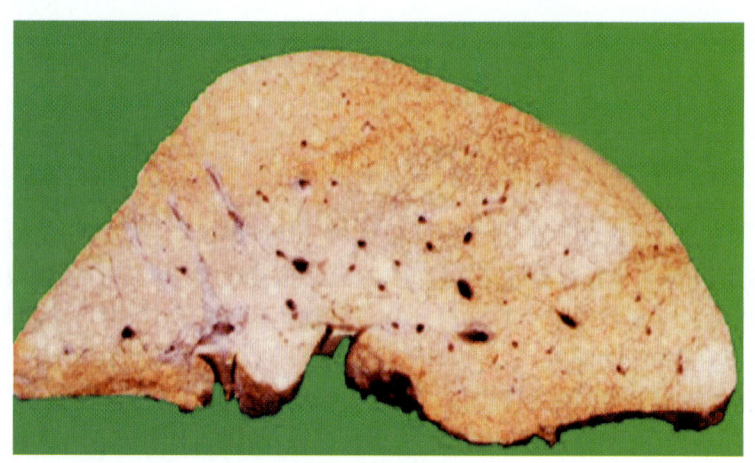

图 8-4-1　门脉性肝硬化

注:肝体积缩小,质地变硬,表面呈颗粒状。切面见弥漫分布的类圆形岛屿状小结节,结节周围纤维间隔较窄,厚薄比较均匀。

2. 镜下观　正常肝小叶结构被破坏,被假小叶所取代。假小叶是指由广泛增生的纤维组织分割原有的肝小叶并包绕结节状再生的肝细胞团(图8-4-2),形状为圆形或类圆形。假小叶内的肝细胞排列紊乱,可有变性、坏死及再生的肝细胞,再生的肝细胞体积较大,核大、染色较深,或有双核。假小叶中央静脉缺如、偏位。增生的纤维结缔组织常压迫、破坏细小胆管引起淤胆,可见到小胆管增生。包绕在肝小叶周围的纤维间隔一般较薄,宽窄比较均匀一致,其中有少量淋巴细胞及单核细胞等浸润。

（三）临床病理联系

1. 门静脉高压症　肝内假小叶形成,导致肝内血管系统被重新改建引起门脉压力增高,其发生机制主要如下。①窦性阻塞:肝内广泛的结缔组织增生,肝血窦闭塞或窦周纤维化,使门静脉循环受阻。②窦后性阻塞:假小叶及纤维结缔组织压迫小叶下静脉,使肝窦内血液流出受阻,继而阻碍门静脉血液

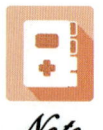

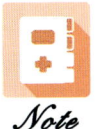

图 8-4-2 门脉性肝硬化（镜下观）

注：纤维组织分割原来的肝小叶并包绕圆形、类圆形肝细胞团形成假小叶，假小叶内肝细胞排列紊乱，中央静脉偏位或缺如。

流入肝血窦。③窦前性阻塞：肝动脉小分支与门静脉小分支在汇入肝窦前异常吻合，使压力高的动脉血流入门静脉，门静脉压力增高。④肝内各种血管的破坏、减少。

门静脉高压使门静脉所属胃、肠、脾等器官的静脉血回流受阻，临床上可出现一系列的症状和体征，主要有以下临床表现。

（1）慢性淤血性脾肿大：由于脾静脉回流受阻，脾因慢性淤血及结缔组织增生而肿大。脾脏重量一般增加到 400～500 g（正常 140～180 g），少数可达 1000 g，肝硬化病人中有 70%～85% 出现脾大。脾大可伴有功能亢进，血细胞破坏增多，病人表现为贫血及有出血倾向。

（2）胃肠道淤血、水肿：门静脉压力增高，胃肠静脉回流受阻使胃肠壁发生淤血、水肿，导致病人食欲缺乏、腹胀、消化不良等。

（3）腹腔积液：多发生于肝硬化晚期，为淡黄色、透明的漏出液（图 8-4-3）。

腹腔积液形成的原因主要如下。①门静脉压升高使肠及肠系膜等处血管淤血水肿，静脉压升高，血管壁通透性增加，导致水、电解质及血浆蛋白等液体漏入腹腔。②肝细胞受损后，合成清蛋白功能降低，导致低蛋白血症，使血浆胶体渗透压下降。③假小叶压迫小叶下静脉或小叶中央静脉纤维化，导致肝窦内压升高、淋巴液生成增多，部分从肝被膜及肝门淋巴管漏出。④肝功能障碍，肝灭活醛固酮和抗利尿激素的能力减弱，造成水、钠潴留，形成腹腔积液。

（4）形成侧支循环：门静脉压升高，使部分门静脉血不经肝脏而经门-体静脉吻合支直接通过上、下腔静脉回到右心。

主要侧支循环和合并症如下。①食管下段静脉丛曲张：门静脉血经胃冠状静脉、食管静脉丛、奇静脉入上腔静脉，导致胃底与食管静脉丛曲张（图 8-4-4）。腹压升高或被粗糙物体磨损时，食管下段静脉丛曲张发生破裂可引起大呕血，是肝硬化病人常见的死因之一。②直肠静脉丛曲张：门静脉血经肠系膜下静脉、直肠静脉丛、髂内静脉进入下腔静脉，引起直肠静脉丛曲张，形成痔核，破裂后导致便血（图 8-4-4）。③胸、腹壁静脉曲张：门静脉血经脐静脉、脐周静脉网，向上经胸、腹壁静脉进入上腔静脉，向下经腹壁下静脉进入下腔静脉，引起脐周浅静脉高度扩张，出现"海蛇头"现象（图 8-4-4）。

2. 肝功能不全 由于肝细胞长期反复遭受破坏，再生的肝细胞不能完全代偿而引起肝功能障碍。主要表现如下。

（1）对激素的灭活作用减弱：肝对雌激素灭活作用减弱，导致体内雌激素水平升高，病人面、颈、胸、前臂及手背等处体表的小动脉末梢扩张形成蜘蛛状血管痣；病人手掌大、小鱼际处常发红，加压后退色称为肝掌。此外，男性病人可出现乳腺发育、睾丸萎缩。女性病人可出现月经不调、不孕等。

（2）出血倾向：由于肝合成凝血酶原、纤维蛋白原等凝血物质减少，以及脾功能亢进使血小板破坏，病人可有鼻出血、牙龈出血、皮肤黏膜淤点、淤斑等出血倾向。

（3）黄疸：主要因肝细胞受损和胆汁淤积所致，半数以上病人可出现轻度黄疸，表现为皮肤、黏膜、

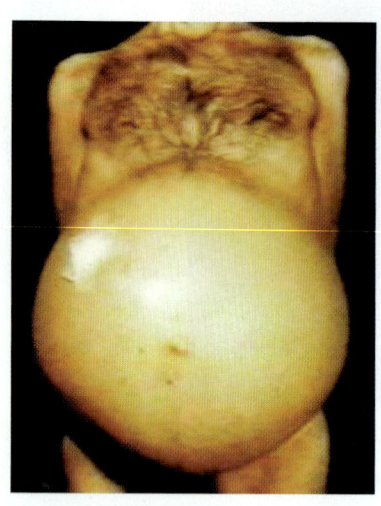

图 8-4-3　肝硬化腹腔积液病人

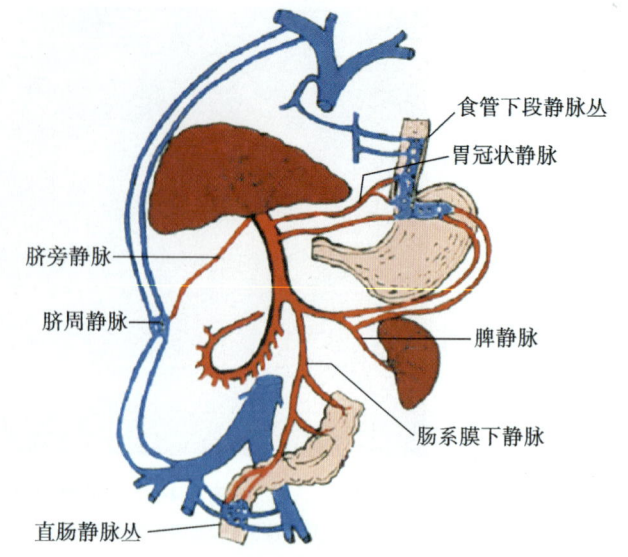

图 8-4-4　肝硬化时侧支循环模式图

巩膜的黄染现象。

（4）血浆蛋白变化：由于蛋白质合成障碍，病人血浆白蛋白含量减少，出现白蛋白和球蛋白比值下降甚至倒置。

（5）肝性脑病（肝昏迷）：肝功能不全的严重后果，出现在肝硬化的晚期，也是肝硬化病人死因之一。

（四）结局

肝硬化是一种肝的慢性进行性疾病，在早期如能及时消除病因，病变可相对稳定甚至减轻，肝功能可有所改善，虽然肝组织结构难以恢复到正常，但由于肝有巨大的代偿能力，合适的治疗仍可使病变处于相对稳定或停止发展的状态。晚期肝硬化则预后不良，可引起一系列合并症，造成死亡的主要原因有食管静脉曲张破裂大出血、肝性脑病、合并严重感染、肝癌等。

二、坏死后性肝硬化

坏死后性肝硬化（postnecrotic cirrhosis）是在肝实质细胞发生大片坏死的基础上形成的相当于大结节型肝硬化和大小结节混合型肝硬化。

（一）病因

坏死后性肝硬化多由亚急性重型肝炎迁延而来，少数慢性肝炎反复发作并且坏死严重，继而肝细胞结节状再生和纤维组织增生，发展为坏死后性肝硬化；某些药物或化学物质也可引起肝细胞严重而广泛性坏死，形成坏死后性肝硬化。

（二）病理变化

本型肝硬化病变特点：肝脏体积缩小，以左叶为重，与门脉性肝硬化的不同之处是肝脏变形明显，结节大小悬殊，直径在 0.5～1 cm 之间，最大结节直径可达 5～6 cm。切面见结节周围的纤维间隔明显增宽，并且宽窄不一（图 8-4-5）。镜下观，肝细胞坏死灶大小不等，分布不规则，以致形成的假小叶大小不等、形状极不一致，可呈圆形及类圆形，或呈半月形及地图状。小叶间的纤维间隔较宽阔且厚薄不均，其中有较多炎症细胞浸润，小胆管增生均较门脉性肝硬化明显（图 8-4-6）。

（三）结局

坏死后性肝硬化一般病程较短，发展快，由于肝细胞坏死较严重，故肝功能障碍较门脉性肝硬化重，而且出现较早，而门静脉高压症状较轻且出现较晚。此外，其癌变率较高，预后较差。

三、胆汁性肝硬化

胆汁性肝硬化（biliary cirrhosis）是因胆道阻塞，胆汁淤积而引起的肝硬化，较少见，可分为继发性

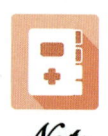

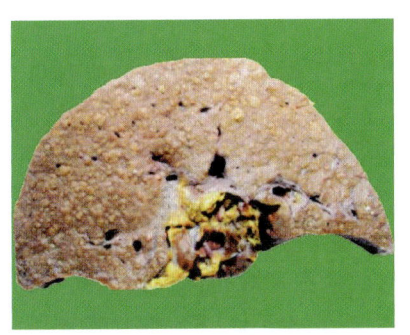

图 8-4-5　坏死后性肝硬化
注：肝脏缩小，质地变硬，切面见大小不等的结节，结节间隔较宽。

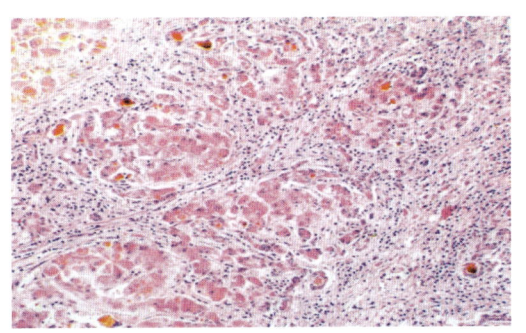

图 8-4-6　坏死后性肝硬化
注：假小叶大小悬殊，纤维间隔较宽，胆管增生，炎症细胞浸润明显。

与原发性两类。继发性胆汁性肝硬化常见的原因为长期肝外胆道的阻塞和压迫。肝外胆道阻塞见于结石、肿瘤、损伤性狭窄等。病变特点为胆汁淤积，肝细胞坏死，结缔组织增生引起肝硬化。原发性胆汁性肝硬化在我国更为少见，病因不明，可能与自身免疫反应有关。

四、肝硬化的治疗及护理原则

（一）肝硬化的治疗

本病目前尚无特效药，关键在于早期诊断。一般治疗包括劳逸结合、注意休息、调理饮食；药物治疗一般可采用中西医相关药物、维生素类及消化酶等。特殊治疗是针对腹腔积液及并发症的治疗。而外科治疗主要是针对门静脉高压的处理。

（二）肝硬化的护理原则

1. 休息　肝硬化病人一般不强调卧床休息，但应适当减少活动。活动性及失代偿性肝硬化病人应以卧床休息为主。

2. 饮食护理　病人宜摄入高热量、高蛋白质、高维生素饮食，脂肪适量，无刺激性，血氨偏高者限制蛋白质摄入，腹腔积液病人应限制盐的摄入。轻度腹腔积液取平卧位，大量腹腔积液取半卧位。

第五节　消化系统肿瘤

一、食管癌

食管癌（carcinoma of esophagus）是食管黏膜上皮或腺体发生的恶性肿瘤，以 40 岁以上男性发病较多，早期常缺乏明显症状，中、晚期以进行性吞咽困难为主要临床表现。

（一）病因和发病机制

尚未完全明了，相关因素如下。

1. 生活习惯　饮食过热、饮酒及吸烟所引起食管上皮的损伤与食管癌的发生相关。此外，食品中硝酸盐、亚硝酸盐和二级胺含量增多，导致致癌物亚硝胺合成增多，也是引起食管癌的重要因素。

2. 慢性炎症　各种长期不愈的食管炎可能是食管癌的癌前病变。有研究表明，食管癌病人食管黏膜的非癌部分均有不同程度的慢性炎症，即使是非常早期的食管癌甚至是原位癌，其癌旁非癌上皮及固有膜均呈慢性炎症改变，有时炎症非常明显。

3. 遗传因素　在食管癌高发区中，食管癌家族聚集现象较为明显。近来代谢酶基因多态性（尤其是酒精代谢酶）与食管癌易感性的关系受到学者的关注。

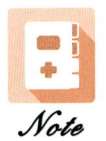

Note

139

（二）病理变化

食管癌好发于三个生理性狭窄部，食管中段最多见，下段次之，上段较少。可分为早期癌和中、晚期癌。

1. 早期癌 早期食管癌病变较局限，仅累及黏膜层或黏膜下层，未侵及肌层，无淋巴结转移。临床症状不明显。

2. 中、晚期癌 中、晚期食管癌出现吞咽困难等临床症状。肉眼观可分四种类型。①髓质型：最多见，累及食管全周或大部，质地软，色灰白，似脑髓。②蕈伞型：圆形或扁圆形肿块向腔内突起。③溃疡型：多见，溃疡深达肌层，周边隆起，底部不平，出血、坏死及转移多见。④缩窄型：多浸润食管全周，管壁形成环形狭窄，近端食管扩张，出现梗阻较早，出血和转移较晚（图 8-5-1）。

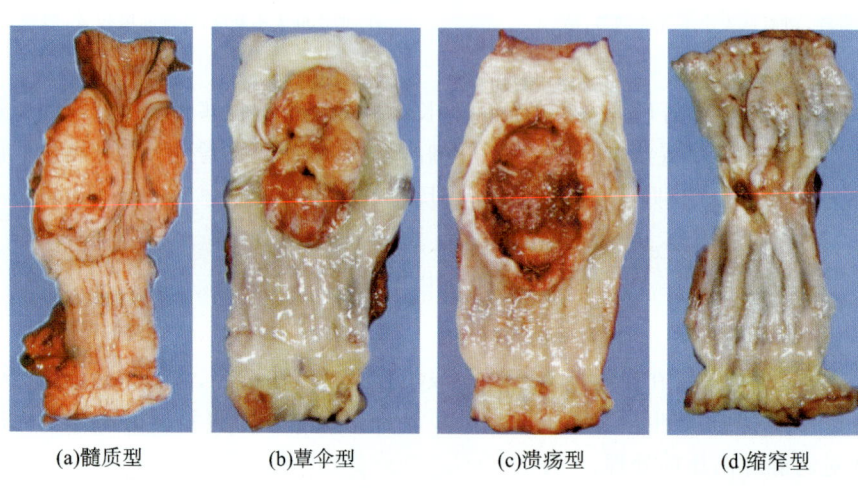

(a)髓质型　　　(b)蕈伞型　　　(c)溃疡型　　　(d)缩窄型

图 8-5-1　食管癌大体类型

镜下观，食管癌组织学类型包括以鳞状细胞癌、腺癌、腺鳞癌、神经内分泌癌、黏液表皮样癌、腺样囊性癌等类型。中国人最常见的类型为鳞状细胞癌，达 90%。腺癌次之。大部分腺癌来自贲门，少数来自食管黏膜下腺体。其他少见。

（三）扩散和转移

1. 直接蔓延 依所发生的部位不同，所累及的范围及器官亦不同。食管上段癌可侵及喉、气管和颈部软组织；中段癌可侵及支气管、肺；下段癌可侵及贲门、膈肌和心包等处。

2. 淋巴道转移 淋巴道转移常见，与食管淋巴引流途径一致。上段癌可转移至颈部淋巴结及上纵隔淋巴结；中段癌可转移至食管旁及肺门淋巴结；下段癌可转移至食管旁、贲门和腹腔上部淋巴结。

3. 血道转移 晚期病人可转移至肝、肺、肾等处。

（四）临床病理联系

早期食管癌症状不明显，部分病人可表现为吞咽哽噎感、胸骨后和剑突下食物滞留感、咽喉部干燥和紧缩感，这些可能是食管痉挛或肿瘤浸润黏膜引起的。中、晚期病人肿瘤不断浸润生长，使管壁狭窄而表现为进行性吞咽困难及食物反流，甚至不能进食，最终导致病人恶病质、全身衰竭而死亡。

二、胃癌

胃癌（carcinoma of stomach）是黏膜上皮和腺上皮发生的恶性肿瘤，好发于 40～60 岁，男性多于女性。在我国，胃癌在恶性肿瘤中发病率几乎是最高的。好发于胃窦部小弯侧。

（一）病因及发病机制

胃癌的发病原因和机制尚未完全阐明，可能与下列因素相关。

1. 环境因素 胃癌的发生有一定的地理分布特点。

2. 亚硝基类化合物 动物实验证明，用亚硝基胍类化合物饲喂大鼠、小鼠和犬等动物，均可成功诱发胃癌。如食物中不含这种亚硝基化合物,但含有二级胺及亚硝酸盐,在胃酸的作用下可转变为有致癌性的亚硝基化合物。

3. 幽门螺杆菌 流行病学调查显示,幽门螺杆菌感染与胃癌的发生可能有关。研究表明幽门螺杆菌感染可以导致胃黏膜上皮细胞肿瘤相关基因的 CpG 岛甲基化、诱导细胞凋亡等。

4. 胃黏膜病变 如胃溃疡、萎缩性胃炎、肠上皮化生、胃息肉症等,可恶变为癌。

（二）病理变化和类型

胃癌好发于胃窦部小弯侧,其次为贲门部。依据癌组织侵及深度,可将胃癌分为早期胃癌和中晚期胃癌。

1. 早期胃癌 癌组织只限于黏膜层或黏膜下层,未达到肌层的胃癌,不论其范围大小,是否有淋巴结转移均称为早期胃癌。

2. 中晚期胃癌 癌组织侵犯肌层或全层,又称为进展期胃癌。侵犯越深,预后越差,转移可能性越大。肉眼观,进展期胃癌通常分为三种类型（图 8-5-2）。

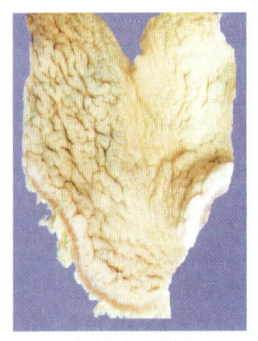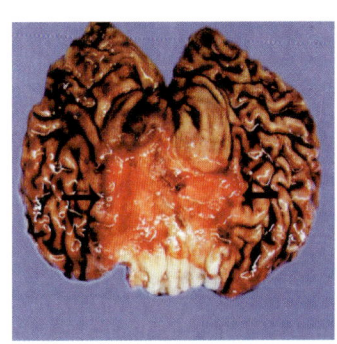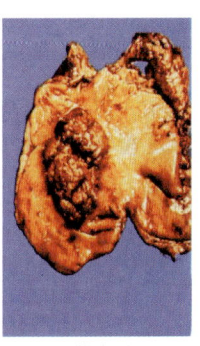

(a)蕈伞型胃癌　　　　　　(b)溃疡型胃癌　　　　　　(c)革囊胃

图 8-5-2 胃癌大体类型

（1）息肉型或蕈伞型（polypoid or fungating type）:又称结节蕈伞型,呈结节状、息肉状或菜花状,病变向腔内生长,表面常有溃疡形成。

（2）溃疡型（ulcerative type）:病变处组织坏死脱落形成溃疡,溃疡一般较大,边缘隆起呈火山口状,质脆,易出血,需与慢性消化性溃疡相鉴别。

（3）浸润型（infiltrating type）:癌组织在胃壁内呈局限性或弥漫性浸润生长,与周围组织无明显界限。如弥漫性浸润则胃壁增厚、变硬,皱襞大多消失,状如皮革,称为革囊胃。

当癌细胞分泌大量黏液时,癌组织肉眼呈半透明的胶冻状,称为胶样癌（colloid carcinoma）。

镜下观,胃癌的组织学类型主要是腺癌,WHO 常见类型有管状腺癌、乳头状腺癌、黏液腺癌、低黏附性癌（包括印戒细胞癌）和混合性癌。此外,还有一些其他少见类型,如腺鳞癌、鳞状细胞癌、未分化癌等。

（三）扩散途径

（1）直接蔓延,即癌组织浸润到浆膜层后可直接扩散至邻近器官和组织,可侵犯食管、肝和大网膜等。

（2）淋巴道转移是其主要转移途径。依淋巴回流顺序,由近及远、由浅及深发生淋巴结转移。

（3）血道转移多发生在胃癌晚期,常经门静脉转移到肝,其次为肺、骨及脑。

（4）种植性转移是指胃癌特别是黏液腺癌或印戒细胞癌浸透浆膜后脱落腹腔,似播种样种植于大网膜及盆腔器官的腹膜等处。女性的最常种植部位为卵巢。

（四）临床病理联系

早期胃癌多无明显临床症状。进展期胃癌可出现食欲不振、消瘦、无力、贫血等。癌组织浸润破坏,病人常出现上腹部疼痛逐渐加重。贲门癌可导致吞咽困难。幽门癌可引起幽门梗阻。癌浸透浆膜引起穿孔导致弥漫性腹膜炎。

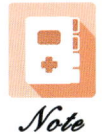

（五）胃癌的治疗及护理原则

1. 胃癌的治疗

（1）手术治疗：为目前根治胃癌的首选方法。

（2）化学治疗：一种辅助治疗方法，可杀灭体内残存的癌细胞。

（3）内窥镜治疗：早期胃癌的非手术治疗方法。

（4）放射治疗、生物免疫治疗等。

2. 胃癌的内科护理原则

（1）休息。

（2）饮食和营养护理：给予高蛋白质、高热量、富含维生素、易消化、无刺激的食物。必要时给予静脉营养支持。

（3）药物及疼痛的护理。

（4）预防感染及合并症的发生。

三、大肠癌

大肠癌（carcinoma of the large intestine）包括结直肠癌（colorectal cancer），是大肠黏膜上皮和腺体发生的恶性肿瘤。发病年龄多在 40～60 岁，且趋向年轻化。

（一）病因及发病机制

环境因素和遗传因素与大肠癌的发生密切相关。

（1）饮食习惯：高脂肪、高蛋白质、高盐和低纤维饮食与大肠癌的发生密切相关。

（2）遗传因素：基于分子遗传学改变，结直肠癌可分为遗传性（家族性）和非遗传性（散发性）两类。遗传性大肠癌典型代表主要有两类：①家族性腺瘤性息肉病，其发生是由于 APC 基因的突变；②遗传性非息肉性大肠癌，其发生是由于错配修复基因的突变，如 hMSH2、hMLH1 等。

（3）某些癌前病变或慢性疾病与大肠癌关系密切：如肿瘤性息肉、慢性溃疡性结肠炎、肠血吸虫病及 Crohn 病等可通过黏膜上皮异常增生而发生癌变。

（4）大肠黏膜上皮逐步癌变的分子生物学基础：大肠癌发生的分子机制尚未完全明了，但目前认为，在其发生的不同阶段，可出现多种基因异常，除少数遗传性肿瘤外，在大肠癌发生发展过程中，需要众多基因改变的相互作用如 APC、c-myc、ras、p53、p16、DCC、MCC、DPC4、BRAF 或错配修复基因等。

（二）病理变化

大肠癌好发部位为直肠和乙状结肠，其次为盲肠、升结肠、降结肠和横结肠。癌组织限于黏膜下层，无淋巴结转移称早期大肠癌。侵犯肌层者称进展期或中晚期大肠癌。肉眼观，大肠癌可分四型。

1. 隆起型　肿瘤向腔内外生性生长，好发于右半结肠。

2. 溃疡型　较多见，肿瘤表面形成溃疡，形如火山口状，好发于直肠和乙状结肠。

3. 浸润型　肿瘤在肠壁深层浸润生长，常累及肠管全周，致肠壁增厚、狭窄，好发于直肠和乙状结肠。

4. 胶样型　外观及切面均呈半透明胶冻状，好发于右侧结肠和直肠。预后较差。

镜下观，组织学上主要可将其分为管状腺癌、黏液腺癌、印戒细胞癌（以形成大片黏液湖为特点）、锯齿状腺癌、髓样癌、筛状粉刺型腺癌、微乳头状腺癌、未分化癌、腺鳞癌、鳞状细胞癌、梭形细胞癌等多种类型。临床上主要以管状腺癌多见。鳞状细胞癌发生于直肠肛门附近。

（三）扩散和转移

（1）局部扩散，癌侵及浆膜后可直接累及相邻组织和器官，如腹膜、前列腺、膀胱等。

（2）淋巴道转移，先转移至癌所在部位的局部淋巴结，再转移至远隔淋巴结。

（3）血道转移，晚期易通过门静脉转移至肝，也可经体循环转移到肺、脑、骨骼等处。

（4）种植性转移，指癌组织穿透肠壁后脱落种植于腹膜表面。

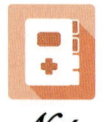

（四）临床病理联系

早期多无明显症状，以后出现排便习惯与粪便形状的变化，以便血最多见。还可出现腹部疼痛、腹部肿块，后期出现贫血、消瘦、腹腔积液及恶病质。

四、原发性肝癌

原发性肝癌（primary carcinoma of liver）是由肝细胞或肝内胆管上皮细胞发生的恶性肿瘤，简称肝癌。发病年龄多在中年及以上，男性多于女性。血中甲胎蛋白（AFP）测定和影像学检查可提高早期肝癌的检出率。

（一）病因及发病机制

（1）病毒性肝炎：流行病学及病理学资料均表明乙型肝炎与肝癌有密切关系，其次为丙型肝炎。

（2）肝硬化：据统计，一般经 7 年左右肝硬化可发展为肝癌，其中以坏死后性肝硬化为最多，肝炎后肝硬化次之，在我国尤为明显。

（3）酒精：肝癌的致癌因子。

（4）真菌及其毒素：黄曲霉菌、青霉菌、亚硝胺类化合物等都可引起实验性肝癌。在肝癌高发区，食物被黄曲霉菌污染的情况往往比较严重，食物中含亚硝胺类化合物往往较高。

（二）病理变化

早期肝癌也称小肝癌，是指单个癌结节直径在 3 cm 以下或结节数目不超过 2 个，合计最大直径在3 cm以下，病人常无临床症状。

晚期肝癌用肉眼可将其分为如下三种类型。

1. 巨块型 肿瘤体积巨大，呈圆形，直径常大于 15 cm，多位于肝右叶内。中心部常有出血、坏死（图 8-5-3）。

2. 多结节型 最多见，肿瘤结节多个散在，呈圆形或椭圆形，大小不等，有的相互融合形成较大的结节。

3. 弥漫型 癌组织在肝内弥漫分布，无明显的结节形成。常发生在肝硬化基础上，形态上与肝硬化易混淆。此型少见。

镜下观，组织学上以肝细胞癌最多见，分化程度差异很大。较为少见的是胆管上皮癌，呈腺癌的形态变化。

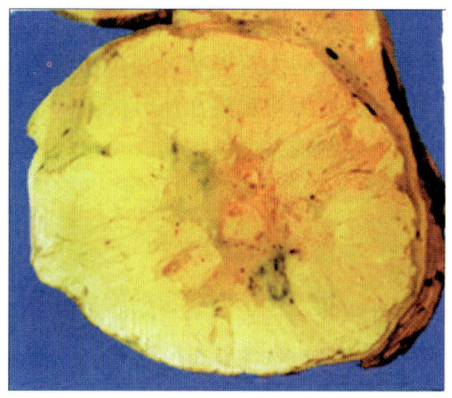

图 8-5-3　巨块型肝癌

（三）蔓延和转移

肝癌首先在肝内直接蔓延和转移。肝外转移常通过淋巴道转移至肝门淋巴结、上腹部淋巴结和腹膜后淋巴结。晚期可通过肝静脉转移到肺、肾上腺、脑及骨等处。侵入肝表面的癌细胞脱落后可种植到腹膜和卵巢表面，形成种植性转移。

（四）临床病理联系

早期无明显表现。临床上病人除有肝硬化症状外，还可出现进行性消瘦、肝区疼痛、肝迅速增大等表现。

五、胰腺癌

胰腺癌（carcinoma of pancreas）较为少见，是发生在胰腺外分泌腺体的恶性肿瘤。病人年龄多在40～70岁之间，男性多于女性。近年来，胰腺癌发病有增高趋势并且预后极差，被称为新的"癌中之王"。

（一）病因及发病机制

目前，胰腺癌的病因及发病机制尚不十分清楚，最近的研究表明，吸烟是胰腺癌发病最主要的环境

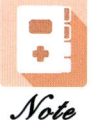

因素，此外，饮酒、糖尿病、慢性胰腺炎及高脂肪、高胆固醇饮食也可增加患胰腺癌的风险。

（二）病理变化

胰腺癌可发生于胰腺的头、体、尾部或累及整个胰腺，但以胰头部最多。肉眼观，肿瘤呈圆形或卵圆形，突出于胰腺表面。边界有的分明，有的弥漫浸润，与邻近胰腺组织难以分辨。

镜下观，常见组织学类型有导管腺癌（占病例85％以上）、囊腺癌、黏液癌及实性癌。还有未分化癌或多形性癌，少见类型有鳞状细胞癌或腺鳞癌。

（三）扩散及转移

胰头癌早期可直接蔓延到邻近组织。经门静脉肝内转移最为常见，尤以体尾部癌为甚。远隔部位可转移至肺、骨等处。

（四）临床病理联系

胰头癌的主要症状是无痛性、逐渐加重的黄疸。胰体尾部癌常因癌组织侵入门静脉而产生腹腔积液，压迫脾静脉发生脾大，侵入腹腔神经丛而发生深部疼痛。如不能早期发现、早期诊断和早期治疗，则预后不佳，多在一年内死亡。

（五）胰腺癌的治疗和护理

1. 胰腺癌的治疗　手术是胰腺癌首选的治疗方法。但是，由于大多数病人发现时已是晚期，手术切除的机会少，手术难度大。目前多采用中西医结合的治疗方法，手术后辅助化疗，但病人预后差。

2. 胰腺癌的护理

（1）改善病人营养状况，降低术后并发症。

（2）术后密切观察血压、脉搏、呼吸，预防休克，保持水、电解质酸碱平衡。

（3）控制继发性糖尿病。

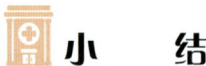
小　结

急性胃炎病变表现为胃黏膜弥漫性充血、水肿、点状出血；严重者黏膜糜烂、坏死、广泛性出血，甚至形成溃疡和穿孔。急性胃炎可分为急性刺激性胃炎、急性腐蚀性胃炎、急性出血性胃炎和急性感染性胃炎。

慢性胃炎发病率高，多由急性胃炎迁延不愈转变而来，是胃黏膜的慢性非特异性炎症。其发病是多种因素作用的结果。慢性胃炎主要分为非萎缩性胃炎和慢性萎缩性胃炎两种类型。重度慢性萎缩性胃炎伴肠上皮化生为癌前病变。

消化性溃疡是以胃或十二指肠黏膜形成慢性溃疡为特征的一种常见病，十二指肠溃疡发病率高于胃溃疡。胃溃疡多发于胃小弯近幽门部，十二指肠溃疡多发于十二指肠球部。其主要临床表现为周期性上腹部疼痛、反酸、嗳气等。本病常反复发作，呈慢性经过。常见并发症有出血、穿孔、幽门梗阻和癌变。

病毒性肝炎是指由肝炎病毒引起的以肝实质细胞变性、坏死为主要病变的一种传染病。临床分为急性病毒性肝炎、慢性病毒性肝炎。其中急性病毒性肝炎最常见。

肝硬化是由多种原因引起的常见的慢性肝脏疾病。主要病变为肝细胞弥漫性变性坏死，继而出现纤维组织增生和肝细胞结节状再生，这三种改变反复交错进行而导致肝脏变形、变硬，肝小叶结构和血液循环途径逐渐被改建而形成肝硬化。肝硬化病程较长，后期则出现不同程度的门静脉高压和肝功能障碍。我国以门脉性肝硬化最为常见，其次为坏死后性肝硬化。

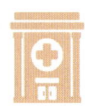直通护考在线答题

贵州工商职业学院　江鹏

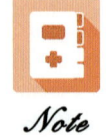

第九章　泌尿系统疾病

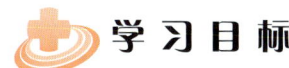

学习目标

掌握

1. 肾小球肾炎是抗原、抗体结合而引起的变态反应性炎症性疾病。原位免疫复合物和循环免疫复合物形成的机制。

2. 毛细血管内增生性肾小球肾炎、新月体性肾小球肾炎、膜性肾小球肾炎、慢性肾小球肾炎、IgA肾病的肉眼和镜下病理变化特点。结合镜下病理变化特点解释上述肾炎出现的相应的综合症状。

3. 肾盂肾炎的炎症性质、病变部位，感染途径及常见诱因。

熟悉

大红肾、大白肾、新月体、原发性颗粒性固缩肾、肾病综合征、IgA肾病和膀胱刺激征的概念。

了解

各型肾小球肾炎和肾盂肾炎的诊治及护理原则。

扫码看课件

泌尿系统由肾脏、输尿管、膀胱和尿道四个部分组成。肾脏是最重要的器官，具有重要的生理功能。肾脏通过产生尿液，排泄体内的代谢产物和毒物，调节水、电解质、酸碱平衡，维持机体内环境的相对稳定，并具有内分泌功能。近年来，肾脏病的发病率和死亡率越来越高，据2007年2月20日国际肾脏病学会的新闻公告：目前世界上超过5亿人口患有不同的肾脏疾病，每年有超过百万人死于与慢性肾脏病关联的心脑血管疾病。我国慢性肾脏病形势严峻，据初步调查，40岁以上的成年人中，有8%～9%的人群患肾脏病。

第一节　泌尿系统解剖学、组织学和生理学知识概要

泌尿系统的基础医学知识，特别是肾脏的基础医学知识非常复杂，只有理解掌握这些相关知识，才能更好地防治肾脏疾病。

1. 肾脏的解剖学和组织学　肾脏分为外围的肾皮质和中心的肾髓质。肾皮质具有泌尿、分泌和再吸收的功能，肾髓质位于肾皮质的深部，由排尿的管道构成（图9-1-1）。肾皮质内最基本的结构和功能单位叫肾单位，每个肾脏约有150万个肾单位，肾单位由肾小球和肾小管组成。肾小球的结构：一条微细的入球动脉入球后分成5～8支，继而形成5～8团毛细血管，毛细血管团相互连接盘曲堆成一个球，最后毛细血管又汇成一条出球动脉，出肾小球。整个血管球的外面有一个被囊包绕，血管球滤出的原尿进入囊内，流向与囊相连接的肾小管（图9-1-2、图9-1-3）。

滤过膜由毛细血管内皮细胞、毛细血管基底膜和足细胞的裂孔膜组成。当血液流经肾小球时，血浆中除大分子物质（血细胞和蛋白质等）外，其余成分包括葡萄糖、电解质和水等小分子物质均可通过这三

Note

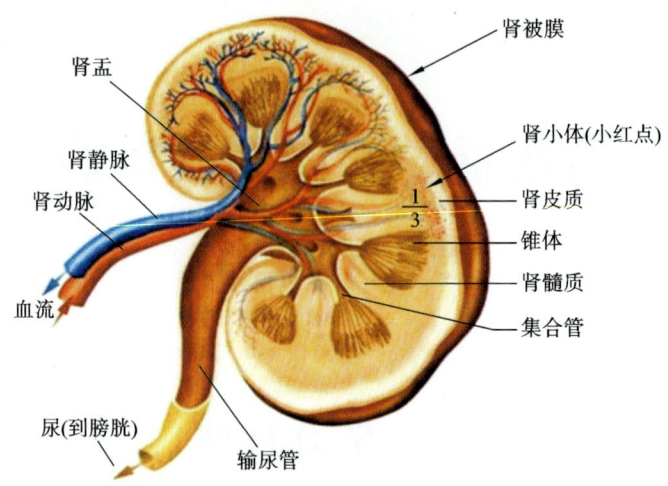

图 9-1-1 左肾矢状切面观察大体解剖学结构

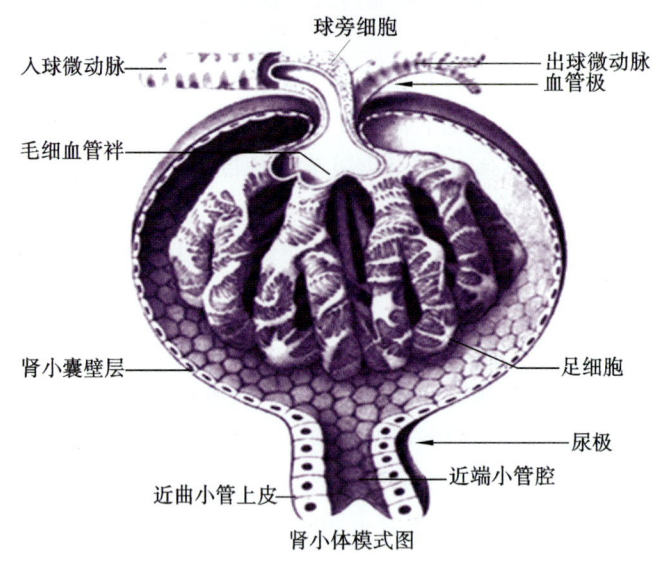

图 9-1-2 正常肾小球立体模型图

层膜而进入球囊腔变成原尿(图 9-1-4 和图 9-1-5)。肾小管连接球囊的一端,是一条密闭的管道系统,管道壁由上皮细胞构成,刚刚流出小球的一段为近端小管,后面的称为远端小管,然后接集合管(排尿管道)。肾小管的上皮细胞有重吸收和分泌的功能。

2. 肾脏的生理功能

(1)生成尿液:血液流经肾小球时,通过滤过膜作用,除大分子物质外,其余成分皆可通过这三层结构而进入球囊腔,成为原尿。

(2)排除代谢产物:血液中的有毒物质,如尿素、肌酐等蛋白质代谢产物需要从肾脏排出。

(3)调节水盐代谢和酸碱平衡:水盐代谢和酸碱平衡是通过肾小管和集合管再吸收,肾小管和集合管的分泌与排泄作用而完成的。①H^+的分泌:在远端小管进行,每排一个 H^+,重吸收一个 Na^+,即排氢保钠,又称排酸保碱。②氨(NH_3)的分泌:氨是蛋白质代谢产物,分泌至小管腔,也属于排酸保碱作用。③K^+的分泌:在远端小管和集合管上皮细胞进行,每排一个 K^+,重吸收一个 Na^+,即排钾保钠,又称钠钾交换。④分泌肾素和血管紧张素(球旁细胞分泌),调节血压。

泌尿系统疾病包括肾脏本身和尿路的各种疾病。这些疾病常是局部本身原发的病变,也可以是受全身或其他系统疾病的影响而继发的病变。常见的类型有炎症、肿瘤、代谢性疾病、尿路梗阻、血管性疾病和先天畸形等。肾脏疾病可根据病变主要累及的部位分为肾小球疾病、肾小管疾病、间质疾病和肾血

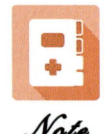

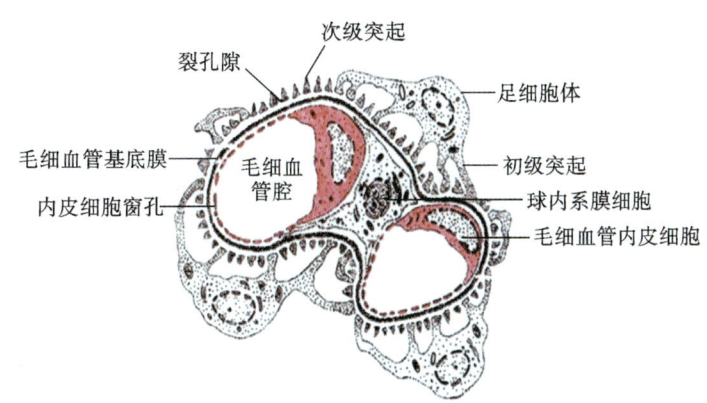

图 9-1-3　正常肾小球组织学切片观察

注:中央是一个肾小球的横断面。中间是很多毛细血管的管腔。细胞包括毛细血管内皮细胞、毛细血管外皮细胞(即球囊脏层上皮细胞,或称足细胞)和系膜区的系膜细胞,光学显微镜下不容易区别这些细胞。包绕小球周围的是球囊,囊壁附有扁平的壁层上皮细胞,左下角的空区显示的是球囊腔,血液中的某些成分通过毛细血管壁进入这里形成原尿。肾小球周围是肾小管的横断面。

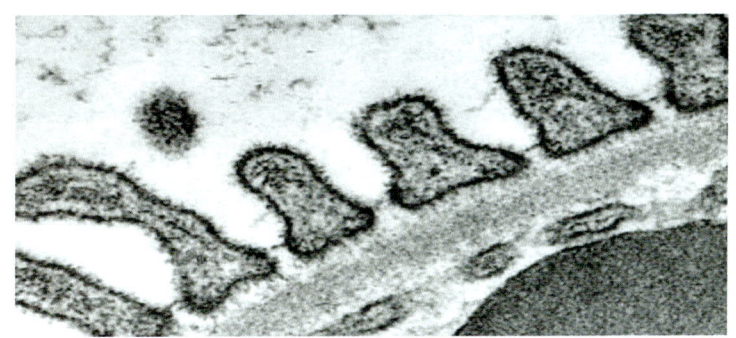

图 9-1-4　滤过膜立体模式图

注:图中显示两个毛细血管由中间的系膜组织连接。滤过膜位于毛细血管壁,由毛细血管内皮细胞、毛细血管基底膜和足细胞构成。

图 9-1-5　肾小球毛细血管基底膜及其内外关系(电镜图)

注:图上方排列的是足细胞的突起(简称足突),附着在基底膜上(均质、灰色),每个足突间有裂孔;基底膜内侧附着的是扁平状毛细血管内皮细胞及其连接部,右下角是毛细血管管腔内的血液。

管疾病。由于肾脏对维持人体内环境的稳定起主要作用,其病变易导致肾功能障碍和内环境紊乱,严重者出现肾功能衰竭而危及生命。本章主要介绍常见的肾小球肾炎和肾盂肾炎。

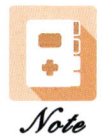

第二节　肾小球肾炎

肾小球肾炎（glomerulonephritis，GN）简称肾炎，是以肾小球损害为主的一组疾病。临床表现主要为蛋白尿、血尿、水肿和高血压等。肾炎可分为原发性和继发性两种。原发性肾小球肾炎指原发于肾脏的独立性疾病，肾为唯一或主要受累的脏器。继发性肾小球肾炎则是由于其他疾病引起的肾小球损伤、炎症，如系统性红斑狼疮、过敏性紫癜、原发性高血压、糖尿病等。通常所说的肾炎就是指原发性肾小球肾炎，也是本节讨论的主要内容。

一、病因和发病机制

肾小球肾炎的病因和发病机制尚未完全明了，大量肾活检和实验性研究表明大多数肾炎是由抗原、抗体反应引起免疫复合物形成和沉积（属于Ⅲ型变态反应机制）从而导致肾小球损伤的变态反应性炎症。

1. 循环免疫复合物沉积性肾炎　循环免疫复合物沉积性肾炎是由内源性抗原（非肾脏本身的成分）或外源性抗原（如细菌、病毒、异种蛋白质、药物等）刺激机体产生相应抗体，抗原和抗体在血液中结合形成免疫复合物，免疫复合物随血液流经肾脏时沉积在肾小球内，导致肾小球的炎症。免疫复合物沉积在肾小球不同部位，用免疫荧光法检查，显示复合物沿血管壁、基底膜或在系膜区出现不连续的颗粒状荧光图像（图9-2-1）。

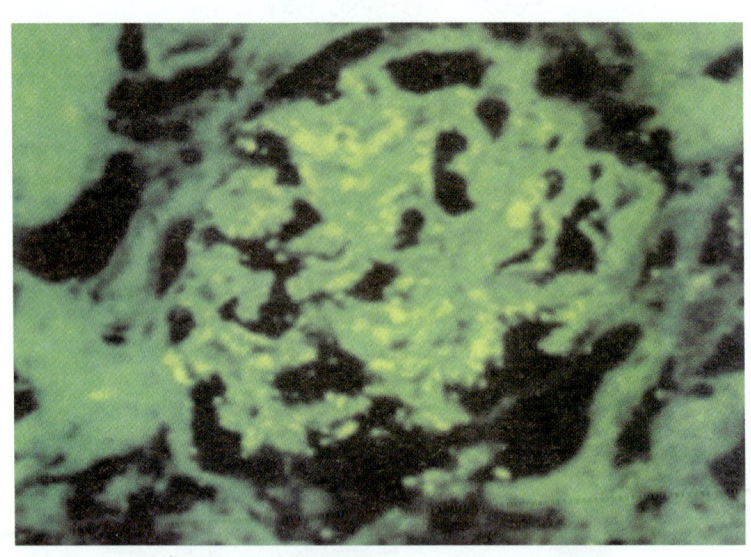

图 9-2-1　循环免疫复合物沉积性肾炎（免疫荧光）
注：图中黄色部分即为免疫复合物，呈颗粒状，沉积在肾小球内。

2. 原位免疫复合物性肾炎　肾小球内本身固有的或外来植入小球内的抗原成分刺激机体产生抗体，当抗体流经肾小球时，和肾小球原位的抗原发生反应，形成免疫复合物，称为原位免疫复合物形成。引起原位免疫复合物形成的抗原主要有两种类型。

（1）肾小球基底膜抗原，即肾小球基底膜在感染或某些因素作用下，结构发生改变而产生了抗原性，刺激机体产生抗自身基底膜的抗体；或某些细菌、病毒等物质与肾小球基底膜有共同抗原性，刺激机体产生的抗体可与肾小球基底膜起交叉反应。由抗肾小球基底膜抗体导致的肾炎称为抗肾小球基底膜性肾炎。用免疫荧光法检查可见免疫复合物沿肾小球毛细血管基底膜沉积呈连续的线形荧光（图9-2-2）。

（2）植入性抗原，一些内源性或外源性非肾性物质可首先与肾小球成分结合，形成植入性抗原，然后刺激机体产生相应抗体，抗体与植入性抗原在肾小球原位形成免疫复合物，引起肾小球肾炎。此类肾

知识链接 9-1

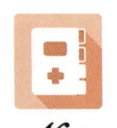
Note

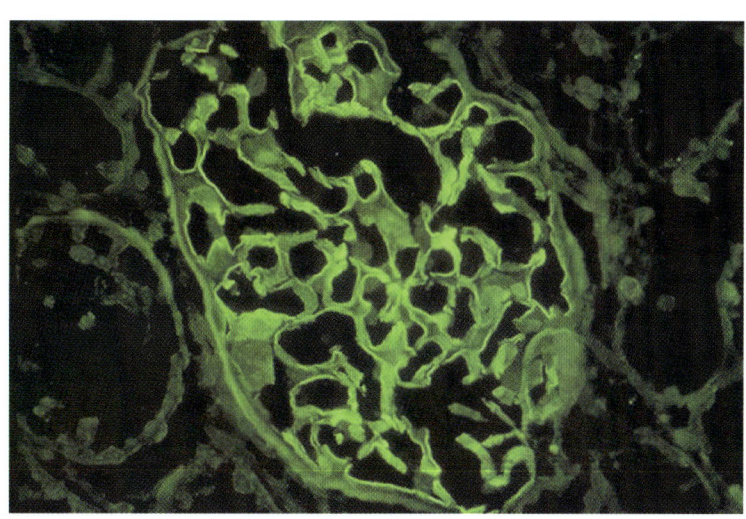

图 9-2-2　原位免疫复合物性肾炎（免疫荧光）
注：免疫复合物沿肾小球毛细血管基底膜沉积，呈连续的线形荧光。

炎称为抗植入性抗原肾小球肾炎，较为常见。用免疫荧光法检查显示免疫复合物在肾小球内呈不连续的颗粒状荧光。

3. 免疫复合物形成和沉积导致肾小球炎症的机制　肾炎的发病机制较为复杂，一般地说，免疫复合物通过血液循环沉积在肾小球内或在肾小球原位形成复合物不会直接引起肾小球损伤，主要是通过各种炎症介质的释放，导致炎症的发生。其中补体（complement）系统的激活，多种生物活性物质的产生，在肾炎的发生中起着重要作用。如补体成分 C5b-9 能攻击复合物使细胞溶解破坏；补体成分 C3a、C4a 与 C5a 可致肥大细胞脱颗粒释放组胺，使血管通透性增高；C5a 等又是阳性趋化物质，吸引中性粒细胞，中性粒细胞崩解释放出溶酶体酶，进而损伤毛细血管内皮和基底膜；基底膜受损伤暴露胶原纤维，使血小板聚积，激活凝血系统，从而引起毛细血管微血栓形成和毛细血管通透性增高，导致渗出性病变和内皮细胞、系膜细胞及上皮细胞增生等一系列炎症改变。综上所述，肾小球肾炎的发病是由以抗体为关键的体液免疫机制，但是研究证明细胞免疫也在肾小球肾炎发病中起一定的作用，主要是指在炎症的发生过程中，T 淋巴细胞被激活，通过释放一些淋巴因子参与炎症反应。

二、肾小球肾炎的分类

肾小球肾炎的分类较为复杂，各种不同的分类法也有很大的差异。从病因的角度可以分为原发性肾小球肾炎和继发性肾小球肾炎两大类；根据病变累及的范围可以分为弥漫性和局灶性两大类；根据临床上发病的急慢速度分为急性肾炎、慢性肾炎和终末期肾炎等。原发性肾小球肾炎的病理形态学分型更为复杂。本着简明和适用的原则，本章对临床上最常见的发病类型，从病因病机、病理变化、临床病理联系和临床诊治护理原则几个方面加以介绍。

三、常见肾小球肾炎类型

（一）毛细血管内增生性肾小球肾炎

由于该型肾炎发病急骤，病变弥漫，又称为急性弥漫性毛细血管内增生性肾小球肾炎（acute diffuse endocapillary proliferative glomerulonephritis），其病变特点是肾小球毛细血管内皮细胞和系膜细胞的增生，相当于临床分类的急性肾小球肾炎。该型肾炎多发生于儿童（成人亦可发生），是临床最为常见的肾炎类型，预后较好。本病的发生与 A 组乙型溶血性链球菌感染引发的变态反应有关，多数病人发病1～3周前有扁桃体炎、咽喉炎、皮肤化脓等链球菌感染史，所以又称为链球菌感染后性肾小球肾炎。除链球菌外，其他细菌、病毒或寄生虫感染也可以引起本型肾小球肾炎。发生机制是链球菌或其他病原体的抗原成分使机体产生相应的抗体，抗原、抗体在血液循环中形成复合物，并沉积在肾小球内，引起肾小

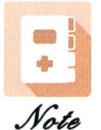

球肾炎,因此属于循环免疫复合物型肾炎。

1. 病理变化

(1)肉眼观:双侧肾脏肿大,包膜紧张,表面充血发红,被称为"大红肾"。肾切面皮质增厚。有的病例肾脏表面及切面有散在粟粒大小出血点,就像皮肤被跳蚤咬过一样,所以被称为"蚤咬肾"(图9-2-3)。

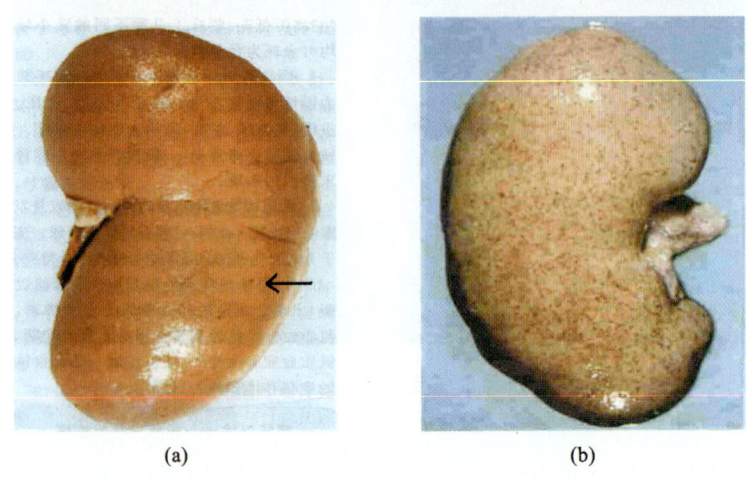

(a)   (b)

图 9-2-3　毛细血管内增生性肾小球肾炎

注:(a)大红肾,显示肾肿大,颜色红,表面可见小的出血点;(b)蚤咬肾,可见肾表面有大量小出血点,似被跳蚤咬过留下的痕迹,故称蚤咬肾。

(2)镜下观:病变累及双侧肾的大多数肾小球。病变特点是肾小球毛细血管内皮细胞和系膜细胞肿胀增生以及中性粒细胞、单核细胞浸润,因而表现肾小球的体积增大,肾小球内细胞数目增多(图9-2-4)。以上病变使毛细血管腔狭窄或闭塞,肾小球内血流减少,严重者毛细血管壁发生纤维素样坏死和微血栓形成,血管破裂引起出血。

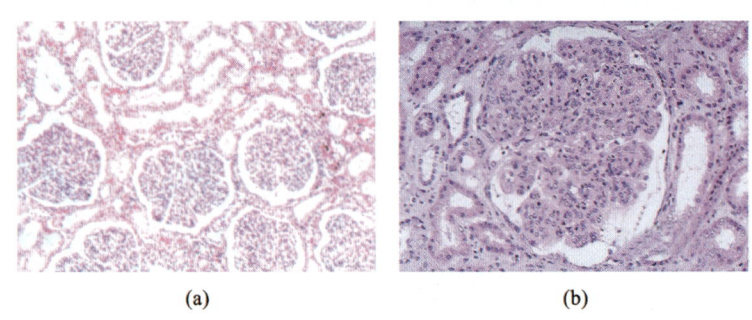

(a)   (b)

图 9-2-4　毛细血管内增生性肾小球肾炎

注:(a)肾小球弥漫性病变,体积肿大,肾小球内细胞增多;(b)高倍镜观察,肾小球体积增大,肾小球内细胞数量增多,伴有中性粒细胞和单核细胞浸润。而毛细血管管腔受增生的细胞压迫而显得狭窄。

(3)免疫荧光检查:肾小球基底膜和系膜区有免疫复合物IgG、IgM和C3沉积,呈颗粒状荧光。

2. 临床病理联系

本型肾炎起病急,主要临床表现如下。

(1)尿变化:①血尿、蛋白尿、管型尿。这是由于炎症致肾小球毛细血管损伤,通透性增加,红细胞和蛋白质渗出至原尿内所致。②少尿甚至无尿。肾小球内细胞肿胀增生,压迫毛细血管,致管腔狭窄,肾血流减少,肾小球滤过率降低,而肾小管重吸收无明显障碍,导致少尿甚至无尿。少尿或无尿造成体内水钠潴留。

(2)水肿:病人常呈轻度或中度水肿,水肿往往最先出现于组织疏松的部位如眼睑。发生水肿的主要原因是水钠潴留和变态反应引起的毛细血管通透性增加。

(3)高血压:病人常有轻度或中度高血压。主要原因可能与水钠潴留引起的血容量增加有关,血浆肾素水平一般不升高。由于起病急,以及上述的血尿、蛋白尿、水肿和高血压症状,故被称为急性肾炎综合征。

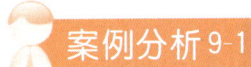

案例分析9-1

患儿,男,10岁。因眼睑水肿、尿少3天入院。既往史:12天前患化脓性扁桃体炎,经用抗生素治疗好转。15天后出现眼睑水肿、尿少。体格检查:血压130/90 mmHg,眼睑水肿,双下肢水肿。实验室检查尿常规示红细胞(+),尿蛋白(++),红细胞管型0~2/HPF,24 h尿量350 mL,尿素氮12 mmol/L(正常值小于9 mmol/L),肌酐200 μmol/L(小于178 μmol/L)。B超检查示双肾对称增大。肾活检病理检查:肾小球体积增大,毛细血管内皮细胞和系膜细胞肿胀增生,有中性粒细胞、单核细胞浸润,毛细血管腔狭窄或闭塞。免疫荧光检查见肾小球内有免疫复合物颗粒状沉积。

病理诊断:弥漫性毛细血管内增生性肾小球肾炎。

讨论题:

1. 请从病变特点说明为什么诊断弥漫性毛细血管内增生性肾小球肾炎?

2. 病人为何出现高血压、水肿、少尿、血尿、蛋白尿等改变?

3. 该病人15天前的扁桃体炎和本病有什么关联?

3. 预后 本型肾炎多数预后良好,80%~90%的病人在数周或数月内痊愈。不到1%的病人症状无改善,转化为新月体性肾小球肾炎。另外,1%~2%病变缓慢进展,转化为慢性肾炎。成人病人预后较差,15%~50%转为慢性肾炎。

4. 急性肾小球肾炎的治疗和护理

(1)治疗原则:①卧床休息,急性期必须卧床休息4~6周,待尿改变、水肿、血压等恢复、好转后逐步增加室内活动,避免剧烈活动。②对症治疗,如限制盐、水、蛋白质摄入,利尿,降压。

(2)护理措施:①管理病人的休息。②管理病人的饮食,给予高维生素、少量蛋白质的低盐饮食,待病情好转,逐渐恢复正常饮食。③严密观察病情,如注意尿量变化、测量体重变化、观察水肿情况、每天测量血压等。如有病情加重或特殊问题发生,立即报告医生紧急处理。

(二)新月体性肾小球肾炎

新月体性肾小球肾炎(diffuse crescentic glomerulonephritis)起病急,进展快,病情重,临床上称为急进性或快速进行性肾小球肾炎(rapidly progressive glomerulonephritis,RPGN),如不及时治疗,病人可于数周或数月内死亡。主要病理变化特征为多数肾小球球囊壁层上皮细胞增生形成新月体。临床主要表现为急进型肾炎综合征。本型较为少见,多见于青壮年。本型肾炎为一组不同原因引起的肾炎,根据免疫发病机制可分为三种不同的类型。

(1)Ⅰ型是由于病人体内有抗肾小球基底膜抗体形成,该抗体与基底膜抗原结合形成复合物而引发肾炎。该抗基底膜抗体还能和肺泡基底膜发生交叉反应,造成肺泡壁发炎引起肺出血,因而又称其为肺出血-肾炎综合征(Goodpasture syndrome),免疫荧光检查免疫复合物显示线形荧光。

(2)Ⅱ型为免疫复合物性肾炎,即在前面发病机制中所说抗原、抗体在血中形成复合物,流经肾脏沉积在肾小球内引起炎症,免疫荧光检查复合物显示颗粒状荧光。

(3)Ⅲ型又称免疫反应缺乏型,即该型找不到任何免疫学发病证据,目前的研究认为是某些原因造成肾小球血管炎症所致。

1. 病理变化

(1)肉眼观:双侧肾脏弥漫性肿大,颜色苍白,皮质表面可见点状出血,切面皮质增厚。

(2)镜下观:以大部分肾小球内有新月体形成为特征。新月体是肾小球球囊的壁层上皮细胞显著增生,从肾小球横切面上看,在肾小球囊壁增生的上皮细胞团的形状像新生的弯月,即新月体(图9-2-5),或围绕肾小球球囊壁一周呈环状分布——环形体。新月体或环形体内含有渗出的红细胞和纤维蛋白以及少量中性粒细胞和单核细胞等成分,最后,新月体或环形体逐渐变成纤维细胞和胶原纤维。由于新月体和环形体压迫肾小球血管丛,整个肾小球逐渐缺血纤维化及玻璃样变,功能丧失。

(3)免疫荧光检查:由于发病机制的不同,肾小球内有颗粒状荧光或线形荧光。

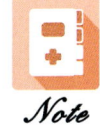

Note

151

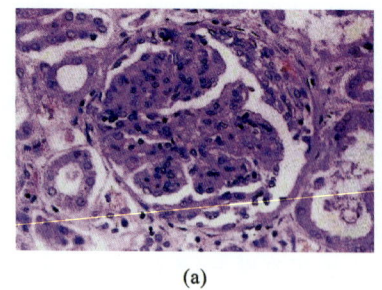
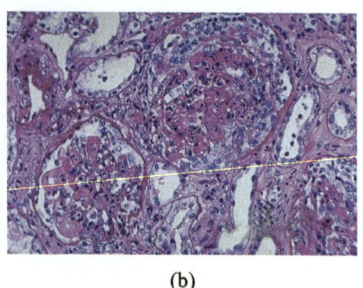

(a)　　　　　　　　　　　　(b)

图 9-2-5　新月体性肾小球肾炎

注:(a)PAS染色,可见肾小球右上方球囊壁层上皮细胞增生形成新月状图形,即新月体;
(b)图右上方的肾小球壁层上皮细胞增生,形成环形体。

2. 临床病理联系　本型肾炎病变进展快,临床表现为急进型肾炎综合征。

(1)明显血尿:由于肾小球毛细血管纤维素样坏死,电镜下看到基底膜有裂孔或缺损,大量红细胞漏出,因此血尿常较蛋白尿更为明显,水肿较轻。

(2)少尿、无尿、氮质血症:大量新月体形成后,压迫阻塞肾小球囊腔,迅速出现少尿甚至无尿。血浆中含氮代谢产物不能滤过排出,在体内潴留引起氮质血症,短期内即可导致急性肾功能衰竭。

(3)高血压:大量肾单位发生纤维化、玻璃样变性,肾组织缺血,通过肾素-血管紧张素的作用,可发生高血压。

 案例分析 9-2

案例分析
9-2 答案

　　　　病人,男,29 岁。入院前半个月因咽喉痛、扁桃体化脓在当地医院用青霉素治疗好转。但是半个月后出现肉眼血尿、少尿、颜面及下肢水肿而紧急入院治疗。尿常规检查:蛋白质(＋＋＋),红细胞(＋＋)、白细胞(＋),拟诊为急性肾炎。体格检查:体温 36.8 ℃,脉搏 72 次/分,血压 165/110 mmHg,眼睑及下肢水肿。入院后再做实验室检查:尿比重 1.011,蛋白质(＋＋),红细胞(＋＋),少量白细胞,红细胞管型 0～2/HPF,颗粒管型 0～2/HPF,CO_2 结合力 11.68 mmol/L(正常),血非蛋白氮(NPN)200 mmol/L(正常 14.3～25 mmol/L)。入院后虽经治疗,但所有症状日渐严重,10 天后死亡。尸体解剖:双侧肾脏弥漫性肿大,颜色稍显苍白,皮质表面可见点状出血。镜下见大部分肾小球内有新月体形成。

　　尸检病理诊断:弥漫性新月体性肾小球肾炎。

　　讨论题:

　　1. 该病人病程经过和病变特点属于哪种类型肾炎综合征?

　　2. 急进性肾炎综合征包括哪些项目?怎样用病理变化来解释?

3. 预后　此型肾炎病变广泛,发展迅速,预后较差,如不及时采取措施,多数病人往往数周甚至数月内死于肾功能衰竭、尿毒症。从病理变化上分析,发生新月体的肾小球数目越多,预后越不好。

4. 急进性肾炎的护理　急进性肾炎由于发病急、进展快、病情重,护理工作非常重要。护理原则包括如下几个方面。

(1)减轻病人的焦虑心情,多强调人体自身抗病能力的重要性,使之建立信心配合治疗,必要时遵医嘱使用抗焦虑药物。

(2)为了明确诊断,做好肾穿刺诊断的解释工作,从而消除病人对肾穿刺术的害怕心理。

(3)严密观察病情变化,及时准备应对病人发生肾功能衰竭的处理措施。

(三)膜性肾小球肾炎

膜性肾小球肾炎(membranous glomerulonephritis,MG)病变特点主要是肾小球毛细血管基底膜弥漫性显著增厚,故而命名膜性肾小球肾炎。由于肾小球内炎症现象不明显,故又称膜性肾病。本型肾炎多数是由于病人体内形成了某种自身抗体,这种自身抗体和肾小球的脏层上皮细胞膜上的抗原结合形

成免疫复合物,沉积在上皮细胞和基底膜之间而发病,属于免疫复合物性肾炎。该型肾炎多见于青年和中年,起病缓慢,病程较长,临床上主要表现为肾病综合征。

1. 病理变化

（1）肉眼观:早期双侧肾肿大,颜色苍白,称为"大白肾"（图9-2-6）。

（2）镜下观:随着病变的进展出现典型的病理改变,即肾小球毛细血管基底膜呈弥漫性增厚,但肾小球内却无明显增生和渗出现象（图9-2-7）。晚期基底膜极度增厚,毛细血管管腔逐渐由狭窄发展到闭塞,肾小球因缺血而发生纤维化及玻璃样变,功能丧失。

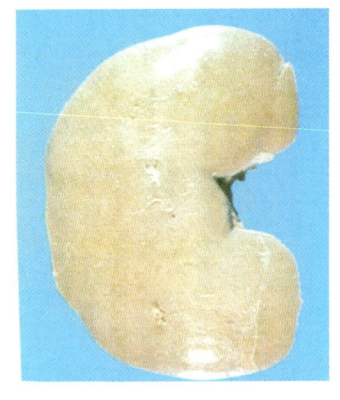

图 9-2-6　膜性肾小球肾炎

注:肉眼所见,肾脏肿大,颜色苍白,称大白肾。

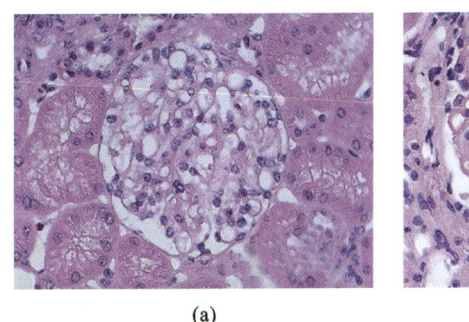

(a)　　　　　　(b)

图 9-2-7　膜性肾小球肾炎

注:(a)正常肾小球,毛细血管壁薄;(b)为膜性肾小球肾炎,可见毛细血管基底膜弥漫增厚,血管腔狭窄,而未见肾小球内细胞的明显增生。

（3）免疫荧光检查:肾小球毛细血管基底膜外侧有免疫复合物沉积,呈典型的颗粒状荧光。

2. 临床病理联系　膜性肾小球肾炎是引起肾病综合征最常见的原因之一,主要表现为"三高一低"。

（1）高蛋白尿:由于肾小球基底膜严重损伤,通透性显著增加,大量蛋白质包括大分子球蛋白都可由肾小球滤过至球囊腔引起严重的非选择性蛋白尿。

（2）低蛋白血症:由于大量蛋白质由尿中排出,血浆蛋白质浓度降低,引起低蛋白血症。

（3）高度水肿:由于低蛋白血症,血浆胶体渗透压降低,血管内液体渗入组织间隙,引起水肿。同时由于血容量减少,肾小球血流量减少和肾小球滤过率下降,醛固酮和抗利尿激素分泌增加,引起水钠潴留,进一步加重水肿。水肿往往为全身性,眼睑和身体下垂部分最明显,严重者可有胸腔积液和腹腔积液。

（4）高胆固醇血症:原因尚不清楚,可能与低蛋白血症刺激肝合成各种血浆蛋白包括脂蛋白增多有关。上述"三高一低"被称为肾病综合征。

3. 预后　膜性肾小球肾炎起病缓慢,病程较长,病变轻者,症状可消退或部分缓解,多数则反复发作,对糖皮质激素的抗免疫治疗效果不显著。发展到晚期,大量肾单位纤维化,可导致肾功能衰竭和尿毒症。

4. 膜性肾小球肾炎的护理

（1）水肿,这是由于低蛋白血症造成血浆胶体渗透压降低所致,需要补充优质蛋白质,限制盐和水的摄入量,钠每天不能超过 3 g。

（2）药物方面护理,使用激素类药物、细胞毒类药物、利尿药等时,应注意这些药物用后的反应。

（3）注意预防感染。

（四）慢性肾小球肾炎

慢性肾小球肾炎（chronic glomerulonephritis）为不同类型肾小球疾病的终末阶段,病因和发病机制及病理变化具有原肾小球疾病类型的特点。硬化性肾小球肾炎病变呈进行性发展,以大量肾小球纤维化及玻璃样变为特点,又称为慢性硬化性肾小球肾炎。发展至慢性肾小球肾炎的病人多为成年人,预后较差,晚期常发展为慢性肾功能衰竭、尿毒症。慢性肾小球肾炎常由不同类型肾炎发展而来,但有相当数量的病人起病隐匿,没有急性或其他类型肾炎的病史,发现时已到晚期。

1. 病理变化

（1）肉眼观:两侧肾脏对称性体积缩小,质地变硬,表面呈弥漫性细颗粒状,这种改变称为继发性颗

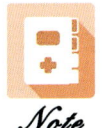

Note

粒性固缩肾,以区别于高血压病晚期肾脏的原发性颗粒性固缩肾。切面见皮质明显萎缩变薄,纹理模糊,皮质与髓质分界不清(图9-2-8)。

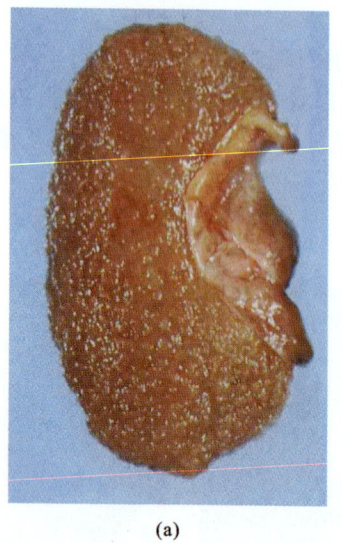
(a)

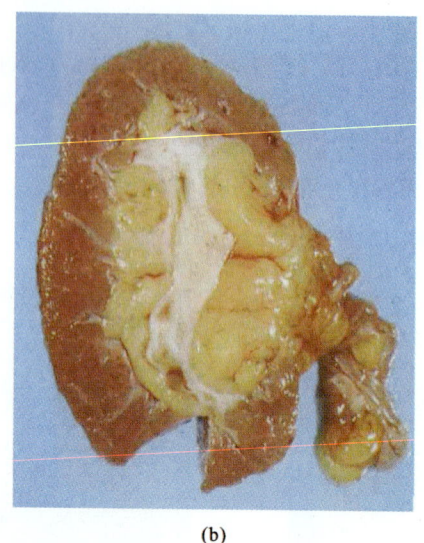
(b)

图 9-2-8　慢性肾小球肾炎

注:(a)图显示肾脏体积缩小,质地变硬,表面呈弥漫的细颗粒状,(b)图是切面,可见皮质萎缩变薄,皮质髓质界限不清,肾盂周围脂肪组织增多。

(2)镜下观:大量肾小球纤维化和玻璃样变性,其所属肾小管萎缩消失,残留的或病变轻的一些肾单位常发生代偿性肥大,表现为肾小球体积增大,肾小管扩张,管腔内可见各种管型;肾间质纤维组织增生,并有淋巴细胞浸润。由于间质纤维化收缩,纤维组织和玻璃样变性的肾小球相互靠拢,称为肾小球集中现象(图9-2-9)。

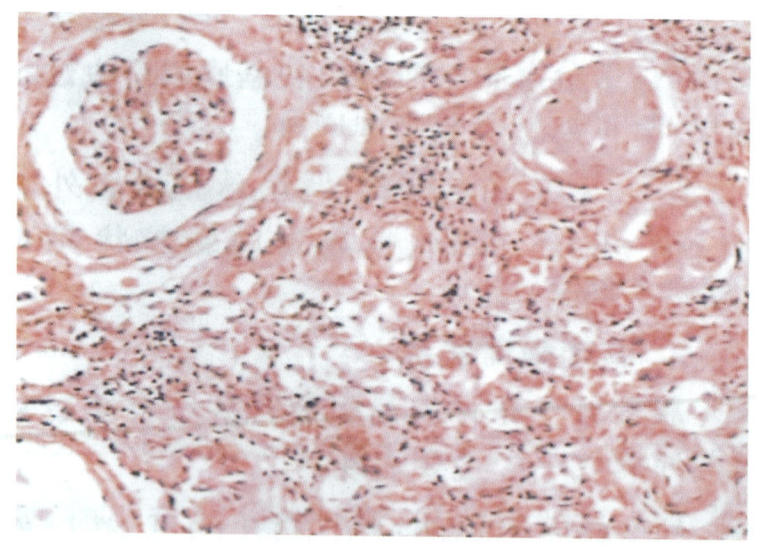

图 9-2-9　慢性肾小球肾炎

注:大量肾小球纤维化和玻璃样变性(右上角是两个玻璃样变性的肾小球靠在一起),其所属肾小管萎缩消失(图中间部分);残留的或病变轻的一些肾单位常发生代偿性肥大(图片左上角);肾间质纤维组织增生,并有淋巴细胞浸润。

2. 临床病理联系　慢性肾小球肾炎由不同类型肾炎发展而来,因此早期临床表现一般保留了原肾小球肾炎的特点,如从膜性增生性肾炎转变而来的病例,临床上长期表现为肾病综合征。慢性肾小球肾炎晚期临床表现则基本相同,表现为慢性肾炎综合征,也就是病人多尿、夜尿、低比重尿、高血压、贫血、氮质血症和尿毒症。

(1)尿的变化:由于大量肾单位被破坏,功能丧失,血流只能大量快速地通过残留的肾单位使滤过率增加,故造成原尿增多,原尿通过肾小管的速度也随之加快,而肾小管的重吸收功能并未相应提高,尿

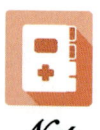

浓缩功能降低,从而出现多尿、夜尿,尿比重降低,尿比重常固定在 1.010 左右。由于残留的肾单位结构和功能相对正常,血浆蛋白漏出不多,因而蛋白尿、血尿、管型尿都不如早期那样明显,水肿也很轻微。

(2)高血压:由于大量肾单位纤维化无血液流通,肾组织严重缺血,肾素分泌增加,血管紧张素增多,病人往往有明显的高血压。高血压可促使动脉硬化,进一步加重肾缺血,因此病人血压持续在较高水平。

(3)贫血:由于肾组织大量破坏,红细胞生成素分泌减少,同时体内大量代谢产物堆积,也抑制骨髓的造血功能,故病人常有贫血。

(4)氮质血症(azotemia):随着病变发展,残存的肾单位越来越少,病人体内代谢产物大量堆积,造成血中非蛋白氮排出受阻而高于正常值,称为氮质血症。体内代谢产物大量堆积可造成自体中毒,最后发展为尿毒症。尿毒症(uremia)是肾功能衰竭的最终阶段,全身各个系统会出现一系列病理改变和相应的临床体征。

3. 预后 慢性肾小球肾炎病程长短不一,部分病变发展缓慢,病程可达数年或数十年。早期进行合理治疗可控制疾病发展。如果病变发展到晚期,则预后极差。目前维持生命的治疗方法是血液透析和异体肾移植。

4. 慢性肾小球肾炎的治疗与护理 本病的治疗原则是防止和延缓肾功能进行性恶化,改善临床症状及防止严重并发症的发生。具体措施如下。

(1)避免体力活动,防止感染,避免使用对肾脏有损害的药物。

(2)低蛋白质、低磷饮食,选择含优质蛋白质的食物。

(3)对水肿和高血压的病人要限制钠盐的摄入(少于 3 g/d)。

(4)利尿、降压和抗凝治疗。

本病的护理措施如下。

(1)保证病人的休息、安排合理的饮食,给予病人精神方面的支持。

(2)密切观察病情,观察尿、水肿、高血压及贫血的变化,观察尿毒症引起的循环系统、呼吸系统、消化系统和神经系统等的症状和体征。

(五)IgA 肾病(免疫球蛋白 A 肾病)

IgA 肾病是一种原发性免疫复合物性肾炎。由于机体产生的免疫球蛋白主要是 IgA,其抗原结合形成复合物后沉积在系膜区而激发炎症,故称 IgA 肾病。1960 年本病首先由 Beger 和 Hinglais 报道,故又称为 Beger 病。近年来的统计资料证明,IgA 肾病是中国目前发病最多的肾炎类型,占所有肾炎的 40%,发病以青年和儿童多见。病变特点是系膜细胞过度增生,系膜区扩大挤压肾小球毛细血管,导致肾小球缺血纤维化,功能丧失(图 9-2-10)。荧光技术检查发现系膜区有颗粒状荧光(IgA)。临床症状主要为反复发作的血尿、腰痛、高血压,晚期发生肾功能衰竭。为了学习方便,本章将编写的五种肾炎类型从病名、临床表现、光镜变化、免疫荧光、发病机制、预后等方面进行了总结,见表 9-2-1。

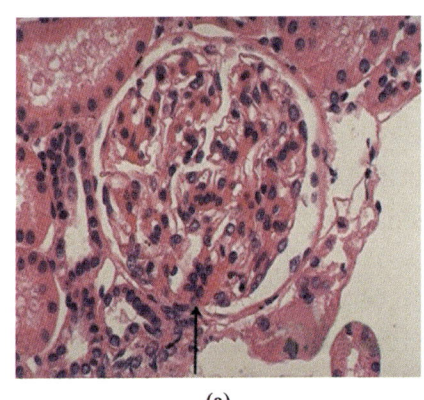
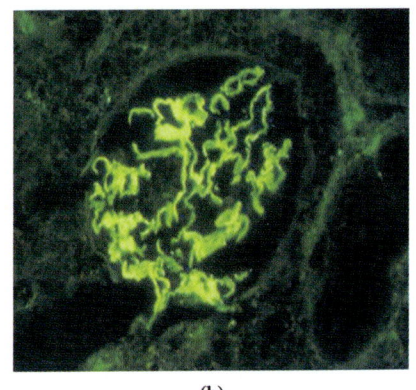

(a)   (b)

图 9-2-10 IgA 肾病镜下和免疫荧光

注:(a)可见肾小球毛细血管系膜区增大,系膜细胞增多(箭头所指);(b)免疫荧光染色显示系膜区内可见颗粒状抗原、抗体复合物沉积。

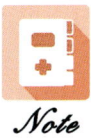

Note

表 9-2-1 五种常见肾小球肾炎特点的比较

项目	毛细血管内增生性肾小球肾炎	新月体性肾小球肾炎	膜性肾小球肾炎	慢性肾小球肾炎	IgA 肾病
临床表现	急性肾炎综合征，儿童多见	快速进行性肾炎综合征，成人多见	肾病综合征，成人多见	慢性肾炎综合征，成人多见	反复发作的血尿、腰痛、高血压，青年、儿童多见
光镜	内皮细胞和系膜细胞肿胀增生。中性粒细胞浸润、红细胞漏出	肾球囊壁层上皮细胞增生形成新月体。毛细血管丛受压、萎缩、纤维化和玻璃样变性	基底膜增厚，银染基底膜呈梳齿状改变	肾小球萎缩、纤维化、玻璃样变性。残存肾单位代偿性肥大	系膜细胞过度增生，系膜区扩大压迫血管致肾小球缺血纤维化
免疫荧光	颗粒状荧光	线性或颗粒状荧光	颗粒状荧光	—	系膜区有颗粒状荧光(IgA)
发病机制	免疫复合物形成	抗基底膜抗体或免疫复合物形成	免疫复合物	各型肾炎后期变化	免疫复合物
预后	绝大多数为儿童，可痊愈	很差，常发生急性肾功能衰竭	大多数发展为慢性肾炎	预后较差，大多数发展为尿毒症	晚期发生肾功能衰竭

第三节 肾 盂 肾 炎

肾盂肾炎(pyelonephritis)是一种由细菌感染引起的肾盂、肾间质和肾小管的化脓性炎症，是肾脏最常见的疾病之一。肾盂肾炎可发生于任何年龄，多见于女性，其发病率为男性的 9～10 倍。肾盂肾炎分为急性和慢性两种。

一、病因和发病机制

肾盂肾炎是细菌直接感染引起的化脓性炎症。可引起肾盂肾炎的细菌种类很多，但以革兰阴性菌多见，尤以大肠杆菌最常见。肾盂肾炎的感染途径主要有两种。

1. 上行性感染 最常见的感染途径，下泌尿道感染如尿道炎、膀胱炎时，病原菌从尿道、膀胱通过输尿管管腔或输尿管周围的淋巴管上行到肾盂、肾盏和肾间质引起化脓性炎症，主要的病原菌是大肠杆菌。病变可累及一侧或双侧肾脏。上行性感染引起的肾盂肾炎的发生常有一定的诱因，常见的诱因如下。

(1)尿路完全或不完全阻塞:阻塞引起的尿液潴留，减少了尿液对尿道的冲洗作用，又给细菌生长繁殖提供了良好的培养基，从而引起肾盂肾炎。引起阻塞的原因很多，如泌尿道结石、尿道炎或尿道损伤后的瘢痕收缩、前列腺肥大以及肿瘤的压迫等。

(2)医源性因素:进行导尿、膀胱镜检查和其他尿道手术时，可将细菌带入膀胱，并损伤黏膜，导致细菌感染诱发肾盂肾炎。在护理工作中应注意严格灭菌和掌握操作规程。

(3)尿液反流:当膀胱发育不良或输尿管畸形、下尿道梗阻等造成排尿不畅时，尿液从膀胱输尿管反流，有利于细菌侵入肾组织而引发感染。女性尿道短，上行感染机会较多。此外，妊娠子宫压迫输尿

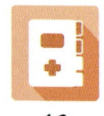

管可引起不完全梗阻；黄体酮可使输尿管的张力降低，蠕动减弱容易引起尿潴留，可诱发感染。故女性肾盂肾炎发病率远比男性的高。

2. 医源性感染　医源性感染为少见的感染途径。当病人患败血症或感染性心内膜炎时，细菌进入血流，形成细菌性栓子，栓子堵塞在肾小球或肾小管周围的毛细血管之间，从而引起肾脏出现化脓性炎症。病原菌以金黄色葡萄球菌多见，这种肾盂肾炎常是全身脓毒血症的一部分，两侧肾脏可同时受累。

二、肾盂肾炎的类型

（一）急性肾盂肾炎

急性肾盂肾炎（acute pyelonephritis）是细菌感染引起的以肾盂、肾间质和肾小管为主的急性化脓性炎症。

1. 病理变化

（1）肉眼观：病变为单侧或双侧性。肉眼见肾脏肿大、表面充血，有散在的大小不等的脓肿，呈黄色或黄白色（图9-3-1）。切面髓质内可见黄色条纹向皮质伸展，皮质和髓质内可见脓肿形成。肾盂黏膜充血、水肿，可有散在的小出血点，黏膜表面有脓性渗出物覆盖。

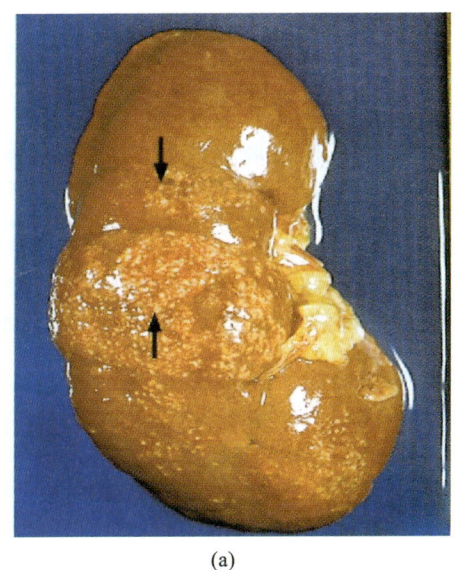
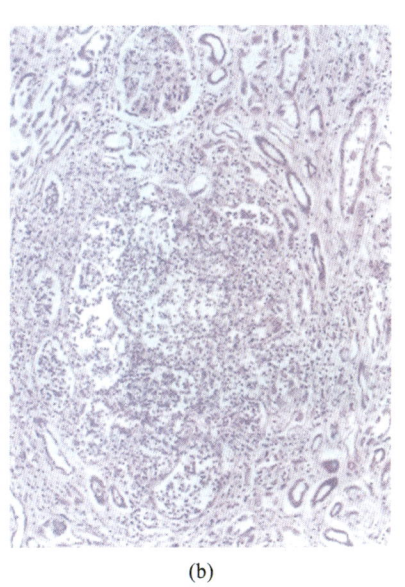

(a)　　　　　　　　　　　(b)

图 9-3-1　急性肾盂肾炎

注：(a)肉眼观，右肾肿大，颜色发红，表面可见很多散布的黄色小脓肿；(b)镜下观，肾间质内可见一处化脓病灶，内含大量中性粒细胞，图左侧的肾小管内也充满中性粒细胞。

（2）镜下观：肾组织呈化脓性炎改变或脓肿形成。由于感染途径不同，病变发展稍有不同。上行性感染引起者首先累及肾盂，可见肾盂黏膜充血、水肿，并有大量中性粒细胞浸润。以后炎症沿肾小管及其周围组织扩散，在肾间质引起大量中性粒细胞浸润，并可形成大小不等的脓肿。肾小管腔内充满脓细胞和细菌；血源性感染首先累及肾小球或肾小管周围的间质，肾组织内出现多数散在的小脓肿，病变逐渐扩大，破坏邻近组织，并可破入肾小管，进而蔓延到肾盂，引起肾盂肾炎。

2. 合并症

（1）急性坏死性肾乳头炎：病变可为单侧或双侧。表现为肾乳头部呈缺血性凝固性坏死。

（2）肾盂积脓：在严重尿路阻塞特别是高位完全性尿路阻塞时，脓性渗出物不能排出，淤积充满肾盂，引起肾盂积脓。

（3）肾周围脓肿：肾组织内的化脓性炎症可穿过肾包膜扩展到肾周围的组织中，引起肾周围脓肿。

3. 临床病理联系　急性肾盂肾炎起病急，症状明显，病人常出现如下表现。

（1）全身表现：病人常出现发热、寒战、外周血中性粒细胞增多等急性炎症的全身性反应。

（2）局部表现：由于肾肿大，肾被膜紧张，并因炎症累及肾周围组织可出现腰部酸痛和肾区叩击痛。

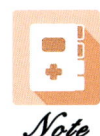

（3）尿和肾功能的变化：肾盂和肾间质的化脓性炎症可引起尿的变化，表现为脓尿、蛋白尿、管型尿、菌尿、血尿等。由于膀胱和尿道急性炎症的刺激可出现尿频、尿急、尿痛等膀胱刺激征。早期肾单位波及较少或病变较轻，故一般肾功能无明显变化。

4. 结局　急性肾盂肾炎如能及时彻底治疗，大多数可以治愈，少数治疗不彻底或尿路阻塞未消除者，则易反复发作而转为慢性。

（二）慢性肾盂肾炎

慢性肾盂肾炎（chronic pyelonephritis）可由急性肾盂肾炎演变而来，有的病变一开始即呈慢性经过。慢性肾盂肾炎的发生可能与下列因素有关：其一，尿路梗阻未解除或治疗不彻底，病变迁延，反复发作而转为慢性；其二，反流性肾病，具有先天性膀胱输尿管发育不良，可因尿液反流而反复发生感染。

1. 病理变化

（1）肉眼观：一侧或双侧肾体积缩小，表面有大小不规则凹陷的瘢痕。切面可见皮髓质界限不清，肾乳头部萎缩。肾盂、肾盏因瘢痕收缩而变形。肾盂黏膜增厚、粗糙（图9-3-2）。

（2）镜下观：肾内病变分布不规则，病变以肾间质和肾小管为主。间质出现纤维化及大量淋巴细胞、浆细胞、单核细胞浸润。部分肾小管萎缩纤维化，另外，有的肾小管扩张，腔内有红染的胶样管型，上皮细胞受压呈扁平状，形似甲状腺滤泡。早期肾小球无明显改变，中后期由于间质纤维化，一些肾小球出现特征性改变，即肾小球球囊周围纤维化和球囊壁呈同心层状纤维化，最终肾小球纤维化和玻璃样变性。肾盂黏膜由于纤维组织增生而变厚，并可见大量淋巴细胞、单核细胞及浆细胞等浸润（图9-3-3）。

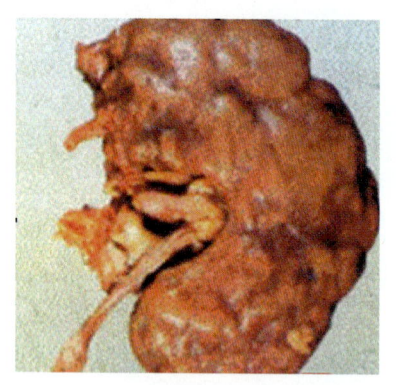

图9-3-2　慢性肾盂肾炎（肉眼观）

注：肾脏体积缩小，质地变硬，表面可见许多大的凹陷性瘢痕，此特点可与慢性肾小球肾炎相区别。

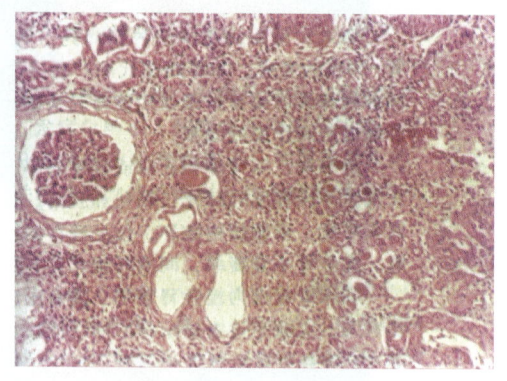

图9-3-3　慢性肾盂肾炎

注：肾盂黏膜由于纤维组织增生而变厚，并可见大量淋巴细胞、单核细胞及浆细胞等浸润。

2. 临床病理联系　由于慢性肾盂肾炎病变首先主要累及肾小管，故肾小管功能障碍出现较早。由于肾小管浓缩功能降低，病人可出现多尿和夜尿。远端肾小管的受累使钠、钾和碳酸氢盐丧失过多，病人可有低钠、低钾和酸中毒。随着肾组织发生纤维化和血管硬化，肾组织缺血，使肾素-血管紧张素活性增强而引起高血压。病变晚期，因肾单位大量破坏，出现慢性肾功能衰竭的一系列表现。肾盂X线造影可见肾盂、肾盏因瘢痕收缩而变形。

3. 结局　慢性肾盂肾炎病程长，如能去除诱因合理治疗可控制病变发展，健康区域的肾组织通过代偿维持相对正常功能。当病变广泛累及两肾，肾组织大量被破坏时，最终可导致高血压和慢性肾功能衰竭等严重后果。

第四节　肾盂肾炎的诊治与护理

1. 急性肾盂肾炎　由于急性肾盂肾炎为细菌感染所致的急性化脓性炎症，其诊断、治疗及护理工作不难，给予相应抗生素治疗和相应症状的辅助治疗，大多数病人能够完全治愈。

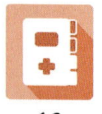

2. 慢性肾盂肾炎

（1）急性发作期应卧床休息，按急性肾盂肾炎方法治疗，恢复期可逐步增加活动。

（2）平时生活中要及时排尿，尤其在性生活后，女病人应及时排尿，以冲出进入尿道与膀胱内可能存在的细菌。

（3）多饮水、多生尿有利于尿道清洁。

（4）遵医嘱坚持服药对慢性肾盂肾炎的治疗至关重要，避免使用损害肾脏功能的药物如链霉素、庆大霉素、离子型造影剂等。

（5）慢性肾盂肾炎发展成肾功能衰竭时，则按照肾功能衰竭处理。

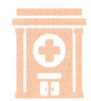 小 结

（1）肾小球肾炎是原发于肾小球的由抗原、抗体反应引起的免疫复合物形成和沉积，从而导致肾小球损伤的变态反应性炎症。

（2）肾盂肾炎是由细菌感染引起的化脓性炎症，主要累及肾盂和肾间质，多由尿路阻塞导致细菌的上行性感染引起。女性病人远多于男性。肾盂肾炎分为急性和慢性。急性肾盂肾炎病理变化表现为典型的急性化脓性炎症，临床上常有急性炎症的表现以及菌尿、脓尿、膀胱刺激征等症状；慢性肾盂肾炎以间质纤维化和大量淋巴细胞、浆细胞、单核细胞浸润为主，病变反复发作最终会导致大面积肾组织破坏、肾功能衰竭。

 直通护考在线答题

北京昭衍新药研究中心　张惠铭

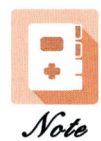

第十章　生殖系统和乳腺疾病

扫码看课件

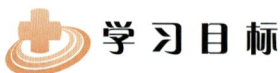

学习目标

掌握

1. 慢性子宫颈炎病理类型的特点。
2. 子宫颈上皮内瘤变的概念及分级。
3. 子宫颈原位癌的概念。
4. 子宫颈癌及子宫内膜癌的肉眼类型。
5. 葡萄胎、侵蚀性葡萄胎、绒毛膜癌的病变区别。

熟悉

1. 子宫颈癌的病因和发病机制。
2. 子宫内膜增生症和子宫内膜异位症的概念。
3. 乳腺癌的扩散和转移途径。

了解

1. 乳腺疾病的概念及分型。
2. 卵巢癌的分类。
3. 前列腺增生和前列腺癌的临床病理联系。

第一节　子宫颈疾病

一、慢性子宫颈炎

子宫颈可发生急性或慢性炎症,以慢性炎症居多。慢性子宫颈炎(chronic cervicitis)是育龄期女性最常见的妇科疾病,临床上主要表现为白带增多。

(一) 病因

慢性子宫颈炎常由链球菌、肠球菌和葡萄球菌引起,少数亦可由其他的病原微生物包括沙眼衣原体、淋球菌、单纯疱疹病毒(herpes simplex virus)、人乳头状瘤病毒(human papilloma virus,HPV)等感染引起。此外,经期不注意卫生、分娩及机械损伤也是慢性子宫颈炎的诱发因素。

(二) 病理变化

根据临床病理特点分为四种类型。

1. 子宫颈糜烂(erosion of the cervix)　子宫颈糜烂是慢性子宫颈炎最常见的一种病理改变,分为真性糜烂和假性糜烂。覆盖在子宫颈阴道部的鳞状上皮坏死脱落,形成表浅的缺损称为子宫颈真性糜

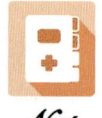

烂,较少见。临床上常见的子宫颈糜烂实际上是子宫颈损伤的鳞状上皮被子宫颈管黏膜柱状上皮增生向下延伸取代,由于柱状上皮较薄,上皮下血管充血较易显露而呈红色,病变黏膜呈边界清楚的鲜红色,呈糜烂样,实际上不是真性糜烂,为假性糜烂,不需要治疗,属于女性宫颈正常生理现象。肉眼观,子宫颈外口病变处的黏膜呈鲜红色、边界清楚,为糜烂区。镜下观,子宫颈间质内水肿伴有淋巴细胞、浆细胞及单核细胞浸润(图10-1-1)。假性糜烂表面被覆柱状上皮细胞;而真性糜烂表面未见上皮被覆,间质中并见中性粒细胞浸润。

2. 子宫颈囊肿(Nabothian cyst) 慢性子宫颈炎时,子宫颈黏膜腺体因纤维结缔组织增生及鳞状上皮化生,压迫或阻塞子宫颈腺管的开口,使黏液潴留,腺体逐渐扩大呈囊状,形成子宫颈囊肿,称为纳博特囊肿(Nabothian cyst)。肉眼观,子宫颈外口见单个或多个大小不一的灰白色透明囊泡,内含黏稠分泌物。镜下观,腺体呈囊性扩张,囊壁被覆单层柱状或扁平上皮细胞,腔内充满黏稠分泌物。

3. 子宫颈息肉(cervical polyp) 如果子宫颈黏膜上皮、腺体和间质结缔组织局限性增生,即可形成向子宫颈黏膜表面突出的带蒂肿物,称子宫颈息肉。肉眼观,子宫颈口处常见单个或多个息肉,直径为数毫米至数厘米,鲜红色,质软湿润,易出血,可有细蒂与黏膜相连(图10-1-2)。镜下观,息肉表面被覆单层柱状上皮或鳞状上皮细胞,由增生的腺体和结缔组织构成,伴有间质充血、水肿、以淋巴细胞为主的慢性炎症细胞浸润。

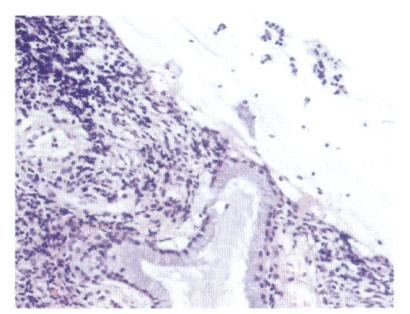

图 10-1-1 子宫颈糜烂

注:子宫颈腺体增生,间质大量淋巴细胞浸润。

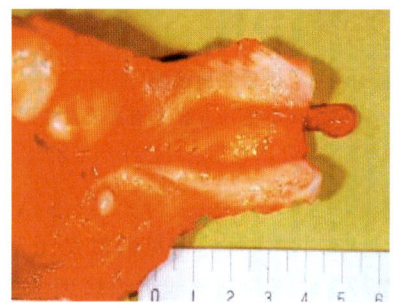

图 10-1-2 子宫颈息肉

注:子宫颈黏膜过度增生向宫颈外口突起形成一个带蒂的肿块。

4. 子宫颈肥大(cervical hypertrophy) 由于子宫颈炎症的长期刺激,子宫颈组织充血、水肿,炎症细胞浸润,腺体和间质增生,使子宫颈体积增大,称子宫颈肥大。肉眼观,子宫颈体积增大,表面光滑,质地较硬,色苍白。镜下观,子宫颈鳞状上皮增厚,腺体增生。间质纤维组织增生,血管充血,淋巴细胞浸润。

（三）病理与护理临床联系

1. 病情观察 观察白带的量、颜色、性质,有无腹坠、腰酸、下腹部疼痛等。

2. 用药护理 一般在月经干净后 3～7 天进行物理治疗、药物治疗、手术治疗。

3. 生活护理 保持外阴清洁,禁止盆浴,注意个人卫生等。

4. 心理护理 解除病人的思想顾虑,减轻心理压力,保持良好的心态。

5. 健康教育 指导妇女定期做妇科检查。

二、子宫颈上皮内瘤变和子宫颈癌

（一）子宫颈上皮内瘤变

子宫颈上皮内瘤变(cervical intraepithelial neoplasm,CIN)是指子宫颈上皮被不同程度异型性增生的细胞所取代。病变由基底层逐渐向表层发展,表现为细胞大小、形态不一,核增大而深染,核质比例增大,核分裂象增多,细胞极性紊乱。依据其病变程度不同分为三级:Ⅰ级,异型细胞局限于上皮的下1/3;Ⅱ级,异型细胞累及上皮层的下 1/3 至 2/3;Ⅲ级,异型细胞超过全层的2/3,包括原位癌。子宫颈原位癌(carcinoma in situ)是指异型增生的细胞累及子宫颈黏膜上皮全层,但病变仅局限于上皮层内,未突破基底膜向下浸润生长(图10-1-3)。原位癌的癌细胞可由表面沿基底膜通过子宫颈腺管口蔓延至子宫

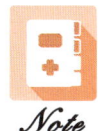

颈腺体内,取代部分或全部腺上皮,但仍未突破腺体的基底膜,称为原位癌累及腺体,仍属于原位癌的范畴。

CIN Ⅰ级不一定发展为CIN Ⅱ级和CIN Ⅲ级乃至浸润癌,如经适当治疗,大多数CIN Ⅰ级可逆转或治愈(图10-1-4)。CIN Ⅰ级可查见低危型HPV感染;CIN Ⅱ级和CIN Ⅲ级多数可见高危型HPV感染。目前,CIN的分类方法已逐渐被临床和病理医生接受。另外,为避免诊断差异,新近的分类将CIN Ⅰ级归入低级别鳞状上皮内病变(low-grade squamous intraepithelial lesion,LSIL),CIN Ⅱ级和CIN Ⅲ级归入高级别鳞状上皮内病变(high-grade squamous intraepithelial lesion,HSIL)。P16和Ki-67免疫组化染色有助于鉴别LSIL和HSIL,P16弥漫连续的细胞核和(或)细胞质阳性和Ki-67弥漫的细胞核阳性更支持HSIL的诊断。

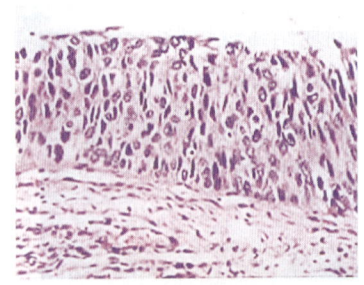

图10-1-3　子宫颈原位癌

注:子宫颈上皮全层皆为癌细胞所占据,但基底膜完整。

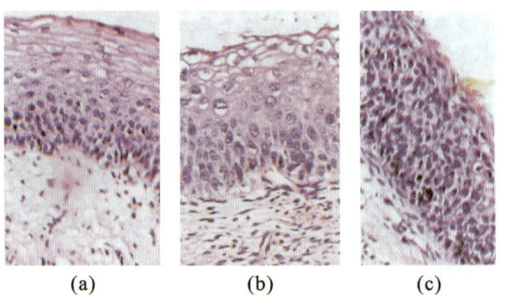

(a)　　　　　(b)　　　　　(c)

图10-1-4　子宫颈上皮内瘤变Ⅰ(a)、Ⅱ(b)、Ⅲ(c)级

注:(a)CIN Ⅰ级,异型细胞局限于上皮层下1/3;(b)CIN Ⅱ级,异型细胞局限于上皮层下2/3;(c)CIN Ⅲ级,异型细胞超过上皮层下2/3,核异型性较大,上皮细胞层次消失。

子宫颈上皮CIN发病的常见部位是子宫颈鳞状上皮和柱状上皮交界处,多无自觉症状,肉眼观无特殊改变,需进行脱落细胞学或组织病理学检查才能确诊。

(二)子宫颈浸润癌

子宫颈浸润癌(invasive cervical carcinoma)是女性最常见的恶性肿瘤,又称子宫颈癌。由于子宫颈脱落细胞学检查的推广和普及,子宫颈癌的发病率呈下降趋势,五年生存率和治愈率显著提高,但仍是女性肿瘤死亡的主要原因之一。子宫颈癌好发于40~60岁的女性,但是近年来,20~30岁妇女发生子宫颈癌的报道并不罕见。

1. 病因和发病机制　尚未完全明了,一般认为与子宫颈裂伤、包皮垢刺激、局部卫生不良、早婚、多产等多种因素有关,流行病学调查表明性生活过早和性生活紊乱是子宫颈癌发病的主要原因。然而近年来对子宫颈癌的科学研究已经确立,人乳头状瘤病毒(HPV)感染是子宫颈癌致病的决定因素,尤其是HPV-16、HPV-18、HPV-31、HPV-33、HPV-58等与子宫颈癌发生密切相关,为高风险性亚型。病毒感染子宫颈之后,最长可在体内潜伏10~30年,最终导致子宫颈癌。目前,针对HPV的预防性疫苗已在全球上市,对尚未感染HPV的女性而言,在预防子宫颈癌、癌前病变方面均具有长期的有效性。此外,吸烟和免疫缺陷可增高致癌风险。

2. 病理变化　根据肉眼观结果,子宫颈癌分为四型。

(1)糜烂型:病变处黏膜潮红、颗粒状,质脆,触之易出血,组织学上多属原位癌和早期浸润癌。

(2)外生菜花型:癌组织突出子宫颈表面,形成乳头状或菜花状隆起,边界不清,表面常有坏死和浅表溃疡形成(图10-1-5)。

(3)内生浸润型:癌组织向子宫颈深部呈浸润性生长,致子宫颈前后唇增厚变硬,表面常较光滑。临床检查容易漏诊(图10-1-6)。

(4)溃疡型:癌组织除向深部浸润生长外,表面同时有大块坏死脱落,形成溃疡,似火山口状。

子宫颈癌组织学类型以鳞癌居多,原发性子宫颈腺癌较鳞癌少见,近年来其发病率有上升趋势,约占子宫颈癌的20%。

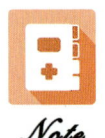

Note

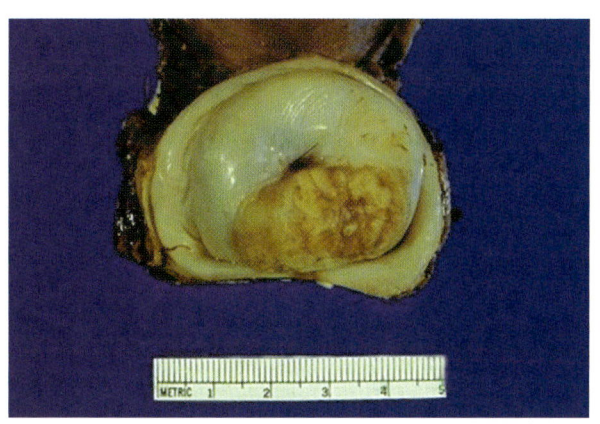

图 10-1-5 子宫颈癌（外生菜花型）

注：子宫颈肥大，可见菜花样肿块，癌组织有坏死、脱落。

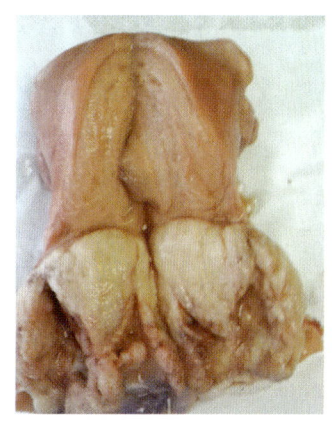

图 10-1-6 子宫颈癌（内生浸润型）

注：剪开的子宫颈及子宫，癌组织主要位于子宫颈深部呈浸润性生长，有处可见溃疡形成。

子宫颈癌组织学类型如下。

（1）子宫颈鳞癌（squamous cell carcinoma of cervix）：在子宫颈癌中最常见，约占 80%。大多累及子宫颈鳞状上皮和柱状上皮交界处，即移行带（transformation zone），或来源于子宫颈内膜化生的鳞状上皮。依据其进展过程，分为早期浸润癌和浸润癌。①早期浸润癌或微小浸润性鳞癌：指癌细胞突破基底膜，向固有膜间质内浸润，在固有膜内形成一些不规则的癌细胞巢或条索，其浸润深度不超过基底膜下 5 mm 且浸润宽度不超过 7 mm。早期浸润癌一般肉眼不能判断，只有在显微镜下才能确诊。②浸润癌：癌组织向固有膜间质内浸润生长，浸润深度超过基底膜下 5 mm 或浸润深度超过 7 mm 者，称为浸润癌。按癌细胞分化程度分为角化型鳞癌和非角化型鳞癌。

（2）子宫颈腺癌（cervical adenocarcinoma）：少见，约占子宫颈癌的 20%。腺癌的肉眼观类型和鳞癌无明显区别。根据腺癌的组织结构和细胞分化程度，将腺癌分为高分化、中分化和低分化三型。子宫颈腺癌对放疗和化学药物疗法均不敏感，预后较差。

3. 扩散及转移

（1）直接蔓延：癌组织向上可浸润破坏整段子宫颈，但很少侵犯子宫体；向下可累及阴道穹窿及阴道壁，向两侧可侵及宫旁及盆壁组织，若肿瘤侵犯或压迫输尿管可引起肾盂积水和肾功能衰竭。晚期向前可侵及膀胱，向后可累及直肠。

（2）淋巴道转移：子宫颈癌最常见和最重要的转移途径。首先转移至子宫旁淋巴结，然后依次转移至闭孔、髂内、髂外、髂总、腹股沟及骶前淋巴结，晚期可转移到锁骨上淋巴结。

（3）血道转移：血道转移较少见，晚期可经血道转移至肺、骨及肝。

4. 临床病理联系 早期子宫颈癌常无自觉症状，与子宫颈糜烂不易区别。随着病变进展，癌组织破坏血管，病人可出现不规则阴道出血及接触性出血。由于癌组织坏死继发感染，同时因癌组织刺激子宫颈腺体分泌亢进，病人白带增多，并有特殊腥臭味。晚期因癌组织浸润盆腔神经，病人出现下腹部及腰骶部疼痛。当癌组织侵及膀胱及直肠时，则引起尿路梗阻、子宫膀胱瘘或子宫直肠瘘。

临床上，依据子宫颈癌的累及范围分期如下：0 期，原位癌（CIN Ⅲ级）；Ⅰ期，肿瘤局限于子宫颈以内；Ⅱ期，肿瘤超出子宫颈进入盆腔，但未累及盆腔壁，肿瘤侵及阴道，但未累及阴道的下 1/3；Ⅲ期，肿瘤扩展至盆腔壁及阴道的下 1/3；Ⅳ期，肿瘤已超过骨盆，或累及膀胱黏膜或直肠。其预后取决于临床分期和病理分级。对于已婚妇女，定期做子宫颈细胞学检查，是发现早期子宫颈癌的有效措施。

案例分析 10-1

病人，女，47 岁，农民，有慢性子宫颈炎病史二十年，曾被病理诊断为 CIN Ⅲ级，但未给予治疗。三个月前出现阴道分泌物增加，有特殊腥臭味，阴道不规则流血而就诊。体格检查发现腹股沟淋巴结肿大，阴道内窥镜见子宫颈黏膜面一菜花状肿物，表面有坏死，拟诊为子宫颈癌。

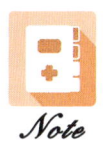

Note

遂行手术切除子宫颈肿物及淋巴结送病理检查。

讨论题：

1. 该病人的子宫颈肿物最可能的病理诊断是什么？
2. 该病人的腹股沟淋巴结为何肿大？子宫颈癌还有哪些扩散途径？请举例说明。
3. 何谓 CIN？慢性子宫颈炎、CIN 与子宫颈癌有何联系？

第二节　子宫体疾病

一、子宫内膜异位症

子宫内膜异位症(endometriosis)指子宫内膜腺体和间质出现于子宫内膜以外的部位，80％发生于卵巢，其余依次发生于子宫阔韧带、直肠阴道陷窝、盆腔腹膜、腹部手术瘢痕、脐部、阴道、外阴、阑尾等部位。如果子宫内膜腺体及间质异位于子宫肌层中（距子宫内膜基底层 2 mm 以上），称子宫腺肌病(adenomyosis)(图 10-2-1)。子宫内膜异位症的临床症状常表现为痛经或月经不调。

子宫内膜异位症病因不明，有以下几种学说：月经期子宫内膜经输卵管反流至腹腔器官；子宫内膜因手术种植在手术切口或经血流播散至远处器官；异位的子宫内膜由体腔上皮化生而来。

肉眼观，子宫为紫红色或棕黄色，质软似桑葚，结节状，病灶因出血后机化可与周围器官发生纤维性粘连。如果发生在卵巢，因反复出血可导致卵巢体积增大，形成囊腔，内含黏稠的咖啡色液体，称巧克力囊肿。

镜下观，子宫内膜异位部位可见与正常子宫内膜相似的子宫内膜腺体、子宫内膜间质及含铁血黄素；少数情况下，因时间较久，仅见增生的纤维组织和吞噬含铁血黄素的巨噬细胞。

二、子宫内膜增生症

子宫内膜增生症(endometrial hyperplasia)是由于内源性或外源性雌激素水平增高引起的子宫内膜腺体或间质增生，临床主要表现为功能性子宫出血，育龄期和更年期妇女均可发病。依据细胞形态和腺体结构增生和分化程度的不同，其病理变化分型如下。

1. 单纯性增生(simple hyperplasia)　旧称腺囊性增生，子宫内膜腺体数量增多，腺体间质比大于1、小于3，某些腺体扩张成小囊。衬覆腺体的上皮细胞一般呈单层或假复层柱状，细胞形态和排列与增生期子宫内膜相似，无异型性(图 10-2-2)。1％的单纯性子宫内膜增生可进展为子宫内膜腺癌。

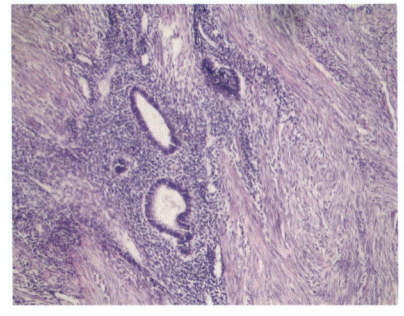

图 10-2-1　子宫腺肌病

注：子宫肌层出现子宫内膜腺体及间质。

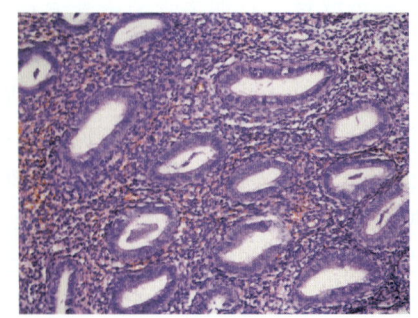

图 10-2-2　子宫内膜增生症（单纯性增生）

注：子宫内膜腺体增多，伴有扩张，上皮细胞复层化，无细胞异型性。

2. 复杂性增生(complex hyperplasia)　旧称腺瘤性增生，腺体明显增生拥挤，腺体与间质的比例大于3，腺体结构复杂且不规则，可出现背靠背现象，内膜间质明显减少，无细胞异型性。约 3％可发展为腺癌。

3. 非典型增生(atypical hyperplasia) 子宫内膜在单纯性或复杂性增生的基础上,腺体上皮细胞伴有异型性,细胞极性紊乱,体积增大,核质比例增高,核染色质浓聚,核仁明显,可见多少不等的核分裂象。非典型增生有时和子宫内膜癌较难鉴别,需借助准确测量病变范围(是否超过 2 mm)或判断有无子宫内膜间质浸润来确诊。1/3 的病人 5 年内可发展为腺癌。

三、子宫肿瘤

(一) 子宫内膜腺癌

子宫内膜腺癌(endometrial adenocarcinoma)是由子宫内膜上皮细胞发生的恶性肿瘤,以 55~65 岁为发病高峰,多见于绝经期和绝经期后妇女。近年来由于子宫颈癌发病率降低、我国人口平均寿命延长,以及更年期妇女激素替代疗法的应用,其发病率呈上升趋势。

1. 病因 病因未完全清楚,与子宫内膜增生和雌激素长期持续作用有关,肥胖、糖尿病、不孕和吸烟均是其高危因素。分子生物学可查见微卫星灶不稳定和位于第 10 号染色体上的 PTEN 基因突变。另有部分子宫内膜癌的发生似乎与体内雌激素增多及子宫内膜增生无关,而是在非活动性或萎缩性子宫内膜基础上发生,称为子宫内膜浆液性癌,其组织学形态与卵巢高级别浆液性癌相似,常有肿瘤抑制基因 P53 突变,P53 免疫组化呈弥漫强阳性;其次为子宫透明细胞癌,二者预后均较与雌激素相关的子宫内膜腺癌差。

2. 病理变化

(1)肉眼观,子宫内膜腺癌分为弥漫型和局限型。

①弥漫型:子宫内膜弥漫性增厚,表面粗糙不平,灰白色,质松脆,常有出血、坏死或溃疡形成,并不同程度地向子宫肌层浸润(图 10-2-3)。

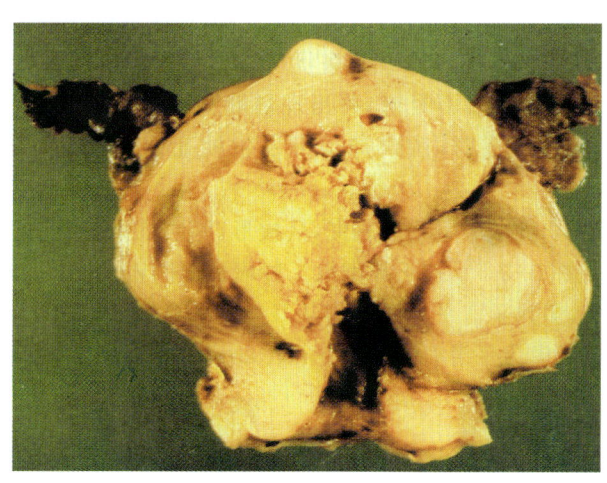

图 10-2-3 子宫内膜腺癌(弥漫型)

注:癌组织灰白色,质实,充满宫腔。

②局限型:多位于子宫底或子宫角,呈息肉或乳头状突向子宫腔。如果癌组织小而表浅,可在诊断性刮宫时全部刮出,在切除的子宫内找不到癌组织。

(2)镜下观,根据癌组织内子宫内膜腺体所占的比例和细胞的分化程度,子宫内膜腺癌分为高分化、中分化、低分化,以高分化腺癌居多。

①高分化腺癌:腺体成分所占比例≥95%,腺管排列拥挤、紊乱,细胞轻-中度异型,形态似增生期的子宫内膜腺体。

②中分化腺癌:腺体成分占 50%~94%,腺体不规则,排列紊乱,细胞突向腺腔呈乳头或筛状结构,并见实性癌灶。细胞异型性明显,核分裂象易见。

③低分化腺癌:腺体成分占比小于 50%,癌细胞分化差,很少形成腺管样结构,多呈实体片状排列,核异型性明显,并见较多核分裂象。

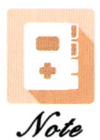

约 1/3 的子宫内膜腺癌伴有鳞状上皮化生,化生的鳞状上皮可呈良性,也可呈恶性。子宫浆液性癌镜下细胞异型性明显,核质比例显著增大,核染色质丰富。

3. 扩散及转移　子宫内膜癌以直接蔓延为主,预后与子宫壁的浸润深度相关。晚期可经淋巴道转移,血道转移比较少见。

（1）直接蔓延:向上可达子宫角,相继至输卵管、卵巢和其他盆腔脏器;向下蔓延至子宫颈管和阴道;向外可侵透肌层达浆膜,累及腹膜和大网膜等处。

（2）淋巴道转移:子宫内膜腺癌的主要转移途径。子宫底部的癌多转移到腹主动脉旁淋巴结;子宫角部的癌可经圆韧带的淋巴管转移到腹股沟淋巴结;累及子宫颈管的癌可转移到宫旁、髂内、髂外和髂总淋巴结。

（3）血道转移:晚期可经血道转移至肺、肝及骨骼等处。

4. 临床病理联系　早期,病人可无任何症状,最常见的临床表现是阴道不规则出血,部分病人可有阴道分泌物增多,呈淡红色。如果继发感染则呈脓性,有腥臭味。晚期,癌组织侵犯盆腔神经,则引起下腹部及腰骶部疼痛等症状。

根据癌组织的累及范围,子宫内膜腺癌临床分期如下:Ⅰ期,癌组织局限于子宫体;Ⅱ期,癌组织累及子宫颈;Ⅲ期,癌组织向子宫外扩散,尚未侵及盆腔外组织;Ⅳ期,癌组织已超出盆腔范围,累及膀胱和直肠黏膜。Ⅰ期病人手术后的 5 年生存率接近 90%,Ⅱ期降至 30%～50%,晚期病人则低于 20%。

（二）子宫平滑肌瘤

子宫平滑肌瘤(leiomyoma of uterus)是女性生殖系统最常见的肿瘤。其多见于 30 岁以上妇女,发病率很高,发病有一定的遗传倾向,与过度的雌激素刺激有关。多数肿瘤在绝经期后可逐渐萎缩。

1. 病理变化　肉眼观,多数肿瘤发生于子宫肌层,一部分在黏膜下或浆膜下。单发或多发,大小不一,相差悬殊,小者仅镜下可见,大者可超过 30 cm。多发者,称多发性子宫肌瘤。肿瘤表面光滑,边界清楚,无包膜。切面灰白实性,质韧,编织状或漩涡状(图 10-2-4)。有时肿瘤可出现均质的透明、黏液变性或钙化。当肿瘤生长较快或供血不足时,可出现黏液变性、坏死钙化、出血等继发性改变。当子宫平滑肌瘤间质血管内有血栓形成时,肿瘤局部可发生梗死伴出血,肉眼观,呈暗红色,称为红色变性。

镜下观,肿瘤细胞与正常子宫平滑肌细胞相似,呈梭形,胞质红染,核呈长杆状,两端钝圆,核分裂象少见,呈束状或漩涡状排列(图 10-2-5),缺乏异型性。肿瘤与周围正常平滑肌界限清楚。

子宫平滑肌瘤极少恶变,多数子宫平滑肌肉瘤从开始即为恶性。若肿瘤组织出现坏死,边界不清,细胞异型,核分裂象增多,应考虑为平滑肌肉瘤(leiomyosarcoma)。

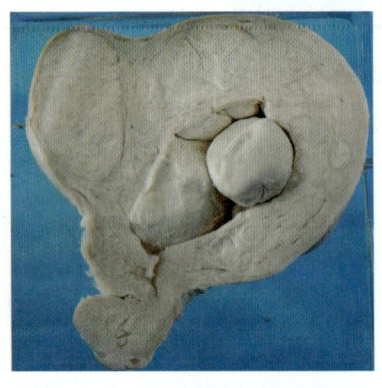

图 10-2-4　子宫平滑肌瘤(肉眼观)
注:肿瘤多发,大小不等,边界清楚,灰白色

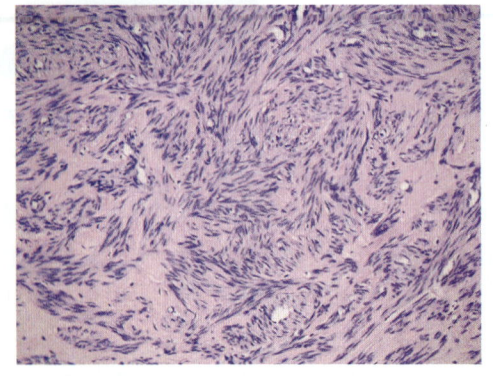

图 10-2-5　子宫平滑肌瘤(镜下观)
注:肿瘤细胞束状或旋涡状排列,瘤细胞呈长梭形。

2. 临床病理联系　子宫平滑肌瘤一般无症状。最主要的症状是由黏膜下子宫平滑肌瘤引起的出血,以及肿瘤压迫膀胱引起的尿频。血流阻断可引起突发性疼痛。其次,子宫平滑肌瘤可导致自然流产、胎儿先露异常和绝经后流血。

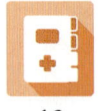

平滑肌肉瘤切除后有很高的复发倾向，一半以上可通过血流转移到肺、骨、脑等远隔器官，也可在腹腔内播散。

第三节 滋养层细胞疾病

滋养层细胞疾病(gestational trophoblastic diseases,GTD)是一组以滋养层细胞异常增生为特征的疾病，包括葡萄胎、侵蚀性葡萄胎、绒毛膜癌和胎盘部位滋养细胞肿瘤。其共同特点是病人血清和尿液中人绒毛膜促性腺激素(human chorionic gonadotropin,hCG)含量明显高于正常妊娠，可作为临床诊断、随访观察和评价疗效的辅助指标。

一、葡萄胎

葡萄胎(hydatidiform mole)又称水泡状胎块，是胎盘绒毛的一种良性病变，可发生于育龄期的任何年龄，以 20 岁以下和 40 岁以上女性多见，这可能与卵巢功能不足或衰退有关。本病发生有明显地域性差别，欧美国家比较少见，约 2000 次妊娠中有一次发病，而东南亚地区的发病率比欧美国家高 10 倍左右。该病在我国比较常见，23 个省、市和自治区调查统计表明发病率约为 1/150。

1. 病因和发病机制 葡萄胎病因未明，近年来葡萄胎染色体研究表明，80% 以上的完全性葡萄胎核型为 46XX，可能在受精时，父方的单倍体精子 23X 在丢失了所有的母方染色体的空卵中自我复制而成纯合子 46XX，两组染色体均来自父方，缺乏母方功能性 DNA。10% 的完全性葡萄胎为空卵在受精时和两个精子结合(23X 和 23Y)，核型为 46XY，上述情况提示完全性葡萄胎均为男性遗传起源。由于缺乏卵细胞的染色体，故胚胎不能发育。

部分性葡萄胎的核型绝大多数为 69XXX 或 69XXY，极偶然的情况下为 92XXXY。由带有母方染色体的正常卵细胞(23X)和一个没有发生减数分裂的双倍体精子(46XY)或两个单倍体精子(23X 或 23Y)结合所致。

2. 病理变化 葡萄胎分为完全性和部分性。若所有绒毛均呈葡萄状，称为完全性葡萄胎；部分绒毛呈葡萄状，仍保留部分正常绒毛，伴有或不伴有胎儿或其他附属器官者，称为不完全性或部分性葡萄胎。绝大多数葡萄胎发生于子宫内，个别病例也可发生于子宫外异位妊娠的所在部位。

(1) 肉眼观，病变局限于子宫腔内，不侵入肌层。胎盘绒毛高度水肿，形成无数大小不等的透明或半透明的薄壁水泡，内含清亮液体，有蒂相连，状如葡萄(图 10-3-1)。

(2) 镜下观，葡萄胎有以下三个特点：①绒毛因间质高度疏松水肿、黏液变性而增大；②绒毛间质血管减少或消失，或见少量无功能的毛细血管，内无红细胞；③滋养层细胞不同程度地增生，增生的细胞包括合体滋养层细胞和细胞滋养层细胞，两者以不同比例混合存在，并有轻度异型性。其中，滋养层细胞增生为葡萄胎的最重要特征(图 10-3-2)。

细胞滋养层细胞(朗格汉斯细胞)位于正常绒毛内层，呈立方或多边形，胞质淡染，核圆居中，染色质较稀疏。合体滋养层细胞位于正常绒毛的外层，细胞体积大而不规则，胞质嗜酸呈深红色，多核，核深染。正常绒毛在妊娠 3 个月后，滋养层细胞仅剩合体滋养层细胞，而葡萄胎时这两种细胞皆持续存在，并活跃增生，失去正常排列，呈多层或成片聚集。

3. 临床病理联系

病人多在妊娠的第 11～25 周出现症状，由于胎盘绒毛高度水肿致子宫体积明显增大，超出相应月份的正常妊娠子宫体积。因胚胎早期死亡，临床检查听不到胎心音，亦无胎动。由于滋养层细胞增生，病人血和尿中绒毛膜促性腺激素(hCG)明显增高，是协助诊断的重要指标。由于滋养层细胞侵袭血管能力很强，所以子宫反复不规则出血，偶有葡萄状物流出。如疑为葡萄胎，大多数病人可经超声检查确诊。

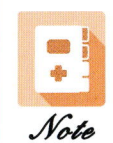

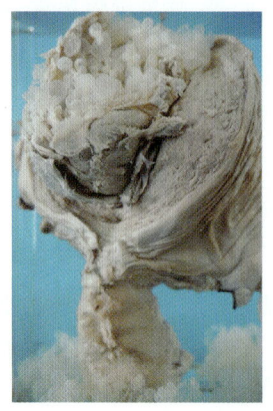

图 10-3-1　葡萄胎(肉眼观)
注:子宫体积增大,子宫腔内充满大小不等状似葡萄的透明水泡。

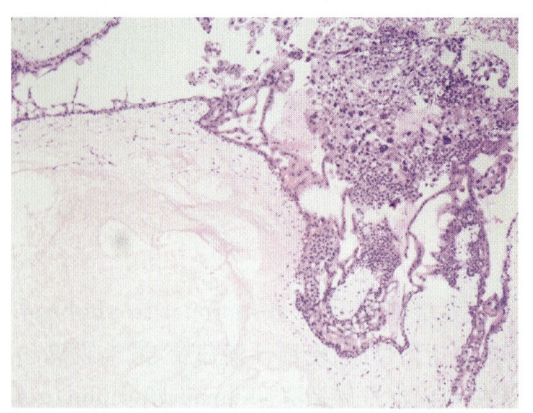

图 10-3-2　葡萄胎(镜下观)
注:胎盘绒毛显著肿大,血管消失,间质水肿,滋养层细胞明显增生。

葡萄胎经彻底清宫后,绝大多数能痊愈。约有 10% 的病人可转变为侵蚀性葡萄胎,2% 左右可恶变为绒毛膜癌。因葡萄胎有恶变潜能,应彻底清宫,密切随访观察,定期监测血中 hCG。

伴有部分性葡萄胎的胚胎通常在妊娠的第 10 周死亡,在流产或刮宫的组织中可查见部分胚胎成分,其生物学行为亦和完全性葡萄胎有所不同,极少演变为绒毛膜癌。

二、侵蚀性葡萄胎

侵蚀性葡萄胎(invasive mole)为界于葡萄胎和绒毛膜癌之间的交界性肿瘤。侵蚀性葡萄胎和良性葡萄胎的主要区别是其水泡状绒毛可浸润子宫肌层,引起子宫肌层出血、坏死,甚至向子宫外侵袭累及阔韧带,或经血管栓塞至阴道、肺、脑等远隔器官。绒毛不会在栓塞部位继续生长并可自然消退,和转移有明显区别。

1. 病理变化　肉眼观,子宫肌层有局限性水泡状绒毛浸润,侵袭破坏肌层静脉,形成暗红色结节,可侵袭宫旁周围组织(图 10-3-3)。镜下观,子宫肌层常见出血、坏死,可见水泡状绒毛。滋养层细胞增生程度和异型性比良性葡萄胎显著。有无绒毛结构是本病与绒毛膜癌的主要区别。

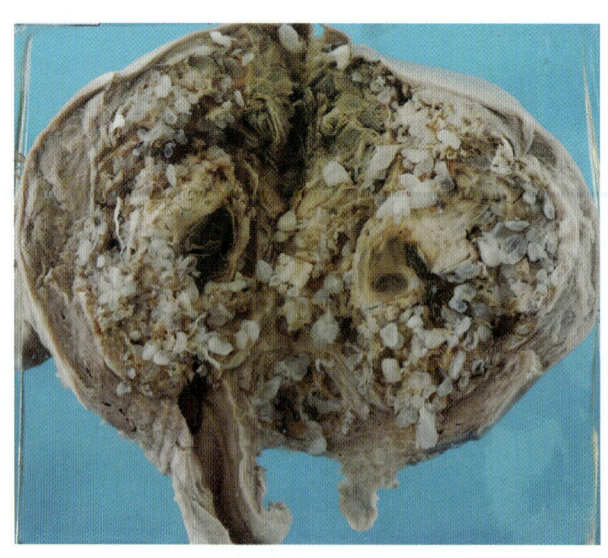

图 10-3-3　侵蚀性葡萄胎
注:子宫体积明显增大,宫腔内充满半透明大小不等的薄壁水泡,状如葡萄,可见结节状出血坏死灶,水泡状绒毛已侵入子宫肌层。

2. 临床病理联系　病人血、尿 hCG 持续阳性,阴道持续性或间断性不规则出血。可经血道转移至肺和阴道壁。大多数侵蚀性葡萄胎对化疗敏感,预后良好。

三、绒毛膜癌

绒毛膜癌(choriocarcinoma)简称绒癌,是发生于妊娠绒毛滋养层上皮细胞的高度侵袭性恶性肿瘤,少数可发生于性腺或其他组织的多潜能细胞。其绝大多数与妊娠有关,约50%继发于葡萄胎,25%继发于自然流产,20%发生于正常分娩后,5%发生于早产和异位妊娠等。20岁以下和40岁以上女性为高危人群,发病和年龄密切相关提示该肿瘤可能发生自非正常的受精卵,而不是来自绒毛膜上皮。

1. 病理变化 肉眼观,子宫不规则增大,癌组织位于子宫的不同部位,呈结节状,单个或多个,大小不一,大者可突入子宫腔,常侵入深肌层,甚而穿透子宫壁达浆膜层。肿瘤质地较脆,由于出血、坏死明显,呈紫红色(图10-3-4)。

镜下观,肿瘤组织由异常增生的似细胞滋养层细胞和似合体滋养层细胞两种肿瘤细胞组成,细胞异型性明显,核分裂象易见。两种细胞排列紊乱,呈巢状或条索状,偶见个别癌巢主要由一种细胞组成。肿瘤自身无间质血管(图10-3-5),依靠侵袭宿主血管获取营养,故癌组织和周围正常组织有明显出血、坏死,有时癌细胞大多坏死,仅在边缘部查见少数残存的癌细胞。癌细胞不形成绒毛和水泡状结构,这一点和侵蚀性葡萄胎明显不同。

除子宫外,和葡萄胎一样,异位妊娠的相应部位也可发生绒毛膜癌。

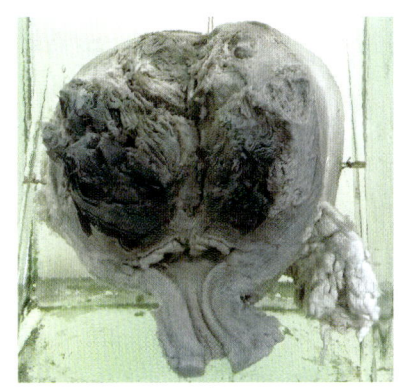

图10-3-4 绒毛膜癌(肉眼观)
注:癌组织呈紫红色,结节状,有出血和坏死。

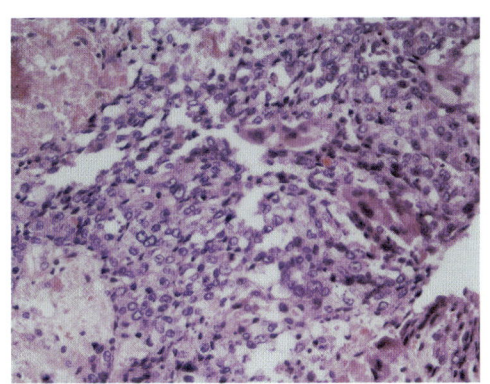

图10-3-5 绒毛膜癌(镜下观)
注:癌组织由细胞滋养层细胞和合体滋养层两种细胞组成,细胞异型性明显,肿瘤内无间质和血管。

2. 扩散及转移 绒毛膜癌侵袭破坏血管能力很强,除在局部破坏蔓延外,极易经血道发生远处转移,以肺(90%)最常见,其次为脑、胃肠道、肝和阴道壁等。少数病例在原发灶切除后,转移灶可自行消退。

3. 临床与病理联系 临床主要表现为葡萄胎刮宫术后或足月产后数月至数年后,发生阴道持续不规则出血,子宫增大,血或尿中hCG水平显著升高。血道转移是绒毛膜癌的显著特点,不同部位的转移灶可引起相应症状。肺转移时,可出现咯血;脑转移时可出现头痛、呕吐、抽搐、瘫痪及昏迷等神经症状;肾转移时可出现血尿等症状。

绒毛膜癌是恶性度很高的肿瘤,治疗既往以手术为主,多在1年内死亡。自应用化疗后,大多数病人可治愈,即便易发生转移的病例治愈率可达70%,甚至治愈后可正常妊娠。

四、胎盘部位滋养细胞肿瘤

胎盘部位滋养细胞肿瘤(placental site trophoblastic tumor)源自胎盘绒毛中间滋养叶细胞,相当少见。核型多为双倍体,46XX,常在妊娠数月时发病。

1. 病理变化 肉眼观,肿瘤位于胎盘种植部位,呈结节状,棕黄色,切面肿瘤侵入子宫肌层,与周围组织界限不清,肌层的浸润程度不一。少数情况下,肿瘤可穿透子宫全层。一般无明显出血。

镜下观,在正常妊娠过程中,中间滋养叶细胞的功能是将胚体固定在肌层表面。当中间滋养叶细胞呈肿瘤增生时,浸润的方式与胎盘附着部位的正常滋养叶上皮相似,仍然位于滋养叶上皮生长旺盛的典

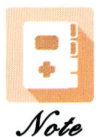

型部位。一般无坏死和绒毛。与绒毛膜癌不同的是,胎盘部位滋养细胞肿瘤由单一增生的胎盘中间滋养叶细胞组成,而绒毛膜癌由两种细胞构成。免疫组织化学染色示大多数中间滋养叶细胞胎盘催乳素(HPL)阳性;而仅少部分细胞 hCG 阳性。少数情况下,肿瘤细胞可出现异型,细胞丰富密集,核分裂象多见,并伴有较广泛的坏死,呈恶性组织学表现。

2. 临床与病理联系 胎盘部位滋养细胞肿瘤虽然在局部呈浸润性生长,但一般较局限,临床表现多为良性,10%的病例可发生转移,偶致病人死亡。若 hCG 持续阳性,则预后和绒毛膜癌相似。

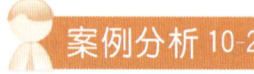

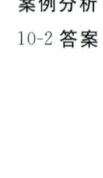
病人,女,24 岁,农民,孕 3 产 1。主诉:流产 1 年余,阴道不规则流血、痰中带血 3 个月,头痛 1 个月,呕吐 3 天。

现病史:1 年前,因停经 5 个月后自然流产,流出物似"烂肉一堆",未见胎儿成分,当时未清宫,以后月经正常。3 个月前开始阴道不规则流血,时多时少,1 个月前阴道掉出鹅蛋大的腥臭"肉块",同时有咳嗽,痰中带血,头晕头痛。近 3 天来,头晕头痛加重,并出现剧烈呕吐。去某院妇科门诊求治,在检查中病人突然头痛、呕吐、昏迷、四肢抽搐,急诊入院。

体格检查:神志不清,脉搏 90 次/分,呼吸 16 次/分,血压 129/90 mmHg,心肺(一),肝脾未扣清,子宫底在耻骨联合上 4 指,阴道前后壁有 4 个紫红色结节,小者直径为 0.5 cm,最大者直径 5 cm。入院后 1 h,呼吸骤停,抢救无效死亡。

尸检摘要:子宫增大如拳头,子宫底右侧有 5 cm×5 cm×6 cm 大包块,表面有坏死,溃烂,切面呈紫红色,边界不清,已侵及肌层和浆膜层;阴道前壁有 4 个大小不等的紫红色结节。双肺内可见多个黄豆大小的深紫红色质软结节,中心有坏死;脑重 1230 g,左顶颞部硬膜下有血块约 10 cm×6 cm×0.6 cm,左侧脑室后角及右额极均有紫红色结节形成。镜检:取子宫、阴道结节、肺及脑组织病灶做切片检查发现,在出血或坏死的病灶中有明显异型性的两种肿瘤细胞,一种为单核瘤细胞,呈多角形,胞质丰富、淡染,核深染,病理性核分裂象易见;另一种为多核瘤细胞,体积较大,胞质较红染,呈合体性,形状不规则,核深染。此两种瘤细胞混合在一起,呈条索状或片块状排列,没有间质和血管,亦未见绒毛结构。

讨论题:
1. 请提出该病的诊断和诊断根据。
2. 请用尸检病理所见解释临床症状和体征。
3. 该病人的死因是什么?

第四节 卵 巢 肿 瘤

卵巢癌是死亡率最高的妇科恶性肿瘤,其发病隐匿、进展迅速,70%～80%的卵巢癌病人发现时已为晚期,5 年生存率仅为 20%～30%,而早期卵巢癌病人的生存率可达 90%。因此,提高卵巢癌的早期诊断水平、争取有利的治疗时机,对改善预后有重要意义。随着对卵巢癌标志物研究的深入、影像学诊断方法的进步以及蛋白质组学技术的应用等,卵巢癌的诊断水平不断提高。

卵巢肿瘤种类繁多,结构复杂,依照其组织发生可分为三大类。

1. 上皮性肿瘤 浆液性肿瘤、黏液性肿瘤、子宫内膜样肿瘤、透明细胞肿瘤、移行细胞肿瘤、浆-黏液性肿瘤和未分化癌。

2. 生殖细胞肿瘤 畸胎瘤、无性细胞瘤、内胚窦瘤及绒毛膜癌。

3. 性索间质肿瘤 颗粒细胞-卵泡膜细胞瘤、支持-间质细胞瘤。

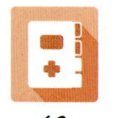

一、卵巢上皮性肿瘤

卵巢上皮性肿瘤是最常见的卵巢肿瘤,占所有卵巢肿瘤的90%,可分为良性、恶性和交界性(borderline)。卵巢交界性肿瘤也称为非典型增生性肿瘤(atypical proliferative tumor),其特征为上皮性肿瘤细胞呈轻-中度异型性,在卵巢表面和(或)在实质内生长,无毁损性间质浸润;非典型增生的范围≥10%。

绝大多数卵巢上皮性肿瘤来源于输卵管或卵巢皮质的上皮囊肿。许多过去被认为是覆盖在卵巢表面的上皮引起的肿瘤,现在被认为是输卵管的末端引起的。上皮形成的皮质包涵囊肿可能源于不断更新的卵巢表面上皮或输卵管上皮。囊肿可以化生或肿瘤转化形成不同的上皮肿瘤。依据上皮的类型分为浆液性、黏液性和子宫内膜样等。

(一)浆液性肿瘤

1. 浆液性囊腺瘤 浆液性囊腺瘤(serious cystadenoma)是卵巢最常见的肿瘤,约占60%,单侧居多,也可双侧发生。其多发生于30~40岁的女性。

肉眼观,肿物圆形囊性,表面光滑,囊壁较薄,切面多为单房,囊内含有清亮液体,偶混有黏液。囊内壁光滑,一般无囊壁的上皮性增厚和乳头状突起。约15%的浆液性囊腺瘤为双侧性。

镜下观,囊内壁衬覆单层立方或矮柱状上皮,具有纤毛,与输卵管上皮相似,肿瘤细胞排列成腺样或乳头状结构,细胞形态较一致,无异型性;间质由纤维结缔组织构成(图10-4-1),常可见砂粒体。

2. 交界性浆液性囊腺瘤 肉眼观,与浆液性囊腺瘤相似,但乳头突起丰富而广泛,可布满整个囊壁(图10-4-2)。约34%的交界性浆液性肿瘤为双侧性。

镜下观,乳头增多,乳头上皮细胞层次增加,达2~3层;细胞有一定异型性,核分裂象易见,无间质浸润。

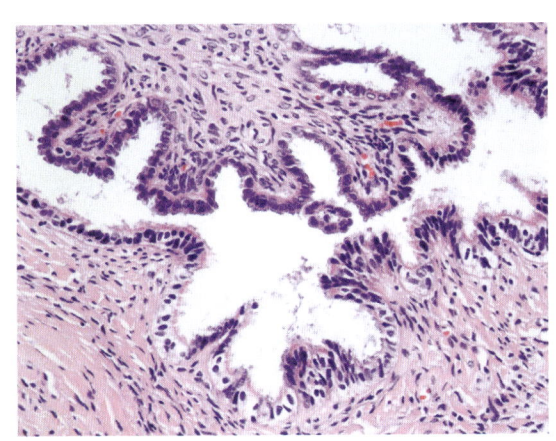

图 10-4-1 浆液性囊腺瘤
注:肿瘤呈乳头状生长,被覆单层立方上皮,无异型性。

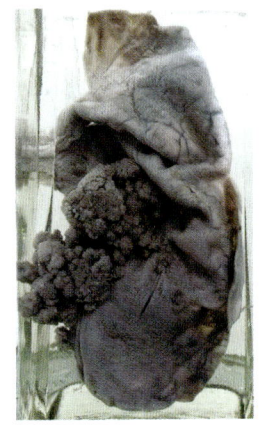

图 10-4-2 卵巢交界性浆液性囊腺瘤
注:图为剪开的肿瘤,可见肿瘤囊壁部分区域增生,向囊内突起,呈乳头状。

3. 浆液性囊性癌 少见,占浆液性肿瘤的30%,约半数为双侧。浆液性囊性癌分为低级别和高级别两种类型。前者来源于良性或交界性肿瘤,并逐步进展为浸润性癌。低级别浆液性囊性癌具有高频的 KRAS 或 BRAF 突变。此型肿瘤发生率低,发展较慢,预后较好。高级别浆液性囊性癌起源于输卵管末端上皮,95%以上存在 P53 突变。其他经常突变的基因有 NF1、RB、BRCA1 和 BRCA2。此型肿瘤发生率较高,发展迅速,预后较差。

(1)病理变化:肉眼观,肿瘤大小不一,表面光滑或有乳头,多为囊性,多房,囊内含浑浊液体,大部分囊壁有乳头状突起。镜下观,浆液性囊性癌除细胞层次增加超过3层外,最主要的特征是伴有明显的癌细胞破坏性间质浸润;其乳头分支多而复杂,呈树枝状分布或呈未分化特点,常可见砂粒体。对于低级别浆液性囊性癌,其癌细胞大小相对一致,异型性小,核分裂象少,缺少异常核分裂象;常见良性与交

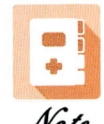

界性浆液性肿瘤的区域。而高级别浆液性囊性癌，其癌细胞异型性显著，大小形状不一（图10-4-3），常见奇异的瘤巨细胞，核分裂活跃，伴异常核分裂。

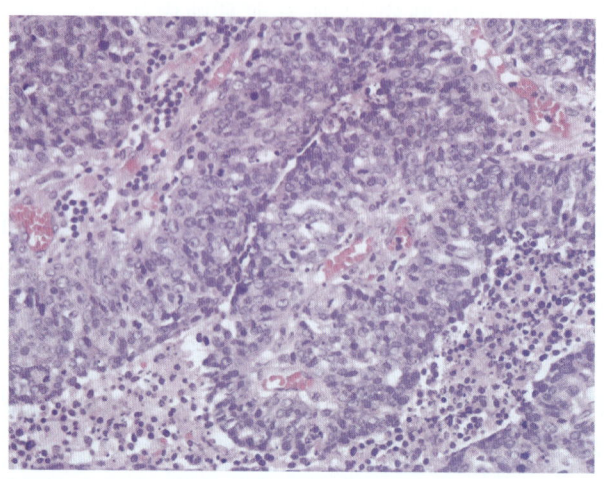

图 10-4-3　浆液性囊腺癌

注：肿瘤呈乳头状生长，异型性明显，可见肿瘤性坏死，核分裂象易见。

（2）转移：浆液性囊性癌多为种植性转移，转移到腹腔、盆腔浆膜层，引起癌性腹腔积液。一部分经淋巴道转移至腹股沟淋巴结、纵隔淋巴结及锁骨上淋巴结。少数病人晚期转移到肺、肝、骨等处。

（3）临床病理联系：病人早期可无明显症状，由于肿瘤生长较快，短期内在下腹部可触及肿块，癌细胞种植在腹膜，可产生血性腹腔积液；癌组织蔓延到子宫，与子宫粘连，可侵及直肠、膀胱。

（二）黏液性肿瘤

黏液性肿瘤（mucinous tumors）较浆液性肿瘤少见，占卵巢肿瘤的 25%。其中 80% 是良性，10% 是交界性，10% 是恶性。发病年龄与浆液性肿瘤相同。

1. 黏液性囊腺瘤　黏液性囊腺瘤（mucinous cystadenoma）发病年龄多为 30~50 岁，多见单侧，少见双侧。

（1）病理变化：肉眼观，肿瘤呈圆形或卵圆形囊性，表面光滑，部分呈结节状，由多个大小不一的囊腔组成，腔内充满富含糖蛋白的灰白色透明黏液，较少形成乳头（图10-4-4）。双侧发生比较少见，6% 的交界性黏液性肿瘤为双侧性。体积巨大者可达数十千克。若肿瘤查见较多乳头和实性区域，或有出血、坏死及包膜浸润，则有可能为恶性。

镜下观，肿瘤的囊腔被覆单层高柱状黏液上皮，胞质含清亮黏液，核在基底部，无纤毛，与胃及小肠的上皮相似，肿瘤细胞呈腺样或乳头状排列。间质由纤维结缔组织构成（图10-4-5）。

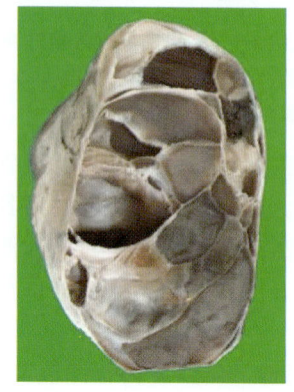

图 10-4-4　黏液性囊腺瘤（肉眼观）

注：肿瘤呈囊性，由多个大小不一的薄壁囊腔组成，腔内充满黏液。

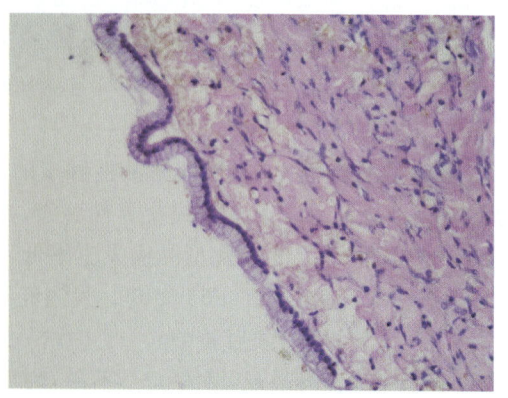

图 10-4-5　黏液性囊腺瘤（镜下观）

注：肿瘤囊腔被覆单层高柱状上皮，核位于基底部，核的上部充满黏液。

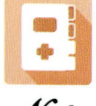

(2) 临床病理联系：肿瘤早期无明显症状，瘤体较大时，在下腹部可触及肿块，肿瘤常有蒂扭转而发生出血、坏死；肿瘤破裂，内容物流出，肿瘤细胞种植在腹膜，形成继发性黏液瘤，手术不易切除，预后较差。多数黏液性囊腺瘤手术切除可治愈，极少数恶变为黏液性癌。

2. 交界性黏液性囊腺瘤 肉眼观，与黏液性囊腺瘤无明显区别，约半数囊内壁可见乳头状突起。镜下观，上皮细胞高柱状，细胞有异型，可见核分裂象，排列成 2～3 层，形成复杂的腺体和乳头状结构，可有出芽、搭桥及实性巢状区，间质无浸润，预后较好。

3. 黏液性囊腺癌 黏液性囊腺癌（mucinous cystadenocarcinoma）多见于 40～60 岁妇女，单侧多见，双侧少见。肉眼观，肿瘤体积较大，表面光滑，切面呈实性或囊性，常有出血、坏死和大量黏液。镜下观，上皮细胞明显异型，形成复杂的腺体和乳头结构，可有出芽、搭桥及实性巢状区，可见间质明显破坏性浸润。

黏液性囊腺癌的预后决定于临床分期，一般好于浆液性癌。

二、卵巢性索间质肿瘤

卵巢性索间质肿瘤（ovarian sex cord-stromal tumors）起源于原始性腺中的性索和间质组织，分别在男性和女性衍化成各自不同类型的细胞，并形成一定的组织结构。女性的性索间质细胞称作颗粒细胞（granulosa cell）和卵泡膜细胞（theca cell），形成女性的颗粒细胞瘤和卵泡膜细胞瘤，亦可混合构成颗粒-卵泡膜细胞瘤。男性的性索间质细胞则为支持细胞（sertoli cell）和间质细胞（leydig cell），形成男性的支持细胞瘤和间质细胞瘤，亦可混合构成支持-间质细胞瘤。由于性索间质可向多方向分化，卵巢和睾丸可查见所有这些细胞类型来源的肿瘤。卵泡膜细胞和间质细胞可分别产生雌激素和雄激素，病人常有内分泌功能改变。

（一）颗粒细胞瘤

颗粒细胞瘤（granulosa cell tumor）是伴有雌激素分泌的功能性肿瘤。其可发生局部扩散，极少发生转移，肿瘤在切除多年后可复发，属于低度恶性肿瘤，好发年龄为 45～55 岁。

肉眼观，颗粒细胞瘤与其他卵巢肿瘤一样，体积较大，呈实性，偶见囊性。肿瘤部分区域呈黄色，为含脂质的黄素化的颗粒细胞，间质呈白色，常伴发出血、坏死。镜下观，肿瘤细胞大小较一致，体积较小，卵圆形或多角形，细胞质少，核膜清楚，细胞核内通常可见核沟，呈咖啡豆样外观（图 10-4-6）。肿瘤细胞排列成弥漫型、岛屿型、梁索型，分化较好的肿瘤细胞常围绕一腔隙，排列成卵泡样的结构，中央为粉染的蛋白液体或退化的细胞核，称为卡尔-艾斯纳（Call-Exner）小体。

（二）卵泡膜细胞瘤

卵泡膜细胞瘤（thecoma）为良性功能性肿瘤，多发生于绝经后的妇女。肿瘤细胞可产生雌激素，绝大多数病人的雌激素增多，常表现为月经不调和乳腺增大。

肉眼观，肿瘤常为单侧，呈实体状，有明显的包膜，质硬。由于细胞含有脂质，切面色黄（图10-4-7）。镜下观，肿瘤细胞为短梭形细胞，核卵圆形，胞质由于含脂质而呈空泡状。肿瘤细胞排列成束状或漩涡状。玻璃样变的胶原纤维将肿瘤细胞分隔成巢状。肿瘤细胞黄素化时，与黄体细胞相像，称为黄素化的卵泡膜细胞瘤。

（三）支持-间质细胞瘤

支持-间质细胞瘤（sertoli-Leydig cell tumor）主要发生在睾丸，较少发生于卵巢，任何年龄均可发生，多发于年轻育龄期妇女。该瘤可分泌少量雄激素，若大量分泌，病人可表现为男性化。

肉眼观，肿瘤多单侧发生，实体结节分叶状，色黄或棕黄。镜下观，肿瘤由支持细胞和间质细胞按不同比例混合而成，有高分化、中分化和低分化三个级别。高分化的支持-间质细胞瘤手术切除可治愈。低分化的肿瘤可复发或转移。

三、卵巢生殖细胞肿瘤

来源于生殖细胞的肿瘤约占所有卵巢肿瘤的 1/4。儿童和青春期的卵巢肿瘤的 60% 为生殖细胞肿

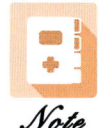

Note

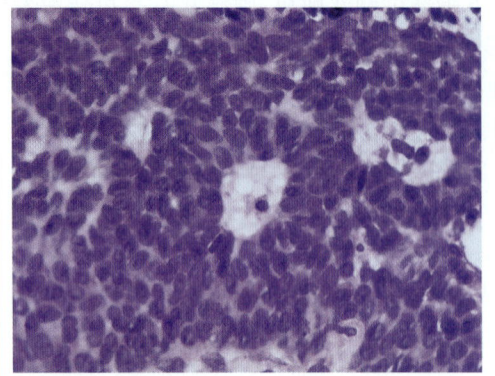

图 10-4-6　颗粒细胞瘤
注:瘤细胞核呈咖啡豆样核,可见 Call-Exner 小体。

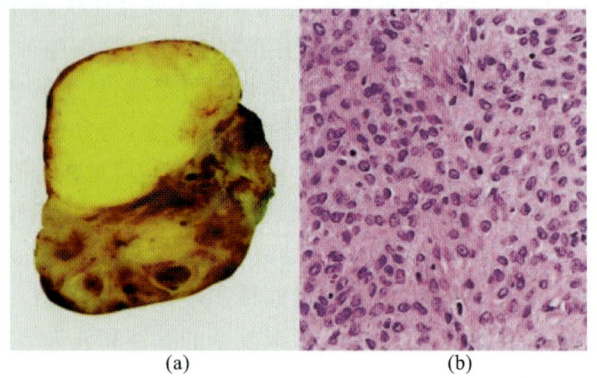

(a)　　　　　　　　　　(b)

图 10-4-7　卵泡膜细胞瘤
注:(a)肿瘤呈实体状,切面色黄;(b)肿瘤细胞呈梭形,核卵圆形,排列成束状、漩涡状。

瘤,绝经期后则很少见。原始生殖细胞具有向不同方向分化的潜能,由原始生殖细胞组成的肿瘤称作无性细胞瘤;原始生殖细胞向胚胎的体壁细胞分化称为畸胎瘤;向胚外组织分化,肿瘤细胞与胎盘的间充质细胞或其前身相似,称为卵黄囊瘤;向覆盖在胎盘绒毛表面的细胞分化,则称为绒毛膜癌。

(一) 畸胎瘤

畸胎瘤是来源于生殖细胞的肿瘤,具有向体细胞分化的潜能,大多数肿瘤含有至少两个或三个胚层组织成分。其占所有卵巢肿瘤的 15%～20%,好发于 20～30 岁女性。

1. 成熟性畸胎瘤(mature teratoma)　又称成熟囊性畸胎瘤,是最常见的生殖细胞肿瘤。

肉眼观,肿瘤呈囊性或囊实性,囊壁厚薄不均,表面光滑,囊内充满皮脂样物,囊壁上可见头节,表面附有毛发,可见牙齿;镜下观,肿瘤由三个胚层的各种成熟组织构成,常见皮肤、毛囊、汗腺、脂肪、肌肉、骨、软骨、呼吸道上皮、消化道上皮、甲状腺和脑组织等(图 10-4-8)。这些成分与人体正常组织类似,但排列紊乱,缺乏正常人体器官的构造。成熟性畸胎瘤中最多见的是由表皮和附件组成的单胚层畸胎瘤,称为皮样囊肿(dermoid cysts);以甲状腺组织为主的单胚层畸胎瘤称为卵巢甲状腺肿(struma ovarii)。

1% 的成熟性畸胎瘤可发生恶性变,多发生在老年女性,组织学特点与发生在机体其他部位的癌相似。3/4 为鳞癌,其他包括类癌、基底细胞癌、甲状腺癌和腺癌等。

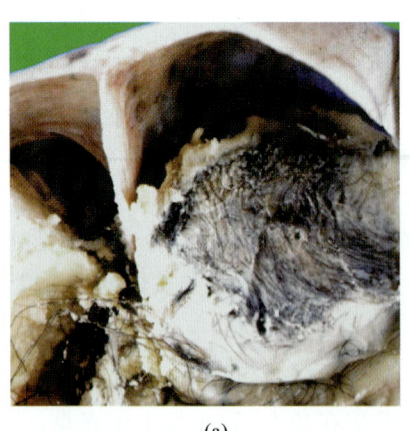
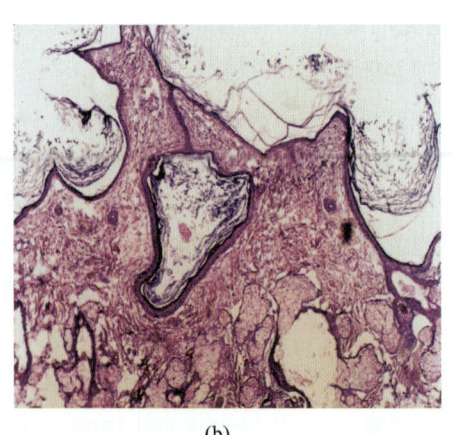

(a)　　　　　　　　　　(b)

图 10-4-8　成熟性畸胎瘤
注:(a)肉眼观,剪开的囊壁壁内可见皮脂和毛发;(b)镜下观,可见角化上皮组织。

2. 未成熟性畸胎瘤(immature teratoma)　卵巢未成熟性畸胎瘤和成熟性畸胎瘤的主要不同在于未成熟性畸胎瘤肿瘤组织中可查见未成熟组织。该肿瘤相对少见,占 20 岁以下女性所有恶性肿瘤的 20%,平均发病年龄为 18 岁,随年龄的增大,发病率逐渐降低。

肉眼观,未成熟性畸胎瘤多为单侧,体积较大,呈实体分叶状,含有小的囊腔。实体区域常可查见

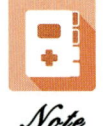

未成熟的骨或软骨组织。镜下观,在与成熟畸胎瘤相似的组织结构背景上,可见未成熟神经组织组成的原始神经管和菊形团,偶见神经母细胞瘤的成分。此外,常见未成熟的骨或软骨组织。其预后和肿瘤分化有关,高分化的肿瘤一般预后较好,而主要由未分化的胚胎组织构成的肿瘤则预后较差。

(二)卵巢无性细胞瘤

卵巢无性细胞瘤是由未分化、多潜能原始生殖细胞组成的恶性肿瘤,大多数病人为 10～30 岁女性。同一肿瘤发生在睾丸则称为精原细胞瘤。卵巢无性细胞瘤仅占卵巢恶性肿瘤的 2%,精原细胞瘤则是睾丸最常见的肿瘤。

肉眼观,肿瘤一般体积较大,质实,表面呈结节状,切面质软鱼肉样。镜下观,肿瘤细胞体积大而一致,细胞膜清晰,胞质透亮,充满糖原,细胞核居中,有 1～2 个核仁,核分裂象多见。肿瘤细胞排列成巢状或条索状。肿瘤细胞巢周围的纤维间隔中常见淋巴细胞浸润,并可有结核样肉芽肿结构。约 15% 的无性细胞瘤含有与胎盘合体细胞相似的合体滋养层成分。肿瘤细胞胎盘碱性磷酸酶阳性有助于诊断的确立。

卵巢无性细胞瘤对放疗和化疗敏感,尤其对放疗敏感。五年生存率可达 80% 以上。晚期主要经淋巴道转移至髂部和主动脉旁淋巴结。

(三)胚胎性癌

胚胎性癌好发于 20～30 岁的年轻人,是高度恶性的生殖细胞肿瘤,比无性细胞瘤更具有浸润性。

肉眼观,肿瘤体积小于无性细胞瘤,切面肿瘤边界不清,切面可见出血和坏死。镜下观,肿瘤细胞排列成腺管、腺泡或乳头状、巢状等结构。分化差的细胞则排列成片状。肿瘤细胞形态呈上皮样,细胞大,显著异型,细胞之间界限不清,细胞核大小、形态不一,核仁明显,常见核分裂象和瘤巨细胞。若伴有畸胎瘤、绒毛膜癌和卵黄囊瘤成分,应视为混合性肿瘤。

(四)卵黄囊瘤

卵黄囊瘤又称内胚窦瘤,因组织形态与小鼠胎盘的结构很相似而取此名,好发于 30 岁以下妇女,是婴幼儿生殖细胞肿瘤中最常见的类型,是高度恶性的生殖细胞肿瘤。

肉眼观,肿瘤体积较大,结节分叶状,边界不清。切面灰黄实性,局部有囊腔形成,局部可见出血、坏死。镜下观,见多种组织形态:①疏网状结构,是最常见的形态,相互交通的间隙形成微囊和乳头,内衬立方或扁平上皮,背景呈黏液状。②S-D(Schiller-Duval)小体,由含有肾小球样结构的微囊构成,中央有一纤维血管轴心,周围围绕着原始性立方形或柱状肿瘤细胞;免疫组织化学显示肿瘤细胞 AFP 和 α-抗胰蛋白酶阳性。③多泡性卵黄囊结构,形成与胚胎时期卵黄囊相似的大小不等的囊腔,内衬扁平上皮、立方上皮或柱状上皮,囊之间为致密的结缔组织。④细胞外嗜酸性小体也是常见的特征性结构。

案例分析 10-3

病人,女,26 岁。发现下腹部肿块 1 个月入院。手术中见肿块位于左侧卵巢,临床诊断为卵巢肿瘤,切除后送病理检查。肉眼观:肿瘤为灰白、灰红色碎片组织,总体积 4 cm×4 cm×2 cm,中间掺杂骨样物质,有大小不等囊腔,可见毛发、油脂、骨及软骨。镜下观:肿瘤由 3 个胚层的组织构成,有分化不成熟组织及恶变上皮成分。部分分化成熟,表现良性的组织有鳞状上皮、各种腺上皮、骨及软骨等,分化不成熟的组织为幼稚间叶组织、软骨及大量原始神经上皮。部分鳞状上皮恶变成分为鳞癌。

讨论题:

1. 请提出病理诊断。

2. 组织中含有几个胚层,分别说明之。

3. 根据病理所见,判断该肿瘤是否为恶性。

案例分析
10-3 答案

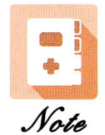

Note

第五节　乳腺疾病

一、乳腺增生性病变

（一）乳腺导管增生

1. 普通型导管增生　普通型导管增生（usual ductal hyperplasia，UDH）在导管内增生性病变中最为常见，是以增生细胞呈流水样分布为特征的良性导管增生（图 10-5-1），2012 年 WHO 乳腺肿瘤分类将其归类于乳腺癌的前驱病变。UDH 病人的长期随访结果显示，其发生浸润癌的风险为普通人群的 1.5～2 倍。

2. 非典型导管增生　非典型导管增生（atypical ductal hyperplasia，ADH）是介于良性和恶性之间的一种病变，属于导管内肿瘤性病变，以分布均匀、单一形态的上皮细胞增生为特征（图 10-5-2），有进展为浸润性乳腺癌的中度危险性，演变为浸润性癌的风险约为普通人群的 5 倍。病变范围非常小，被累及的导管范围合计不超过 2 mm，一般临床体格检查不能触及肿块。乳腺 X 线照射检查中，多发性微小钙化是 ADH 的最常见表现。

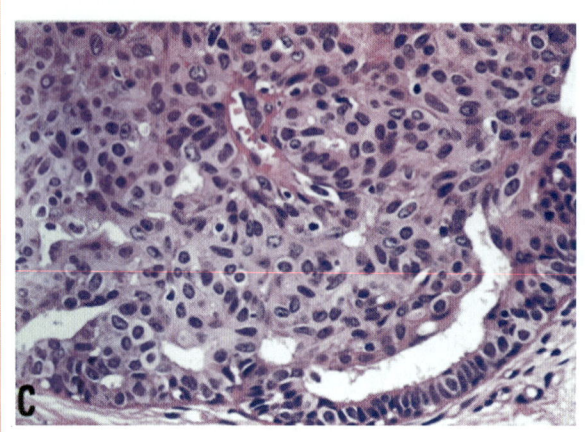

图 10-5-1　普通型导管增生

注：细胞呈流水样分布为特征。

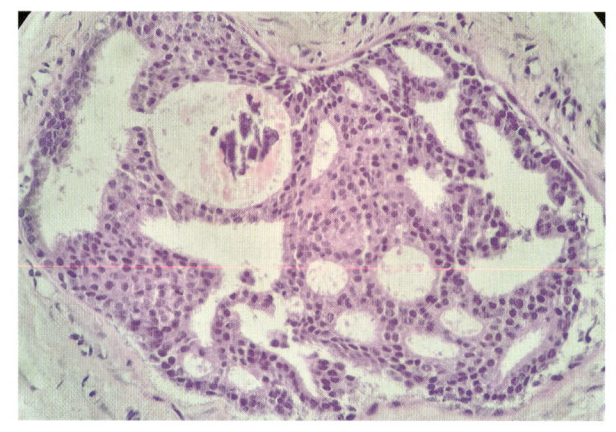

图 10-5-2　非典型导管增生

注：非典型导管增生以分布均匀、单一形态的上皮细胞增生为特征。

（二）硬化性腺病

硬化性腺病（sclerosing adenosis）是增生性纤维囊性变的少见类型，主要特征为小叶中央或小叶间的纤维组织增生使小叶腺泡受压而扭曲变形，一般无囊肿形成，影像学检查极易和癌混淆。

肉眼观，肿瘤色灰白、质硬，与周围乳腺界限不清。镜下观，每一终末导管的腺泡数目增加，小叶体积增大、轮廓尚存。病灶中央部位纤维组织呈不同程度的增生，腺泡受压扭曲，病灶周围的腺泡扩张。在偶然情况下，腺泡明显受挤压，管腔消失，成为细胞条索，组织图像和浸润性小叶癌很相似。腺泡外层的肌上皮细胞明显可见，这是区别于浸润性癌的主要特征。

二、乳腺肿瘤

（一）乳腺纤维腺瘤（fibroadenoma）

乳腺纤维腺瘤是乳腺最常见的良性肿瘤，可发生于青春期后的任何年龄，多在 20～35 岁之间。通常单个发生，偶为多发。肉眼观，肿瘤呈圆形或卵圆形结节状，包膜完整，与周围组织界限清楚，切面灰白色、质韧、略呈分叶状，可见散在细小裂隙，常有黏液样外观（图 10-5-3）。镜下观，肿瘤主要由增生的

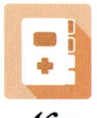

纤维间质和腺体组成,腺体圆形或卵圆形,或被周围的纤维结缔组织挤压呈裂隙状;间质通常较疏松,富于黏多糖;也可较致密,发生玻璃样变或钙化。近年来有学者认为该肿瘤的纤维细胞是肿瘤的实质,而腺体只是被挤压的结果。

(二)乳腺癌

乳腺癌(breast carcinoma)是来自乳腺终末导管小叶单位的上皮性恶性肿瘤。乳腺癌常发于 40～60 岁的妇女,男性也可发生乳腺癌但较为罕见。半数以上肿瘤发生于乳腺外上象限,其次为乳腺中央区和其他象限。据统计,乳腺癌发病率在过去 50 年呈缓慢上升趋势,已跃居女性恶性肿瘤的第一位。

1. 病因和发病机制 乳腺癌的病因和发病机制尚未完全阐明,水平过高的雌激素长期作用、家族遗传倾向、环境因素和长时间大剂量接触放射线与乳腺癌发病有关。5%～10%的乳腺癌病人有家族遗传倾向,研究发现抑癌基因 BRCA1 点突变或缺失与具有遗传倾向的乳腺癌发病相关。预计约 20%的遗传性乳腺癌病人可查见突变的 BRCA1 基因(约占所有乳腺癌的 3%)。

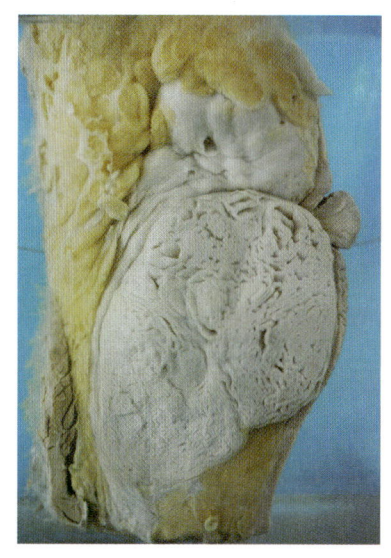

图 10-5-3 乳腺纤维腺瘤

注:乳腺切面见一个略呈椭圆形结节,有包膜,与周围组织分界清楚。肿瘤切面灰白色,可见许多大小不等、走行不规则之裂隙。

2. 病理变化及分类 乳腺癌大致上分为非浸润性癌和浸润性癌两大类。

(1)非浸润性癌(noninvasive carcinoma):分为导管原位癌和小叶原位癌,两者均来自终末导管-小叶单位上皮细胞,局限于基底膜内,未向间质或淋巴管、血管浸润。其具有发展为浸润癌的趋势,但并非必然如此。

①导管原位癌(ductal carcinoma in situ,DCIS):导管明显扩张,癌细胞局限于扩张的导管内,导管基底膜完整。

DCIS 为非浸润性癌,是局限于乳腺导管内的原位癌。钼靶 X 线检查多表现为簇状微小钙化灶。以核分级为基础,兼顾坏死、核分裂象,将 DCIS 分为 3 级,即低级别、中级别和高级别。高级别 DCIS 往往由较大的多形性细胞构成,核仁明显、核分裂象常见,管腔内常出现伴有大量坏死碎屑的粉刺样坏死(图 10-5-4)。低级别 DCIS 病变范围超过 2 mm,由小的、单形性细胞组成,细胞形态、大小一致,核仁不明显,核分裂象少见;中级别 DCIS 结构表现多样,细胞异型性介于高级别和低级别 DCIS 之间。

②小叶原位癌(lobular carcinoma in situ,LCIS):扩张的乳腺小叶末梢导管和腺泡内充满呈实体状排列的癌细胞,小叶结构尚存;癌细胞体积较导管原位癌的癌细胞小,大小、形态较为一致,核圆形或卵圆形,核分裂象罕见。癌细胞未突破基底膜。一般无癌细胞坏死,无间质的炎症反应和纤维组织增生。

(2)浸润性癌(invasive carcinoma):分浸润性导管癌、浸润性小叶癌、特殊类型浸润性癌。

①浸润性导管癌(invasive ductal carcinoma):即非特殊型浸润性癌,由导管原位癌发展而来,癌细胞突破导管基底膜向间质浸润,是最常见的乳腺癌类型,约占乳腺癌 70%。

肉眼观,肿瘤灰白色,无包膜,边界不清,质硬。常可见癌组织呈树根样向邻近组织浸润,可深达筋膜。肿瘤侵及乳头又伴有大量纤维组织增生时,由于癌周增生的纤维组织收缩,乳头下陷。如癌组织阻塞真皮内淋巴管,导致皮肤水肿,而毛囊汗腺处皮肤相对下陷,呈橘皮样外观(图 10-5-5)。癌组织还可穿破皮肤向表面生长(图 10-5-6)。

镜下观,组织学形态多种多样,癌细胞排列成巢状、条索状、岛屿状,或伴有少量腺样结构;可保留部分原有的导管原位癌结构,或完全缺损。癌细胞大小形态各异,多形性较明显,核分裂象多见。肿瘤间质有致密的纤维组织增生,癌细胞在纤维间质内浸润生长(图 10-5-7),二者比例各不相同。

②浸润性小叶癌(invasive lobular carcinoma):由小叶原位癌穿透基底膜向间质浸润所致,占乳腺癌的 5%～10%。大约 20%的浸润性小叶癌累及双侧乳腺,在同一乳腺中呈弥漫性多灶性分布,因此不易被临床和影像学检查发现。

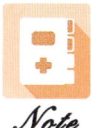

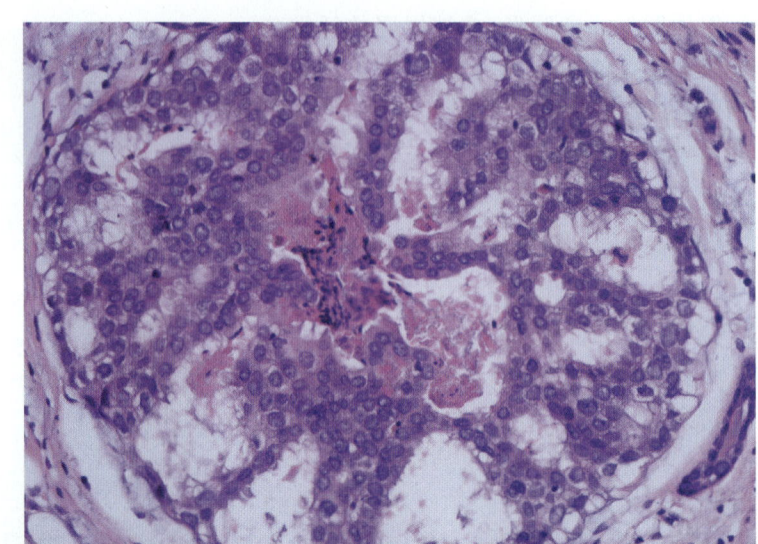

图 10-5-4　导管原位癌

注:导管内癌细胞排列紧密,大小不一,胞质丰富,呈嗜酸性,中央有大片坏死灶。

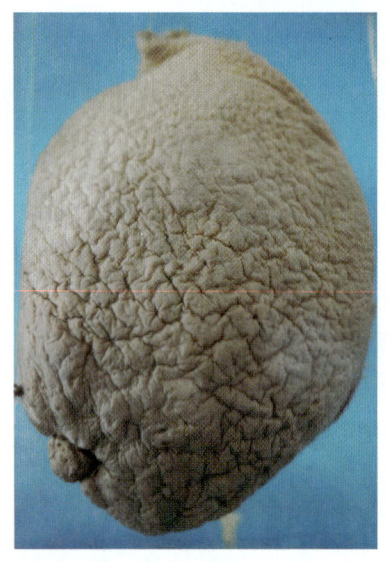

图 10-5-5　浸润性导管癌(橘皮样外观)

注:乳腺癌皮肤呈橘皮样外观,癌组织位于皮下,未切开。

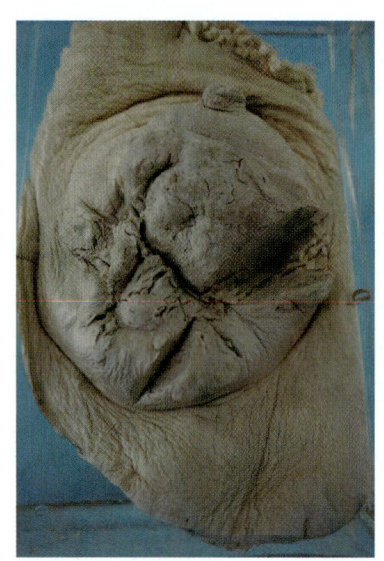

图 10 5 6　浸润性导管癌(肉眼观)

注:乳腺下方可见癌肿穿破皮肤表面,溃疡形成。

a. 肉眼观,癌组织色灰白,质柔韧,与周围组织无明确界限,切面呈橡皮样。

b. 镜下观,癌细胞呈单行串珠状或细条索状浸润于间质之间,或环形排列在正常导管周围。癌细胞小,大小一致,核分裂象少见,细胞形态与小叶原位癌的癌细胞相似。

③特殊类型浸润性癌:乳腺特殊类型浸润性癌的预后有较大差异。病人预后好的类型包括髓样癌、小管癌、黏液癌、分泌性癌、实性乳头状癌等。病人预后差的类型包括浸润性微乳头状癌、化生性癌、炎性乳癌、富于脂质性癌等。

3. 扩散与转移

(1)直接蔓延:癌细胞沿乳腺导管直接蔓延,可累及相应的乳腺腺泡;或沿导管周围组织间隙扩散到脂肪组织。随着癌组织不断扩大,甚至可侵及胸大肌和胸壁。

(2)淋巴道转移:淋巴道转移是乳腺癌最常见的转移途径。首先转移到同侧腋窝淋巴结,再转移到锁骨下淋巴结或逆行转移至锁骨上淋巴结。

(3)血道转移:晚期乳腺癌经血道转移至肺、骨、肝、肾上腺和脑等组织或器官。

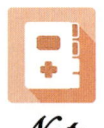

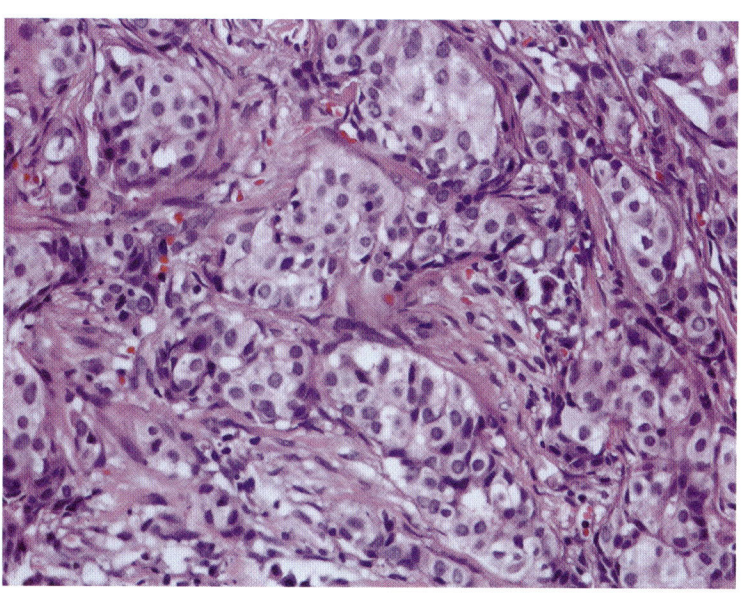

图 10-5-7　浸润性导管癌（镜下观）

注：癌组织呈团块或条索状分布，在间质内浸润性生长。

案例分析 10-4

病人，女，48岁。因"发现乳房包块1年，生长速度加快1月余"入院。1年前病人无意中发现左乳腺外上方有一黄豆大小的肿块，无疼痛，局部不红不热，未引起重视。近1个月生长速度较快，现已长大至拇指大，乃就诊入院。体格检查：双乳不对称，左侧乳房外上象限明显隆起。皮肤表面呈橘皮样改变，乳头略向下凹陷。扪之发现一个直径2.5 cm的包块，质地较硬，边界欠清楚，较固定。左侧腋窝可触及2个黄豆大淋巴结。临床诊断：乳腺癌伴左腋下淋巴结转移。手术中发现，肿瘤直径约2 cm，呈浸润性生长，状如蟹足，质灰白，有浅黄色小点。病理检查：镜下见肿瘤细胞成巢状排列，与间质分界清楚，无腺腔形成。肿瘤细胞大小、形态不一，核深染，可见病理性核分裂象。腋下淋巴结内见到与病变部位一致的肿瘤细胞。

讨论题：

1. 该病人的病理学诊断是什么？

2. 乳房皮肤的局部表现是怎样形成的？

3. 该病人应该吸取的教训是什么？

案例分析
10-4 答案

第六节　前列腺疾病

一、前列腺增生

前列腺增生又称结节状前列腺增生（nodular prostatic hyperplasia）或前列腺肥大，以前列腺上皮和间质增生为特征。前列腺增生常见于50岁以上男性，发病率随年龄的增加而增高。前列腺增生的发生和雄激素平衡失调相关。此外，年龄相关的雌激素水平升高可通过上调实质细胞双氢睾酮受体表达，增强双氢睾酮促进前列腺增生的效应。

（一）病理变化

肉眼观，前列腺呈结节状增大，重者可达300 g。颜色和质地与增生的成分有关，以腺体增生为主的呈淡黄色,质地较软,切面可见大小不一的蜂窝状腔隙,挤压可见奶白色前列腺液体流出;而以纤维平滑肌增生为主的呈灰白色,质地较韧,与周围正常前列腺组织界限不清(图 10-6-1)。

镜下观,前列腺的纤维结缔组织、平滑肌和腺体不同程度增生,增生的腺体大小不一,基本保持原有的轮廓。腺体由双层细胞构成,内层细胞呈柱状,外层细胞呈立方或扁平形,周围有完整的基底膜围绕,腔内可见淀粉小体(图 10-6-2)。腺体与间质的比例有所不同,以腺体增生为主的呈腺瘤样结构,以纤维结缔组织和平滑肌增生为主的呈肌纤维瘤样结构。

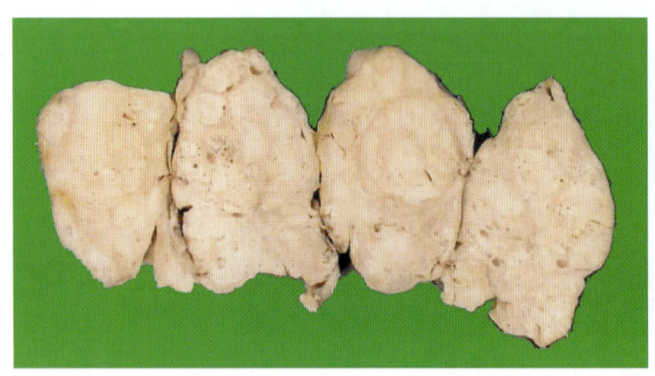

图 10-6-1　前列腺增生(肉眼观)

注:前列腺明显增大,切面呈结节状,部分区域可见扩张成小囊的腺腔

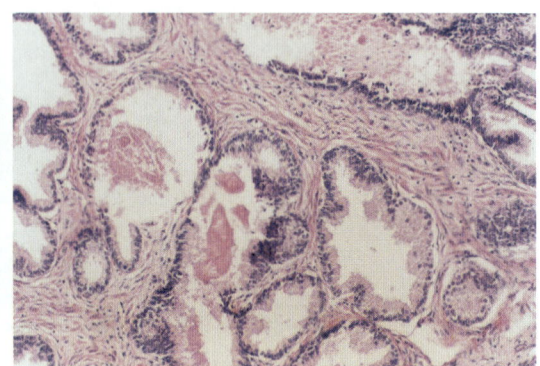

图 10-6-2　前列腺增生(镜下观)

注:腺体扩张,数目增加,上皮细胞双层,腔内可见淀粉小体。

(二) 临床病理联系

前列腺增生多发生在前列腺的中央区和移行区,尿道前列腺部受压而产生尿道梗阻的症状和体征,病人有排尿困难,尿流变细,滴尿、尿频和夜尿增多。时间长者,产生尿潴留和膀胱扩张,并进一步诱发尿路感染或肾盂积水,严重者导致肾功能衰竭。一般认为,前列腺增生极少发生恶变。

二、前列腺癌

前列腺癌是源于前列腺上皮的恶性肿瘤,多发生于 50 岁以后,发病率随年龄增高而递增。其发病率和死亡率在欧美国家仅次于肺癌,居所有恶性肿瘤的第二位。亚洲地区的发病率较低,但近年来呈逐渐上升趋势。雄激素水平被认为与前列腺癌的发生相关。

(一) 病理变化

肉眼观,约 70% 的肿瘤发生在前列腺的周围区,灰白结节状,质韧硬,与周围正常前列腺组织界限不清。

镜下观,多数为分化较好的腺癌,肿瘤腺泡小而较规则,排列拥挤,可见背靠背现象。腺体由单层细胞构成,外层的基底细胞缺如及核仁增大是高分化腺癌的主要诊断依据(图 10-6-3)。前列腺癌并不全是高分化癌,在低分化癌中,腺腔不明显,呈筛状结构,甚至癌细胞排列成条索、巢状或片状。

(二) 扩散与转移

(1) 直接蔓延:向上侵袭精囊和膀胱,向后累及直肠壁。

(2) 淋巴道转移:淋巴道转移首先至闭孔淋巴结,然后到内脏淋巴结、骨底淋巴结、髂骨淋巴结等

(3) 血道转移:经血道转移到骨,尤以脊椎骨最常见,其次为股骨近端、盆骨和肋骨。

(三) 临床病理联系

早期前列腺癌一般无症状,常在前列腺增生的切除标本中,或在死后解剖中偶然发现。肛诊检查可直接扪及肿瘤,因此,肛门指诊是临床上诊断前列腺癌最简便的方法。正常前列腺组织分泌前列腺特异性抗原(prostatic specific antigen,PSA)及前列腺酸性磷酸酶(prostatic acid phosphatase,PAP)。但前列腺癌细胞分泌量高出正常前列腺,两者均为阳性且水平明显增高时,应高度怀疑前列腺癌。

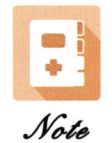

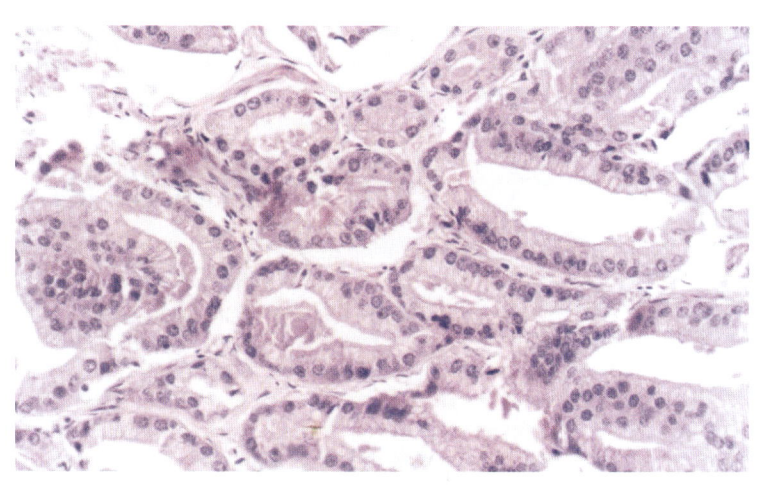

图 10-6-3 前列腺癌

注:腺泡较规则,排列拥挤,细胞单层,外层肌上皮细胞缺如,核仁较明显。

小 结

(1) 慢性子宫颈炎多是子宫颈损伤后继发感染所致。子宫颈糜烂分为真性糜烂和假性糜烂,只有真性糜烂需要治疗,而假性糜烂是女性子宫颈正常生理现象。

(2) 子宫颈癌组织学分类中主要是鳞状细胞癌,分为早期浸润癌和浸润癌。通过健康普查能够早发现、早确诊、早治疗,可以基本治愈。已经明确人乳头状瘤病毒的感染是子宫颈癌的发病原因。

(3) 子宫内膜异位症是指子宫内膜腺体和间质出现于子宫内膜以外的部位。如果子宫内膜腺体及间质异位于子宫肌层中,称子宫腺肌病(adenomyosis)。病人常表现为痛经或月经不调。

(4) 子宫内膜增生症是由于雌激素增高引起的子宫内膜腺体或间质增生性疾病,主要表现为功能性子宫出血。

(5) 葡萄胎、侵蚀性葡萄胎和绒毛膜癌是胎盘滋养层上皮细胞疾病,葡萄胎是良性病变,侵蚀性葡萄胎的生物学行为介于葡萄胎和绒毛膜癌之间。

(6) 乳腺增生性病变包括乳腺导管增生和硬化性病变。其中乳腺导管增生包括普通型导管增生和非典型导管增生。硬化性腺病是增生性纤维囊性变的少见类型,主要特征为小叶中央或小叶间的纤维组织增生使小叶腺泡受压而扭曲变形,一般无囊肿形成,影像学检查极易和癌混淆。

(7) 乳腺癌在病理组织学上分为非浸润性癌(原位癌)和浸润性癌。乳腺癌主要经淋巴道转移至同侧腋窝淋巴结。晚期经血道转移至肺、骨、肝、肾上腺和脑等组织或器官。

(8) 前列腺增生是由于激素平衡失调而导致的良性增生性病变,其后果是压迫尿道而引起一系列症状与体征;前列腺癌是男性生殖系统中常见的恶性肿瘤。前列腺特异性抗原(prostatic specific antigen,PSA)及前列腺酸性磷酸酶(prostatic acid phosphatase,PAP)水平的明显升高对前列腺癌的诊断有重要意义。

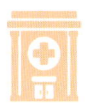 直通护考在线答题

内蒙古医科大学 徐晓艳

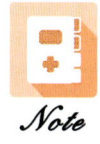

第十一章　内分泌系统疾病

扫码看课件

学习目标

掌握

1. 弥漫性非毒性甲状腺肿的基本病理变化。

2. 弥漫性毒性甲状腺肿的病变特点。

3. 糖尿病的病理变化。

熟悉

甲状腺功能低下的临床表现(临床病理联系)。

了解

1. 弥漫性非毒性甲状腺肿、弥漫性毒性甲状腺肿、甲状腺功能低下、糖尿病的病因及发病机制。

2. 弥漫性非毒性甲状腺肿、弥漫性毒性甲状腺肿、甲状腺功能低下、糖尿病的防治及护理原则。

内分泌系统(endocrine system)由内分泌腺、内分泌组织(如胰岛)和散在于各系统或组织内的内分泌细胞组成。内分泌系统与神经系统共同调节机体的代谢与生长发育,维持内外环境的平衡或稳定。激素(hormone)是由内分泌腺或散在的内分泌细胞所分泌的一种高效能的生物活性物质,经组织液扩散至邻近细胞(旁分泌)或自身细胞(自分泌),或者经血液运输至远距离的靶细胞(远距离分泌)而发挥其生物学调节作用。按激素的化学性质可分为含氮激素和类固醇激素两大类,前者主要在粗面内质网和高尔基复合体内合成,其分泌颗粒有膜包被;后者在滑面内质网内合成,其分泌颗粒没有膜包被。内分泌系统疾病很多,不论是何种原因引起的病变,常引起激素分泌增多或减少,导致相应器官的功能亢进或减退,使相应的靶组织或器官萎缩、增生或肥大。本章主要介绍内分泌系统的部分常见病和多发病。

第一节　弥漫性非毒性甲状腺肿

弥漫性非毒性甲状腺肿(diffuse nontoxic goiter)也称单纯性甲状腺肿(simple goiter),由于缺碘使甲状腺素分泌不足、促甲状腺素(TSH)分泌增多、甲状腺滤泡上皮增生、滤泡内胶质堆积而导致甲状腺肿大,一般不伴甲状腺功能亢进。本型甲状腺肿常呈地域性分布,又称地方性甲状腺肿(endemic goiter),也可为散发性。据报道,目前全世界约有 10 亿人生活在碘缺乏地区,我国碘缺乏地区人口超过3 亿,大多位于内陆山区及半山区,全国各地均有散发。本病主要表现为甲状腺肿大,一般无临床症状,部分病人后期可出现压迫症状,表现为吞咽困难和呼吸困难、甚至窒息,少数病人可伴甲状腺功能亢进或低下等症状,极少数可癌变。

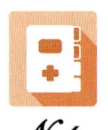

182

一、病因及发病机制

1. 缺碘 地方性水、土、食物中缺碘及机体在青春期、妊娠和哺乳期对碘需求量增加而相对缺碘,甲状腺素合成减少,通过反馈刺激垂体促甲状腺素(TSH)分泌增多,甲状腺滤泡上皮增生,摄碘功能增强,以缓解机体的缺碘。如果持续长期缺碘,一方面滤泡上皮增生,另一方面所合成的甲状腺球蛋白没有碘化而不能被上皮细胞吸收利用,则滤泡腔内充满胶质,使甲状腺肿大。用碘化食盐和其他富含碘的食品可治疗和预防本病。

2. 致甲状腺肿因子的作用 ①水中大量钙和氟可引起甲状腺肿,因其影响肠道碘的吸收,且使滤泡上皮细胞质内钙离子增多,从而抑制甲状腺素分泌;②某些食物(如卷心菜、木薯、菜花、大头菜等)可致甲状腺肿,如木薯内含氰化物,抑制碘化物在甲状腺内运输;③硫氰酸盐及过氯酸盐妨碍碘向甲状腺聚集;④药物如硫脲类药、磺胺类药,锂、钴及高氯酸盐等,可抑制碘离子的聚集或碘离子有机化。

3. 高碘 常年饮用含高碘的水,因碘摄食过高,过氧化物酶的功能基团过多地被占用,影响了酪氨酸氧化,因而碘的有机化过程受阻,甲状腺呈代偿性肿大。

4. 遗传与免疫 家族性甲状腺肿的原因是激素合成中有关酶的遗传性缺乏,如过氧化物酶、去卤化酶的缺陷及碘酪氨酸耦联缺陷等。有研究者认为甲状腺肿的发生有自身免疫机制参与。

二、病理变化

根据弥漫性非毒性甲状腺肿的发生、发展过程和病变特点,典型病变一般可分为三个时期。

1. 增生期 此期又称为弥漫性增生性甲状腺肿(diffuse hyperplastic goiter)。肉眼观,甲状腺弥漫性对称性中度增大(图 11-1-1),一般不超过 150 g(正常为 20~40 g),表面光滑。镜下观,滤泡上皮增生呈立方或低柱状(图 11-1-2),伴小滤泡和小假乳头形成,胶质较少,间质充血。甲状腺功能无明显改变。

2. 胶质储积期 此期又称弥漫性胶样甲状腺肿(diffuse colloid goiter)。因长期持续缺碘,胶质大量储积。肉眼观,甲状腺弥漫性对称性显著增大,重 200~300 g,有的甚至可达 500 g 以上,表面光滑,切面呈淡褐或棕褐色,半透明胶冻状。镜下观,小部分滤泡上皮增生,可有小滤泡或假乳头形成,大部分滤泡上皮复旧变扁平,滤泡腔高度扩大,腔内大量胶质储积(图 11-1-3)。

3. 结节期 此期又称结节性甲状腺肿(nodular goiter),本病后期滤泡上皮局灶性增生、复旧或萎缩不一致,分布不均,形成结节。肉眼观,甲状腺呈不对称结节状

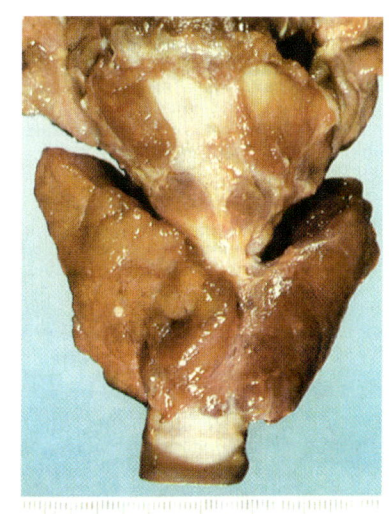

图 11-1-1 弥漫性增生性甲状腺肿(肉眼观)
注:甲状腺弥漫性对称性中度增大,表面光滑。

增大,结节大小不一,有的结节境界清楚,但无完整包膜(图 11-1-4),切面可有出血、坏死、囊性变、钙化和瘢痕形成。镜下观,部分滤泡上皮呈柱状或乳头样增生,小滤泡形成;部分上皮复旧或萎缩,胶质储积;间质纤维组织增生、间隔包绕形成大小不一的结节状病灶(图 11-1-4)。

三、临床病理联系

病人的主要症状是甲状腺肿大,一般不伴有甲状腺功能亢进。显著肿大的甲状腺可压迫气管和食管(图 11-1-5),造成呼吸困难和吞咽困难。少数结节性甲状腺肿可发生癌变。

四、治疗原则

(一)针对病因的治疗

如果缺碘,进食含碘丰富的食物,补充碘盐,可使甲状腺缩小。但成人结节性甲状腺肿应避免大剂

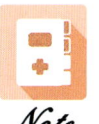

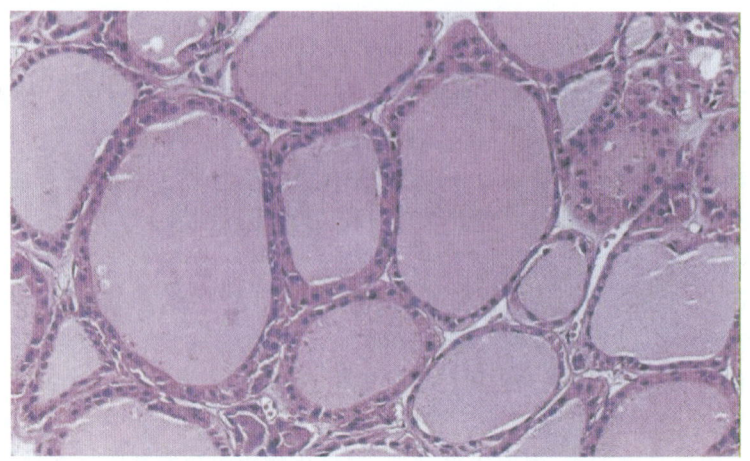

图 11-1-2　弥漫性增生性甲状腺肿(镜下观)

注:滤泡上皮增生呈立方或低柱状,伴小滤泡形成。

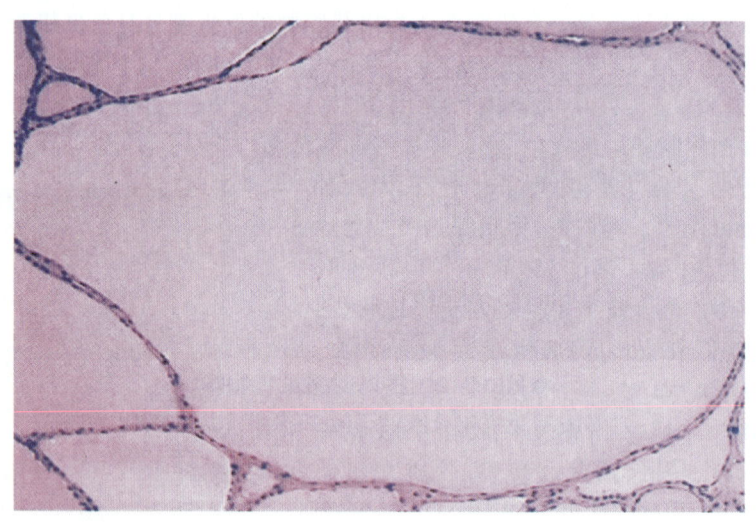

图 11-1-3　弥漫性胶样甲状腺肿

注:滤泡腔高度扩大,腔内大量胶质储积,滤泡上皮扁平。

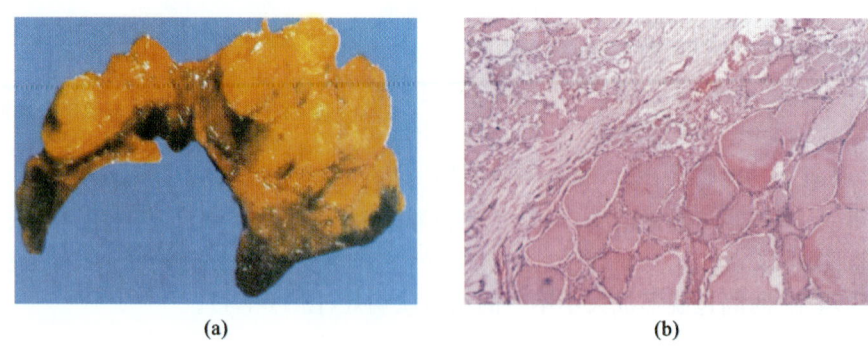

(a)　　　　　　　　　　　　　　(b)

图 11-1-4　结节性甲状腺肿

注:(a)左、右叶甲状腺内有多发性结节,有的分界不清;(b)镜下见增生的结节由纤维间隔包绕。

量碘治疗,以免诱发甲状腺功能亢进症。

(二)应用甲状腺素治疗

甲状腺素可补充内源性甲状腺素的不足,抑制垂体促甲状腺素(TSH)分泌,一般使用左甲状腺素或甲状腺片口服。

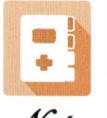

Note

（三）手术治疗

单纯性甲状腺肿当出现压迫症状、药物治疗无效或有癌变时应手术治疗。

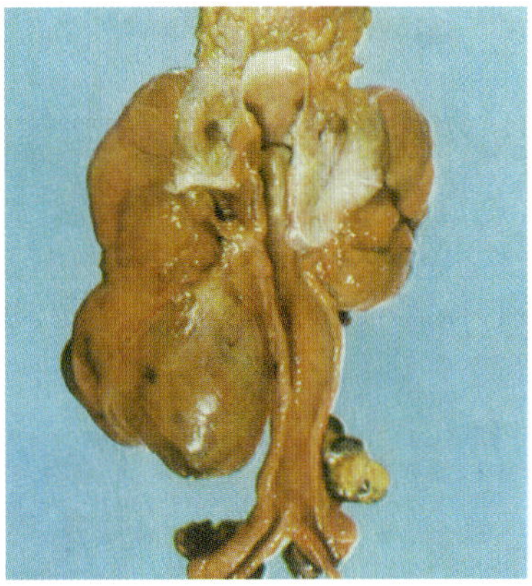

五、护理原则

（一）一般护理

向病人阐明单纯性甲状腺肿的病因和防治知识，消除病人因形体改变而引起的自卑和挫折感。指导病人多食海带、紫菜等海产品及含碘丰富的食物。

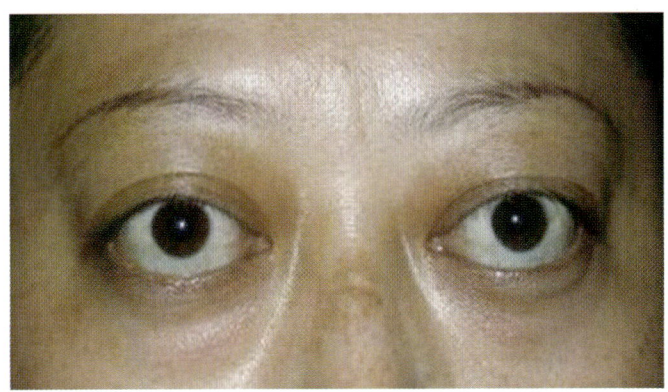

图 11-1-5 肿大的甲状腺压迫气管

（二）病情观察

观察病人甲状腺肿大的程度、质地，有无结节和压痛。

（三）用药护理

指导病人遵医嘱准确服药，观察甲状腺药物治疗的效果和不良反应。结节性甲状腺肿病人避免大剂量使用碘剂，以免诱发碘甲状腺功能亢进症。

第二节 弥漫性毒性甲状腺肿

弥漫性毒性甲状腺肿（diffuse toxic goiter）是指血中甲状腺素过多，作用于全身各组织所引起的临床综合征，临床上统称为甲状腺功能亢进症（hyperthyroidism），简称甲亢，由于约有 1/3 的病人有眼球突出，故又称为突眼性甲状腺肿（exophthalmic goiter）（图 11-2-1）。临床上主要表现为甲状腺弥漫性肿大，基础代谢率和神经兴奋性升高，如心悸、多汗、烦热、脉搏快、手震颤、多食、消瘦、乏力、突眼等，T3、T4 水平升高，吸碘率高。本病多见于女性，男女比为 1：（4～6），以 20～40 岁多见。

图 11-2-1 突眼性甲状腺肿

一、病因及发病机制

目前一般认为本病与下列因素有关。

1. 免疫性因素　其根据如下：①血中球蛋白水平增高，并有多种抗甲状腺的自身抗体，且常与一些自身免疫性疾病并存；②血中存在与 TSH 受体结合的抗体，具有类似 TSH 的作用。

2. 遗传因素　研究发现某些病人亲属也患有此病或其他自身免疫性疾病。

3. 精神因素　精神创伤也可影响免疫系统而促进自身免疫性疾病的发生。

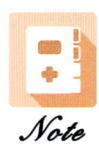

Note

二、病理变化

1. 肉眼观 甲状腺弥漫性对称性增大，为正常的 2～4 倍（60～100 g），表面光滑，血管充血，质较软，切面灰红呈分叶状，胶质少，棕红色，质如肌肉。

2. 镜下观 光镜下：①滤泡上皮增生呈高柱状，有的呈乳头样增生，并有小滤泡形成；②滤泡腔内胶质稀薄，滤泡周边胶质出现许多大小不一的上皮细胞的吸收空泡；③间质血管丰富、充血，淋巴组织增生（图 11-2-2）。免疫荧光：滤泡基底膜上有 IgG 沉着。

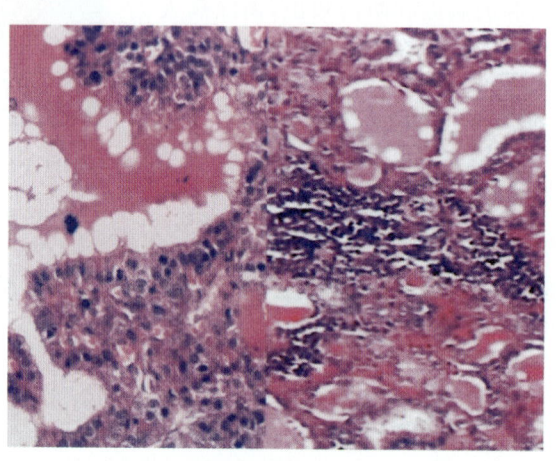

图 11-2-2 弥漫性毒性甲状腺肿（镜下观）

注：滤泡腔内有上皮细胞的吸收空泡，间质淋巴组织增生。

本病除甲状腺病变外，全身可有淋巴组织增生、胸腺和脾脏增大、心肌肥大、心腔扩大、心肌细胞和肝细胞可有变性、坏死及纤维化。眼球外突的原因是眼球外肌水肿、球后纤维脂肪组织增生、淋巴细胞浸润和黏液水肿。此外，垂体、肾上腺皮质、生殖腺和骨骼肌也会发生萎缩、退行性变。

三、治疗原则

（一）一般治疗

适当休息，补足热量、糖、蛋白质和 B 族维生素。

（二）甲状腺功能亢进症的治疗

可供选择的治疗方式有药物治疗、放射治疗、手术治疗三种。治疗前应根据病人的年龄、性别、病情及病人的意愿、医疗条件、医生的经验等实际情况来选择不同方案。

（三）甲状腺危象的治疗

（1）将病人安置在安静、低温的环境中，密切观察神志变化，定时测量生命体征并做详细记录，昏迷者注意口腔及皮肤护理，预防压疮及肺部感染。

（2）对症治疗及处理并发症。

（3）抑制甲状腺激素合成及 T4 转变 T3，首选药物为丙硫氧嘧啶。

（4）抑制已合成的甲状腺激素释放入血，可选用碘化钠或卢格碘液。

四、护理原则

1. 一般护理

（1）避免各种刺激，保持病房安静、清洁。室温保持在 20 ℃左右，避免强光和噪声刺激。轻者可适当活动，但不宜紧张和劳累，重者应卧床休息。

（2）饮食护理，给予高热量、高蛋白、高脂肪、高维生素饮食，限制含纤维素高的食物，注意补充水分。

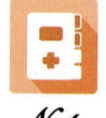

2. 症状护理 病人易出汗,应勤洗澡更衣,保持清洁舒适。有突眼者,应加强眼部护理。

3. 药物护理 遵医嘱用药,并注意观察药物的疗效及其不良反应。

4. 预防甲状腺危象

(1) 避免精神刺激。

(2) 预防和尽快控制感染。

(3) 坚持治疗,不自行停药。

(4) 手术或放射性碘治疗前做好充分准备。

第三节 甲状腺功能低下

甲状腺功能低下(hypothyroidism)是甲状腺素合成和释放减少或缺乏而出现的综合征。根据发病年龄不同,临床上可分为克汀病(cretinism)或黏液水肿(myxoedema)。

一、病因

甲状腺功能低下的主要原因如下。

(1) 甲状腺肿瘤、炎症、外伤、放射等实质性损伤。

(2) 甲状腺发育异常。

(3) 缺碘、药物及先天性或后天性甲状腺素合成障碍。

(4) 自身免疫性疾病。

(5) 垂体或下丘脑病变。

二、甲状腺功能低下的分类

根据年龄不同,甲状腺功能低下可表现为克汀病或黏液水肿。

1. 克汀病 主要是由于地方性缺碘,在胎儿和婴儿期从母体获得或合成甲状腺素不足或缺乏,导致生长发育障碍,表现为大脑发育不全、智力低下、表情痴呆、愚钝面貌,骨形成及成熟障碍,四肢短小,形成侏儒,又称为呆小症。

2. 黏液水肿 少年及成人由于甲状腺功能低下,在组织间质内出现大量类黏液(氨基多糖)物质积聚。光镜下可见间质胶原纤维分解、断裂变疏松,出现 HE 染色为蓝色的胶状液体。临床上可出现怕冷、嗜睡、月经周期不规律,动作、说话及思维减慢,皮肤发凉、粗糙及非凹陷性水肿。其中氨基多糖沉积的组织和器官可出现相应的功能障碍或症状。

三、甲状腺功能低下的治疗

甲状腺功能低下的治疗主要是对症处理和甲状腺素替代治疗。各种类型的甲状腺功能低下均须用甲状腺素替代治疗,永久性甲状腺功能低下者需终身服用。治疗的目标是用最小剂量纠正甲状腺功能低下而不产生明显不良反应,使血 TSH 值稳定在正常范围。

知识链接 11-1

第四节 糖 尿 病

糖尿病(diabetes mellitus)是一种由多种因素引起的体内胰岛素相对或绝对不足或靶细胞对胰岛素敏感性降低,或胰岛素本身存在结构上的缺陷而引起的糖(碳水化合物)、脂肪和蛋白质代谢紊乱的一种慢性疾病。其主要特点是高血糖和糖尿。临床上表现为多饮、多食、多尿和体重减轻(即"三多一少")

Note

症状,可使一些组织或器官发生形态结构改变和功能障碍,可并发酮症酸中毒、肢体坏疽、多发性神经炎、失明和肾功能衰竭等疾病。本病发病率日益增高,已经成为世界性的常见病、多发病。

一、分类、病因及发病机制

糖尿病一般分为原发性糖尿病(primary diabetes mellitus)和继发性糖尿病(secondary diabetes mellitus)两大类。原发性糖尿病(即日常所说的糖尿病)又分为胰岛素依赖型糖尿病(insulin dependent diabetes mellitus,IDDM)和非胰岛素依赖型糖尿病(non-insulin dependent diabetes mellitus,NIDDM)两种。

1. 原发性糖尿病

(1)胰岛素依赖型糖尿病:又称 1 型糖尿病或幼年型糖尿病,约占糖尿病的 10%,多见于青少年,起病急,病情重,发展快,胰岛 B 细胞严重受损,细胞数目明显减少,胰岛素分泌绝对不足,血中胰岛素浓度降低,引起糖尿病,易出现酮症酸中毒,治疗依赖胰岛素。目前认为本型糖尿病是在遗传易感性的基础上由病毒感染等诱发的针对胰岛 B 细胞的一种自身免疫性疾病。其根据如下:①病人体内可测到胰岛细胞抗体和细胞表面的抗体,而且本病常与其他自身免疫性疾病并存;②与组织相容性抗原(HLA)的关系受到重视,病人血中 HLA-DR3 和 HLA-DR4 的检出率超过平均值,显示与遗传有关;③病人血清中抗病毒抗体滴度显著增高,提示与病毒感染有关。

(2)非胰岛素依赖型糖尿病:又称 2 型糖尿病或成年型糖尿病,约占糖尿病的 90%,主要特点是成年时期发病,起病缓慢,病情较轻,发展较慢,胰岛数目正常或轻度减少,血中胰岛素浓度可正常、增高或降低,肥胖者多见,不易出现酮症酸中毒,一般可以不依赖胰岛素治疗。本型病因、发病机制目前尚不清楚,认为是与肥胖有关的胰岛素相对不足及组织对胰岛素敏感性降低所致。

2. 继发性糖尿病　继发性糖尿病是指已知原因造成胰岛内分泌功能不足所致的糖尿病,如炎症、肿瘤、手术或其他损伤和某些内分泌疾病(如肢端肥大症、库欣综合征、甲状腺功能亢进症、嗜铬细胞瘤和类癌综合征)等相关。

二、病理变化

1. 胰岛病变　不同类型、不同时期病变不同。胰岛素依赖型糖尿病早期表现为胰岛的非特异性炎症,胰岛 B 细胞颗粒脱失、空泡变性,继而细胞坏死、消失,胰岛变小、数目减少,纤维组织增生、玻璃样变。非胰岛素依赖型糖尿病早期病变不明显,后期胰岛 B 细胞减少,常见胰岛淀粉样变性(图 11-4-1)。

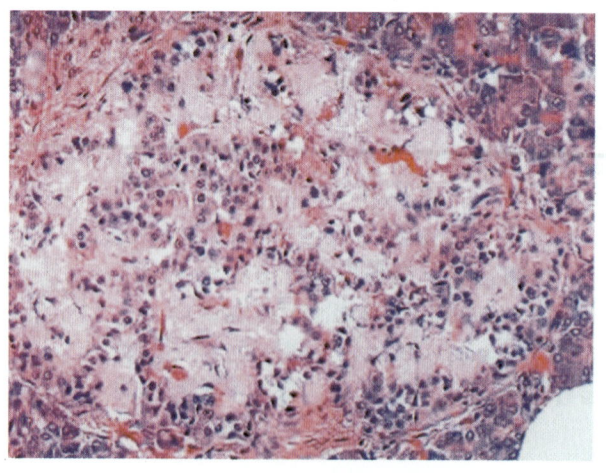

图 11-4-1　糖尿病胰岛病变
注:胰岛内可见粉染的淀粉样变性物质沉积。

2. 血管病变　糖尿病病人的毛细血管、大动脉、中动脉等各型动脉均有不同程度的病变,表现为毛细血管和细动脉、小动脉内皮细胞增生,基底膜明显增厚,血管壁增厚、玻璃样变、变硬,血压增高;有的血管壁可发生纤维素样变性和脂肪变性,血管壁通透性增强;有的可有血栓形成或管腔狭窄,导致血液供应障碍,引起相应组织或器官缺血、功能障碍和病变。

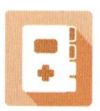

大动脉、中动脉有动脉粥样硬化或中层钙化,粥样硬化病变程度重。临床表现为主动脉、冠状动脉、下肢动脉、脑动脉和其他脏器动脉粥样硬化,引起冠心病、心肌梗死、脑萎缩、肢体坏疽等。

3．肾脏病变

(1)肾脏体积增大:由于糖尿病早期肾血流量增加,肾小球滤过率增高,早期肾脏体积增大,通过治疗可恢复正常。

(2)结节性肾小球硬化:主要表现为肾小球系膜内有结节状玻璃样物质沉积,结节增大,挤压毛细血管丛,可使毛细血管管腔狭窄甚至阻塞。

(3)弥漫性肾小球硬化:约见于 75％ 的病人,同样在肾小球内有玻璃样物质沉积,分布弥漫,主要损害肾小球毛细血管壁和系膜,肾小球基底膜普遍增厚,毛细血管腔变窄或完全闭塞,最终导致肾小球缺血和玻璃样变。

(4)肾小管-间质性损害:肾小管上皮细胞出现颗粒样和空泡样变性(属退行性变),晚期肾小管萎缩。肾间质病变包括纤维化、水肿和白细胞浸润。

(5)血管损害:糖尿病累及所有的肾血管,多数损害的是肾动脉,引起动脉硬化,特别是入球小动脉和出球小动脉硬化。糖尿病病人中的肾动脉及其主要分支的动脉粥样硬化比同龄的非糖尿病病人出现得更早、更常见。

(6)肾乳头坏死:常见于糖尿病病人患急性肾盂肾炎时,由于缺血并感染所致。

4．视网膜病变 早期表现为微小动脉瘤和视网膜小静脉扩张,继而出现渗出、水肿、微血栓形成及出血等非增生性视网膜病变;还可因血管病变引起缺氧,刺激纤维组织增生、新生血管形成等增生性视网膜病变。视网膜病变可造成视力障碍(如白内障)或失明。

5．神经系统病变 周围神经可因血管病变引起缺血性损伤的症状,如肢体疼痛、麻木、感觉丧失、肌肉麻痹等,脑细胞也可发生广泛变性。

6．其他组织或器官病变 部分病人可出现皮肤黄色瘤、肝脂肪变性和糖原沉积、骨质疏松、糖尿病性外阴炎,以及化脓性和真菌性感染等。

三、临床病理联系

糖尿病病人由于血糖升高而发生渗透性利尿,引起多尿、多饮、口渴。因机体不能充分利用糖分,加上血糖过高刺激胰岛素分泌,病人容易产生饥饿感和食欲亢进。蛋白质和脂肪合成代谢减弱,分解代谢增强,病人进食增多而体重下降。在胰岛素极度缺乏时,脂肪加速分解,血中酮体聚积超过正常水平,出现酮血症、酮尿症以致酮症酸中毒。脂质代谢异常导致动脉粥样硬化,引起冠状动脉粥样硬化性心脏病(简称冠心病)、脑血管意外、下肢坏疽和肾功能衰竭等严重的并发症。周围神经的病变可引起肢体麻木、感觉丧失、肌肉麻痹,甚至足下垂、腕下垂、胃肠和膀胱功能障碍。多饮、多食、多尿、体重减轻是糖尿病的主要临床表现,冠心病、脑血管意外和肾功能衰竭是常见的并发症。

四、治疗原则

(一)1 型糖尿病

胰岛素治疗是治疗 1 型糖尿病的关键,即给病人补充胰岛素以避免体内胰岛素缺乏而引起各种并发症。如果病人出现糖尿病酮症酸中毒,需纠正脱水、酸中毒和电解质紊乱。同时通过运动疗法增加葡萄糖的利用,有利于血糖的控制。

(二)2 型糖尿病

2 型糖尿病的治疗主要如下。

(1)饮食治疗:应以控制总热量为原则,实行低糖、低脂、适当蛋白质、高纤维素、高维生素饮食。

(2)运动治疗:强调因人而异,循序渐进,相对定时、定量,适可而止。

(3)胰岛素治疗:针对 2 型糖尿病急性并发症、对口服降糖药无效的 2 型糖尿病及糖尿病合并应激及其他情况者。

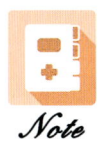

五、护理原则

（一）1型糖尿病

1. 饮食控制　食物的热量要适合病人的年龄、生长发育和日常活动的需要。每日进食应定时、定量，勿吃额外食品。饮食控制以能保持正常体重，减少血糖波动，维持血脂正常为原则。

2. 胰岛素的使用　每次注射尽量用同一型号的1 mL注射器，以保证剂量的绝对准确。根据血糖、尿糖监测结果，每2～3天调整胰岛素剂量1次。注意防止胰岛素过量或不足，根据病情发展调整胰岛素剂量。

3. 运动锻炼　糖尿病病人每天应做适量运动，但注意运动时间以进餐1 h后，2～3 h内为宜，不在空腹时运动。

4. 糖尿病酮症酸中毒的护理

（1）密切观察病情变化，监测血气、电解质及血糖、尿糖和尿酮体的变化。

（2）纠正水、电解质、酸碱平衡的紊乱，保证出入量的平衡。

（3）协助胰岛素治疗，严密监测血糖波动，随时调整用药方案。

（二）2型糖尿病

1. 一般护理　生活有规律，可进行适当的运动；注意个人卫生，预防感染。

2. 病情观察　观察有无泌尿道、皮肤、肺部等感染；有无食欲减退，呼吸是否呈烂苹果样气味及有无脱水等酮症酸中毒表现；有无低血糖及高血糖；有无四肢麻木等周围神经炎表现。

3. 饮食护理　应严格定时进食，控制饮食的关键在于控制总热量。

4. 应用胰岛素护理　胰岛素宜放在20 ℃以下保存；注意胰岛素的有效期；两种胰岛素合用时，应先抽吸普通胰岛素，后抽鱼精蛋白锌胰岛素；一旦出现低血糖反应，除立即抽血检查血糖外，反应轻者可用白糖以温水冲服，较严重者必须静脉注射50%葡萄糖40 mL。

5. 酮症酸中毒的护理　病情观察、遵医嘱补液、昏迷护理等。

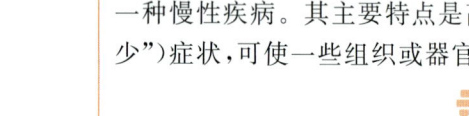 小　结

（1）弥漫性非毒性甲状腺肿（diffuse nontoxic goiter）也称单纯性甲状腺肿（simple goiter），是缺碘使甲状腺素分泌不足，促甲状腺素（TSH）分泌增多、甲状腺滤泡上皮增生、滤泡内胶质堆积导致甲状腺肿大，一般不伴甲状腺功能亢进。本型甲状腺肿常呈地域性分布，又称地方性甲状腺肿（endemic goiter），也可为散发性。根据弥漫性非毒性甲状腺肿的发生、发展过程和病变特点，典型病变一般可分为增生期、胶质储积期、结节期。

（2）弥漫性毒性甲状腺肿（diffuse toxic goiter）指血中甲状腺素过多，作用于全身各组织所引起的临床综合征，临床上统称为甲状腺功能亢进症（hyperthyroidism），简称甲亢，由于约有1/3的病人有眼球突出，故又称为突眼性甲状腺肿（exophthalmic goiter）。

（3）甲状腺功能低下（hypothyroidism）是甲状腺素合成和释放减少或缺乏而出现的综合征。

（4）糖尿病（diabetes mellitus）是一种由多种因素引起的体内胰岛素相对或绝对不足或靶细胞对胰岛素敏感性降低，或胰岛素本身存在结构上的缺陷而引起的糖（碳水化合物）、脂肪和蛋白质代谢紊乱的一种慢性疾病。其主要特点是高血糖和糖尿。临床上表现为多饮、多食、多尿和体重减轻（即"三多一少"）症状，可使一些组织或器官发生形态结构改变和功能障碍。

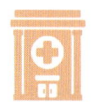 直通护考在线答题

知识链接 11-2

内蒙古医科大学　杜华

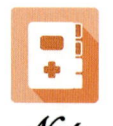

大动脉、中动脉有动脉粥样硬化或中层钙化,粥样硬化病变程度重。临床表现为主动脉、冠状动脉、下肢动脉、脑动脉和其他脏器动脉粥样硬化,引起冠心病、心肌梗死、脑萎缩、肢体坏疽等。

3. 肾脏病变

(1)肾脏体积增大:由于糖尿病早期肾血流量增加,肾小球滤过率增高,早期肾脏体积增大,通过治疗可恢复正常。

(2)结节性肾小球硬化:主要表现为肾小球系膜内有结节状玻璃样物质沉积,结节增大,挤压毛细血管丛,可使毛细血管管腔狭窄甚至阻塞。

(3)弥漫性肾小球硬化:约见于75%的病人,同样在肾小球内有玻璃样物质沉积,分布弥漫,主要损害肾小球毛细血管壁和系膜,肾小球基底膜普遍增厚,毛细血管腔变窄或完全闭塞,最终导致肾小球缺血和玻璃样变。

(4)肾小管-间质性损害:肾小管上皮细胞出现颗粒样和空泡样变性(属退行性变),晚期肾小管萎缩。肾间质病变包括纤维化、水肿和白细胞浸润。

(5)血管损害:糖尿病累及所有的肾血管,多数损害的是肾动脉,引起动脉硬化,特别是入球小动脉和出球小动脉硬化。糖尿病病人中的肾动脉及其主要分支的动脉粥样硬化比同龄的非糖尿病病人出现得更早、更常见。

(6)肾乳头坏死:常见于糖尿病病人患急性肾盂肾炎时,由于缺血并感染所致。

4. 视网膜病变 早期表现为微小动脉瘤和视网膜小静脉扩张,继而出现渗出、水肿、微血栓形成及出血等非增生性视网膜病变;还可因血管病变引起缺氧,刺激纤维组织增生、新生血管形成等增生性视网膜病变。视网膜病变可造成视力障碍(如白内障)或失明。

5. 神经系统病变 周围神经可因血管病变引起缺血性损伤的症状,如肢体疼痛、麻木、感觉丧失、肌肉麻痹等,脑细胞也可发生广泛变性。

6. 其他组织或器官病变 部分病人可出现皮肤黄色瘤、肝脂肪变性和糖原沉积、骨质疏松、糖尿病性外阴炎,以及化脓性和真菌性感染等。

三、临床病理联系

糖尿病病人由于血糖升高而发生渗透性利尿,引起多尿、多饮、口渴。因机体不能充分利用糖分,加上血糖过高刺激胰岛素分泌,病人容易产生饥饿感和食欲亢进。蛋白质和脂肪合成代谢减弱,分解代谢增强,病人进食增多而体重下降。在胰岛素极度缺乏时,脂肪加速分解,血中酮体聚积超过正常水平,出现酮血症、酮尿症以致酮症酸中毒。脂质代谢异常导致动脉粥样硬化,引起冠状动脉粥样硬化性心脏病(简称冠心病)、脑血管意外、下肢坏疽和肾功能衰竭等严重的并发症。周围神经的病变可引起肢体麻木、感觉丧失、肌肉麻痹,甚至足下垂、腕下垂、胃肠和膀胱功能障碍。多饮、多食、多尿、体重减轻是糖尿病的主要临床表现,冠心病、脑血管意外和肾功能衰竭是常见的并发症。

四、治疗原则

(一)1型糖尿病

胰岛素治疗是治疗1型糖尿病的关键,即给病人补充胰岛素以避免体内胰岛素缺乏而引起各种并发症。如果病人出现糖尿病酮症酸中毒,需纠正脱水、酸中毒和电解质紊乱。同时通过运动疗法增加葡萄糖的利用,有利于血糖的控制。

(二)2型糖尿病

2型糖尿病的治疗主要如下。

(1)饮食治疗:应以控制总热量为原则,实行低糖、低脂、适当蛋白质、高纤维素、高维生素饮食。

(2)运动治疗:强调因人而异,循序渐进,相对定时、定量,适可而止。

(3)胰岛素治疗:针对2型糖尿病急性并发症、对口服降糖药无效的2型糖尿病及糖尿病合并应激及其他情况者。

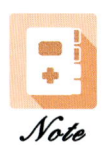

五、护理原则

（一）1 型糖尿病

1. 饮食控制　食物的热量要适合病人的年龄、生长发育和日常活动的需要。每日进食应定时、定量，勿吃额外食品。饮食控制以能保持正常体重，减少血糖波动，维持血脂正常为原则。

2. 胰岛素的使用　每次注射尽量用同一型号的 1 mL 注射器，以保证剂量的绝对准确。根据血糖、尿糖监测结果，每 2～3 天调整胰岛素剂量 1 次。注意防止胰岛素过量或不足，根据病情发展调整胰岛素剂量。

3. 运动锻炼　糖尿病病人每天应做适量运动，但注意运动时间以进餐 1 h 后，2～3 h 内为宜，不在空腹时运动。

4. 糖尿病酮症酸中毒的护理

（1）密切观察病情变化，监测血气、电解质及血糖、尿糖和尿酮体的变化。

（2）纠正水、电解质、酸碱平衡的紊乱，保证出入量的平衡。

（3）协助胰岛素治疗，严密监测血糖波动，随时调整用药方案。

（二）2 型糖尿病

1. 一般护理　生活有规律，可进行适当的运动；注意个人卫生，预防感染。

2. 病情观察　观察有无泌尿道、皮肤、肺部等感染；有无食欲减退，呼吸是否呈烂苹果样气味及有无脱水等酮症酸中毒表现；有无低血糖及高血糖；有无四肢麻木等周围神经炎表现。

3. 饮食护理　应严格定时进食，控制饮食的关键在于控制总热量。

4. 应用胰岛素护理　胰岛素宜放在 20 ℃以下保存；注意胰岛素的有效期；两种胰岛素合用时，应先抽吸普通胰岛素，后抽鱼精蛋白锌胰岛素；一旦出现低血糖反应，除立即抽血检查血糖外，反应轻者可用白糖以温水冲服，较严重者必须静脉注射 50% 葡萄糖 40 mL。

5. 酮症酸中毒的护理　病情观察、遵医嘱补液、昏迷护理等。

 **小　结**

（1）弥漫性非毒性甲状腺肿（diffuse nontoxic goiter）也称单纯性甲状腺肿（simple goiter），是缺碘使甲状腺素分泌不足，促甲状腺素（TSH）分泌增多、甲状腺滤泡上皮增生、滤泡内胶质堆积导致甲状腺肿大，一般不伴甲状腺功能亢进。本型甲状腺肿常呈地域性分布，又称地方性甲状腺肿（endemic goiter），也可为散发性。根据弥漫性非毒性甲状腺肿的发生、发展过程和病变特点，典型病变一般可分为增生期、胶质储积期、结节期。

（2）弥漫性毒性甲状腺肿（diffuse toxic goiter）指血中甲状腺素过多，作用于全身各组织所引起的临床综合征，临床上统称为甲状腺功能亢进症（hyperthyroidism），简称甲亢，由于约有 1/3 的病人有眼球突出，故又称为突眼性甲状腺肿（exophthalmic goiter）。

（3）甲状腺功能低下（hypothyroidism）是甲状腺素合成和释放减少或缺乏而出现的综合征。

（4）糖尿病（diabetes mellitus）是一种由多种因素引起的体内胰岛素相对或绝对不足或靶细胞对胰岛素敏感性降低，或胰岛素本身存在结构上的缺陷而引起的糖（碳水化合物）、脂肪和蛋白质代谢紊乱的一种慢性疾病。其主要特点是高血糖和糖尿。临床上表现为多饮、多食、多尿和体重减轻（即"三多一少"）症状，可使一些组织或器官发生形态结构改变和功能障碍。

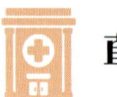 直通护考在线答题

内蒙古医科大学　杜华

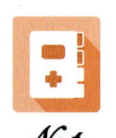

第十二章　神经系统疾病

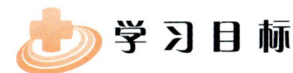

学习目标

掌握

1. 阿尔茨海默病的病理变化特点。

2. 帕金森病的病理变化特点。

熟悉

1. 阿尔茨海默病的临床病理联系。

2. 帕金森病的临床病理联系。

了解

1. 阿尔茨海默病的医护原则。

2. 帕金森病的医护原则。

3. 神经元及其神经纤维的基本病变。

神经系统在解剖和生理上都有其特殊性,在病理方面也有其特殊的规律。

(1) 病变定位和功能障碍关系密切,如一侧大脑额叶中央前回病变可导致对侧肢体偏瘫。

(2) 相同病变发生在不同的部位,可出现不同的综合征及后果,例如,发生在额叶前皮质区的小梗死灶可不引起任何症状,但发生在延髓则可引起严重后果,甚至致命。

(3) 对各种致病因子的病理反应较为缓慢,表现为神经系统的变性、坏死,髓鞘的脱失,小胶质细胞的激活,星形胶质细胞的增生,而同一种病变可出现在许多不同的疾病中,例如炎症渗出过程中往往表现为血管套的形成。

(4) 脑的恶性肿瘤极少发生颅外转移,而颅外恶性肿瘤却常转移至脑。

(5) 某些解剖生理学特征对疾病具有双重影响,如颅骨虽然有保护作用,但又是颅内高压和脑疝形成的重要条件。

神经系统除可出现其他器官共有的病变,如血液循环障碍、炎症和肿瘤外,还可有其他特殊的病变,如神经元的变性疾病、海绵状脑病及脱髓鞘疾病。

第一节　神经系统的细胞及基本病变

神经元(neuron),又称神经细胞,是构成神经系统结构和功能的基本单位。神经元是具有长突起的细胞,它由细胞体和细胞突起构成。细胞体位于脑、脊髓和神经节中,细胞突起可延伸至全身各器官和组织中。细胞体是细胞含核的部分,其形状、大小有很大差别,直径为 4~120 μm;核大而圆,位于细胞中央,染色质少,核仁明显;细胞质内有斑块状的核外染色质(又称尼尔小体),还有许多神经原纤维。细

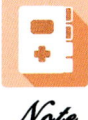

Note

191

胞突起是由细胞体延伸出来的细长部分,又可分为树突和轴突。每个神经元可以有一个或多个树突,可以接受刺激并将兴奋传入细胞体。每个神经元只有一个轴突,可以把兴奋从胞体传送到另一个神经元或其他组织,如肌肉或腺体。

一、神经元及其神经纤维的基本病变

(一)神经元的基本病变

1. 神经元急性坏死　急性缺血、缺氧,感染和中毒等可引起神经元坏死,其形态学表现为神经元核固缩,胞体缩小变形,胞质尼氏小体消失,HE染色胞质呈深红色,因此神经元急性坏死又称红色神经元(red neuron)(图12-1-1),继而出现细胞核溶解消失,有时仅见死亡细胞残留的轮廓,称为鬼影细胞(ghost cell)。由缺血引起的红色神经元最常见于大脑皮质的锥体细胞和小脑浦肯野(Purkinje)细胞。

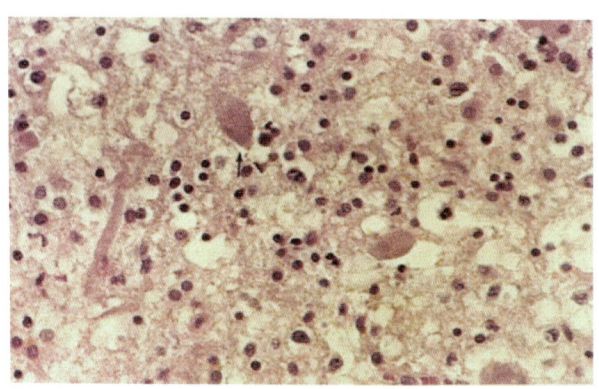

图12-1-1　红色神经元

注:神经元胞体缩小变形,核固缩,胞质HE染色呈深红色,尼氏小体消失(↑标示处)。

2. 单纯性神经元萎缩(simple neuronal atrophy)　单纯性神经元萎缩多见于慢性渐进性变性疾病,如多系统萎缩、肌萎缩性侧索硬化。其形态学表现为神经元慢性渐进性胞体缩小,核固缩、消失,无明显的尼氏小体溶解,一般不伴炎症反应。病变早期很难察觉此类神经元的丢失,晚期局部伴明显胶质细胞增生,可提示该处曾经有神经元的存在。

3. 中央性尼氏小体溶解(central chromatolysis)　中央性尼氏小体溶解常由病毒感染、缺氧、B族维生素缺乏及轴突损伤等原因引起。其形态学表现为神经元胞体变圆、核偏位,尼氏小体从核周开始崩解为细尘状颗粒,进而溶解消失,或仅在细胞周边区有少量残留,胞质呈苍白均质状(图12-1-2)。此改变由粗面内质网脱颗粒所致,由于游离核糖体使神经元蛋白质合成代谢大大增强。早期病变一般可逆,但若病因长期存在,可导致神经元死亡。

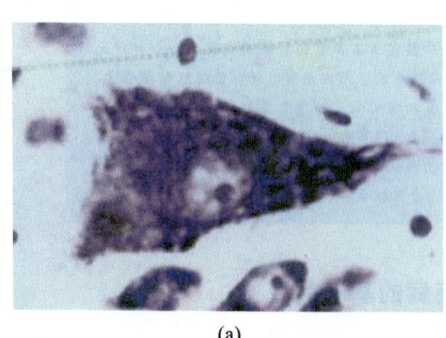
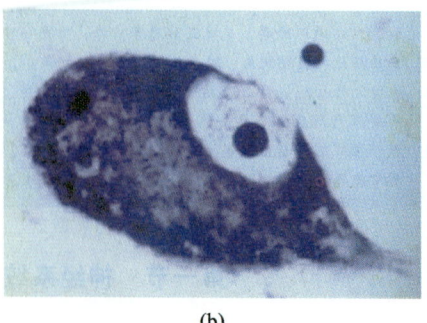

(a)　　　　　　　　　　　　　　　(b)

图12-1-2　中央性尼氏小体溶解

注:(a)正常神经元:呈多边形,核居中,胞质见尼氏小体呈灰蓝色斑块状;(b)中央性尼氏小体溶解:神经元胞体肿胀,核偏位,核仁明显,胞体中央尼氏小体消失,呈透亮区域,核膜下仍可见尼氏小体。

4. 包涵体形成　包涵体形成见于某些病毒感染和变性疾病。其形态、大小和着色不同,分布部位也有一定规律,如帕金森病(Parkinson disease)病人黑质神经元胞质中的Lewy小体(图12-1-3)、狂犬

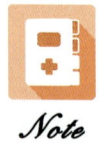

病病人的海马和脑皮质锥体细胞质中的 Negri 小体(图 12-1-4),该小体具有诊断价值;巨细胞病毒感染时包涵体可同时出现在核内和胞质内。此外,神经元胞质中出现的脂褐素多见于老年人,这种包涵体源于溶酶体的残体,有时可占据神经元的大部分。

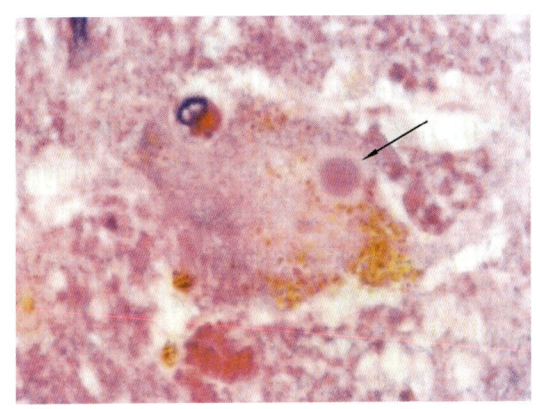

图 12-1-3　Lewy 小体

注:神经元胞体内见圆形小体,中央嗜酸性,包涵体边缘着色浅,有亮晕(箭头标示处)。

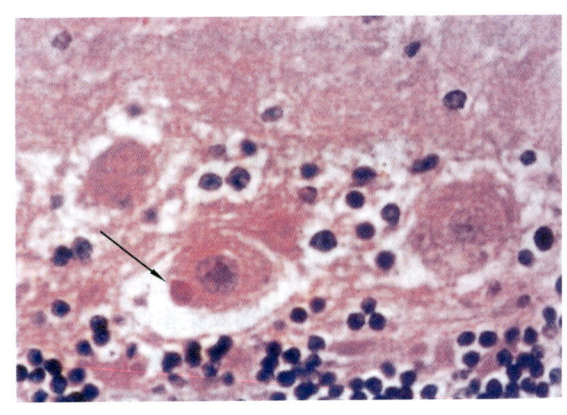

图 12-1-4　Negri 小体

注:椭圆形嗜酸性小体(箭头标示处)位于神经元胞质内,边界清楚。

5. 神经原纤维变性(neurofibrillary degeneration)
神经原纤维变性为阿尔茨海默病主要的组织病变之一。用 HE 染色较为模糊,用镀银染色法染色可见其形态特征为神经元细胞质中神经原纤维变粗,并在胞核周围凝结卷曲呈缠结状,又称神经原纤维缠结(neurofibrillary tangles)(图 12-1-5)。电镜下为直径 7～10 nm 的双螺旋微丝成分。这是神经元趋向死亡的一种标志。

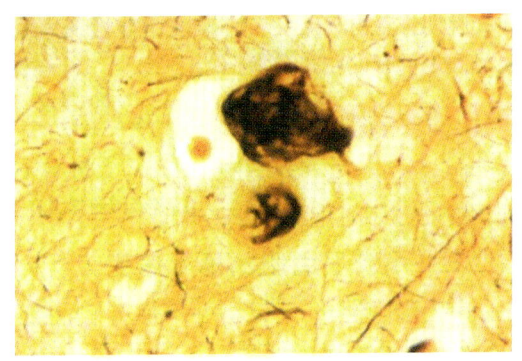

图 12-1-5　神经原纤维缠结

(二)神经纤维的基本病变
轴突损伤时除神经元胞体发生变化外,轴突本身也发生一系列变化,典型的病理变化如下。

1. 沃勒变性(Wallerian degeneration)　沃勒变性又称轴突反应,是中枢或周围神经轴索被离断后,轴突出现的一系列变化,包括轴索断裂崩解、髓鞘崩解脱失、细胞增生反应。

2. 脱髓鞘(demyelination)　施万细胞变性或髓鞘损伤导致髓鞘板层分离、肿胀、断裂,并崩解成脂滴,进而完全脱失称脱髓鞘,此时轴索相对保留。随着病情的发展,轴索可出现继发性损伤。

二、神经胶质细胞的基本病变

神经胶质细胞为特化的中枢神经系统支持细胞,包括星形胶质细胞、少突胶质细胞和小胶质细胞,总数是神经元的 5 倍。

(一)星形胶质细胞的基本病变
星形胶质细胞具有广泛的功能,其基本病变有肿胀、反应性胶质化、淀粉样小体形成等。

1. 肿胀　该病变是神经系统损伤后最早出现的形态变化,多见于缺氧、中毒、低血糖及海绵状脑病等。星形胶质细胞核明显增大、染色质疏松淡染。

2. 反应性胶质化(reactive astrogliosis)　反应性胶质化是神经系统受到损伤后的修复反应,表现为星形细胞的增生和肥大,其胞体和突起形成胶质瘢痕。与纤维瘢痕不同,胶质瘢痕没有胶原纤维和相应的间质蛋白,故机械强度较弱。

3. 淀粉样小体(corpora amylacea)　老年人的星形胶质细胞突起聚集,在 HE 染色条件下可见呈圆

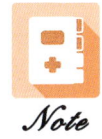

形、向心性层状排列的嗜碱性小体,称为淀粉样小体。多见于星形胶质细胞突起丰富的区域,如软脑膜下、室管膜下和血管周围。

4. Rosenthal 纤维(Rosenthal fiber) Rosenthal 纤维是在星形细胞质和突起中形成的一种均质性、毛玻璃样嗜酸性小体,呈圆形、卵圆形、长形和棒状,磷钨酸苏木素(PTAH)染色呈红色至紫红色。常见于一些缓慢生长的肿瘤(如毛细胞型胶质细胞瘤)和慢性非肿瘤性疾病中胶质纤维增生区(如多发性硬化)。

(二)少突胶质细胞的基本病变

少突胶质细胞是中枢神经系统中数量最多的细胞,其主要功能是构成中枢神经的髓鞘。在灰质中,如果一个神经元由 5 个或 5 个以上少突胶质细胞围绕称为卫星现象(satellitosis)(图 12-1-6)。此现象与神经元损害的程度和时间无明确的关系,意义不明,可能和神经营养有关。

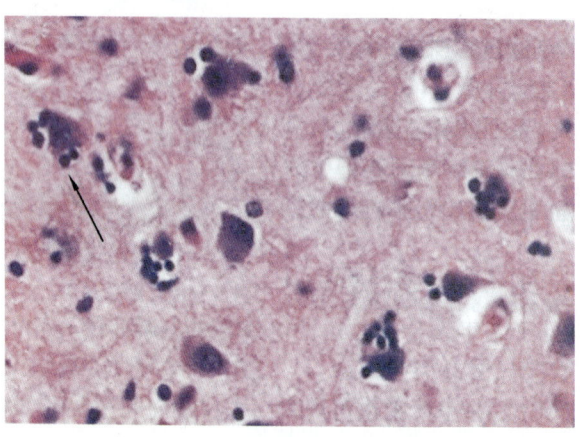

图 12-1-6　神经细胞卫星现象

注:神经细胞周围有 5 个少突胶质细胞围绕(箭头标示处)。

(三)小胶质细胞的基本病变

小胶质细胞(microglia)并不是真正的胶质细胞,它实属单核巨噬细胞系统,各种损伤均可导致其快速活化。常见的病变如下。

1. 噬神经细胞现象(neuronophagia) 噬神经细胞现象是指坏死的神经元被增生的小胶质细胞或血源性巨噬细胞吞噬(图 12-1-7),如乙型脑炎时大脑皮质神经元被小胶质细胞吞噬。

2. 小胶质细胞结节(microglial nodule) 神经系统遭受某些慢性进行性损伤时,小胶质细胞常呈弥漫性或局灶性增生,聚集成团形成小胶质细胞结节(图 12-1-8)。

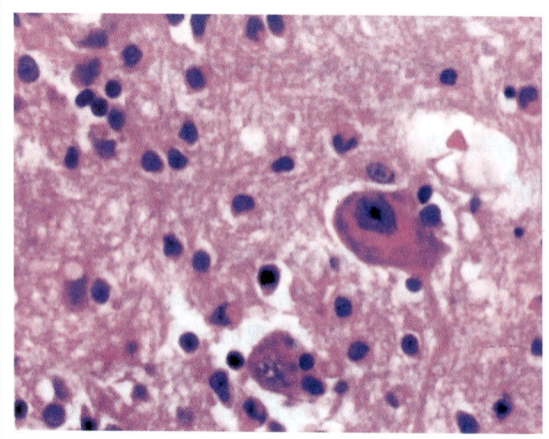

图 12-1-7　噬神经细胞现象

注:退变的神经元胞质内见小胶质细胞侵入。

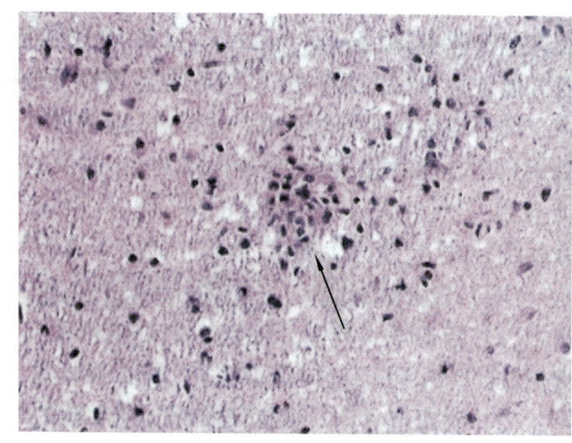

图 12-1-8　小胶质细胞结节

注:小胶质细胞增生形成小胶质细胞结节(箭头标示处)。

3. 格子细胞(gitter cell) 小胶质细胞或巨噬细胞吞噬细胞和组织碎片后,胞体增大。胞质中出现大量脂质小滴,HE 染色呈空泡状,称为格子细胞或泡沫细胞,苏丹Ⅲ染色呈阳性反应。

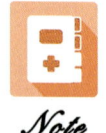

第二节　阿尔茨海默病

阿尔茨海默病(Alzheimer disease,AD),又称老年性痴呆,是一种中枢神经系统变性疾病,起病隐匿,病程呈慢性进行性,是老年期痴呆最常见的一种类型。其主要表现为渐进性记忆障碍、认知功能障碍、人格改变及语言障碍等神经精神症状,严重影响社交、职业与生活功能。AD 的病因及发病机制尚未阐明,特征性病理改变为 β-淀粉样蛋白沉积形成的细胞外老年斑和 tau 蛋白过度磷酸化形成的神经细胞内神经原纤维缠结,以及神经元丢失伴胶质细胞增生等。

一、病因和发病机制

阿尔茨海默病的病因与发病机制目前尚未完全明了,研究者们普遍认为 AD 是一个多因素致病的复杂病理过程,其中遗传因素、环境因素均参与了发病。在对 AD 的流行病学调查中,研究者们明确了以下 AD 的危险因素。

1. 社会人口因素　高龄是 AD 的一个重要危险因素,在 65~90 岁之间,AD 的发病率随年龄的增长呈指数性增长,但在超高年龄(大于 90 岁)人群中发病率有所降低;女性 AD 的发病率为男性的 2~3 倍;国籍和人种的差异对 AD 的发病率也有显著影响。

2. 家族及遗传病史　痴呆家族史也是 AD 的一个危险因素,某些基因的突变也被证明与 AD 的发生密切相关,如位于 21 号染色体上的淀粉样蛋白前体(APP)基因。

3. 认知基础与脑储备　许多研究已经发现教育水平相对较低的个体,其痴呆或认知功能下降的发生率较高。

4. 血管危险因素　血管危险因素包括高血压、糖尿病、动脉粥样硬化、高胆固醇血症、高同型半胱氨酸血症、冠心病、心房颤动等。血管危险因素在老年人中与脑血管病及脑卒中密切相关,也显著增加形成 AD 的危险。

5. 脑外伤　有脑外伤史并发生意识障碍的病人 AD 的发生率较正常人高 80%,AD 发生前近 10 年左右的脑外伤史较更早的外伤史更有意义。

6. 生活习惯和饮食习惯　有研究表明,55 岁以上的人群每天少量或中等量饮酒可有效降低老年性痴呆的发病危险。一般非吸烟者患 AD 的危险率是吸烟者的 2 倍。

7. 职业危险因素　长期暴露于电磁环境是 AD 的一个职业危险因素。AD 病人大多与电动机接触密切,这类职业包括木匠、电工、机械师、裁缝师等。

二、病理变化与临床病理联系

(一) 病理变化

1. 肉眼观　脑萎缩明显,重量减轻,脑回窄,脑沟宽,病变尤以额叶、顶叶和颞叶最为显著,切面可见代偿性脑室及第三脑室扩张(图 12-2-1)。

2. 镜下观　本病的镜下病理改变主要为老年斑、神经原纤维缠结、颗粒空泡变性和 Hirano 小体形成等。

(1) 老年斑:一种细胞外结构,直径为 20~150 μm,最多见于内嗅区皮质、海马区,其次为额叶和颞叶皮质,其数目与痴呆程度成正比。其本质为退变的神经轴突围绕淀粉样物质,HE 染色呈嗜伊红染色的团块状。银染显示,斑块中心为一均匀的嗜银团(图 12-2-2)。

(2) 神经原纤维缠结:神经原纤维增粗扭曲形成结,HE 染色中往往较模糊,但银染可清晰显示(图 12-2-3)。

(3) 颗粒空泡变性:表现为神经细胞胞质中出现小空泡,内含嗜银颗粒,多见于海马锥体细胞。

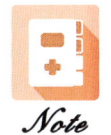

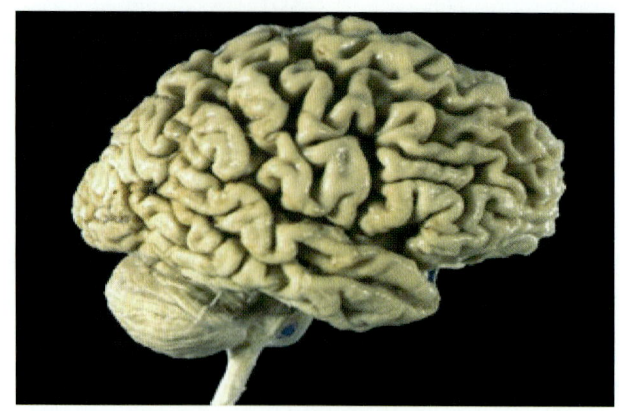

图 12-2-1 阿尔茨海默病

注:大脑各叶皮质明显萎缩,脑回变窄,脑沟变宽。

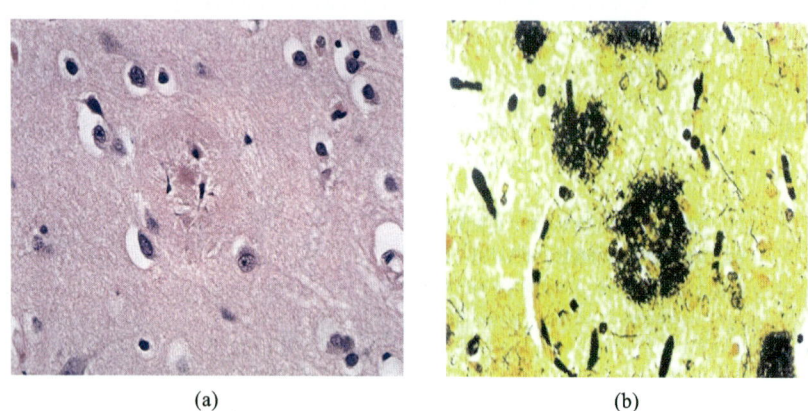

(a) (b)

图 12-2-2 老年斑

注:(a)为 HE 染色;(b)为银染,呈黑色银染色团。

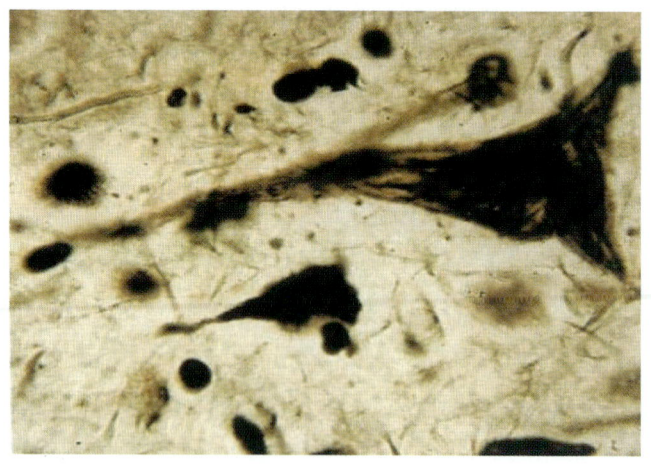

图 12-2-3 神经原纤维缠结(银染)

　　(4) Hirano 小体:神经细胞树突近端棒状嗜酸性包涵体,生化分析证实大多为肌动蛋白,多见于海马锥体细胞。

　　上述均为非特异性病变,可见于无特殊病变的老龄脑,仅当其数目增多达到诊断标准并具有特定的分布部位时才能作为 AD 的诊断依据。

　　(二)临床病理联系

　　阿尔茨海默病起病隐匿,病情发展缓慢,无明确起病期,病程进行性发展,其主要的临床表现如下。

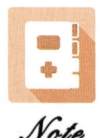
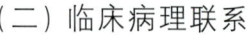

（1）记忆障碍：记忆障碍是 AD 的早期突出症状和核心症状。其特点是近事遗忘先出现，对原有工作不能胜任。主要影响短时记忆、记忆保存且学习新知识困难。

（2）视空间和定向障碍：视空间和定向障碍是 AD 的早期症状之一。

（3）言语障碍：言语障碍一般呈现特定模式，首先出现语义学障碍，表现为找词障碍、用词不当、讲话絮叨、病理性赘述等。

（4）失认和失用：失认是指感觉功能正常，但不能认识和鉴别物体；失用是指理解和运动功能正常，但不能执行运动。

（5）智力障碍。

（6）人格改变。

（7）进食、睡眠和行为障碍。

（8）精神症状：主要表现为错认和幻觉、妄想、情绪障碍。

（9）灾难反应：病人主观意识到自己智力缺损，却极力否认，在应激的状况下产生继发性的激越。

（10）神经系统症状：神经系统症状多见于晚期病人，如下颌反射、强握反射、口面部不自主运动等。

三、AD 的医护原则

1. 护理原则　AD 的护理过程应该将病人的生活质量放在首要位置。由于疾病的原因，病人的认知功能全面衰退，我们应该认识到在考虑病人生活质量时，许多因素均应列入考虑的范围内。所有的这些影响病人生活质量的因素均要和病人本人的情况及疾病发展的阶段结合起来考虑，才能最大限度地提高病人的生活质量。一个成功的护理过程包括三个不同而相互联系的过程。第一步：对每一个病人进行全面的评估，然后根据评估结果制订详细的护理计划。第二步：按能力、兴趣和需要相似的原则将人群分成不同护理小组。第三步：设计或调整并营造有利于不同护理小组人群的能力及兴趣和需求的护理环境和方法，以弥补他们的缺失并满足他们的特殊需求。

2. 治疗原则　本病病因尚不太明确，针对病因治疗很难，一般采取以下措施。

（1）促智药或改善认知功能的药物，如乙酰胆碱酯酶抑制剂、促脑代谢及推迟痴呆进程药。

（2）对症治疗，主要针对伴发的各种精神症状，如抗焦虑药物、抗抑郁药物、抗精神病药物等。

第三节　帕金森病

帕金森病（Parkinson disease，PD）又称原发性震颤性麻痹（paralysis agitans），是一种以纹状体黑质损害为主的缓慢进行性疾病，多发生于 50～80 岁，临床表现为震颤、肌强直、姿势及步态不稳、起步及止步困难、面部无表情、面具样面容等。

一、病因与发病机制

帕金森病的具体病因仍不清楚。科学研究发现可能有以下致病因素。

1. 年龄老化　在高于 65 岁的人群中，1% 患有此病。

2. 环境因素　流行病学调查结果发现，帕金森病的患病率存在地区差异。

3. 家族遗传性　研究者们在长期的实践中发现有帕金森病病人的家族，其亲属的发病率较正常人群要高。但至今也没有在散发的帕金森病病人中找到明确的致病基因，这说明帕金森病的病因是多因素的。

综上所述，任何单一的因素均不能完整地解释帕金森病的病因。多数研究者倾向于帕金森病的病因是上述各因素共同作用的结果。

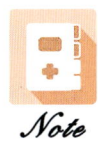

二、病理变化与临床病理联系

（一）病理变化

1. 肉眼观　中脑黑质、脑桥的蓝斑核及迷走神经运动核等处的神经细胞色素脱失是本病相对特征性的变化（图 12-3-1），但早期病理改变不明显。

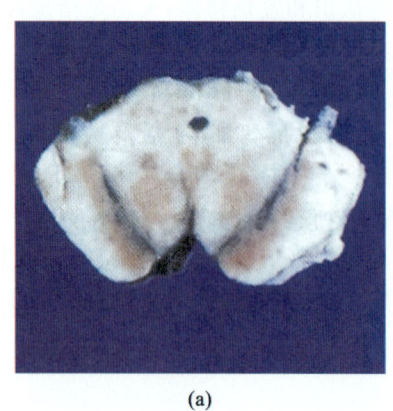
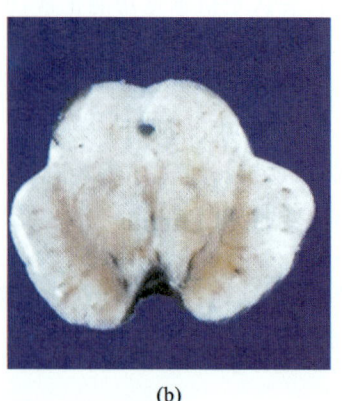

(a)　　　　　　　　　　(b)

图 12-3-1　帕金森病病人的脑部（肉眼观）

注：(a)为正常中脑切面，显示中脑黑质部为黑色；(b)为帕金森病病人中脑切面，显示中脑黑质脱色。

2. 镜下观　该处的神经黑色素细胞丧失，残留的神经细胞中有 Lewy 小体形成（图 12--1-3）。该小体位于神经细胞胞质内，呈圆形，中心嗜酸性着色，边缘着色浅。由于上述区域黑质细胞的变性和脱失，多巴胺合成减少，以致多巴胺（抑制性神经递质）与乙酰胆碱（兴奋性神经递质）的平衡失调。所以临床上病人表现为震颤、肌强直、运动减少、姿势及步态不稳、起步及止步困难和面具样面容等。采用左旋多巴（多巴胺的前体）来补充脑组织中多巴胺不足或用抗胆碱能药物抑制乙酰胆碱的作用对本病有一定疗效。某些晚期病人出现痴呆症状，部分老年性痴呆病人大脑皮质神经元也可检出 Lewy 小体。这两种变性疾病之间存在何种内在联系，尚有待进一步研究。

（二）临床病理联系

帕金森病起病多缓慢，且呈进行性发展，动作不灵活和震颤为疾病的首发症状，随疾病进展出现特征性表现。

1. 静止性震颤　静止性震颤始于一侧上肢远端，逐渐扩展到同侧下肢和对侧上、下肢。上肢震颤重于下肢，手指呈现有规律的拇指对掌和余指屈曲的震颤，形成"搓丸样动作"。震颤在静止状态出现且明显，运动时减轻或暂时停止。

2. 肌强直　本病的主要特征之一，多从一侧上肢或下肢近端开始，逐渐蔓延至远端、对侧和全身肌肉，表现为被动运动关节时的"铅管样强直"。

3. 运动减少　运动减少表现为写字过小、慌张或前冲步态、面具脸、日常活动受限等。

三、帕金森病的医护原则

1. 护理原则

（1）生活护理：主动了解病人需要，指导和鼓励病人自我护理，如：指导病人经常清洁皮肤，勤换被褥、衣物、勤洗澡；指导出汗多的病人穿柔软、宽松的棉质衣服；对如厕有困难者，应尽量提供帮助，指导、训练、鼓励病人尽量使用便器；穿着、修饰能力差的病人，提供穿衣时适当的隐蔽条件，鼓励病人独立更衣、修饰。

（2）心理护理：建立信任的护患关系，促进病人与社会的交往。

（3）运动护理：首先要告诉病人或家属运动锻炼的目的，并与病人或家属商定切实可行的运动锻炼计划；鼓励病人尽量参与各种形式的活动；对有功能障碍的病人，应指导病人在做完每日的一般运动后，

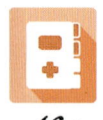

针对功能障碍特点进行有针对的恢复。

（4）用药护理：加强用药护理以防止药物副作用和减轻药物对机体的不良影响。

2. 治疗原则　及早使用替代性药物和以抗胆碱药物治疗为主，辅以行为治疗，必要时手术治疗，从而达到减轻症状、减少并发症、增强自理能力、延长病人生命的目的。

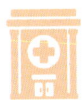 小　　结

（1）阿尔茨海默病（Alzheimer disease，AD），又称老年性痴呆，是一种中枢神经系统变性疾病，起病隐匿，病程呈慢性进行性，是老年期痴呆最常见的一种类型。其主要表现为渐进性记忆障碍、认知功能障碍、人格改变及语言障碍等神经精神症状，严重影响社交、职业与生活功能。AD 的病因及发病机制尚未阐明，特征性病理改变为 β-淀粉样蛋白沉积形成的细胞外老年斑和 tau 蛋白过度磷酸化形成的神经细胞内神经原纤维缠结，以及神经元丢失伴胶质细胞增生等。

（2）帕金森病（Parkinson disease，PD）又称原发性震颤性麻痹（paralysis agitans），是一种以纹状体黑质损害为主的缓慢进行性疾病，多发生于 50～80 岁，临床表现为震颤、肌强直、姿势及步态不稳、起步及止步困难、面部无表情、面具样面容等。

 **直通护考在线答题**

枣庄科技职业学院　屈斌

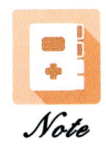

第十三章 传染病和寄生虫病

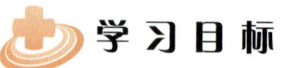 学习目标

掌握

1. 结核病的基本病理变化及其转化规律。
2. 肺结核病的分类,各种类型肺结核的概念。
3. 肺外器官结核病的病变特点。
4. 伤寒的概念、病理变化、结局与合并症。
5. 细菌性痢疾的概念、病因和病理变化。
6. 流行性脑脊髓膜炎和流行性乙型脑炎的病因和炎症的特点。

熟悉

性传播疾病(尖锐湿疣、梅毒、艾滋病)的病因、传播途径和临床病理变化。

了解

血吸虫病的病因、发病机制及病理变化。

传染病是由病原微生物(细菌、病毒、立克次体、螺旋体等)和寄生虫(原虫或蠕虫)感染人体后引起的一类疾病,并能在人群中引起局部或广泛的流行。其发生或流行必须同时具备三个基本环节,即传染源、传播途径和易感人群。传染病的病理过程取决于病原体的数量、毒力和机体免疫功能。不同病原体引起病理改变的基本性质属于炎症范畴,因此传染病的局部和全身反应的变化规律和炎症的规律基本相同。

当今,基因诊断技术和有效抗生素的应用在诊断和治疗传染病上取得了很大进步,使传染病的发病率和死亡率明显下降。国内,有些传染病已经消灭,而有些传染病发病率呈上升趋势,如梅毒、淋病、结核病等,近年来也出现了一些新的传染病,如埃博拉出血热(Ebola hemorrhagic fever,EHF)、严重急性呼吸综合征(sever acute respiratory syndrome,SARS)和禽流感等,给人类健康造成严重危害。

第一节 结 核 病

结核病(tuberculosis)是由结核分枝杆菌引起的一种慢性肉芽肿性炎,见于全身各器官和组织,以肺结核病最为常见。其病变特征为形成结核结节并伴有不同程度的干酪性坏死。临床上出现低热、盗汗、食欲不振、消瘦等症状。

一、病因和发病机制

结核病的病原菌是结核分枝杆菌,是一种细长弯曲的革兰阳性需氧菌,细菌细胞壁中含分枝菌酸,抗酸染色呈红色。对人类致病的结核分枝杆菌主要类型为人型和牛型。呼吸道传播是结核病最常见和最重要的途径,少数病人可因食入带菌的食物经消化道感染,经皮肤伤口感染者极少见。排菌的肺结核病人(尤其是痰涂片阳性、未经治疗者)的痰是主要的传染源。飞沫传播是主要的传播途径。

结核分枝杆菌是细胞内生长的细菌,不产生内毒素和外毒素,其致病性可能与菌体成分、代谢物质的毒性以及机体对菌体成分产生的免疫损伤有关。结核分枝杆菌含有脂质、蛋白和荚膜多糖类三种成分:①脂质:结核分枝杆菌的致病力与脂质成分有关,尤其是糖脂更为重要。蜡质 D(一种糖脂)可激发机体产生迟发型超敏反应,造成机体的损伤;磷脂能使炎症灶中的巨噬细胞转变为上皮样细胞,从而形成结核结节;索状因子能破坏细胞线粒体膜,影响细胞呼吸,抑制白细胞游走和引起慢性肉芽肿;硫酸脑苷脂可抑制吞噬细胞中吞噬体与溶酶体的结合,使结核分枝杆菌能在吞噬细胞中长期存活。②蛋白:具有抗原性,与蜡质 D 结合后能使机体发生超敏反应,引起组织坏死和全身中毒症状,并在结核结节形成中发挥一定的作用。③荚膜多糖类:与吞噬细胞表面的补体受体结合,有助于结核分枝杆菌在宿主细胞上的黏附与入侵;荚膜中的酶可降解宿主中的大分子物质,为结核分枝杆菌提供繁殖所需的营养;荚膜能防止宿主的有害物质进入结核分枝杆菌内,同时抑制吞噬体与溶酶体的融合。

结核病的发生和发展主要取决于感染病菌的数量、毒力大小以及机体的抵抗力和变态反应(表13-1-1)。目前认为,结核病的免疫反应主要是细胞免疫。结核病时发生的变态反应属于Ⅳ型(迟发型)超敏反应。结核病的免疫反应和超敏反应(Ⅳ型)常同时发生并相伴出现。人类对结核分枝杆菌的自然免疫力较弱。它在受到结核分枝杆菌的初次抗原刺激后可转化为致敏的淋巴细胞。当再次与结核分枝杆菌相遇时,致敏的淋巴细胞可很快分裂、增殖,并释放出各种淋巴因子。这些因子可使巨噬细胞移向结核分枝杆菌,并聚集于该处不再移动,这样就能把结核分枝杆菌限制在局部而不扩散;同时还激活了巨噬细胞,使吞入的细菌更易被杀灭。此外,激活后的 T 淋巴细胞还可释放其他淋巴因子,加强这一免疫反应,例如,结核分枝杆菌的生长抑制因子能通过巨噬细胞特异性地抑制细胞内结核分枝杆菌的繁殖而获得免疫。结核结节的形成就是上述各种反应的具体形态学表现。

表 13-1-1 结核病基本病变与机体的免疫状态

病　变	机 体 状 态		结核分枝杆菌		病 理 特 征
	免疫力	变态反应	菌量	毒力	
渗出为主	低	较强	多	强	浆液性或浆液纤维素性炎
增生为主	较强	较弱	少	较低	结核结节
坏死为主	低	强	多	强	干酪样坏死

二、结核病的基本病理变化

1. 以渗出为主的病变 以渗出为主的病变多出现在结核性炎症的早期或机体抵抗力低下,菌量多、毒力强或变态反应较强时,主要表现为浆液性或浆液纤维素性炎。早期病变局部有中性粒细胞浸润,但很快被巨噬细胞取代。此时可在渗出液和巨噬细胞内查到结核分枝杆菌。以渗出为主的病变多见于肺、浆膜、滑膜和脑膜等处。渗出物可完全吸收不留痕迹,或转变为以增生为主或以坏死为主的病变。

2. 以增生为主的病变 当菌量较少、毒力较低或人体免疫反应较强时,则发生以增生为主的病变,形成具有诊断价值的结核结节(tubercle),即结核性肉芽肿(tuberculous granuloma)。结核结节是在细胞免疫的基础上形成的由类上皮细胞(上皮样细胞)、朗格汉斯细胞和外围局部聚集的淋巴细胞、少量成纤维细胞构成的肉芽肿。巨噬细胞吞噬结核分枝杆菌后体积增大,逐渐转变为上皮样细胞。其形态呈梭形或多角形,胞质丰富,颜色淡染呈淡红色,境界不清,核呈圆形或椭圆形。多个上皮样细胞相互融合或一个上皮样细胞核分裂胞质不分裂而形成朗格汉斯细胞,是一种直径可达 300 μm 的多核巨细胞,胞质丰富。其核与上皮样细胞核相似,数目由十几个到几十个不等,排列在细胞质的周围呈花环状、马蹄形或密集于胞体的一端(图 13-1-1)。结核结节中央呈干酪样坏死,颜色微黄,可微隆起于器官表面。

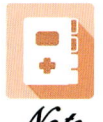

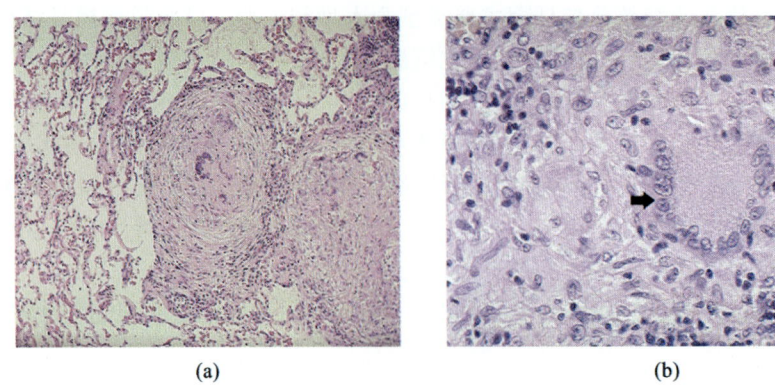

图 13-1-1 结核结节

注：(a)肺内形成界限清楚的结核结节；(b)高倍镜见结节内主要为上皮样细胞和朗格汉斯细胞，细胞体积很大，胞质丰富，核数目多，花环状、马蹄形排列（箭头示），结节周围为淋巴细胞和纤维细胞。

3. 以坏死为主的病变　多发生于结核分枝杆菌菌量多、毒力强，机体抵抗力低或变态反应强时，上述以渗出性和增生性病变为主的病变均可继发干酪样坏死。坏死灶由于脂质较多，颜色淡黄，均匀细腻，质地较实，状似奶酪，故称干酪样坏死。其对结核病病理诊断具有一定的意义。镜下为红染无结构的颗粒状物（图 13-1-2）。干酪样坏死中大多会有一定量的结核分枝杆菌，可成为结核病恶化进展的原因。

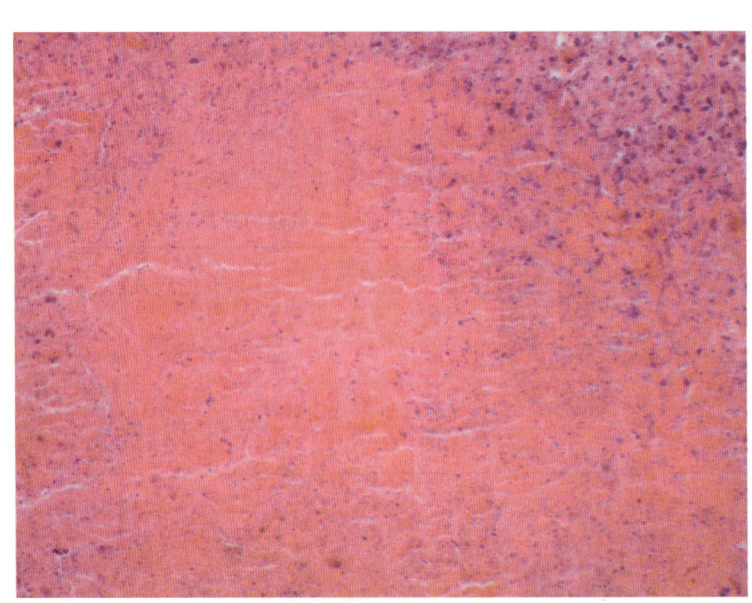

图 13-1-2 结核性干酪性坏死

注：图中为大片红染无结构的干酪性坏死。

以上渗出、增生和坏死三种基本病理变化往往同时存在而以某一种改变为主，而且可互相转化。如：以渗出为主的病变可因适当治疗或机体免疫力增强而转化为增生性病变；反之，在机体免疫力下降或处于较强的变态反应状态时，原来的以增生为主的病变则可转变为渗出性、坏死性病变，或原来的以渗出为主的病变转化为以坏死为主的病变。

三、结核病的转归

结核病的发展与结局取决于机体抵抗力与结核分枝杆菌致病力之间的矛盾关系。当人体抵抗力增强时，细菌被控制或者被杀灭，病人痊愈；反之，则转向恶化。

1. 转向愈合　转向愈合的主要表现是病变的吸收、消散和纤维化、纤维包裹及钙化。

（1）吸收、消散：渗出性病变的主要愈合方式。渗出物通过淋巴道、血道吸收，使病灶缩小或完全消散。X线检查可见边缘模糊、密度不均、呈云絮状的渗出性病变阴影,之后逐渐缩小或被分割成小片,以致完全消失,临床上称为吸收好转期。较小的干酪样坏死灶和增生性病灶,经积极治疗后也有吸收消散或缩小的可能。

(2)纤维化、纤维包裹及钙化:增生性病灶或小干酪样坏死灶转向愈合时,周围增生的成纤维细胞长入病灶中形成纤维组织,造成纤维化,最后形成瘢痕而愈合。若病灶过大难以全部纤维化,则由其周边纤维组织增生将坏死物包裹,坏死物逐渐干燥浓缩,并有钙盐沉着。钙化的结核病灶内常有少量结核分枝杆菌残留,此病变临床虽属痊愈,但当机体抵抗力降低时可复发进展。未被完全吸收的渗出性病变也可通过肉芽组织长入而发生纤维化。X线检查可见纤维化病灶边缘清楚,呈密度增高的条索状阴影;钙化灶边缘清晰,呈密度增高影。

2. 转向恶化 转向恶化主要表现为浸润进展和溶解播散。

(1)浸润进展:疾病恶化时,病灶周围出现渗出性病变(病灶周围炎)并蔓延扩大,随后继发干酪样坏死。X线检查显示病灶周围出现絮状阴影,边缘模糊,临床上称为浸润进展期。

(2)溶解播散:疾病恶化时,干酪样坏死物可发生溶解液化,液化的坏死物呈半流体状态,沿着体内的自然管道(如支气管、输尿管等)排出,导致局部形成空洞。空洞内液化的干酪样坏死物中含有大量结核分枝杆菌,可通过自然管道播散到其他部位,形成新的结核病灶。此外,结核分枝杆菌还可通过淋巴道、血道播散至全身,在各器官内形成结核病灶。X线检查可见病灶阴影密度深浅不一,出现透亮区及大小不等的新播散病灶阴影。临床上称为溶解播散期。

四、肺结核病

结核病中最常见的是肺结核病。肺结核病可因初次感染和再次感染结核分枝杆菌时机体反应性的不同,而致肺部病变的发生、发展各有不同的特点,分为原发性肺结核病和继发性肺结核病两大类。

(一)原发性肺结核病

初次感染结核分枝杆菌所引起的肺结核病,称为原发性肺结核病。其多发生于儿童,也可偶见于未感染过结核分枝杆菌的青少年或成人。免疫功能严重受抑制的成年人由于丧失对结核分枝杆菌的敏感性,也可多次发生原发性肺结核病。

1. 病变特点 结核分枝杆菌随空气进入肺后,首先引起的病变称为原发灶,常位于通气较好的上叶下部或下叶上部近胸膜处,形成直径1~1.5 cm大小的灰白色炎性实性变(Ghon灶),圆形,色灰黄,绝大多数病灶中央有干酪样坏死。结核分枝杆菌游离或被巨噬细胞吞噬,之后很快侵入淋巴管,循淋巴液引流到达所属肺门淋巴结,引起结核性淋巴管炎和淋巴结炎,表现为淋巴结肿大和干酪样坏死。肺的原发灶、淋巴管炎和肺门淋巴结结核三者合称原发综合征,是原发性肺结核病的特征性病变。X线片上呈哑铃状阴影。临床上常无明显症状和体征。

2. 发展和结局 原发性肺结核病病人在原发综合征形成后,机体细胞免疫逐渐建立,虽然有细菌可以通过血道或淋巴道播散到全身其他器官,但绝大多数的病例不再发展而自然痊愈。小的病灶可完全吸收或进行性纤维化,较大的干酪样坏死灶则发生纤维包裹和钙化。少数营养不良或同时患有其他传染病的患儿,由于机体抵抗力下降,局部病变扩大,并通过淋巴道、血道和支气管播散,临床上出现较明显的结核中毒症状如低热、盗汗、食欲减退、消瘦等。

(1)淋巴道播散:肺门淋巴结的结核分枝杆菌可经淋巴管到达气管分叉处、气管旁、纵隔及锁骨上、下及颈部等处的淋巴结引起病变,其中以颈部淋巴结结核(中医称瘰疬)最为常见。如果液化的干酪样坏死物穿破颈部皮肤,可形成经久不愈的窦道。

(2)血道播散:结核分枝杆菌侵入血流后经血道播散。当进入血液的结核分枝杆菌菌量较少而机体的免疫力很强时,不易引起明显病变;有大量结核分枝杆菌侵入血流,机体免疫力较弱时,则可引起血源性结核病,可出现以下三种情况。

①全身性粟粒性结核病:短时间内大量结核分枝杆菌侵入肺静脉分支经左心至大循环,可播散到全身各器官如肺、脑、脑膜、肝等处,形成境界清楚、均匀密布、大小一致的圆形结核结节,称为急性全身性

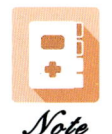

粟粒性结核病。常见于原发性肺结核病病情恶化或其他类型的结核病播散时。镜下主要为增生性病变,偶尔出现以渗出、坏死为主的病变。临床上出现病情危重、高热衰竭、盗汗、烦躁不安等中毒症状。若能及时治疗,预后仍属良好。若急性期不能及时控制、病程迁延3周以上,或结核分枝杆菌长期少量多次不规则侵入血液,则可形成病变程度不同、大小不一致的粟粒样病灶,伴增生、坏死及渗出性病变,称慢性全身性粟粒性结核病。此时,病变性质和大小均不一致,同时可见增生、坏死及渗出性病变,病程长,成人多见。

②肺粟粒性结核病(miliary tuberculosis):常是全身性粟粒性结核病的一部分。由于病灶的干酪样坏死物破入邻近大静脉(如无名静脉、颈内静脉、上腔静脉),或含有结核分枝杆菌的淋巴液由胸导管经右心播散至两肺,导致两肺急性粟粒性结核病,又称为血行播散型肺结核病。肉眼可见肺内灰黄或灰白色、大小一致、分布均匀、圆形的粟粒大小的结核结节(图13-1-3)。若原发灶已痊愈,由肺外某器官的结核病灶内的结核分枝杆菌间歇入血而致病,称为慢性肺粟粒性结核病,多见于成人,病程较长,病灶可见新旧交替、大小不一的结核结节,小者如粟粒,大者直径可达数厘米以上。病变以增生性病变为主。

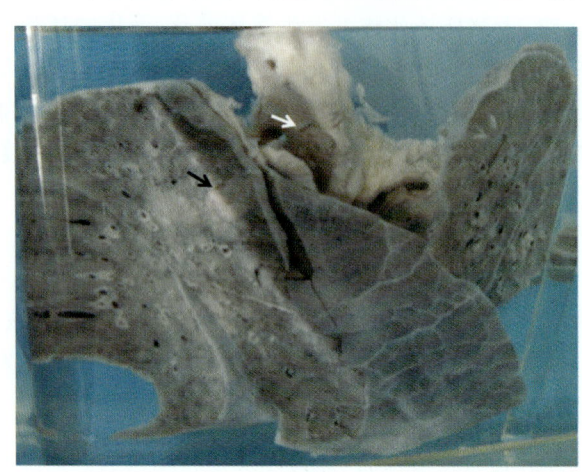

图 13-1-3 肺粟粒性结核病

注:右肺下叶上部靠近胸膜处为原发灶(黑色箭头所指),其与淋巴管炎(标本上不易见到)和右肺门淋巴结结核(白色箭头所指)组成原发综合征。

③肺外器官结核病:肺外器官结核病除淋巴结结核由淋巴道播散所致、消化道结核可由咽下含菌的食物或痰液直接感染引起、皮肤结核可通过损伤的皮肤感染外,大多是原发性肺结核病经血道播散的结果。如有少量结核分枝杆菌经原发灶内的毛细血管侵入血流,则能在某些肺外组织器官(骨关节、泌尿生殖器官、神经系统、浆膜、皮肤等处)形成个别或少数结核病灶,也称为肺外器官结核病。这些病灶可自愈或潜伏。一旦机体抵抗力下降,病灶中潜伏的结核分枝杆菌可以重新繁殖,疾病恶化进展为肺外器官结核病。

(二)继发性肺结核病

继发性肺结核病即机体再次感染结核分枝杆菌所引起的肺结核病,多见于成人,故又称为成人型肺结核病。该病也可在原发性肺结核病后很短时间内发生,但大多在初次感染后十年或几十年年后由于机体抵抗力下将使静止的原发病灶再度活化而形成。

1. 病变特点

(1) 由于肺尖处动脉血压低、局部血液循环较差、通气不畅、细菌易在此处繁殖,因此病变多从肺尖开始。

(2) 由于免疫反应较强,常以增生为主,即形成结核结节。

(3) 由于病程长,机体免疫反应和变态反应消长,症状起伏,病情时好时坏。

(4) 病变复杂多样,有时以增生为主,有时则以渗出、坏死为主,常新旧交替。

(5) 肺内病变以支气管播散为主。

原发性肺结核病与继发性肺结核病有很多不同的特征,具体如表13-1-2所示。

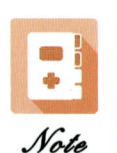

表 13-1-2 原发性肺结核病与继发性肺结核病的比较

区 别 点	原发性肺结核病	继发性肺结核病
结核分枝杆菌感染	初次(外源性)	再次(主要为内源性)
发病人群	儿童	成人
对结核分枝杆菌的免疫力	无	有
病变起始部位	上叶下部,下叶上部近胸膜	肺尖部
病变特征	原发综合征	病变多样,新旧病变共存,较局限,常见空洞形成
主要播散途径	淋巴道、血道播散为主	支气管播散为主
病程	短,大多自然痊愈	长,需抗结核治疗

2. 病变类型

继发性肺结核病根据病变特点及临床经过分为以下几种类型。

(1) 局灶型肺结核:是继发性肺结核病的早期病变。多见于右肺尖,呈单个或数个直径为 0.5~1 cm 大小的结节状病灶,境界清楚,周围有纤维包裹。镜下病变以增生性病变为主,中央为干酪样坏死或出现渗出性病变。临床上病人常无自觉症状,多在体检时发现,属于非活动性肺结核病。少数病人可因免疫力降低,发展为浸润型肺结核。

(2) 浸润型肺结核(infiltrative pulmonary tuberculosis):属于活动性肺结核,是临床上最常见的继发性肺结核,多由局灶型肺结核发展而来。病变多位于锁骨下区,以渗出为主,中央常有干酪样坏死,周围病灶有炎症包绕。X 线片显示锁骨下边缘模糊的云絮状阴影。病人常有低热、盗汗、咳嗽、疲乏、食欲不振、全身无力等症状。若能早发现,合理治疗,渗出性病变可吸收;增生性病变和坏死性病变可通过纤维化、包裹和钙化而痊愈。若病变继续发展,干酪样坏死灶扩大,坏死物经支气管排出,局部形成急性空洞,空洞内有大量结核分枝杆菌,可从空洞中不断向外排出含菌的液化坏死物,经支气管播散,引起干酪样肺炎。急性空洞一般较易愈合,如能给以及时和强有力的抗结核治疗,肉芽组织可长入洞壁,使洞腔逐渐缩小、闭合,最后形成瘢痕组织而愈合;或通过空洞塌陷,形成索状瘢痕而愈合。如果急性空洞经久不愈,则可发展成慢性纤维空洞型肺结核。

(3) 慢性纤维空洞型肺结核(chronic fibrocavernous pulmonary tuberculosis):其病变特点如下。①在肺内有一个或多个厚壁空洞,多位于肺上叶,呈大小不一的不规则形状,洞壁厚者可达 1 cm 以上(图 13-1-4)。镜下观可见洞壁分三层:内层为干酪样坏死物,其中含大量结核分枝杆菌;中层为结核性肉芽组织;外层为增生的纤维结缔组织。②在同侧或对侧的肺组织,尤其是肺小叶中可见由支气管播散引起的很多新旧不一、大小不等、病变类型不同的病灶。③随着病情迁延,肺组织遭到严重破坏,导致肺组织广泛纤维化、胸膜增厚并与胸壁粘连,最终演变为硬化型肺结核。此时肺体积缩小、变硬、变形,严重影响肺功能。

若空洞与支气管相通,病人常排出带菌痰液而成为结核病的传染源,故又称开放性肺结核。若空洞壁的干酪样坏死侵蚀较大血管,可引起大咯血,导致误吸而死亡;洞壁突破胸膜可引起气胸或脓气胸;排出或咽下的含菌痰液可引起喉结核、肠结核。后期由于肺广泛纤维化可导致肺动脉高压,引起肺源性心脏病。临床上,病情时好时坏,病程常历时多年。近年来,由于广泛采用多药联合抗结核治疗及增加抵抗力的措施,较小的空洞一般可机化,最终闭塞。体积较大的空洞,内壁坏死组织脱落,肉芽组织逐渐变成纤维瘢痕组织,此时空洞虽仍然存在,但已无菌,实际上已愈合,故称开放性愈合。

(4) 干酪样肺炎(caseous pneumonia):常见于对结核分枝杆菌的变态反应过高,机体免疫力极低的病人,可由浸润型肺结核恶化进展而来,也可由急、慢性空洞内的细菌经支气管播散所致。肉眼观肺叶肿大变实,切面呈黄色干酪样(图 13-1-5)。镜下观可见广泛的干酪样坏死灶,肺泡腔内有大量浆液纤维素性渗出物。根据病灶范围的大小分为小叶性和大叶性干酪样肺炎。此型病人病情危重,预后很差,病死率高。

(5) 结核球:又称结核瘤(tuberculoma),是直径 2~5 cm 的境界清楚、有纤维包裹、孤立、境界分明

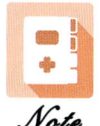

的干酪样坏死灶(图 13-1-6)。肺结核球多为单个,有时也可多个,常位于肺上叶。临床 X 线片上需要与周围型肺癌相鉴别。结核球来源:①浸润型肺结核的干酪样坏死灶纤维包裹;②结核空洞引流支气管阻塞,空洞由干酪样坏死物填充;③多个结核病灶融合。结核球为相对静止的病变,临床上多无症状。但当机体免疫力低下时可恶化进展,表现为干酪样坏死灶扩大、液化、包膜溃破,形成空洞和经支气管播散。由于结核球周围有纤维包裹,抗结核药物不易发挥作用,有恶化进展的可能,因此临床上多采取手术切除。

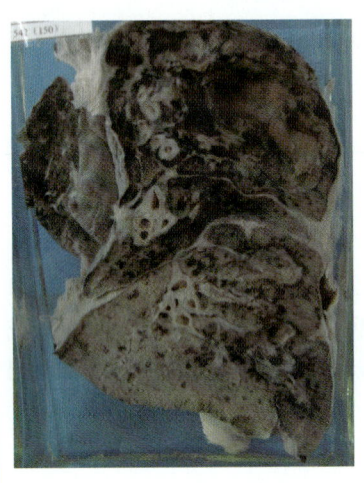 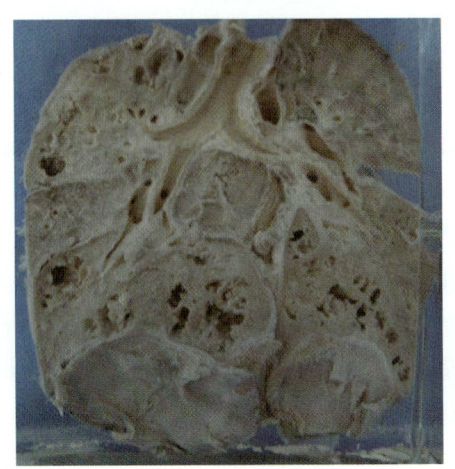 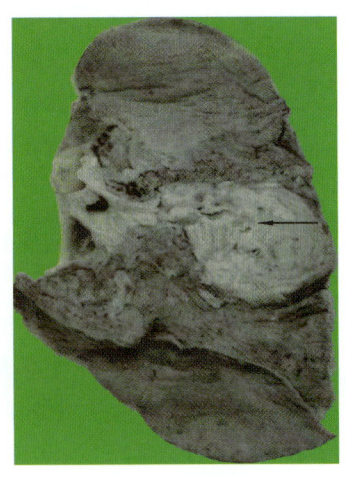

图 13-1-4 慢性纤维空洞型肺结核	图 13-1-5 干酪样肺炎	图 13-1-6 结核球
注:右肺上叶可见数个厚壁空洞。	注:左肺上叶切面可见黄色干酪样坏死物质,呈片状,类似小叶性肺炎的分布。	注:图中可见肺内孤立的、有纤维包裹、境界分明的结核病灶(箭头指示处),即为结核球。

(6)结核性胸膜炎:在原发性肺结核病的后期和继发性肺结核病的各个时期均可发生,根据病变性质可分为渗出性和增生性结核性胸膜炎两种,以渗出性结核性胸膜炎最为常见。①渗出性结核性胸膜炎:又称湿性结核性胸膜炎,多见于年轻人,病变主要表现为浆液纤维素性炎。一般经积极治疗,渗出液可完全吸收而痊愈,但如果浆液渗出量较多,则引起胸腔积液。若渗出物中含有较多的纤维素,则不易吸收,可发生机化而造成胸膜增厚粘连。②增生性结核性胸膜炎,又称干性结核性胸膜炎,多由肺膜下结核病灶直接蔓延至胸膜所致,好发于肺尖,多为局限性,以增生性病变为主。此型可通过纤维化而愈合,并常使局部胸膜增厚、粘连。

 案例分析 13-1

　　病人,男,33 岁。近来常有低热、消瘦、乏力、夜间出汗,时常咳嗽。X 线检查示两肺锁骨下区可见边缘模糊的云絮状阴影,并见不规则透光区;结核菌素试验(+),红细胞沉降率快。

　　讨论题:

　　1. 该病人的肺结核类型是什么?

　　2. 肺结核病应该如何预防和治疗?

五、肺外器官结核病

　　肺外器官结核病多是原发性肺结核病经血道播散所形成的潜伏病灶再度繁殖、进一步发展的结果。但淋巴结结核、消化道结核、皮肤结核可源于直接感染。肺外病变多数只局限于一个器官内,常见有肠、腹膜、脑膜、肾、生殖系统、骨与关节等处,多呈慢性经过。

　　(一)肠结核病

　　肠结核病分为原发性和继发性两类。原发性肠结核病很少见,常发生于小儿,一般是因饮用带有结核分枝杆菌的牛奶或乳制品而感染,形成与原发性肺结核病类似的肠原发综合征(肠的原发性结核性溃

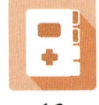
Note

表 13-1-2 原发性肺结核病与继发性肺结核病的比较

区别点	原发性肺结核病	继发性肺结核病
结核分枝杆菌感染	初次(外源性)	再次(主要为内源性)
发病人群	儿童	成人
对结核分枝杆菌的免疫力	无	有
病变起始部位	上叶下部,下叶上部近胸膜	肺尖部
病变特征	原发综合征	病变多样,新旧病变共存,较局限,常见空洞形成
主要播散途径	淋巴道、血道播散为主	支气管播散为主
病程	短,大多自然痊愈	长,需抗结核治疗

2. 病变类型

继发性肺结核病根据病变特点及临床经过分为以下几种类型。

(1)局灶型肺结核:是继发性肺结核病的早期病变。多见于右肺尖,呈单个或数个直径为 0.5～1 cm 大小的结节状病灶,境界清楚,周围有纤维包裹。镜下病变以增生性病变为主,中央为干酪样坏死或出现渗出性病变。临床上病人常无自觉症状,多在体检时发现,属于非活动性肺结核病。少数病人可因免疫力降低,发展为浸润型肺结核。

(2)浸润型肺结核(infiltrative pulmonary tuberculosis):属于活动性肺结核,是临床上最常见的继发性肺结核,多由局灶型肺结核发展而来。病变多位于锁骨下区,以渗出为主,中央常有干酪样坏死,周围病灶有炎症包绕。X 线片显示锁骨下边缘模糊的云絮状阴影。病人常有低热、盗汗、咳嗽、疲乏、食欲不振、全身无力等症状。若能早发现,合理治疗,渗出性病变可吸收;增生性病变和坏死性病变可通过纤维化、包裹和钙化而痊愈。若病变继续发展,干酪样坏死灶扩大,坏死物经支气管排出,局部形成急性空洞,空洞内有大量结核分枝杆菌,可从空洞中不断向外排出含菌的液化坏死物,经支气管播散,引起干酪样肺炎。急性空洞一般较易愈合,如能给以及时和强有力的抗结核治疗,肉芽组织可长入洞壁,使洞腔逐渐缩小、闭合,最后形成瘢痕组织而愈合;或通过空洞塌陷,形成索状瘢痕而愈合。如果急性空洞经久不愈,则可发展成慢性纤维空洞型肺结核。

(3)慢性纤维空洞型肺结核(chronic fibrocavernous pulmonary tuberculosis):其病变特点如下。①在肺内有一个或多个厚壁空洞,多位于肺上叶,呈大小不一的不规则形状,洞壁厚者可达 1 cm 以上(图 13-1-4)。镜下观可见洞壁分三层:内层为干酪样坏死物,其中含大量结核分枝杆菌;中层为结核性肉芽组织;外层为增生的纤维结缔组织。②在同侧或对侧的肺组织,尤其是肺小叶中可见由支气管播散引起的很多新旧不一、大小不等、病变类型不同的病灶。③随着病情迁延,肺组织遭到严重破坏,导致肺组织广泛纤维化、胸膜增厚并与胸壁粘连,最终演变为硬化型肺结核。此时肺体积缩小、变硬、变形,严重影响肺功能。

若空洞与支气管相通,病人常排出带菌痰液而成为结核病的传染源,故又称开放性肺结核。若空洞壁的干酪样坏死侵蚀较大血管,可引起大咯血,导致误吸而死亡;洞壁突破胸膜可引起气胸或脓气胸;排出或咽下的含菌痰液可引起喉结核、肠结核。后期由于肺广泛纤维化可导致肺动脉高压,引起肺源性心脏病。临床上,病情时好时坏,病程常历时多年。近年来,由于广泛采用多药联合抗结核治疗及增加抵抗力的措施,较小的空洞一般可机化,最终闭塞。体积较大的空洞,内壁坏死组织脱落,肉芽组织逐渐变成纤维瘢痕组织,此时空洞虽仍然存在,但已无菌,实际上已愈合,故称开放性愈合。

(4)干酪样肺炎(caseous pneumonia):常见于对结核分枝杆菌的变态反应过高,机体免疫力极低的病人,可由浸润型肺结核恶化进展而来,也可由急、慢性空洞内的细菌经支气管播散所致。肉眼观肺叶肿大变实,切面呈黄色干酪样(图 13-1-5)。镜下观可见广泛的干酪样坏死灶,肺泡腔内有大量浆液纤维素性渗出物。根据病灶范围的大小分为小叶性和大叶性干酪样肺炎。此型病人病情危重,预后很差,病死率高。

(5)结核球:又称结核瘤(tuberculoma),是直径 2～5 cm 的境界清楚、有纤维包裹、孤立、境界分明

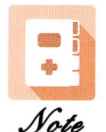

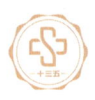

的干酪样坏死灶(图13-1-6)。肺结核球多为单个,有时也可多个,常位于肺上叶。临床X线片上需要与周围型肺癌相鉴别。结核球来源:①浸润型肺结核的干酪样坏死灶纤维包裹;②结核空洞引流支气管阻塞,空洞由干酪样坏死物填充;③多个结核病灶融合。结核球为相对静止的病变,临床上多无症状。但当机体免疫力低下时可恶化进展,表现为干酪样坏死灶扩大、液化、包膜溃破,形成空洞和经支气管播散。由于结核球周围有纤维包裹,抗结核药物不易发挥作用,有恶化进展的可能,因此临床上多采取手术切除。

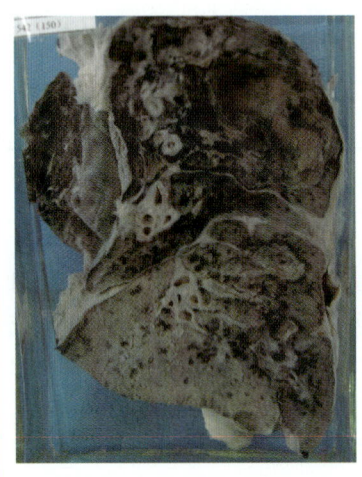
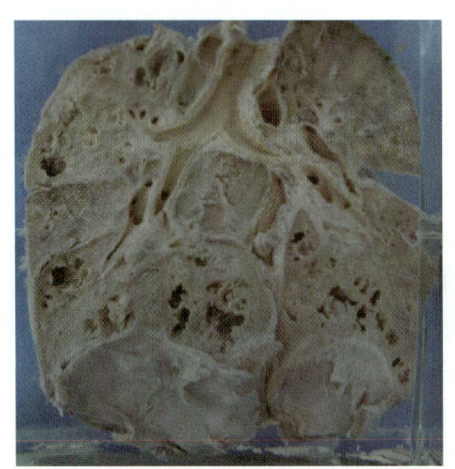
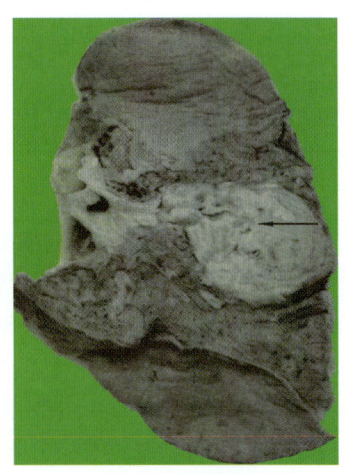

图13-1-4　慢性纤维空洞型肺结核
注:右肺上叶可见数个厚壁空洞。

图13-1-5　干酪样肺炎
注:左肺上叶切面可见黄色干酪样坏死物质,呈片状,类似小叶性肺炎的分布。

图13-1-6　结核球
注:图中可见肺内孤立的、有纤维包裹、境界分明的结核病灶(箭头指示处),即为结核球。

(6)结核性胸膜炎:在原发性肺结核病的后期和继发性肺结核病的各个时期均可发生,根据病变性质可分为渗出性和增生性结核性胸膜炎两种,以渗出性结核性胸膜炎最为常见。①渗出性结核性胸膜炎:又称湿性结核性胸膜炎,多见于年轻人,病变主要表现为浆液纤维素性炎。一般经积极治疗,渗出液可完全吸收而痊愈,但如果浆液渗出量较多,则引起胸腔积液。若渗出物中含有较多的纤维素,则不易吸收,可发生机化而造成胸膜增厚粘连。②增生性结核性胸膜炎,又称干性结核性胸膜炎,多由肺膜下结核病灶直接蔓延至胸膜所致,好发于肺尖,多为局限性,以增生性病变为主。此型可通过纤维化而愈合,并常使局部胸膜增厚、粘连。

　案例分析 13-1

　　病人,男,33岁。近来常有低热、消瘦、乏力、夜间出汗,时常咳嗽。X线检查示两肺锁骨下区可见边缘模糊的云絮状阴影,并见不规则透光区;结核菌素试验(+),红细胞沉降率快。
　　讨论题:
　　1. 该病人的肺结核类型是什么?
　　2. 肺结核病应该如何预防和治疗?

案例分析
13-1 答案

五、肺外器官结核病

　　肺外器官结核病多是原发性肺结核病经血道播散所形成的潜伏病灶再度繁殖、进一步发展的结果。但淋巴结结核、消化道结核、皮肤结核可源于直接感染。肺外病变多数只局限于一个器官内,常见有肠、腹膜、脑膜、肾、生殖系统、骨与关节等处,多呈慢性经过。

　　(一)肠结核病

　　肠结核病分为原发性和继发性两类。原发性肠结核病很少见,常发生于小儿,一般是因饮用带有结核分枝杆菌的牛奶或乳制品而感染,形成与原发性肺结核病类似的肠原发综合征(肠的原发性结核性溃

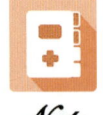

疡、结核性淋巴管炎及肠系膜淋巴结炎）。绝大多数肠结核病继发于活动性空洞型肺结核病，因反复咽下含结核分枝杆菌的痰液而引起。

大约85%的肠结核病发生于回盲部，主要是因为该处淋巴组织最为丰富，结核分枝杆菌易通过肠壁淋巴组织侵入肠壁，并且食物在此停留时间较长，接触细菌的机会较多；根据病变特点将肠结核病分为两型。

1. 溃疡型肠结核病 较多见。结核分枝杆菌侵入肠壁淋巴组织而形成结核结节，之后结节逐渐融合并发生干酪样坏死，破溃后形成溃疡。由于肠壁淋巴管环绕肠管行走，当结核分枝杆菌沿淋巴管扩散时，形成的溃疡也呈环形，其长径与肠腔长轴垂直。溃疡较浅，边缘参差不齐，底部可见干酪样坏死物质，其下为结核性肉芽组织。溃疡愈合后常因瘢痕和纤维收缩引起肠腔狭窄，较少出现出血和穿孔。在肠的浆膜面还可见纤维素性渗出物和多个灰白色粟粒状结核结节，连接成串，这是结核性淋巴管炎所致，纤维素性渗出物机化后可造成肠粘连。临床上病人可有腹痛、腹泻、营养障碍和结核中毒症状。

2. 增生型肠结核病 较少见。其特点为肠壁内有大量结核性肉芽组织形成和纤维组织增生。肠壁高度肥厚、肠腔狭窄，可见溃疡或息肉于黏膜表面形成。临床表现为慢性不完全性低位肠梗阻，因此右下腹常可扪及包块，故需与肠癌相鉴别。

（二）结核性腹膜炎

慢性结核性腹膜炎多见于青少年，常继发于溃疡型肠结核病、肠系膜淋巴结结核或结核性输卵管炎。其主要通过腹腔内结核病灶直接蔓延感染，较少通过腹膜外结核灶经血道播散。根据病理特征可分为干型、湿型，但大多数为混合型。

1. 湿型结核性腹膜炎 其病变特点为大量结核性渗出物，腹膜充血，其上密布无数结核结节。腹腔内积存大量积液，多呈草绿色，也可为血性。临床上，病人常有腹胀、腹痛、腹泻及结核中毒症状。

2. 干型结核性腹膜炎 其特点为腹膜上可见大量纤维素性渗出物，其机化后引起腹腔器官粘连，特别是肠管间、大网膜、肠系膜广泛紧密粘连。临床上，病人因肠粘连而出现慢性肠梗阻症状，触诊时有柔韧感或橡皮样抗力。

（三）结核性脑膜炎

以儿童多见，成人较少。儿童结核性脑膜炎常为全身粟粒性结核病的一部分，往往是肺原发综合征血道播散的结果。成人结核性脑膜炎常是由于肺结核病、骨与关节结核病以及泌尿生殖道结核病发生血道播散导致，少数也可由于脑实质内的结核球液化破溃，结核分枝杆菌进入蛛网膜下腔所致。

病理变化以脑底部最明显。肉眼观，在脑桥、脚间池、视神经交叉及大脑外侧裂等处的蛛网膜下腔内，有大量灰黄色浑浊胶冻样渗出物积聚（图13-1-7）。偶见比粟粒还小的灰白色结核结节。脑室脉络丛及室管膜也可有结核结节形成。镜下观，蛛网膜下腔内炎性渗出物主要由浆液、纤维素、巨噬细胞、淋巴细胞组成。病变严重者若累及脑皮质可引起脑膜脑炎。病程长的病人可发生闭塞性血管内膜炎，从而引起多发性脑软化。未经适当治疗而致病程迁延的病例，由于蛛网膜下腔渗出物的机化而发生蛛网膜粘连，使蛛网膜下腔阻塞，尤其使第四脑室上中孔和外侧孔堵塞，导致脑脊液循环受阻，引起脑积水。临床上，脑积水患儿可有颅内压升高的表现，可出现痴呆症状。

（四）泌尿生殖系统结核病

1. 肾结核病 肾结核病常见于20～40岁的男性病人。约90%的病人单侧发病，主要源自肺结核病的血道播散。病变多数开始于肾皮质和髓质交界处或肾锥体乳头内。起初为局灶性病变，之后发展为干酪样坏死，破坏肾乳头而破溃入肾盂，形成结核性空洞。随着病变扩大蔓延，可在肾内形成多个结核空洞，最后使肾仅剩一空壳，肾功能丧失。干酪样坏死物随尿排出后常使输尿管及膀胱感染。输尿管溃疡和结核性肉芽肿形成，管壁增厚，管腔狭窄甚至阻塞，从而导致肾盂积水或积脓。结核分枝杆菌也可逆行感染对侧肾脏。大量干酪样坏死物在排出时可形成脓尿。膀胱结核以膀胱三角区最先受累形成溃疡，以后累及整个膀胱。临床表现为尿频、尿急和尿痛等尿路刺激症状。

2. 生殖系统结核病 女性生殖系统结核病多由血道或淋巴道播散而来，也可由邻近器官的蔓延而

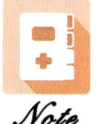

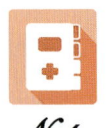

图 13-1-7　结核性脑膜炎（肉眼观）

注：结核性渗出物位于脑底，呈云雾状覆盖在脑干表面。

来，以输卵管结核最多见，为女性不孕的原因之一，其次是子宫内膜和卵巢结核。

男性生殖系统的结核病多数由泌尿系统结核病直接蔓延而来，感染前列腺和精囊，并可蔓延至输精管、附睾等处。临床主要引起附睾结核，是男性不育的重要原因之一。大多数病人双侧同时或先后发病。病变器官中可见结核结节和干酪样坏死。

（五）骨与关节结核病

骨与关节结核病多由血道播散所致，多见于儿童和青少年，是因为骨发育旺盛时期骨的血供丰富，受结核分枝杆菌感染机会较多。

1. 骨结核　骨结核多侵犯脊椎骨、指骨及长骨骨骺（股骨下端和胫骨上端）等处。病变常由松质骨内的小结核病灶开始，以后病变的发展可分为两型。

（1）干酪样坏死型：较多见，表现为明显的干酪样坏死，以及破坏骨质后形成的死骨。病变常累及周围软组织，形成干酪样坏死灶和结核性肉芽组织。坏死物质液化后可在骨旁形成结核性脓肿，由于局部并无红、热、痛等症状，故又称冷脓肿。病变穿破皮肤可形成经久不愈的窦道。

（2）增生型：比较少见，主要形成结核性肉芽组织，无明显的干酪样坏死和死骨形成，但骨小梁逐渐被侵蚀、吸收，最终消失。

骨结核中最常见的是脊椎结核，多侵犯第 10 胸椎至第 2 腰椎。病变常起于椎体，多发生干酪样坏死，椎间盘和邻近椎体亦可遭到破坏。病变椎体不能负重，发生塌陷而造成脊柱后凸畸形（驼背）。若病变侵犯到周围软组织，干酪样坏死物液化后可在局部形成结核性脓肿，或沿筋膜间隙向下流注，在远隔部位形成冷脓肿。由于脊椎后凸和椎旁结核性肉芽组织或脓肿压迫脊髓，可引起截瘫。

2. 关节结核　关节结核常继发于骨结核，多侵犯髋、膝、踝、肘等关节。病变通常开始于骨骺或干骺端，之后发生干酪样坏死，进一步发展侵犯关节软骨和滑膜时则成为关节结核。关节滑膜内有结核性肉芽组织形成，关节腔内有浆液、纤维性渗出物。关节周围软组织呈水肿和慢性炎症，关节部明显肿胀。关节结核痊愈时，关节腔常被大量纤维组织充填，造成关节强直，失去运动功能。

（六）淋巴结结核病

淋巴结结核病多见于儿童和青年，最常受累的是颈部、支气管和肠系膜淋巴结，其中颈淋巴结结核（俗称瘰疬）最为多见。病菌主要从肺门淋巴结结核播散而来，也可来自口腔、咽喉部结核感染灶。淋巴结常成群受累，有结核结节形成和干酪样坏死。淋巴结逐渐肿大，当炎症累及淋巴结周围组织时，淋巴结彼此粘连，形成较大的包块。淋巴结中的干酪样坏死物液化后可穿破皮肤，在颈部形成经久不愈的窦道。

第二节 伤 寒

伤寒(typhoid fever)是由伤寒杆菌引起的一种急性传染病。病变特征表现为全身单核巨噬细胞系统的反应性增生,尤以回肠末端淋巴组织的病变最为突出。临床表现为持续性高热、神志淡漠、相对缓脉、脾大、皮肤玫瑰疹、中性粒细胞和嗜酸性粒细胞减少等。

一、病因及传播途径

伤寒杆菌为革兰阴性菌,沙门菌属。其菌体(O)抗原、鞭毛(H)抗原和表面(Vi)抗原能使人体产生相应的抗体。其中 O 抗原及 H 抗原的抗原性较强,故可用血清凝集试验(Widal reaction,肥达反应)测定血清中抗体的效价,效价高低可作为诊断伤寒的依据之一。菌体裂解时可释放出内毒素是致病的主要因素。

伤寒病人和带菌者是本病的传染源。病菌随尿液、粪便排出体外,污染食物和饮用水,或以苍蝇为媒介经消化道感染。大部分伤寒杆菌在胃内被破坏,是否发病主要取决于到达胃的细菌量。本病全年均可发病,以夏、秋两季最多;以儿童及青壮年多见。病后可获得较稳固的免疫力。

二、病理变化

伤寒杆菌引起的炎症是以巨噬细胞的增生为主的急性增生性炎症。增生活跃的巨噬细胞吞噬伤寒杆菌、受损的淋巴细胞、红细胞及坏死细胞碎片,这种巨噬细胞称为伤寒细胞。伤寒细胞常聚集成团,形成小结节,称为伤寒肉芽肿(typhoid granuloma)或伤寒小结(typhoid nodule)(图 13-2-1),它是伤寒的特征性病变,具有病理诊断价值。

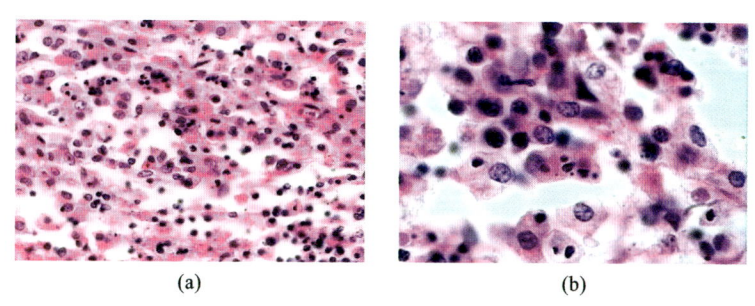

(a)   (b)

图 13-2-1 伤寒肉芽肿

注:(a)低倍镜下伤寒肉芽肿,主要由增生的巨噬细胞构成;(b)高倍镜可见伤寒细胞体积大,胞质中可见其吞噬的伤寒杆菌、受损的淋巴细胞、红细胞及坏死细胞碎片。

1. 肠道病变 伤寒肠道病变以回肠下段的集合和孤立淋巴小结的病变最为常见和明显。按病变自然发展过程可分为以下四期,每期约持续 1 周。

(1)髓样肿胀期:发生于起病的第 1 周,回肠下段淋巴组织肿胀,凸起于黏膜表面,质软,色灰红,形似脑的沟回(图 13-2-2(a)),故称"髓样肿胀"。其中集合淋巴小结肿胀最为突出。病变周围肠黏膜有充血、水肿、黏液分泌增多等变化。此期经适当治疗,病变可逐渐愈合,反之继续发展进入坏死期。

(2)坏死期:始于发病的第 2 周,肿胀的淋巴组织在中心部由于局部缺血及致敏后的淋巴组织对细菌及其毒素发生的过敏反应,而发生多数的小灶性坏死,并逐步融合扩大,累及黏膜表层(图 13-2-2(b))。临床上,病人呈稽留热,体温持续在 39~40 ℃之间,皮肤上可有玫瑰疹出现,肥达反应常呈现阳性。

(3)溃疡期:相当于发病后第 3 周。坏死的肠黏膜逐渐崩解脱落,形成溃疡。溃疡边缘稍隆起,底部不平。集合淋巴小结处的溃疡,其长轴与肠腔的长轴平行。溃疡一般深及黏膜下层,严重坏死者可深

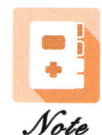

Note

达肌层乃至浆膜层，甚至可致穿孔，若侵犯小血管，可引起严重出血（图 13-2-2(c)）。临床表现与坏死期基本相同。

（4）愈合期：发病后的第 4 周。溃疡面的坏死组织长入肉芽组织，将溃疡填平，溃疡周围的上皮细胞再生覆盖溃疡面而愈合。此期病人体温下降，临床症状和体征逐渐消失。

由于临床上早期有效抗生素的应用，目前临床上很难见到上述四期的典型病变。

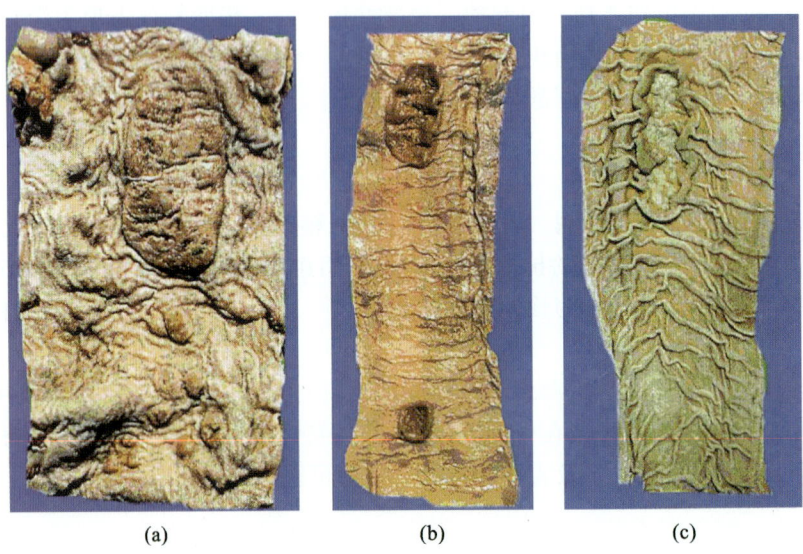

图 13-2-2　伤寒肠道病变

注：(a)为髓样肿胀期；(b)为坏死期；(c)为溃疡期。

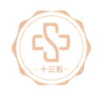

案例分析 13-2

病人，男，39 岁，3 周前发热，全身不适。数天前胸部皮肤曾出现淡红色小斑丘疹，后消失。现持续性高热，心动过缓，食欲缺乏，腹部不适、腹泻。临床检查肝脾大；病人反应迟钝，表情淡漠。后因中毒性休克、周围循环衰竭而死亡。尸体检查发现：肝脾大，肠系膜淋巴结肿大，弥漫性腹膜炎；回肠末段见有坏死和椭圆形及类圆形溃疡形成，溃疡边缘处肿胀隆起，并有穿孔。镜下见此处肠壁有坏死，淋巴组织内有大量吞噬红细胞的巨噬细胞。

讨论题：

1. 该病人的病理诊断是什么？

2. 该病人的病变自然病程属于哪个时期？理由是什么？

3. 该疾病可能出现的并发症有哪些？

2. 其他病变　由于肠系膜淋巴结、脾、肝、骨髓等部位的巨噬细胞大量增生，相应组织器官肿大。镜下可见伤寒肉芽肿和灶状坏死。

伤寒杆菌易在胆汁中大量繁殖，但多数病人的胆囊无明显病变或仅有轻度炎症。部分病人痊愈后仍然是带菌者，有的病人可成为慢性带菌者或终身带菌者。心肌纤维可发生浑浊肿胀、颗粒变性，甚至坏死；部分病人皮肤出现淡红色小斑丘疹，称玫瑰疹，皮疹中可查见伤寒杆菌，胸、腹及背部多见，多在 2～4 天消失；在膈肌、腹直肌和股内收肌常发生凝固性坏死（又称蜡样变性），临床上常出现肌痛和皮肤知觉过敏。

三、临床病理联系及转归

肠出血和肠穿孔多发生于溃疡期。肠穿孔是伤寒最严重的并发症，穿孔多为一个，有时也可多个，常发生在肠胀气和腹泻的情况下，穿孔后常引起弥漫性腹膜炎。肠出血是伤寒较常见的并发症，严重者可引起失血性休克。支气管肺炎以小儿多见，常因抵抗力下降，继发肺炎球菌或其他呼吸道细菌感染所

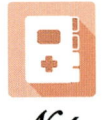

致,极少数病例也可由伤寒杆菌直接引起。

在无并发症的情况下,伤寒一般经过4～5周就可痊愈,病后可获得较强的免疫力。败血症、肠出血和肠穿孔是本病重要的死亡原因。自从使用抗生素治疗伤寒以来,该病病程显著缩短,临床症状也大为减轻,典型的伤寒各期的肠道病变及全身病变已很少见,但复发率却有一定的增高。

<h1 style="text-align:center;">第三节　细菌性痢疾</h1>

细菌性痢疾(bacillary dysentery)是由痢疾杆菌引起的一种假膜性肠炎,简称菌痢。其病变多局限于结肠,以大量纤维素渗出形成假膜为特征,假膜脱落后伴有不规则浅表溃疡形成。临床主要表现为腹痛、腹泻、里急后重、黏液脓血便。此病全年均可发生,以夏、秋季多见,有时可引起流行。儿童发病率一般较高,其次为青壮年。

一、病因及传染途径

痢疾杆菌是革兰阴性短杆菌。按其抗原结构和生化反应的不同分为四群,即宋内氏菌、福氏菌、鲍氏菌和志贺菌。四种痢疾杆菌均能产生内毒素,其中志贺菌还可产生强烈外毒素。在我国引起痢疾的病原菌主要为宋内氏菌和福氏菌。

菌痢病人和带菌者均是传染源。痢疾杆菌从粪便中排出后,可直接或间接(苍蝇为媒介)污染食物、饮用水和手等,再经口传染给健康人。食物和饮用水的污染有时可引起菌痢的暴发流行。

二、病理变化及临床病理联系

菌痢主要发生于大肠,尤以乙状结肠和直肠为重。病变严重者,整个结肠甚至回肠下段也可受累。根据肠道炎症特征、全身变化和临床经过的不同,菌痢可分为以下三型。

1. 急性细菌性痢疾　病变初期表现为急性卡他性炎症,黏液分泌增多导致黏膜充血、水肿,伴点状出血,中性粒细胞及巨噬细胞浸润。随后形成特征性的假膜性炎,即渗出大量纤维素与坏死组织、中性粒细胞、红细胞和细菌一起形成特征性的假膜。假膜多出现于黏膜皱襞的顶部,呈灰白色,糠皮状,随病情变化而融合成片。一周左右,假膜成片脱落,形成大小不等、形状不一的地图状溃疡,多数溃疡浅表(图 13-3-1)。经适当治疗或病变趋向愈合时,肠黏膜的渗出物和坏死组织逐渐被吸收、排出,经周围健康组织再生,缺损得以修复。

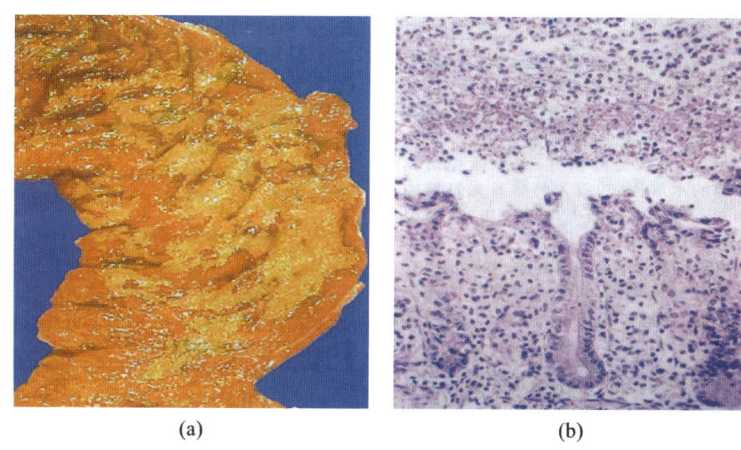

(a)　　　　　　　　　　(b)

图 13-3-1　细菌性痢疾

注:(a)可见结肠黏膜表面有一层灰黄色不连续的假膜;(b)可见坏死的上皮细胞、纤维素、红细胞及白细胞形成的假膜。

临床上,由于病变肠管蠕动亢进伴有痉挛,常引起阵发性腹痛、腹泻等症状。由于炎症刺激直肠壁

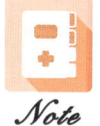

内的神经末梢及肛门括约肌，导致里急后重和排便次数增多。与肠道的病变相对应，最初为稀便混有黏液，待肠内容物排尽后转为黏液脓血便，偶尔排出片状假膜。排便每天 10 次以上，但因量少，故脱水不明显。急性菌痢的病程一般为 1～2 周，在适当的治疗下大多痊愈，少数可转为慢性菌痢。并发症如肠出血、肠穿孔一般少见。

2. 慢性细菌性痢疾　菌痢病程超过 2 个月者称为慢性菌痢。多由急性菌痢转变而来，其中福氏菌感染最多见，部分病人病程可长达数月乃至数年。由于病人抵抗力有所波动，原有溃疡尚未完全愈合，而新的溃疡又已形成，新旧病灶同时存在，因此组织损伤的再生修复反复进行。这种慢性溃疡边缘不规则，黏膜常过度增生而形成息肉。肠壁各层有慢性炎症细胞浸润和纤维组织增生，乃至瘢痕形成，使肠壁不规则增厚、变硬，严重者可造成肠腔狭窄。

临床症状因肠道病变不同而有所变化，可出现腹痛、腹胀、腹泻或便秘与腹泻交替出现伴少量黏液、脓血等症状。少数慢性菌痢病人可无明显症状和体征，但大便培养持续阳性，成为慢性带菌者，也是菌痢重要的传染源。

3. 中毒性细菌性痢疾　中毒性细菌性痢疾起病急骤，全身中毒症状严重，但肠道病变和症状常不明显，是菌痢中最严重的一型。发病数小时后即可出现中毒性休克或呼吸衰竭。本型以 2～7 岁的儿童最多见，常由毒力较低的福氏菌或宋内氏菌引起，肠道病变一般为卡他性炎，有时肠壁集合和孤立小结滤泡增生肿大而呈滤泡性肠炎改变。

第四节　流行性脑脊髓膜炎

流行性脑脊髓膜炎(epidemic cerebrospinal meningitis)是由脑膜炎双球菌引起的脑脊髓膜的急性化脓性炎症，简称流脑。本病多为散发性，在冬、春季引起流行，因此称为流行性脑膜炎，多见于儿童和青少年，起病急、传播快，经呼吸道传播。临床上表现为高热、寒战、头痛、呕吐、皮肤淤点(斑)和脑膜刺激征，严重病例可出现中毒性休克。

一、病因及传染途径

脑膜炎双球菌存在于病人或带菌者的鼻咽部，通过咳嗽、打喷嚏等借飞沫经呼吸道传播。病菌进入上呼吸道后，多数感染者不发病而成为带菌者，或只引起局限性的上呼吸道炎症。当机体抵抗力低下或感染的细菌菌量多、毒力强时，细菌从上呼吸道侵入血流并生长繁殖，产生内毒素，引起短期菌血症或败血症。2%～3%的机体抵抗力低下病人，脑膜炎双球菌到达脑脊髓膜、蛛网膜下腔、软脑膜引起化脓性炎症。脑膜炎双球菌具有荚膜，能抵抗体内白细胞的吞噬作用，并能产生内毒素，可引起小血管或毛细血管的出血、坏死，致使皮肤、黏膜出现淤点、淤斑。

二、病理变化

根据病情进展，一般可分为三期。

1. 上呼吸道感染期　细菌在鼻咽部黏膜繁殖，经 2～4 天潜伏期后，出现上呼吸道感染症状。主要病理变化为黏膜充血、水肿、少量中性粒细胞浸润和分泌物增多。1～2 天后，部分病人进入败血症期。

2. 败血症期　大部分病人的皮肤、黏膜出现淤点(斑)，为细菌栓塞在小血管和内毒素对血管壁损害所致的出血灶，该处刮片也常可找见细菌。此期血培养可阳性。因内毒素的作用，病人可有高热、头痛、呕吐及外周血中性粒细胞比例增高等表现。

3. 脑膜炎症期　此期的特征性病变是脑脊髓膜的化脓性炎症。肉眼观，脑脊髓膜血管高度扩张充血。病变严重的区域，蛛网膜下腔堆集了大量黄色脓性渗出物，脑沟和脑回因脓性渗出物的覆盖而变得模糊不清，病变以大脑额叶、顶叶最为明显(图 13-4-1(a))。由于渗出物的阻塞，脑脊液循环发生障碍，

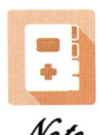

脑室扩张并有浑浊液体。

镜下观,蛛网膜下腔增宽,内含大量的中性粒细胞、浆液及少量单核巨噬细胞、淋巴细胞和纤维素渗出,蛛网膜、软脑膜血管高度扩张充血(图 13-4-1(b))。脑实质一般不受累,邻近的脑皮质可有轻度水肿。严重病例可累及邻近脑膜的脑实质,内毒素的弥散作用可使神经元发生不同程度的变性,称脑膜脑炎。病变严重者可引发脉管炎和血栓形成,导致脑实质缺血和梗死。

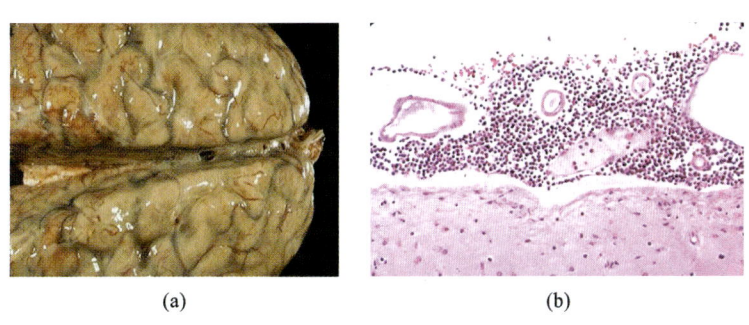

(a)　　　　　　　　　　(b)

图 13-4-1　流行性脑脊髓膜炎

注:(a)大脑表面覆盖一层黄色脓汁,脑的沟回分界不清;(b)镜下可见大量中性粒细胞、少量淋巴细胞和纤维素渗出,血管高度扩张充血。

三、临床病理联系

1. 脑膜刺激征　病人表现为颈项强直和屈髋伸膝征(Kernig 征)阳性。颈项强直是由于炎症累及脊髓神经根周围的蛛网膜、软脑膜和软脊膜,神经根在椎间孔处受压,当颈部或背部肌肉运动时,牵引受压的神经根而产生疼痛。这是颈部肌肉发生的一种保护性痉挛状态。在婴幼儿,其腰背部肌肉发生保护性痉挛,可形成角弓反张的体征。Kernig 征阳性是因腰骶节段脊神经后根受到炎症波及而受压,行屈髋伸膝试验时,坐骨神经受到牵引而发生疼痛。

2. 颅内压升高　病人表现为剧烈的头痛、喷射性呕吐、视乳头水肿、小儿前囟饱满等症状。这是由于脑膜血管充血、蛛网膜下腔脓性渗出物积聚、脑脊液循环障碍等病变引起,如伴有脑水肿则颅内压升高更明显。

3. 脑脊液的变化　其主要表现为压力升高,浑浊不清,含有大量白细胞,蛋白含量增高,糖含量降低。经涂片或细菌培养可查见脑膜炎双球菌。脑脊液检查结果是诊断本病的一个重要依据。

四、结局与并发症

由于抗生素的广泛应用,大多数病人均可痊愈。目前此病的死亡率已降至 5% 以下。但若治疗不当,病变可转为慢性,并可发生以下后遗症:①由于蛛网膜下腔渗出物的机化,脑膜粘连,脑脊液循环障碍,可发生脑积水;②颅神经受损麻痹,如耳聋、视力障碍、斜视及面神经麻痹等;③脑底部脉管炎致管腔阻塞,引起相应部位因缺血发生脑梗死。

五、暴发型流脑

少数病例(主要是儿童)起病急骤,病情危重,称为暴发性流脑。根据临床病理特点,又可分为以下两型。

1. 暴发型脑膜炎双球菌败血症　主要表现为败血症性休克,脑膜的炎症病变较轻。短期内即出现皮肤和黏膜的广泛性出血点和淤斑及周围循环衰竭等严重临床表现。过去认为是因严重感染致双侧肾上腺广泛出血以及急性肾上腺衰竭所致,并将这种综合表现称为沃-弗综合征。现认为是由于大量内毒素释放入血引起中毒性休克及弥散性血管内凝血,两者相互影响,引起病情进一步恶化的结果。

2. 暴发型脑膜脑炎　脑膜炎波及软脑膜下的脑组织,在内毒素的作用下,脑微循环、血管壁通透性增高,引起脑组织淤血和大量浆液渗出,进而发生严重脑水肿,颅内压急骤升高。临床表现为突发高热、剧烈头痛、频繁呕吐,常伴惊厥、昏迷或脑疝形成,可危及生命。

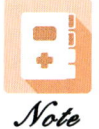

第五节 流行性乙型脑炎

流行性乙型脑炎(epidemic encephalitis type B)是一种由乙型脑炎病毒感染引起,以神经细胞变性、坏死为主的急性中枢神经系统传染病,简称乙脑,多在夏、秋季流行,儿童发病率高于成人,尤其以 10 岁以下儿童最为多见。本病起病急、病情重、发展快、死亡率高、预后差。临床主要表现为高热、嗜睡、抽搐、昏迷等。

一、病因及传染途径

乙型脑炎病毒为嗜神经性 RNA 病毒。蚊子(我国主要是三节吻库蚊)是其传播媒介和长期储存宿主。蚊虫叮咬带病毒的家畜(牛、马、猪等家畜隐性感染率最高),然后再叮咬人引起感染。因此病人、家畜、家禽是乙型脑炎病毒的主要传染源和中间宿主。是否致病取决于感染病毒的数量和毒力,更重要的是取决于机体的免疫力。若机体免疫功能强,血脑屏障功能正常,病毒则不易进入脑组织致病,成为隐性感染。若免疫功能低下,血脑屏障功能不健全,病毒则可侵入中枢神经系统引起病变。

二、病理变化

病变主要累及脑脊髓实质,涉及整个中枢神经系统灰质,尤以大脑皮质、基底核、丘脑最为严重,小脑皮质、延髓及脑桥次之,脊髓病变最轻微,常仅限于颈段脊髓。主要引起神经细胞变性、坏死,胶质细胞增生和血管周围炎症细胞浸润。

肉眼观,脑实质及软脑膜血管充血、水肿明显,脑回变宽,脑沟变窄而浅。切面脑组织充血、水肿,严重者脑实质有散在点状出血,可见粟粒或针尖大小的半透明软化灶,其境界清楚,弥散分布或聚集成群,一般以顶叶及丘脑等处最为明显。

镜下观,病理变化包括以下几个方面。①神经细胞变性、坏死:乙型脑炎病毒在神经细胞内生长繁殖,造成细胞功能和结构的破坏,表现为神经细胞肿胀、尼氏小体消失、胞质出现空泡、核偏位等。严重时神经细胞可发生核固缩、溶解、消失,最终导致神经细胞变性、坏死。在变性、坏死的神经细胞周围常有增生的小胶质细胞围绕,称为神经细胞卫星现象(图 13-5-1(b))。小胶质细胞、中性粒细胞侵入神经细胞内,称为噬神经细胞现象。②筛状软化灶形成:局灶性神经组织坏死或液化,形成质地疏松、染色较浅、边界清楚的筛网状病灶,称为筛状软化灶,对乙型脑炎的病理诊断具有一定的特征性意义(图 13-5-1(c))。③血管改变和炎症反应:脑实质血管明显扩张充血,有时可见小灶状出血;血管周围间隙增宽,形成以淋巴细胞、单核细胞、浆细胞为主的炎症细胞浸润,围绕血管周围呈袖套状浸润灶(图 13-5-1(d)),称血管套或淋巴细胞套。④胶质细胞增生:在小血管旁或坏死的神经细胞附近,小胶质细胞增生明显,聚集成团,形成小胶质细胞结节。胶质细胞结节的形成属于脑组织损伤后的修复反应。

三、临床病理联系及结局

1. 颅内压增高 脑实质血管的扩张充血、血流淤滞,血管内皮细胞受损,血管壁的通透性升高,导致脑水肿和颅内压升高,病人常出现头痛、呕吐。严重者颅内压升高可引起脑疝,常见的有小脑扁桃体疝和海马沟回疝,其中小脑扁桃体疝可致延髓呼吸中枢受压和心血管中枢挤压,引起呼吸、循环衰竭而致死。

2. 嗜睡、昏迷 神经细胞广泛变性、坏死,可引起中枢神经系统功能障碍,病人可出现嗜睡、抽搐甚至昏迷等症状。病毒血症导致病人出现高热、全身不适等症状。

3. 脑膜炎症 由于脑膜有不同程度的反应性炎症,临床上有脑膜刺激征和脑脊液中细胞增多的现象。多数病人经过及时合理的治疗可痊愈。部分病人由于脑组织损伤较重而遗留痴呆、言语障碍、肢体

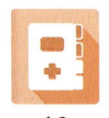

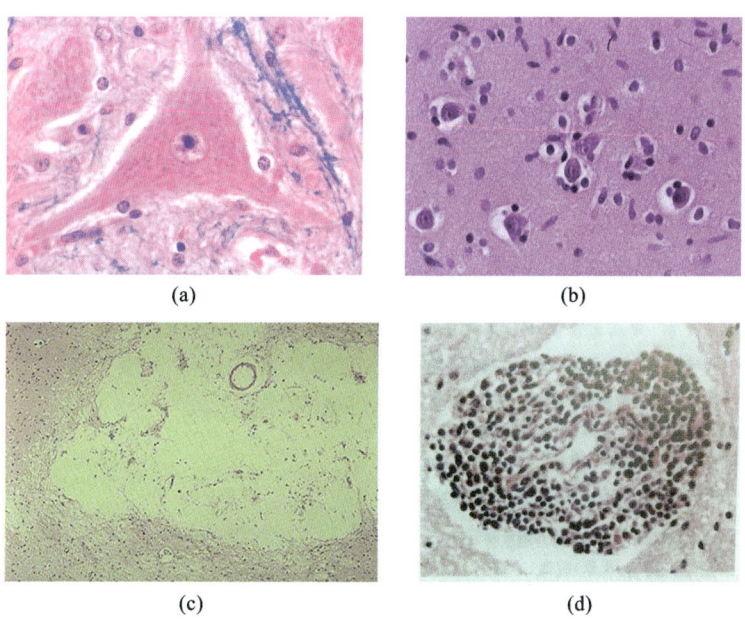

图 13-5-1　流行性乙型脑炎

注：(a)正常神经元；(b)可见神经细胞变性，周围有小胶质细胞围绕，称神经细胞卫星现象；(c)可见局灶神经组织坏死、液化，形成镂空的筛状软化灶；(d)可见脑血管周围的淋巴细胞呈袖套状浸润。

瘫痪、吞咽困难、面瘫等后遗症。

四、结局及转归

经过适当治疗，多数病人在急性期后痊愈，脑部病变逐渐消失。重症病人可出现语言障碍、痴呆、肢体瘫痪及中枢性面瘫等，少数病人不能完全恢复而留下后遗症，还有极少数病人因呼吸循环衰竭或并发肺炎而死亡。

第六节　性传播疾病

性传播疾病（sexually transmitted diseases，STD）指通过性接触而传播的一类疾病，简称性病。传统的性病只有 5 种，即梅毒、淋病、软下疳、性病性淋巴肉芽肿和腹股沟淋巴肉芽肿。近二十年来性病谱增宽，其病种已多达 20 余种。本节仅叙述尖锐湿疣、淋病、梅毒和艾滋病。

一、尖锐湿疣

尖锐湿疣（condyloma acuminatum）是由人乳头瘤病毒（HPV）（主要是 HPV6 型和 11 型）感染引起的良性疣状病变，是一种常见的性传播疾病。最常见于 20～40 岁人群，发病率呈逐年增高的趋势。

（一）病因及发病机制

本病主要由 HPV（6、11 型）引起。HPV 是一种 DNA 病毒，具有高度的宿主和组织特异性，它只侵袭人体皮肤和黏膜。尖锐湿疣主要通过性接触传播，也可通过间接途径，如毛巾、浴盆传染，生殖器部位可通过自体接触传播到非生殖器部位。患有尖锐湿疣的妇女妊娠分娩时，可感染新生儿而发生喉头疣。尖锐湿疣好发于潮湿温暖的黏膜和皮肤交界部位。男性常见于阴茎冠状沟、龟头、系带、尿道口或肛门附近。女性通常发生在外阴，可见于大小阴唇、阴道、尿道口、子宫颈和肛门周围。本病亦可见于身体的其他部位如腋窝等。其潜伏期通常为 3 个月。

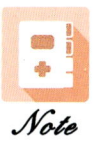

（二）病理变化

临床表现主要为局部瘙痒、烧灼痛等。

肉眼观，早期形成散在小而尖的乳头状突起，逐渐增大、增多，呈淡红色或灰白色，质较软，湿润。晚期表面凹凸不平，互相融合成鸡冠状或菜花状突起，呈粉红色、暗红色或污灰色，顶端可因感染而溃烂，根部有蒂，触之易出血。

镜下观，上皮增生呈疣状或乳头状结构，上皮脚延长、呈假上皮瘤样改变。表面被覆鳞状上皮细胞增生并角化不全，棘细胞层次增厚。最具有诊断价值的是颗粒层和棘层增生明显，核大深染、可见双核或多核，核周有空晕，整个细胞呈空泡状的凹空细胞，又称挖空细胞，并可见核内病毒颗粒（图13-6-1）。真皮层毛细血管及淋巴管扩张，有不等量的慢性炎症细胞浸润。应用免疫组化可检测HPV抗原，用原位杂交、PCR和原位PCR技术可检测HPV DNA，有助于诊断。

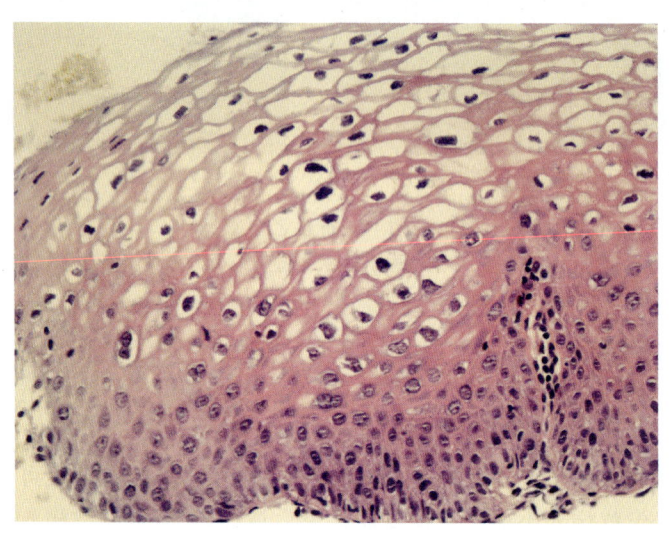

图13-6-1　尖锐湿疣
注：鳞状上皮乳头状增生，棘细胞明显增生，表皮浅层内见大量的挖空细胞。

二、淋病

淋病（gonorrhea）是淋球菌感染引起的急性化脓性炎症，是最常见的性传播疾病。病变主要累及泌尿生殖系统，临床表现为尿痛、尿道口溢脓等。本病多发于15～30岁的人群，以20～24岁最常见。

（一）病因及传播方式

淋球菌为革兰阴性菌。病人及带菌者均为本病的传染源。淋球菌通过性接触直接传染，也可经污染的衣物或用具等间接感染。一般消毒剂容易将其杀灭。

（二）病理变化及临床病理联系

淋球菌对柱状上皮和移行上皮有特别的亲和力，可引起尿道黏膜及附属腺体的化脓性炎症。男性的感染一般开始于前尿道，可逆行蔓延至后尿道、前列腺、精囊和附睾。肉眼观，尿道外口充血、水肿，有脓性分泌物流出（图13-6-2）。镜下观，黏膜下有中性粒细胞浸润。脓液涂片，可在中性粒细胞的胞质内找到淋球菌，是此病的主要诊断依据。女性的感染常见于外阴和阴道的腺体、子宫颈黏膜及输卵管、尿道等处。1‰～3‰的病例可经血道播散引起全身其他部位病变，以女性多见，常发生于月经期。

临床上，尿道口有脓性分泌物流出，可有尿急、尿频、尿痛等尿路刺激症状，局部有疼痛及烧灼感。本病急性期使用抗生素积极治疗可痊愈。反之，疾病可转为慢性且反复发作，男性可并发前列腺炎、附睾炎和精囊腺炎，女性可有尿道旁腺炎、慢性子宫颈炎及输卵管炎。尿道炎性瘢痕导致尿道狭窄，排尿困难。淋病反复发作可导致不孕不育。

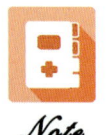
Note

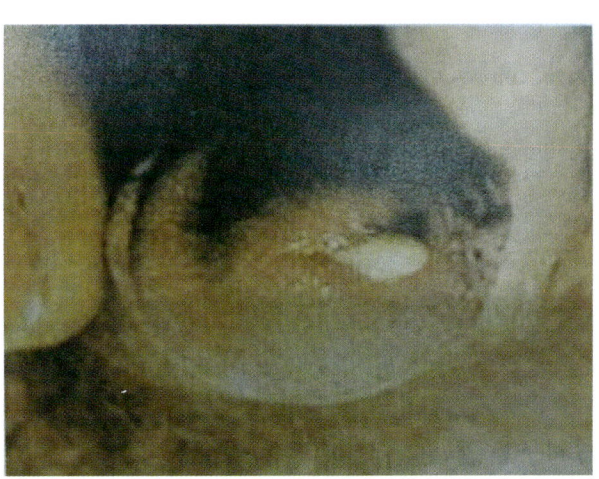

图 13-6-2 淋病
注:尿道外口见脓性分泌物。

三、梅毒

梅毒(syphilis)是梅毒螺旋体感染引起的一种慢性传染病。本病于世界各地均有流行,我国于新中国成立后基本消灭了本病,但近年来又有新的病例发现。基本病变为闭塞性动脉内膜炎、小血管周围炎及树胶样肿。病原体可侵犯任何器官,临床表现出各种不同的症状,也可隐匿多年而无临床表现,具有长期性和潜匿性的特点。

(一) 病因及传播方式

本病的病原体为梅毒螺旋体,梅毒病人是唯一的传染源。按传播途径可分为先天性梅毒和后天性梅毒两种。先天性梅毒即胎传梅毒,是由患病母体经胎盘传染给胎儿所致。后天性梅毒中95%以上是性接触传播,少数可因输血、接触病变部位、医护人员不慎受染等直接接触传播。其体外活力低,对四环素、青霉素类药物敏感。机体在感染梅毒后6周可产生特异性抗体,具有血清学诊断价值。早期梅毒病变可有不治自愈倾向。而未经治疗或治疗不彻底者,播散到全身的螺旋体则难以完全消灭,是复发梅毒及晚期梅毒发生的主要原因。

(二) 基本病变

1. 闭塞性动脉内膜炎及小血管周围炎 闭塞性动脉内膜炎是指小动脉内皮细胞及纤维细胞增生使管壁增厚、管腔狭窄闭塞。小血管周围炎是指小血管周围的单核细胞、淋巴组织和浆细胞浸润。浆细胞的恒定出现是本病的特征之一,此病变可见于各期梅毒。

2. 树胶样肿 树胶样肿呈灰白色,大小不等,质韧而有弹性,犹如树胶,故称树胶样肿(gumma),又称梅毒瘤。镜下可见类似结核结节的结构,中央呈凝固性坏死,形态类似干酪样坏死,唯坏死不如干酪样坏死彻底;弹力纤维尚可见到,坏死灶周围肉芽组织中含有丰富的淋巴细胞和浆细胞,上皮样细胞和朗格汉斯巨细胞则较少,一定有闭塞性动脉内膜炎及小血管周围炎。树胶样肿后期可被吸收、纤维化,最后由于瘢痕收缩而使器官变形,但很少钙化。树胶样肿可发生于任何器官或组织,最常见于皮肤、黏膜、肝、骨和睾丸。树胶样肿仅见于第三期梅毒。

(三) 病程分期

后天性梅毒按病程发展分为三期;一、二期梅毒为早期梅毒,具有传染性;三期梅毒为晚期梅毒,常累及内脏,又称内脏梅毒。

1. 一期梅毒 梅毒螺旋体侵入人体后,大约有3周的潜伏期,之后在损伤的部位发生充血、水疱等炎症反应。水疱溃破后形成质硬、底部洁净、边缘隆起的溃疡,直径为1~2 cm,常为单个,称为下疳(chancre),因基质硬,故称硬性下疳(图13-6-3)。下疳常发生于男性的龟头、阴茎冠状沟及女性的阴唇

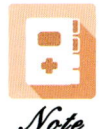

217

和子宫颈,少数病例发生于生殖器以外的部位,如唇、舌、肛周。镜下改变为溃疡底部闭塞性动脉内膜炎和小血管周围炎。下疳发生1~2周后,局部淋巴结肿大,由于病人产生的免疫反应,下疳经2~6周后自然愈合,肿大的局部淋巴结消退。临床处于静止状态,但是体内的梅毒螺旋体依然继续繁殖。

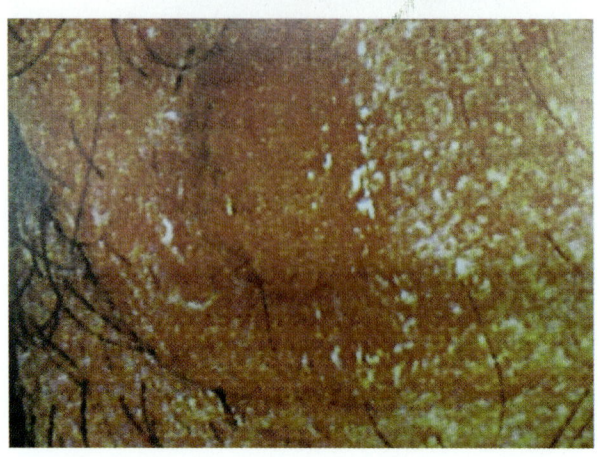

图 13-6-3　外阴硬性下疳

2. 二期梅毒　潜伏于体内的螺旋体在下疳发生后第7~8周大量繁殖,并进入人体血液循环中,引起全身广泛性皮肤、黏膜暗红色小丘疹(即梅毒疹)和全身性非特异性淋巴结肿大。镜下可见典型的血管周围炎病变,梅毒疹病灶内可见梅毒螺旋体。此期梅毒传染性强,梅毒疹可自行消退,但实际上病人处于隐性梅毒阶段,若不治疗,多年后30%的病人将进入三期梅毒。

3. 三期梅毒　三期梅毒又称晚期梅毒,常发生于感染后4~5年。病变最常累及心血管和中枢神经系统,肝、骨骼等器官也可发生,形成特征性的树胶样肿,导致组织器官破坏、变形和功能障碍。

病变侵犯主动脉可引起梅毒性主动脉炎,损害主动脉中层弹力纤维,引起主动脉瓣关闭不全及主动脉瘤。主动脉瘤破裂出血可造成猝死。神经系统病变主要累及中枢神经及脑膜,导致脑膜血管梅毒、脊髓痨和麻痹性痴呆。肝的树胶样肿可使肝呈结节状肿大。骨的树胶样肿(图13-6-4)可导致骨折,鼻骨受累时,常损坏鼻中隔致鼻梁塌陷,鼻孔向前,形成所谓"马鞍鼻"。

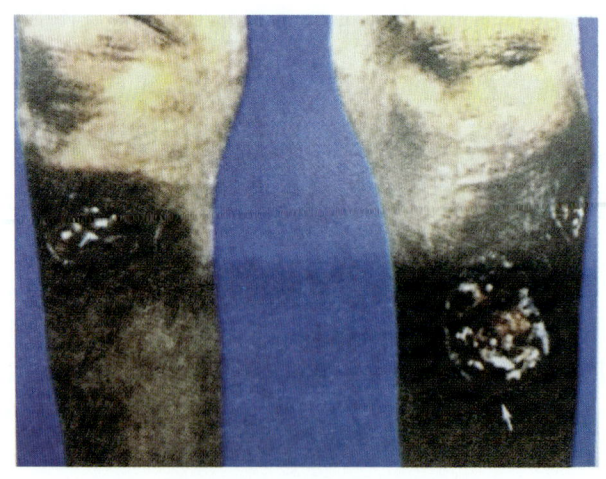

图 13-6-4　骨的树胶样肿

注:双膝关节下方树胶样肿溃烂形成溃疡,表面有黏稠的脓液,状如树胶。

4. 先天性梅毒　感染梅毒螺旋体的孕妇生产时,胎儿可通过胎盘被感染,根据被感染胎儿发病的早晚分为早发性先天性梅毒和晚发性先天性梅毒两种。

(1)早发性先天性梅毒:指胎儿期或婴幼儿期发病。典型表现为皮肤和黏膜出现广泛大疱和大片的剥脱性皮炎,内脏可见淋巴细胞和浆细胞浸润、动脉内膜炎、弥漫性纤维化和发育不全等。肝、肺、胰、肾及脾等器官也有类似病变。

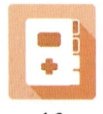

（2）晚发性先天性梅毒：指发生于 2 岁以上的幼儿，患儿发育不良，智力低下，表现为间质性角膜炎、楔形门齿（中切牙小而尖，牙釉质发育不全，中切牙切缘呈镰刀状缺陷）和神经性耳聋，称为晚发性先天性梅毒的三联征，还可伴有马刀胫和马鞍鼻等体征。

四、艾滋病

知识链接 13-1

获得性免疫缺陷综合征（acquired immunodeficiency syndrome，AIDS）又称艾滋病，是由人类免疫缺陷病毒（human immunodeficiency virus，HIV）感染引起的一种免疫缺陷病。其传染性强、发病缓慢、致死率高。目前已研制出针对艾滋病的阻断药，即暴露后预防（post exposure prophylaxis）的药物，简称 PEP，在感染后 72 h 内使用，能明显降低艾滋病的感染率。

（一）病因和发病机制

艾滋病的病原体是人类免疫缺陷病毒（HIV），属于 RNA 逆转录病毒，在艾滋病病人中有 HIV-1 和 HIV-2 两种病毒类型。现已证实 HIV 是嗜 T 淋巴细胞和嗜神经细胞的病毒。该病毒的主要攻击目标是辅助 T 淋巴细胞（细胞有 $CD4^+$ 受体），巨噬细胞和单核细胞系统也是具有 $CD4^+$ 受体的细胞群，也为靶细胞。HIV 进入人体血液后，选择性地与有 $CD4^+$ 受体的淋巴细胞结合。HIV 又以趋化因子受体为共受体进行识别。病毒只有与 $CD4^+$ 受体和共受体同时结合才能进入细胞内。病毒进入细胞内后进行复制，形成大量的新病毒颗粒，这些病毒颗粒释放出来后，继续攻击其他 $CD4^+$ T 淋巴细胞。HIV 在宿主细胞内大量繁殖，导致细胞的溶解和破裂，也可使细胞发生凋亡。一段时间后，$CD4^+$ T 淋巴细胞功能受损及大量破坏，致使细胞免疫缺陷，最终发生一系列顽固性机会感染和肿瘤。

（二）传染源及传播途径

艾滋病的传染源为艾滋病病人及 HIV 无症状携带者。传染性最强的是临床无症状而血清 HIV 抗体呈阳性的感染者。艾滋病主要通过性接触传播，其次是通过血液传播及母婴垂直传播。其潜伏期长，一般为 5 年甚至更长时间。已证实 HIV 存在于血液、精液、阴道分泌物、唾液、眼泪、尿液、母乳、脑脊液等体液中，脑组织、皮肤、淋巴结、骨髓等组织内也可有 HIV。WHO 公布的已证实的艾滋病传播途径如下。

1. 性接触传播 流行资料表明，HIV 的传播 75％是通过性途径进行的。其中，男性同性恋者感染率最高，血液和精液中 HIV 的含量都很高，故是感染力度最强的感染源。

2. 通过输血或血液制品传播 病人在输血过程中，输入了被 HIV 污染的血液或血液制品，HIV 直接进入体内引起感染。

3. 通过注射针头或医用器械等传播 静脉注射吸毒者感染 HIV 占总报告的 18％。原因是吸毒者常轮流使用一支未经消毒的注射器，容易相互感染。许多医用器械如内镜，若消毒不严，也可造成感染。

4. 母婴垂直传播 经胎盘、产道和母乳喂养等途径传播称为垂直传播。统计证明，儿童艾滋病病例中 75％是由垂直传播引起，感染 HIV 的孕妇生下的婴儿中，30％～50％也感染 HIV。此外，母婴间传播也可发生于分娩时或产后哺乳过程中。

5. 其他 器官移植等也可造成感染。部分医护人员可出现职业性感染。

HIV 很脆弱，在干燥环境不能存活，可被一般的消毒和清洁剂所灭活。该特性限制了 HIV 的传播方式，一般认为下列途径并不传播：①不同工作场所或学校的接触；②一般生活接触，如拥抱、握手、咳嗽；③水、食物、茶杯；④昆虫叮咬。

【个人预防艾滋病的八条注意事项】

（1）洁身自爱，不卖淫嫖娼，避免婚前、婚外性行为。

（2）不与他人共用剃须刀、刮脸刀、牙刷等个人用品。

（3）不用未消毒的器械穿耳、文眉。

（4）避免直接与艾滋病病人的血液、精液、乳汁和尿液接触，切断其传播途径。

（5）怀疑自己或对方受艾滋病病毒感染时，坚持使用避孕套。

（6）严禁吸毒，若有毒瘾者暂未戒除前切勿与他人共用注射器。

（7）医疗时使用经严格消毒的注射器及检查、治疗器械。

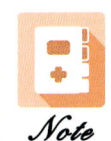

Note

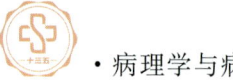

（8）不擅自输血和使用血液制品，必须输血时使用经艾滋病病毒抗体检验合格的血液。

（三）病理变化

艾滋病的主要病理改变为全身淋巴组织的变化、继发性感染和恶性肿瘤。

1. 全身淋巴组织的变化　病变早期淋巴结肿大，滤泡明显增生，生发中心活跃，有"满天星"现象，与其他原因引起的反应性淋巴结炎类似。有时滤泡间区可见 Warthin-Finkeldey 型多核巨细胞，该巨细胞出现对明确 HIV 相关淋巴结病有很大帮助。随着病变的发展，滤泡网状带开始破坏，有血管增生。皮质区及副皮质区淋巴细胞减少，$CD4^+/CD8^+$ 值进行性下降，浆细胞浸润。继而网状带消失，滤泡界限不清。晚期病变表现为淋巴结萎缩，淋巴细胞几乎消失殆尽，消失区常由巨噬细胞替代，无淋巴细胞和副皮质区之分，呈现"一片荒芜"的景象。最后淋巴结结构完全消失，主要为巨噬细胞和浆细胞。胸腺、消化道和脾脏淋巴组织萎缩，但大多数艾滋病（AIDS）病人可有不同程度脾大，可能与脾淤血等变化有关。

2. 继发性感染　继发性感染是指在人体免疫功能遭到严重破坏后，体内出现多种感染混合存在，感染引起的炎症反应往往较轻而不典型，但对机体的损害却很严重，是艾滋病病人常见的死亡原因。多发性机会性感染是本病的另一个特点。感染可累及多器官，其中以中枢神经系统、肺和消化道最常见。由于严重免疫缺陷，炎症反应不典型，例如，患肺结核时很少形成结核性肉芽肿，但病灶中结核分枝杆菌却甚多。70%～80%的艾滋病病人有卡氏肺孢子虫感染，并多数死于卡氏肺孢子虫肺炎。

3. 恶性肿瘤　病人常伴发卡波西肉瘤（Kaposi 肉瘤），是一种非常罕见的血管内皮细胞来源的肉瘤，广泛累及内脏和四肢。肉眼观，肿瘤呈暗蓝色或紫棕色结节。镜下观，肉瘤细胞呈梭形，梭形细胞之间构成毛细血管样腔隙，其中可见含铁血黄素及红细胞。少数病人可伴有非霍奇金淋巴瘤和中枢神经系统肿瘤等。

（四）临床病理联系

艾滋病病人从感染 HIV 发展到艾滋病，临床上分为以下三个阶段。

1. 早期或急性期　感染 HIV 3～6 周后，可出现发热、出汗、不适、厌食、恶心、头痛、咽痛及关节肌肉痛等非特异性症状。病毒在体内复制，但由于病人尚有较好的免疫能力，2～3 周这些症状可自行缓解。这个时期可以查到抗 HIV 抗体。

2. 中期或慢性期　感染 HIV 后在此期可停留长达数年或不再进入末期，机体免疫功能与病毒之间处于相互抗衡阶段。无明显临床症状或出现明显的全身淋巴结肿大，常伴发热、乏力、湿疹等。

3. 后期或危险期　该期主要表现为免疫功能缺陷所导致的继发性机会性感染或恶性肿瘤的症状，约 60%的 AIDS 病人还伴有神经系统症状。临床上常表现为持续发热、乏力、消瘦、腹泻等。血液检测淋巴细胞明显减少，尤以 $CD4^+T$ 淋巴细胞减少为著，细胞免疫反应丧失殆尽。

案例分析 13-3

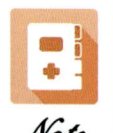

案例分析
13-3 **答案**

病人，男，46 岁，2 个月前阴茎龟头部曾出现过溃烂，后愈合，腹股沟淋巴结出现过肿大。最近全身皮肤出现多数红色斑丘疹，且全身浅表淋巴结肿大。取病变处皮肤做病理检查，见局部有淋巴细胞和浆细胞浸润，并见闭塞性小动脉内膜炎及血管周围大量单核细胞、淋巴细胞和浆细胞浸润，病灶内可找到螺旋体。

讨论题：

1. 该病人的病理诊断是什么？
2. 该病的基本病变有哪些？

第七节　血　吸　虫　病

Note

血吸虫病（schistosomiasis）是由血吸虫寄生于人体引起的一种地方性寄生虫病。寄生于人体的血吸虫主要有三种,流行于亚洲的日本血吸虫、流行于非洲北部的埃及血吸虫和流行于拉丁美洲及非洲中部的曼氏血吸虫。在我国仅有日本血吸虫病,多流行于长江中下游十三个省市的水稻作物区。人体通常通过皮肤接触含尾蚴的疫水而感染。临床主要表现有发热、腹泻、肝大,晚期可引起血吸虫性肝硬化、巨脾、腹腔积液、侏儒症等,最终导致劳动力丧失,甚至死亡。虫卵引起的肝与肠的肉芽肿形成是主要病变。

一、病因及感染途径

人是血吸虫病的主要传染源,人或家畜因接触血吸虫尾蚴污染的疫水而被感染。日本血吸虫的生活史可分为虫卵、毛蚴、母胞蚴、子胞蚴、尾蚴、童虫及成虫等发育阶段。成虫以人体或其他哺乳动物如狗、猫、猪、牛及马等为终宿主,自毛蚴至尾蚴的发育繁殖阶段以钉螺为中间宿主。血吸虫传播须具备三个条件:①带虫卵的粪便入水后孵出毛蚴;②毛蚴钻入钉螺体内滋生,经过 40～60 天母胞蚴和子胞蚴阶段,发育成尾蚴;③尾蚴离开钉螺再次入水(疫水),人体接触疫水感染。当人、畜接触疫水时,尾蚴钻入皮肤或黏膜并脱去尾部变为童虫。童虫穿入小静脉及淋巴管后进入血液循环,经右心到达肺,由肺循环入左心,再经体循环播散到全身。一般只有抵达肠系膜静脉的童虫才能发育为成虫。成虫进入门静脉,待发育到一定程度,雌雄虫合抱,再移行到肠系膜下静脉寄居、交配、产卵。虫卵随门静脉血流入肝,或逆流入肠壁组织内,11 天左右发育为成熟虫卵(内含毛蚴)。肠壁内的虫卵可破坏肠黏膜进入肠腔,随粪便排出体外,重复上述生活周期。感染尾蚴至粪检虫卵阳性需要 1 个月以上,虫卵在组织内的寿命约为 21 天,雌雄合抱的成虫在人体内的寿命一般为 3～4 年。

二、基本病理变化及发病机制

血吸虫发育阶段中的尾蚴、童虫、成虫及虫卵等均可对人体产生不同程度的损伤和复杂的病理反应。其中虫卵引起的病变最严重,对人体的危害最大。

1. 尾蚴引起的损伤 人体接触疫水后,尾蚴侵入皮肤,其头腺分泌的毒素和溶组织酶等引起尾蚴性皮炎,多发生于重复感染的病人,一般在尾蚴钻入皮肤后数小时至 3 天内发生,病人局部皮下毛细血管扩张、充血、水肿及点状出血,嗜酸性粒细胞和巨噬细胞浸润,以后主要为密集的单核细胞浸润。临床表现为入侵部位出现红色小丘疹,奇痒,数日后可自然消退。

2. 童虫引起的损伤 童虫移行可引起血管炎和血管周围炎,对肺组织损害最为明显,主要表现为肺组织充血、水肿、点状出血及嗜酸性粒细胞和巨噬细胞浸润。临床上病人常出现咳嗽、咯血、发热及全身不适等症状。

3. 成虫引起的损伤 成虫对机体损害较轻。大量成虫寄生在静脉内,其代谢产物可引起贫血、肝脾大、嗜酸性粒细胞增多、静脉内膜炎及静脉周围炎。成虫吞食红细胞后,红细胞能被分解为血红素样色素,可被肝、脾、肠内增生的单核巨噬细胞所吞噬。

血吸虫病以宿主对虫卵的炎症反应(虫卵肉芽肿)和随之发生的纤维化为主要病理基础,这也是血吸虫病发生肝、肠病变的根本原因。

4. 虫卵引起的损伤 虫卵沉着所引起的损害是本病最主要的病变,多累及肠、肝及肺等处。沉着的虫卵包括成熟虫卵和未成熟虫卵。未成熟的虫卵因其中的毛蚴不成熟,无毒性分泌物,所引起的病变轻微;成熟虫卵中的毛蚴可分泌虫卵抗原,形成特征性的虫卵结节(血吸虫性肉芽肿)。其病变发展过程可分为急性虫卵结节和慢性虫卵结节。

(1) 急性虫卵结节:由成熟虫卵引起的一种急性坏死、渗出性炎症。肉眼观,可见灰黄色、粟粒至绿豆大小的小结节。镜下观,可见结节中央常有数个成熟虫卵,虫卵表面附有放射状嗜酸性棒状体(称Hoeppli 现象),免疫荧光法证明其为虫卵抗原抗体复合物。虫卵周围可见大量变性、坏死的无结构的颗粒状物质和嗜酸性粒细胞聚集,状似脓肿,故又称为嗜酸性脓肿。随后虫卵周围肉芽组织增生并逐渐向结节中央生长,浸润的嗜酸性粒细胞也逐渐被巨噬细胞、淋巴细胞所代替,并出现围绕结节呈放射状排列的上皮样细胞层,由此构成了晚期急性虫卵结节。随着病程发展,急性虫卵肉芽肿逐渐演变为慢性

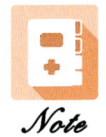

虫卵肉芽肿。

（2）慢性虫卵结节：急性虫卵结节经 15 天后，虫卵内毛蚴死亡，虫卵和结节内坏死物质被清除、吸收或钙化。病灶内有上皮样细胞、异物巨细胞和淋巴细胞，形态上类似结核结节，故称为假结核结节。最后，结节内成纤维细胞大量增生，使肉芽肿逐渐纤维化，但虫卵卵壳碎片及钙化的死虫卵可长期存留。其中死亡钙化的虫卵是诊断血吸虫病的重要病理学依据。

三、主要器官的病变及后果

1. 结肠　肠道病变可累及整个结肠，以乙状结肠和直肠最为显著。虫卵沉积于肠壁引起急性虫卵结节形成。肉眼观，可见肠黏膜充血、水肿，呈褐色或灰黄色细颗粒状扁平隆起的斑片状病灶（虫卵堆积所致）。病灶中央可发生坏死脱落，形成大小不一、边缘不整齐的浅表溃疡。虫卵可随坏死物脱落入肠腔，在粪检时可检出虫卵。临床表现为腹痛、腹泻和脓血便等痢疾样症状。随着病变的发展，急性病变转为慢性虫卵肉芽肿，结节发生纤维化，虫卵也逐渐死亡及钙化。由于虫卵的反复沉积，肠黏膜反复发生溃疡和肠壁纤维化，导致肠壁变硬、增厚或肠腔狭窄，部分肠黏膜可呈息肉状增生，少数病例发生癌变。

2. 肝脏　虫卵可随血流栓塞门静脉分支，尤以肝左叶较为明显（图 13-7-1）。肝脏的病变发生最早，也最严重。早期可见肝轻度增大，表面及切面呈多个粟粒状的灰白或灰黄色小结节。镜下可见汇管区有较多急性虫卵结节，导致肝窦充血，使肝细胞变性及小灶状坏死。库普弗细胞内可见吞噬的血吸虫色素沉着。慢性期，汇管区慢性虫卵结节逐渐纤维化及纤维组织增生，可导致血吸虫性肝硬化。肉眼观，可见肝表面不平，质地变硬，切面可见增生的纤维结缔组织沿门静脉分支呈树枝状分布，故称为干线型或管道型肝硬化。由于病变主要见于汇管区，肝小叶破坏不严重，故不形成假小叶。但由于门静脉分支虫卵栓塞、静脉内膜炎、血栓形成和机化，以及门静脉周围纤维组织增生，肝内门静脉分支阻塞和受压，从而造成门静脉高压。临床上表现为腹腔积液、巨脾、食管静脉曲张等体征。

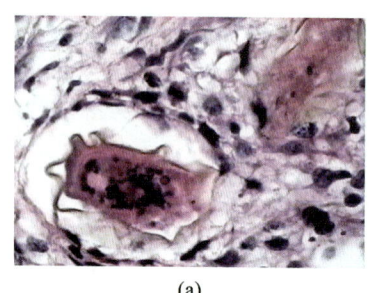
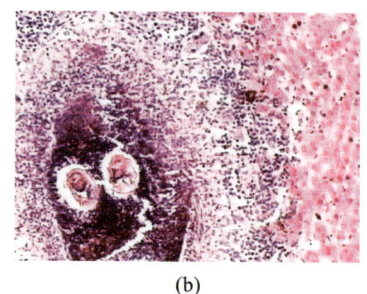

(a)　　　　　　　　　　(b)

图 13-7-1　血吸虫

注：(a)血吸虫的虫卵；(b)肝血吸虫病的早期虫卵结节。

3. 脾　早期脾轻度肿大，主要是由成虫的代谢产物引起的单核巨噬细胞增生所致。虽然脾内可见虫卵沉积，但不形成急性虫卵肉芽肿。晚期可形成巨脾，重量增加，甚至可达 4000 g。主要由门静脉高压引起的脾重度淤血和纤维组织增生所致。肉眼观，脾质地坚硬，包膜增厚，切面暗红色，可见散在黄褐色含铁结节。镜下观，脾窦高度扩张淤血，窦壁纤维组织增生，单核巨噬细胞增生并可见血吸虫色素沉着。临床上可出现贫血、白细胞减少和血小板减少等脾功能亢进症状。

小　结

（1）传染病及寄生虫病是一组能在人群中引起流行的疾病。本章主要介绍了结核病、伤寒、细菌性痢疾、流行性脑脊髓膜炎（流脑）、流行性乙型脑炎（乙脑）、性传播疾病（性病）及血吸虫病。

（2）结核病是由结核分枝杆菌引起的一种慢性传染病，其特征性病变是形成结核结节。全身各器官和组织均可发病，以肺结核病最常见。肺结核病可分为原发性肺结核病和继发性肺结核病。原发性肺结核病的病变特点是形成原发复合征。继发性肺结核病的特点有早期病变多在肺尖,以支气管播散为主,新旧病变共存。

（3）伤寒是由伤寒杆菌引起的、以全身单核巨噬细胞系统的细胞增生为主要病变特征的急性传染病,其特征性的改变是形成伤寒性肉芽肿。主要发生在回肠下端的集合和孤立淋巴小结,可引起肠黏膜溃疡,但此溃疡愈合后不会引起肠腔的狭窄。

（4）细菌性痢疾是由痢疾杆菌引起的假膜性肠炎,有大量纤维素渗出并形成假膜,假膜脱落可形成溃疡。

（5）流脑是由脑膜炎双球菌引起的脑脊髓膜的急性化脓性炎症;乙脑是由乙型脑炎病毒广泛累及脑脊髓实质,引起神经细胞变性、坏死,胶质细胞增生和血管周围炎症细胞浸润的急性传染病。

（6）性病中最常见的是尖锐湿疣、淋病、梅毒和艾滋病。尖锐湿疣是由 HPV 感染引起的良性疣状病变;淋病是由淋球菌感染引起的急性化脓性疾病;梅毒是由梅毒螺旋体引起的传染病,血管炎病变及树胶样肿为梅毒的基本病变;艾滋病是人体感染人类免疫缺陷病毒所导致的致死性传染病,死亡率极高,病毒损害辅助 T 淋巴细胞,造成免疫缺陷。

（7）血吸虫病以血吸虫虫卵引起的病变最严重,可破坏多个器官,尤以肝和结肠为严重。血吸虫虫卵主要沉积于肝脏组织内,使肝脏纤维化,虫卵还可沉着在结肠黏膜及黏膜下层,使肠壁增厚、变硬,肠腔狭窄,黏膜粗糙不平,有息肉和溃疡形成。

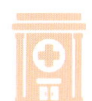 **直通护考在线答题**

枣庄科技职业学院　牛雯铃

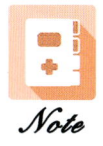

第十四章　病理生理学概述与疾病概论

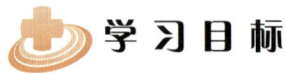 **学习目标**

掌握

健康与疾病的概念,疾病的经过与结局。

熟悉

疾病的病因学。

了解

疾病的发病学。

第一节　健康与疾病的概念

健康与疾病是一组相对的概念,两者之间没有明确的界限。医护人员的根本任务是防治疾病和增进健康。因此,正确地理解健康与疾病的概念,掌握疾病的原因和发生、发展机制与规律,对于临床疾病的防治和护理十分重要。

健康与疾病的概念不仅仅是医学问题,同时也是社会问题。在不同的社会文化背景下,人们对健康与疾病的认识和理解也不尽相同。随着社会的进步和医学科学的发展,人们对疾病模式的认识已由单纯的生物医学模式向生物-心理-社会医学模式转化。至此,人们对健康与疾病的认识也在不断地深化并赋予其新的内容。

一、健康的概念

根据当今的医学模式,世界卫生组织(World Health Organization,WHO)提出健康(health)不仅是没有疾病或病痛,而且包括在身体、心理、精神和社会交往上处于完好状态。也就是说,健康的人不仅仅是身体健康,心理上也要健康,同时在社会上要有良好的适应能力,能进行有效的社会交往和工作。因此,人们习惯认为的"不生病"就是健康,显然是不全面的。身体上的健康与心理、精神上的健康往往是相辅相成、互相影响的。良好的精神、心理状态可保持身体上的健康,并会促进疾病的痊愈;反之,可伤害身体健康并促进疾病发展、恶化。

二、疾病的概念

一般认为,疾病(disease)是指机体在一定的条件下,受损伤因素作用后,因自稳调节紊乱而发生的一系列异常生命活动过程。由于病因的损伤作用,机体内会出现损伤与抗损伤反应,引起功能、代谢及形态结构的异常,病人会出现不同的症状和体征,对环境的适应力下降、劳动力减弱甚至丧失。

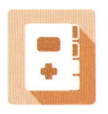

知识链接 14-1

（一）症状与体征

（1）症状（symptom）是指病人主观上的一些异常感觉，如恶心、头痛、心悸等。

（2）体征（sign）是指对病人进行体格检查时所发现的客观病理改变，如心脏杂音、黄疸、肝大等。

（二）病理过程与病理状态

（1）病理过程（pathological process）是指存在于不同疾病中的共同的、有规律的功能、代谢和形态结构的异常表现，如炎症、发热、水肿和缺氧等都属于病理过程。一种疾病可同时或先后出现多种不同的病理过程，如大叶性肺炎时有炎症、发热、缺氧等病理过程。同一种病理过程也可以存在于不同的疾病中，如肝炎、肺炎、阑尾炎等都有炎症这个病理过程。

（2）病理状态（pathological state）是指发展极慢的病理过程，常常是病理过程的后果，如关节炎后的关节强直、烧伤后的皮肤瘢痕等。

随着社会的不断发展、经济的日益繁荣、人们生活节奏的加快，社会上出现了这样一个庞大人群，他们在身体上没有疾病，却主观上总是感觉不适，这种状态被称为亚健康状态。亚健康状态是近年来医学界提出的新概念，它是人体介于健康（第一状态）和疾病（第二状态）之间的过渡阶段，是一种既称不上健康也没有疾病的状态，又称为第三状态。

调查发现，人群中真正的健康者和患病者不足 2/3，而有 1/3 以上的人群处于亚健康状态。亚健康状态人群年龄多为 20～45 岁，女性占多数，常表现为经常头痛、头晕、体虚、困乏、疲劳、失眠、多梦、休息质量不高、注意力不集中、情绪低沉、记忆力减退、反应迟钝、烦躁、焦虑、易怒等，但在医院经全面系统检查却找不到明显的病因。亚健康状态是一种特殊的状态，处理得当，它可以恢复到健康状态；反之，也可发展成各种疾病。亚健康状态的研究已经成为当今生命科学的重要组成部分。

第二节　病　因　学

病因学（etiology）是研究疾病发生的原因和条件的科学。

一、疾病发生的原因

疾病发生的原因（病因）是指作用于机体并引起某一疾病的特定因素，如痢疾杆菌是引起细菌性痢疾的病因。病因是疾病发生时必不可少的因素，它决定着疾病的特异性。

任何一种疾病都是由一定的病因引起的，没有病因的疾病是不存在的，只是有些疾病的病因目前还不太清楚。常见的疾病发生原因大致有以下几类。

（一）生物性因素

生物性因素是临床上最常见的病因，主要包括如下几类。

1. 病原微生物　如细菌、病毒、真菌、支原体、衣原体、立克次体、螺旋体等。

2. 寄生虫　如原虫、蠕虫、线虫等，临床上常见于血吸虫病、阿米巴病、钩虫病、绦虫病、蛲虫病等感染性疾病。

此外，近年来由于生态环境的破坏以及人们生活观念的改变，某些原本存在于野生动物体内的病原体也可以感染人类，并且出现了某些新的或变异的病原体，直接危害人类健康。生物性因素的致病特点如下。

（1）病原体有一定的入侵门户、传播途径及作用部位。如乙型肝炎病毒，主要就是从血道入血，之后经门静脉到达肝脏，在肝细胞内寄生、繁殖。

（2）病原体对机体的危害程度除了与其侵入的数量、侵袭力、毒力等有关外，还与机体对它的敏感性和免疫防御能力以及机体的功能状态有关。如鸡瘟病毒对人类没有致病性，因为人类对它们没有敏

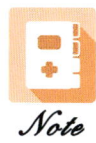

感性。

（3）病原体作用于机体后，既可以改变机体，也可以改变其自身；病原体侵入机体后，常引起机体的免疫反应，在这个过程中，病原体自身可能发生变异，产生抗药性，进而改变了其遗传特性。

（二）理化性因素

1. 物理性因素　物理性因素主要有机械暴力（可引起创伤、震荡、脱臼、骨折等）、高温（可引起烧伤、烫伤或中暑）、低温（可引起全身过冷或冻伤）、噪声（可引起听力下降、耳鸣等）、激光（可引起蛋白质变性、酶失活）、电流（引起电击伤）、电离辐射（引起放射病）、大气压的变化（引起减压病）等。

物理性因素引起疾病的严重程度主要取决于其作用强度、作用部位和作用范围以及作用时间等。如：温度越高、作用范围越大，引起的烧伤越严重；同样强度的热量，作用于肢体时，可只引起烧伤，而作用于心、胸时，可引起心室颤动而致死。此外，一些物理性因素作用于人体没有特定的部位，如子弹贯通伤、刀割伤等；还有一些物理性因素没有明显的潜伏期。

2. 化学性因素　化学性因素主要有无机毒物（如强酸、强碱、重金属盐类、氰化物、一氧化碳等）、有机毒物（如四氯化碳、甲醇等）、生物性毒物（如蜂毒、蛇毒等）。

化学性因素的作用特点是具有一定的选择性。如：强酸、强碱通常使接触部位的组织发生变性、坏死和炎症反应；四氯化碳主要损害肝脏；汞损害肾脏；一氧化碳选择作用于红细胞；巴比妥类药物作用于中枢神经系统等。医护人员熟悉化学性因素的选择性作用，对于正确、快速地处理中毒性疾病具有重要意义。

（三）营养性因素

营养缺乏和营养过剩均可引起疾病。

1. 营养缺乏　营养缺乏可见于营养物质摄入不足或消耗过多。例如，生长发育旺盛的青少年、营养需求逐渐增多的孕妇、机体代谢速度快的甲状腺功能亢进症病人等，若不相应增补营养物质，就易发生营养缺乏。此外，长期缺钙可引起佝偻病；缺铁可引起贫血；缺硒可引起克山病、大骨节病；缺碘可引起甲状腺肿；维生素 A 缺乏可引起夜盲症等。

2. 营养过剩　长期过量摄入高热量、高脂类食物可引起肥胖症、高脂血症、动脉粥样硬化症等。此外，脂溶性维生素 A 或维生素 D 摄入过多可引起中毒，尤其在小儿更为多见。

（四）遗传性因素

1. 直接遗传　直接遗传是指基因突变或染色体畸变直接引起的遗传性疾病。基因突变可见于地中海贫血、血友病、白化病等。染色体畸变可见于唐氏综合征、两性畸形等。

2. 遗传易感性　遗传易感性是指某些家族成员由于遗传上的缺陷，而具有易患某种疾病的倾向。如糖尿病、冠心病、原发性高血压、精神分裂症、消化性溃疡、蚕豆病都属于典型的遗传易感性疾病。

（五）先天性因素

先天性因素是指能够损害正在发育的胎儿的有害因素，患儿出生后就带有某种疾病，而不是因遗传物质的改变引起。由此可见先天性因素与遗传性因素不同。例如，妊娠早期，孕妇感染了风疹病毒，可引起新生儿先天性心脏病，风疹病毒就是先天性因素。此外某些药物、X 线等可能引起胎儿的先天性损害。母亲的不良生活习惯（如酗酒、吸烟等）也可以成为先天性因素影响胎儿的正常生长发育。

（六）免疫性因素

免疫性因素是指机体的免疫反应异常强烈或者是免疫功能低下甚至缺陷，而导致疾病发生的因素。常见于下列疾病。

1. 变态反应性疾病　变态反应性疾病是指外来的抗原刺激使免疫系统产生强烈的反应，导致组织和细胞的损伤及生理功能的障碍，这种异常的反应也称为变态反应或超敏反应，常见于某些药物的过敏（如青霉素、磺胺类）。一些食物（如鱼、虾、蛋类、牛乳等）、花粉、粉尘、异种血清蛋白、病原微生物等，它们可以使某些个体出现荨麻疹、支气管哮喘甚至过敏性休克等变态反应性疾病。

2. 自身免疫性疾病　自身免疫性疾病是指有些个体对自身抗原发生了免疫反应，并引起了自身组

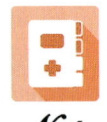

织的损伤,如类风湿性关节炎、系统性红斑狼疮、溃疡性结肠炎等都属于自身免疫性疾病。一般认为,自身免疫性疾病的发生与遗传因素有一定关系。

3. 免疫缺陷病 免疫缺陷病是指由于免疫系统先天发育不良或者是后天受到损害而引起的免疫功能低下。这类疾病容易诱发恶性肿瘤或是引起病原微生物的反复感染,如艾滋病、先天性丙种球蛋白缺乏症等都属于免疫缺陷病。

(七) 精神和心理性因素

随着社会的发展,单纯的生物医学模式已向生物-心理-社会医学模式转化,亚健康及由精神和心理性因素引起的疾病已越来越受到重视。良好的精神和心理性因素能够促进人体生理机能的改善,提高机体对疾病的抵抗力。更重要的是,它能使人们在一种良好的、旺盛的状态下工作、学习和生活,会使机体的生理状态显示出活力,如果能长期保持这种状态,无疑是有益于机体健康的。但是,生活从来就不是孤立和静止的,也不会永远都处在一种理想的状态中,它是不以人们的意志为转移的。每一个人都会遇到各种各样的问题,从而使我们难以保持理想的精神和心理状态。

精神和心理性因素是指社会、政治、经济、婚姻、家庭、工作等方面因素导致的强烈而深刻的情感变化。已有资料证实,长期的紧张、焦虑、恐慌、沮丧、悲伤等不良情绪和严重的精神创伤与某些疾病的发生有关。经常精神紧张、焦虑的人群,其消化性溃疡、原发性高血压、2 型糖尿病、脑血管疾病及神经官能症等的发病率都高;长期的精神负担或思想矛盾也可以导致某些人神经衰弱甚至精神异常。在临床上心血管、消化系统疾病病人中,虽然主要表现为躯体症状,但有半数以上的病人有不同程度的紧张、焦虑、抑郁症状,如果在身、心两方面同时治疗和护理就能获得更好的效果。

(八) 社会性因素

社会性因素包括社会的大环境、人们的生活劳动条件、社会的卫生状况及人际关系等,它们对人类的健康和疾病的发生、发展有着不容忽视的影响。恶劣的生活环境和工作条件、紧张不和谐的人际关系均可导致疾病的发生、发展。此外,季节、气候、地理、生态环境的变化等也会参与到疾病的发生、发展中。

综上所述,疾病发生的原因是多种多样的,它可以由一种病因引起,也可以由多种病因同时或先后引起。没有一定的病因,疾病就不会发生。只是有一些疾病的病因目前还不是十分清楚,但这一情况只是暂时的,相信随着医学科学的发展,任何疾病的病因都会被研究清楚。

二、疾病发生的条件

疾病发生的条件是指在病因作用于机体的前提下,能促进或阻碍疾病发生、发展的因素。它们本身虽然不会引起疾病,但是可以通过影响病因在疾病过程中发挥作用。例如,结核分枝杆菌是引起结核病的病因,但是仅有结核分枝杆菌的侵入,不一定都会引起结核病。如果个体生活条件良好、营养充分,又能进行适当体育运动来增强机体抵抗力,这时即使有结核分枝杆菌侵入,也可以不发生结核病;反之,个体生活条件恶劣、营养状况差、曾经患病、缺少运动等都可能降低机体抵抗力,这时若有少量结核分枝杆菌侵入,即可能引起结核病。

此外,年龄与性别因素也是某些疾病发生的条件。如:老年人易患高血压、动脉粥样硬化、骨质疏松、退行性关节炎、骨折等;而小儿尤其是出生 6 个月后的婴幼儿易患白喉、百日咳、肠炎等呼吸道与消化道的传染病,这可能和他们呼吸道、消化道的生理解剖特点和防御功能不健全有关;女性易患癔症、胆石症及甲状腺功能亢进症、系统性红斑狼疮等疾病;男性则较易患动脉粥样硬化、胃癌等疾病。

在疾病过程中,能促进疾病发生、发展和加剧的因素称为诱因。诱因是条件中的一部分。如高血压是脑血管意外的病因,一旦有情绪激动、酗酒、寒冷等诱因的存在,往往会使病人血压突然升高,使原本病变的脑血管破裂,引起脑出血。因此,在疾病的病因学预防中,必须考虑到条件影响的重要性,积极消除诱因。

必须指出,在疾病发病的过程中病因和条件是相对的。对于不同疾病,同一个因素可能是某一个疾病发生的病因,却可能成为另一个疾病发生的条件。如寒冷是导致冻伤的病因,而寒冷又可以作为条件

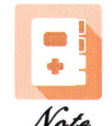

诱发关节炎、感冒、肺炎等疾病。因此,某些因素在疾病过程中究竟是病因还是条件,必须具体问题具体分析。

第三节 发 病 学

发病学(pathogenesis)是研究疾病发生、发展过程中的一般规律及共同机制的科学。

一、疾病发生、发展的一般规律

疾病发生、发展的一般规律主要是指不同疾病在其发病过程中普遍存在的一些共同规律,主要表现在以下四个方面。

(一) 自稳态调节的紊乱

正常机体在内、外环境不断变化过程中,能够维持各器官、系统功能和代谢的正常进行,保持内环境相对稳定,就是自稳态(homeostasis)。例如,机体的血压、心率、体温、体液的 pH 值等都保持在一定的自稳态下。机体的这种自稳态主要是依靠神经和体液因子的调节来实现的。而疾病时,由于机体受到病因的损害,自稳态调节的某些方面发生紊乱,会引起相应的功能障碍,并通过进一步的连锁反应造成自稳态调节的其他方面相继出现紊乱,从而引起更为严重而广泛的生命活动障碍。例如,某些病因引起胰岛素分泌不足,会使血糖升高,引起糖尿病,出现糖代谢紊乱,进一步发展下去,又会引起蛋白质代谢、脂肪代谢和水、电解质代谢紊乱等。

(二) 疾病过程中的因果转化

因果转化是指在疾病过程中,原始病因(因)作用于机体后引起某些损伤性变化(果),这些损伤性变化又可以作为新的病因(因)引起另一些新的变化(果),这种因果转化会推动着疾病不断地发展变化。

在因果交替规律推动下,疾病会出现两个发展方向。①良性循环(virtuous cycle),是指通过机体的抗损伤反应及有效的治疗,病情不断减轻,朝向健康方向发展。②恶性循环(vicious cycle),是指在因果交替规律作用下,机体的损伤不断加重,病情进行性恶化。正确认识疾病过程中的因果转化规律及可能出现的恶性循环十分重要。医护人员的主要职责是帮助病人及时切断恶性循环,建立良性循环,挽救病人生命。

(三) 疾病过程中的损伤性变化与抗损伤性变化

病因作用于机体后,会产生一系列形态结构、功能代谢的变化,主要包括损伤性变化和抗损伤性变化。损伤性变化是指病因造成的细胞、组织的损伤;而机体通过各种防御、代偿机制保护细胞、组织统称为抗损伤性变化。

损伤性变化与抗损伤性变化始终贯穿于大多数疾病的发展过程中,两者的强弱决定着疾病的发展方向。当损伤性变化占优势时,病情会恶化;而当抗损伤性变化占优势时,病情会好转。但需要指出的是,损伤性变化与抗损伤性变化之间没有严格的界限,两者是可以相互转化的。

(四) 局部与整体的相互影响

在神经与体液的调控下,机体的局部与整体关系密切,保持协调统一。因而疾病发生时,往往出现局部表现,也会出现整体反应。局部的病变可以影响整体,而整体的功能状态也会决定局部病变的发展与转归。以疖(毛囊炎)为例,它在发病部位有充血、水肿等局部表现,严重时局部的病变又可以通过神经-体液途径影响全身,引起发热、白细胞增多等全身反应。反之,有些疖看似是局部病变,当单纯给予局部治疗时,效果又不明显。仔细追查,却发现局部的疖是全身代谢性疾病糖尿病的局部表现,只有治疗糖尿病后,局部的疖才会好转。因此,正确认识疾病过程中的局部与整体相互影响的规律,才能克服诊断疾病的片面性,提高诊断、治疗水平。

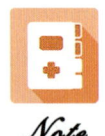

二、疾病发生的基本机制

疾病发生的基本机制是指导致很多疾病发病的共同机制，是疾病发生、发展过程中各种变化发生原因的一般原理。

（一）神经机制

神经机制是指病因直接损害神经系统或者是通过神经反射引起组织、器官功能改变而致病。神经系统对生命活动起着重要的调节作用，神经系统的变化常与疾病的发生、发展密切相关。其主要机制如下。①病因直接损害神经系统：如脊髓灰质炎病毒、乙型脑炎病毒等都具有较强的嗜神经性，可以直接损害神经系统。②病因间接损害神经系统：有些病因可以通过神经反射引起相应组织器官的功能代谢变化，也有一些病因通过抑制神经递质的合成、释放、分解、减弱或阻断正常神经递质的作用来致病。③大脑功能紊乱：如长期的精神紧张、焦虑、恐慌等均可导致大脑皮质功能紊乱，通过交感或副交感神经引起内脏器官功能障碍。

（二）体液机制

体液不仅是维持机体内环境稳定的重要因素，而且是生命信息物质的载体和路径。疾病中的体液机制主要是指某些病因引起体液质或量的变化、体液调节障碍，最后造成机体内环境紊乱而引发疾病。

体液调节紊乱主要是由于各种体液因子的数量或活性变化引起的。体液因子常通过三种方式作用于靶细胞。①内分泌（endocrine）：指一些分泌细胞分泌的各种化学物质（如激素）通过血液循环作用于远隔部位的细胞，被远隔处靶细胞上的受体识别并发挥作用。②旁分泌（paracrine）：指某些分泌细胞分泌的物质，由于很快被吸收或破坏，只能作用于邻近的靶细胞。③自分泌（autocrine）：指个别分泌细胞会对自身分泌的物质起反应。通常这类作用方式中的分泌细胞就是靶细胞。在疾病过程中，体液机制与神经机制往往同时存在，共同发挥作用，因此它们也常被合称为神经-体液机制。

（三）细胞机制

细胞是人体结构和功能的基本单位。细胞机制是指某些病因作用于机体后，可以直接或间接损伤细胞，造成某些细胞功能代谢障碍，引起细胞调节紊乱。常见的细胞受损方式有三种。①直接无选择性地损伤细胞：如外力、高温、强酸、强碱或毒物等。②直接有选择性地损伤细胞：如疟原虫侵犯红细胞、肝炎病毒侵袭肝细胞、汞破坏肾小管上皮细胞等。③引起细胞膜功能障碍：细胞膜上有许多离子泵，如钠泵、钙泵等。它们在维持细胞功能中起着重要作用，一旦受到损伤，就会引起相关器官功能障碍。

（四）分子机制

分子机制是指通过生物大分子物质特别是蛋白质、核酸或酶的受损导致疾病发生的机制。它主要包括以下四类情况。

（1）酶缺陷所致的疾病：该类疾病是指 DNA 遗传变异所致酶蛋白异常引起的疾病，如 I 型糖原沉积病。

（2）细胞蛋白或血浆蛋白缺陷所致的疾病：该类疾病是指由于基因突变导致蛋白异常引起的疾病，如镰刀细胞性贫血。

（3）受体病：该类疾病是指由于受体基因突变使受体减少、缺失或结构异常而致的疾病。本类疾病又可分为以下两类：①自身免疫性受体病，如重症肌无力；②遗传性受体病，如家族性高胆固醇血症。

（4）膜转运障碍所致的疾病：该类疾病主要是由于基因突变引起特殊性载体蛋白缺陷而造成膜转运障碍的一类疾病，如胱氨酸尿症。

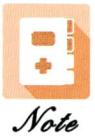

第四节　疾病的经过与结局

一、疾病的经过

疾病是一个动态发展过程，其过程一般可分为四期，分别为潜伏期、前驱期、症状明显期及转归期。有些疾病，特别是传染病四个阶段分期较明显，但有些疾病如肿瘤、慢性病、外伤等其阶段性分期不明显。

（一）潜伏期

潜伏期是指病因作用于机体到出现最初症状前的一段时期。不同疾病的潜伏期长短不一，可以是数天、数月甚至数年，这可能与病因的特异性、疾病的种类及机体本身的特征有关。通常传染病的潜伏期比较明显，尽管潜伏期病人没有任何症状，但是正确认识疾病的潜伏期有很重要的意义。例如，怀疑或确定某些个体已感染上某种传染病时，可以及早隔离，以预防疾病的传播。

（二）前驱期

前驱期是指疾病出现最初症状到出现典型症状前的一段时期。所谓最初症状，也被称为前驱期症状，是指一些非特异性症状，如乏力、全身不适、食欲下降、头痛、低热、畏寒等。因为前驱期的症状不具有特异性，往往容易造成临床误诊，但是医护人员熟悉和重视此期特点也有利于疾病的早期诊断和治疗。

（三）症状明显期

症状明显期是指出现了该疾病典型症状的时期。本期由于病人已有了疾病特异性的症状和体征，故是临床上诊断疾病的重要时期。对于传染病就应该实施严格的隔离措施。

（四）转归期

大多数疾病发展到一定阶段终将会结束，这就是疾病的转归期。故转归期是疾病的最后阶段，不同或相同的疾病都可能有相同或不同的转归。这主要取决于病因引起的损伤与机体的抗损伤能力以及是否进行了及时、正确、有效的治疗。

二、疾病的结局

疾病的结局包括完全康复、不完全康复和死亡。

（一）完全康复

完全康复（complete recovery）即痊愈，是指病因及其造成的损伤性变化完全消除，机体的自稳态调节、形态结构、功能及代谢完全恢复正常，一切症状和体征均先后消失，机体内环境稳定及其对外环境的适应能力、社会行为（包括劳动力）也完全恢复正常。完全康复说明机体抗损伤的防御、代偿性反应取得了绝对优势。完全康复是常见的，不少传染病（如天花、麻疹等）完全康复后，机体还会获得特异性免疫力。

（二）不完全康复

不完全康复（incomplete recovery）是指损伤性变化已得到控制，病人的主要症状已消失，但是其机体内仍然存在某些病理变化，只是通过代偿反应来维持着相对正常的生命活动。若机体的功能负荷增加，可因代偿失调造成疾病再次发生。如心瓣膜病引起的心力衰竭，经及时、有效治疗后，病人的主要症状可以消失，但是心瓣膜的病变仍然存在。当缺氧、感染、过度劳累等增加心脏负荷的因素存在时，一旦代偿失调仍可以再次发生心力衰竭。故不完全康复的病人实际上并不健康，还应受到适当的保护和照顾。

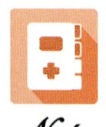

（三）死亡

死亡是人体生命活动不可逆的终结。死亡可分为生理性死亡和病理性死亡。前者通常是指因衰老所致生命活动的自然终止，又称老死。生理性死亡极为罕见，绝大多数死亡属于病理性死亡。

1. 传统死亡的概念 长期以来，传统死亡概念一直把心跳、呼吸永久性停止作为死亡的标志，认为死亡是一个渐进的发展过程，并将这个过程分为三个阶段。

（1）濒死期：又称垂危阶段、临终状态等。本期的主要特点是脑干以上的神经中枢处于深度抑制状态，而脑干以下的神经功能还存在，但是由于失去上位中枢的调控而处于紊乱状态。此时病人主要表现为意识模糊或丧失、反应迟钝、心跳减慢、血压下降、呼吸微弱或出现周期性呼吸等。

（2）临床死亡期：本期的主要特点是延髓以上的中枢处于深度抑制状态，病人可出现心跳、自主呼吸停止，但是各种组织、器官仍在进行着微弱的代谢活动。此期持续的时间较短（一般 5～6 min），如果能采取及时有效的抢救措施，病人可有复活的希望。

（3）生物学死亡期：本期是死亡过程中的最后阶段。其特点是从大脑到其他各器官相继出现新陈代谢的停止，并可发生不可逆的功能和形态改变。此时机体变为尸体，尸体可相继出现尸冷、尸僵、尸斑。

2. 脑死亡的概念 近年来，随着复苏技术的提高及普及、器官移植的开展及法学和社会伦理学的需要，人们对死亡有了新的认识，提出了脑死亡（brain death）的概念。脑死亡是指机体作为一个整体的功能永久性停止，包括大脑半球、间脑、脑干在内的全脑功能永久性丧失。

脑死亡的判断标准如下。①自主呼吸停止：指进行 15 min 人工呼吸后仍无自主呼吸，一般将自主呼吸停止作为临床脑死亡的首要指标。②不可逆的深昏迷，对外界刺激完全无反应。③瞳孔散大或固定：个别病人可无瞳孔散大，但瞳孔（对光反射消失）固定是必有的。④颅神经反射消失：角膜反射、瞳孔对光反射、吞咽反射、咳嗽反射、视听反射等消失。⑤脑电波消失，呈平直线。⑥脑血管造影证实脑血液循环完全停止。

脑死亡与"植物人"有区别，"植物人"脑干的功能是正常的，昏迷只是由于大脑皮层处于高度抑制状态或受到严重损害，病人有自主呼吸、心跳和脑干反应，是有复苏可能的。脑死亡的意义：①能准确地判断病人死亡时间和确定医务人员终止复苏抢救的界限，可节省人力、物力，并为死亡提供法律依据，减少法律纠纷。②有利于器官移植：脑死亡并不意味着病人各器官、组织同时发生死亡，所以为器官移植争取了良好时机和法律依据。

小 结

知识链接 14-2

疾病是指机体在一定的条件下，受病因损害作用后，因自稳态调节紊乱而发生的一系列的异常生命活动过程。

引起疾病发生的原因很多，有生物性因素、理化性因素、营养性因素、遗传性因素、先天性因素、免疫性因素、精神和心理性因素及社会性因素等。

不同疾病在其发病过程中既有其自身的独特规律，又有一些共同规律，这就是疾病的发病学。

疾病是一个动态发展过程，其过程一般可分为四期，分别为潜伏期、前驱期、症状明显期及转归期。任何一种疾病的结局无外乎两种，康复（又可分为完全康复和不完全康复）与死亡。死亡是人体生命活动不可逆的终结，包括传统死亡和脑死亡。

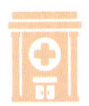 **直通护考在线答题**

贵州工商职业学院 江鹏

Note

第十五章　水、电解质代谢紊乱

扫码看课件

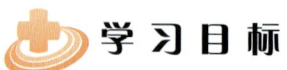 学习目标

掌握

1. 高渗性脱水、低渗性脱水、等渗性脱水的原因及其对机体的影响。

2. 水肿的概念、病因,常见几种水肿的病变部位。

3. 低钾血症、高钾血症的概念、病因和机体的功能代谢变化。

熟悉

1. 高渗性脱水、低渗性脱水、等渗性脱水的机制。

2. 水肿的机制、表现及其对机体的影响。

了解

1. 水中毒的概念。

2. 高渗性脱水、低渗性脱水、等渗性脱水及低钾血症、高钾血症的防治原则。

正常机体的水和电解质在神经-体液机制的调节下处于动态平衡。水和电解质代谢紊乱可导致机体代谢紊乱、器官功能障碍和各种疾病。水、钠代谢关系密切,根据血钠浓度变化可分成低钠血症和高钠血症;根据渗透压和体液容量变化又可分为低渗性脱水、高渗性脱水、等渗性脱水、水中毒、盐中毒和水肿。体内钾摄入与排出量及钾在细胞内外分布情况决定钾的代谢。钾代谢异常可分为高钾血症和低钾血症,影响心肌、骨骼肌及酸碱平衡。镁代谢异常可分为高镁血症和低镁血症,其对神经肌肉兴奋性、心脏和平滑肌均有影响。钙代谢障碍包括高钙血症和低钙血症,对肌肉兴奋-收缩耦联、神经肌肉兴奋性、细胞信号转导、体温中枢介质调控、酶活性调节、骨代谢与功能均有影响。磷代谢障碍包括高磷血症和低磷血症,均可使机体发生骨代谢和功能紊乱等异常。

第一节　水、钠代谢及其调节机制

一、体液的组成、分布与平衡

体液是由水和溶解在其中的电解质、低分子有机化合物和蛋白质组成的。体液中主要的电解质有 Na^+、K^+、Ca^{2+}、Mg^{2+} 等。

成人体液总量约占体重的 60%,细胞膜将体液分成细胞内液(占体重的 40%)和细胞外液(占体重的 20%)。细胞外液又分成血浆(占体重的 5%)和组织间液(占体重的 15%)。多数组织间液分布在细胞周围,极少量组织间液分布在腔隙中(占体重的 2%),又称跨细胞液(transcellular fluid)或第三间隙液,如脑脊液、泪液、胸腹腔液、关节腔液、胃肠道消化液等(图 15-1-1)。

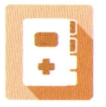

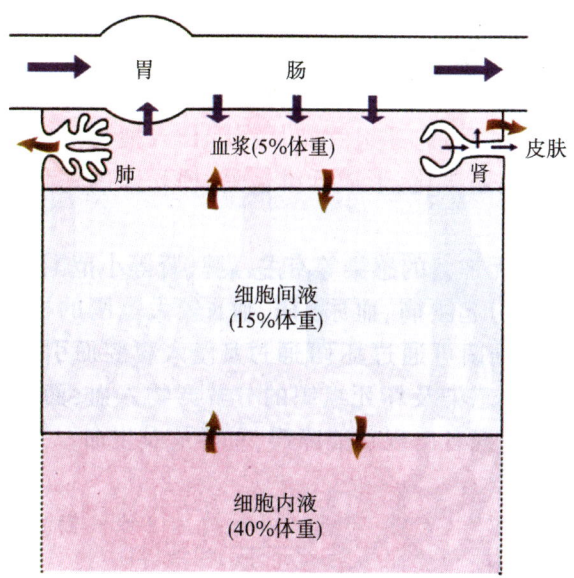

图 15-1-1 体液分布

　　细胞内液和外液的电解质分布有很大的差异：细胞外液的主要阳离子是 Na^+，主要阴离子是 Cl^-、HCO_3^-；细胞内液的主要阳离子是 K^+，主要阴离子是 HPO_4^{2-}。各部分体液中阴、阳离子所带电荷总数相等，故保持电中性；血浆中的蛋白质比组织间液中多，其余电解质含量几乎相同（图 15-1-2）。

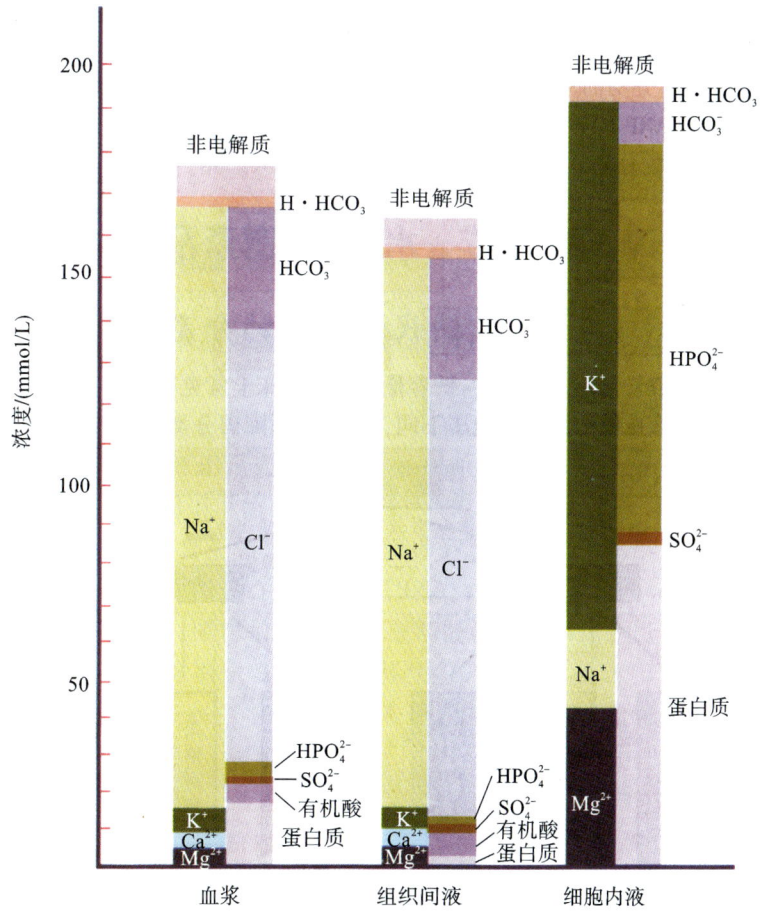

图 15-1-2 体液的电解质分布

　　正常机体每日水的摄入与排出量基本相等，保持动态平衡，总量为 2000～2500 mL。水的来源主要为饮水、食物中含水及代谢生水；水的排出途径主要是肾、肺、皮肤、消化道（表 15-1-1）。正常机体每日

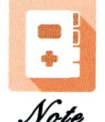

Note

钠的摄入与排出量几乎相等,成人每日饮食摄入钠 100～200 mmol/L。钠的摄入主要来自食盐,由小肠吸收,主要经肾随尿排出,摄入多排出也多、摄入少排出也少。少量钠经汗液排出。

表 15-1-1　正常成人每日水的摄入与排出量

单位:mL

来　源	摄 入 量	排出途径	排 出 量
饮水	1000～1500	尿	1000～1500
食物含水	700	皮肤蒸发	500
代谢生水	300	呼吸蒸发	350
		粪便	150
合计	2000～2500	合计	2000～2500

二、体液的功能与渗透压

水的生理功能:①溶解代谢物质、参与生化反应;②具有流动性,有利于物质的吸收、运输、排泄;③比热大,便于吸收和蒸发热能以维持体温恒定;④泪液、唾液等能滑润组织减少摩擦;⑤与蛋白质等结合的结合水使组织具有适当的坚韧度。

Na^+等电解质的生理功能:①维持体液容量、渗透压和酸碱平衡;②维持神经肌肉兴奋性;③参与新陈代谢和生理活动。

体液的渗透压主要取决于电解质的含量。血浆渗透压由两部分组成:血浆晶体渗透压占 90%～95%,主要由 Na^+ 所致;血浆胶体渗透压占 0.5%,由血浆蛋白质产生。组织间液的渗透压与血浆渗透压基本相等,主要区别在于血浆内有较多的不容易透过毛细血管壁的蛋白质。细胞内液的渗透压与细胞外液基本相等,主要由 Na^+ 维持。正常血浆渗透压为 280～310 mmol/L,称为等渗;高于310 mmol/L称为高渗;低于 280 mmol/L 称为低渗。

三、体液的调节

机体通过神经-内分泌调节保持体液容量和渗透压的相对恒定。

1. 口渴中枢的调节　口渴中枢位于下丘脑外侧区。当血浆晶体渗透压升高、有效循环血容量下降、血管紧张素Ⅱ增多时,刺激口渴中枢使其发生兴奋,机体口渴而思饮喝水,从而调节水的代谢。

2. 抗利尿激素(antidiuretic hormone,ADH)的调节　当血浆晶体渗透压升高、有效循环血容量下降、血管紧张素Ⅱ增多时,刺激位于下丘脑的神经细胞,视上核和室旁核分泌 ADH,作用于肾远曲小管和集合管,使其重吸收水增多。

3. 醛固酮(aldosterone)的调节　当有效循环血容量不足或血压下降时,肾血流量减少,刺激肾球旁细胞分泌肾素,肾素激活肾素-血管紧张素系统,生成血管紧张素Ⅱ和Ⅲ,刺激肾上腺皮质球状带分泌醛固酮增多,再作用于肾远曲小管,使 Na^+ 的重吸收增加,伴有水重吸收增加,从而调节水、钠代谢。

4. 心房钠尿肽(atrial natriuretic peptide,ANP)的调节　心房钠尿肽又称心房肽(atriopeptin)或心钠素,是 1984 年发现的由心房心肌细胞分泌的激素。当血容量增加、心房扩张、血浆晶体渗透压增高、血管紧张素增多时,刺激 ANP 分泌,作用于 ANP 特异性受体,发挥强大的利钠、利尿、扩血管、降血压的作用,同时拮抗肾素-血管紧张素-醛固酮系统和 ADH 的分泌,在水、钠代谢的调节中起重要作用。

第二节　水、钠代谢障碍

一、水、钠代谢障碍的分类

水、钠代谢障碍包括低容量性和高容量性,低容量性即为临床上常见的脱水,高容量性临床上常见

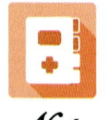

的是水中毒和水肿。根据体液容量、血钠浓度和渗透压不同,水、钠代谢障碍分类如图 15-2-1 所示。

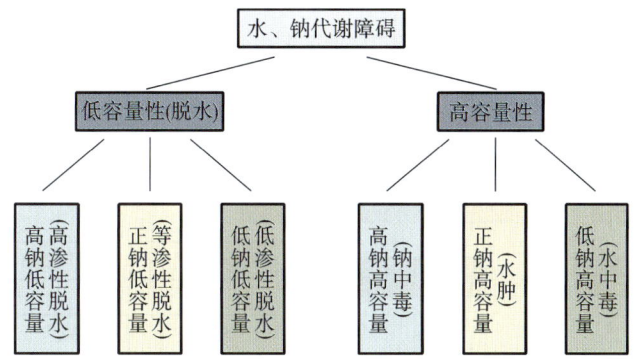

图 15-2-1 水、钠代谢障碍分类

二、脱水

各种原因引起的体液容量明显减少(体液丢失量超过体重的 2%)称为脱水(dehydration)。脱水时常伴有钠的丢失,由于水和钠的丢失比例不同,根据细胞外液渗透压的变化,可将脱水分为三种类型,即高渗性脱水、低渗性脱水和等渗性脱水。三种类型脱水的体液容量变化如图 15-2-2 所示。

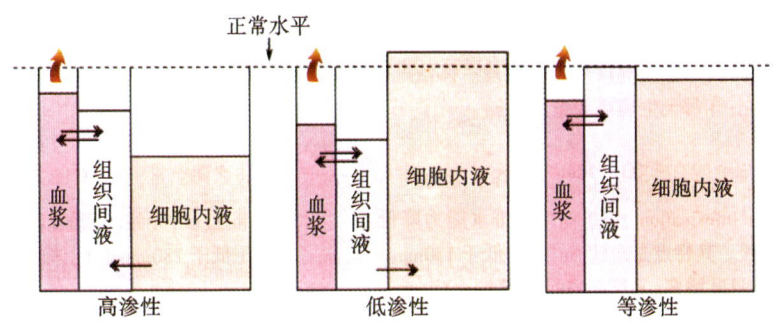

图 15-2-2 脱水时体液容量变动示意图

(一) 高渗性脱水

高渗性脱水(hypertonic dehydration)系指钠、水同时丢失,失水多于失钠,血清钠浓度高于 150 mmol/L,血浆渗透压高于 310 mmol/L,伴有细胞内、外液减少,故又称低容量性高钠血症(hypovolemic hypernatremia)。

1. 原因和机制 失水多于失钠,又不能及时补水时发生。

(1) 摄入水减少:因口渴中枢障碍缺乏渴感;因疾病不能进食或饮水;因水源断绝无水可喝。

(2) 丢失水过多:高热大汗或甲状腺功能亢进时经皮肤蒸发水过多;癔症或代谢性酸中毒时经呼吸道蒸发水过多;中枢性尿崩症(ADH 分泌减少)和肾性尿崩症(肾小管对 ADH 反应性降低)时,肾重吸收水减少、尿排出增多;呕吐、腹泻、胃肠引流时丢失低钠消化液。

2. 对机体的影响 如图 15-2-3 所示。

3. 防治原则 治疗原发病,去除病因,补充水分,不能口服者可由静脉输入 5% 葡萄糖溶液,因高渗性脱水也有钠的丢失,故应适当补充钠盐,以免细胞外液量恢复时发生低渗状态。

(二) 低渗性脱水

低渗性脱水(hypotonic dehydration)时钠、水均丢失,失钠多于失水,血清钠浓度低于 130 mmol/L,血浆渗透压低于 280 mmol/L,伴细胞外液减少,又称低容量性低钠血症(hypovolemic hyponatremia)。

1. 原因和机制 失液后只补充水而未补充钠所致。

(1) 尿排钠过多:①长期使用呋塞米等高效利尿药;②肾疾病使钠排出增多;③醛固酮分泌减少使肾小管重吸收钠减少;④肾小管酸中毒使肾 H^+-Na^+ 交换减少、排钠增多。

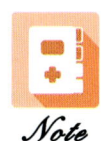

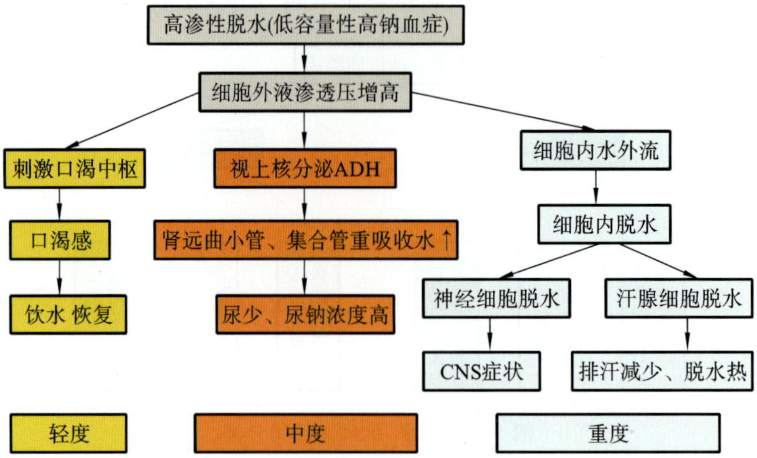

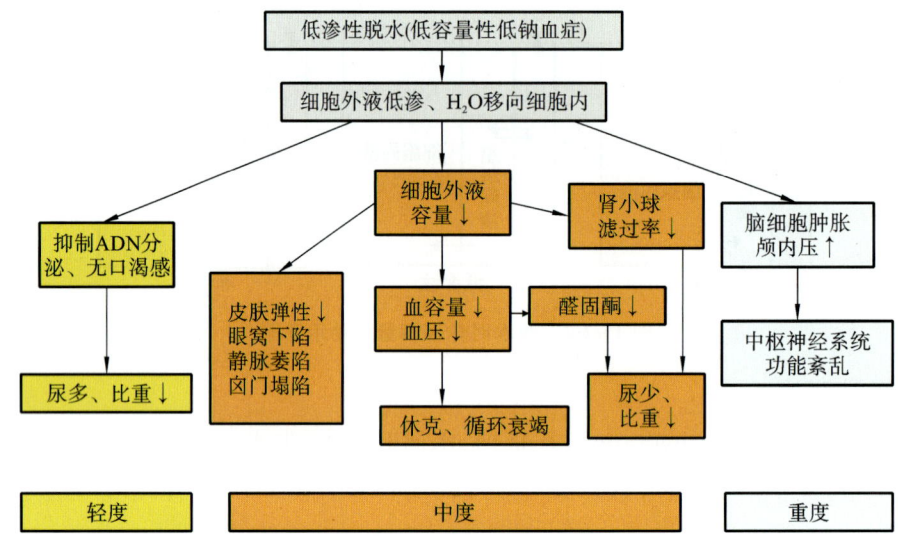

图 15-2-3　高渗性脱水(低容量性高钠血症)对机体的影响

（2）严重呕吐、腹泻：使大量含钠消化液丢失。

（3）大汗淋漓或大面积烧伤：丢失大量体液和钠。

（4）胸腔积液、腹腔积液：使大量含钠体液积聚在第三间隙。

2. 对机体的影响　如图 15-2-4 所示。

图 15-2-4　低渗性脱水(低容量性低钠血症)对机体的影响

3. 防治原则　治疗原发病，去除病因，补充生理盐水以恢复细胞外液容量和渗透压。对休克病人做相应积极抢救。

（三）等渗性脱水

等渗性脱水(isotonic dehydration)是指水钠等比例丢失、血钠浓度为 130～150 mmol/L，血浆渗透压为 280～310 mmol/L 的脱水，又称低容量正钠血症(hypovolemic nomalnatremia)。

1. 原因和机制　任何等渗液体在短时间内大量丢失引起的脱水均属等渗性脱水。如：肠液、胆汁和胰液的 Na^+ 浓度是 140 mmol/L，因此，腹泻、肠梗阻、肠引流等肠液丢失都可引起等渗性脱水；大量抽放胸腔积液或腹腔积液，大面积烧伤创面大量血浆渗出，均可引起等渗性脱水。

2. 对机体的影响

（1）渴感不明显：只有重症晚期病人因血容量明显降低，可有口渴感。

（2）尿液的改变：因细胞外液容量降低，可刺激醛固酮、ADH 分泌增加，促进肾近曲小管和集合管对钠和水的重吸收，对细胞外液容量不足进行代偿，使病人尿量减少、尿钠含量降低、尿比重增高。

（3）细胞外液容量降低：等渗性液体丢失使细胞外液容量降低，但渗透压正常，对细胞内液含量影响不大（图 15-2-3）。

若等渗性脱水不进行处理，可通过皮肤蒸发丢失水分，使等渗性脱水转变为高渗性脱水；若补给过多的水分，则可转化为低渗性脱水。因此，单纯的等渗性脱水临床少见。

3. 防治原则 防治原发病，补充水、钠，补液以偏低渗性为宜，其渗透压以等渗透压的 1/2～2/3 为宜。如果脱水性质不能肯定，一般按等渗性脱水处理。体液疗法的量应包括以下几种：①累积损失量的补充；②在治疗过程中继续损失量的补充；③每天生理需要量的供给。

三、水中毒

水中毒（water intoxication）是指由于肾排水能力降低，而摄水或输液过多，大量低渗性液体在细胞内、外潴留的病理过程。其特点是血清钠浓度低于 130 mmol/L，血浆渗透压低于 280 mmol/L，体内总钠量可正常或增高，伴有体液量明显增高，又称高容量性低钠血症（hypervolemic hyponatremia）。

1. 原因和机制 肾功能良好时不易发生。

（1）水摄入过多：短时间大量饮水、无盐液灌肠、静脉过多过快输入含盐不足的液体。

（2）水排出过少：急性肾功能衰竭少尿期时输入或摄入过多液体。

2. 对机体的影响 细胞外液增多使血液稀释、出现凹陷性水肿；细胞内液增多引起细胞水肿、产生相应的临床表现（图 15-2-5）。最严重的影响是引起脑水肿、颅内压升高，引起神经系统症状、脑疝而危及生命。

3. 防治原则 防治原发病，对于有水潴留倾向的病人应严格限制水的输入量，轻症水中毒病人通过停止或限制水分输入可自行恢复；重症或急症病人除限水外，立即静脉内输注甘露醇或山梨醇等渗透性利尿剂，以减轻脑细胞水肿和促进体内水分的排出。也可给予强利尿剂促进水排出，或给予少量高渗盐水促进水分向细胞外转移和缓解体液的低渗状态，纠正脑细胞水肿。

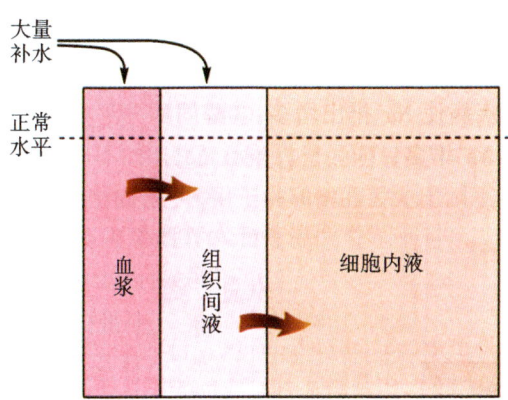

图 15-2-5 水中毒时体液容量变动示意图

第三节 水 肿

液体在组织间隙或体腔中积聚过多称为水肿。其中水肿发生在体腔内，又称为积水或积液，如胸腔积液、脑积水等。水肿不是一个独立的疾病，而是一种重要且常见的病理过程。

水肿的分类如下：①根据水肿分布的范围，分布于全身时称为全身性水肿，限于某个局部称局部性水肿；②根据水肿发生的部位，如脑水肿、肺水肿等；③根据水肿发生的原因，分为心性水肿、肾性水肿、肝性水肿、炎性水肿、营养不良性水肿等。

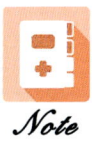

一、水肿的原因及机制

正常人体组织间液量的相对恒定主要取决于血管内、外液体交换平衡和机体内、外液体交换的平衡,这两种平衡的失调是产生水肿的基础。

(一)血管内、外液体交换平衡失调——组织液生成大于回流

组织液和血浆之间不断进行液体交换,使组织液的生成和回流保持动态的平衡,这种平衡主要取决于以下因素:①血管内、外两种力量的平衡作用:一种是促进组织液生成的力量,包括毛细血管血压和组织液胶体渗透压;另一种是促使组织液回流入血的力量,包括血浆胶体渗透压和组织间液流体静压;两者之差称为有效滤过压,即有效滤过压=(毛细血管血压+组织液胶体渗透压)-(血浆胶体渗透压+组织间液流体静压)。由于毛细血管动脉端与毛细血管静脉端内毛细血管血压不同,正常情况下组织液在毛细血管动脉端生成,在静脉端回流,且生成略大于回流。②淋巴回流:由于正常情况下组织液生成略大于回流,回流剩余部分组织液经淋巴回流进入血液循环。在组织液生成增多时,淋巴回流可增加10～50倍。通过上述因素,保证组织液的生成与回流相等。若上述一个或一个以上的因素同时或相继失调,都可能成为水肿发生的重要原因。

1.毛细血管血压升高　毛细血管血压升高使有效滤过压增高,液体从毛细血管动脉端滤出增加,静脉端回流减少,组织液生成增多,如果超过了淋巴回流的代偿限度,就可出现水肿。毛细血管血压升高主要是静脉压升高引起的,最常见于充血性心力衰竭、静脉内血栓形成、肿瘤压迫静脉、妊娠子宫压迫髂静脉等。

2.血浆胶体渗透压降低　血浆胶体渗透压是将组织液回吸收到毛细血管的主要力量,其大小主要取决于血浆蛋白的含量,尤其是血浆白蛋白的含量。当血浆蛋白含量明显降低,产生的胶体渗透压不能对抗滤出压时,毛细血管的滤出增加,回吸收明显减少。这种水肿往往是全身性的,水肿液中蛋白含量较低。引起血浆蛋白减少的原因:①蛋白质摄入不足,见于食物中蛋白质供给不足或胃肠道消化吸收障碍;②蛋白质合成障碍,见于肝功能不全时,肝脏合成蛋白质明显减少;③机体消耗或丢失过多,见于慢性感染、恶性肿瘤、肾病综合征、严重烧伤和创伤等;④稀释性低蛋白血症,见于大量水、钠潴留或输入大量非胶体溶液时,使血浆蛋白稀释。

3.毛细血管壁通透性增高　当毛细血管壁通透性增高时,不仅液体的滤出增加,还伴有大量的血浆蛋白滤出。这种改变在降低血浆胶体渗透压的同时,又可增加组织液胶体渗透压,促使更多的液体从毛细血管滤出并积聚在组织间隙。毛细血管壁通透性增高的原因很多,主要见于各种炎症、感染、烧伤、冻伤、化学伤以及缺氧、酸中毒等。这些因素可直接损伤毛细血管壁或通过组胺、肽类等炎症介质的作用而使毛细血管壁的通透性增高。此型水肿的特点是水肿液中蛋白质含量较高。

4.淋巴回流受阻　正常情况下,淋巴回流不仅能将组织液及其所含蛋白质回收到血液循环,而且在组织生成增多时还能代偿回流,具有重要的抗水肿作用。淋巴回流受阻时,组织液经淋巴管回流减少,组织液胶体渗透压增高,均造成组织间液增多而引起水肿。常见原因有淋巴管受压或阻塞,如丝虫病、恶性肿瘤淋巴转移、主要淋巴结手术摘除等。

上述因素在水肿发生、发展的过程中关系密切,往往是综合作用的结果。如静脉淤血时,毛细血管血压升高,血流缓慢,导致组织细胞因缺氧而发生代谢障碍,使毛细血管壁的通透性和组织渗透压也发生改变。

(二)体内、外液体交换平衡失调——水钠潴留

正常人肾小球滤过的水和钠,99%以上被肾小管重吸收,只有1%从尿中排出,肾小球的滤过和肾小管的重吸收之间保持一定平衡,即球-管平衡。任何原因使肾小球滤过率降低和/或肾小管重吸收增多时,都会发生球-管失平衡,导致水钠潴留,成为水肿发生的重要原因。

1.肾小球滤过率下降　肾小球滤过率主要取决于有效滤过面积、滤过压和肾血流量。肾小球滤过率降低的主要原因如下。

(1)肾小球广泛受损:a.有效滤过面积减少:例如,急性或慢性肾小球肾炎,其肾小球的有效滤过面

积减少,肾小球滤过率降低,导致水钠潴留;b.肾血流量降低:如充血性心力衰竭、肝硬化腹腔积液形成、肾病综合征等,使机体有效循环血容量降低,肾血流量下降,以及继发的交感-肾上腺髓质系统、肾素-血管紧张素系统兴奋,使入球小动脉收缩,肾血流量进一步降低,肾小球滤过率降低,导致水钠潴留。

(2)肾小管重吸收增加:无论肾小球滤过率是否降低,只要肾小管重吸收增加,即可造成水钠潴留。

①醛固酮增多:醛固酮能促进肾远曲小管对钠的重吸收。醛固酮分泌增多的主要机制:a.当有效循环血容降低或其他原因引起肾血流量降低时,肾血管灌注压下降可刺激入球小动脉的牵张感受器,同时肾小球滤过率降低,均可使球旁细胞释放肾素,激活肾素-血管紧张素-醛固酮系统,使血管紧张素Ⅱ和Ⅲ增多,后两者刺激肾上腺皮质球状带,使醛固酮分泌增多;b.肝功能严重损害时可致醛固酮灭活减少,也是引起醛固酮增多的因素。

②抗利尿激素增多:抗利尿激素(ADH)有促进肾远曲小管和集合管重吸收水的作用,是引起体液潴留的另一因素。ADH增多的机制:a.当有效循环血容量或心输出量下降时,左心房壁和胸腔大血管壁的容量感受器所受的刺激减弱,反射性地引起ADH分泌增加;b.肾素-血管紧张素-醛固酮系统被激活后,血管紧张素Ⅱ生成增多,进而导致醛固酮分泌增多,促使肾小管对钠的重吸收增多,血浆渗透压升高,刺激下丘脑渗透压感受器,使ADH分泌与释放增多。

③心房肽分泌减少:ANP具有利钠利尿、扩张血管和降低血压的作用。当有效循环血容量明显降低时,心房牵张感受器兴奋性降低,致使ANP分泌减少,近曲小管对水、钠的重吸收增加,从而导致或促进水肿的发生。

④肾内血流重新分布:在正常情况下,约90%的肾血流通过皮质外层2/3的肾单位,只有小部分通过髓旁肾单位。在病理情况下,如有效循环血容量降低(如休克、充血性心力衰竭等),可出现肾血流量重新分布,通过皮质外层肾单位的血流量明显降低,较多的血流转向髓旁肾单位。这可能与肾皮质交感神经丰富、肾素含量高、在肾内形成的血管紧张素Ⅱ较多易引起小动脉收缩有关。髓旁肾单位的髓袢较长,重吸收水、钠的作用强,使肾小管对水、钠的重吸收相对增加,可引起水钠潴留。

以上是水肿发病机制中的基本因素。在各种不同类型的水肿发生、发展中,往往是多种因素先后或同时发挥作用,同一因素在不同水肿的发病机制中所处的地位也不同。因此,在临床诊疗过程中,要根据不同病人的具体情况进行分析,选择最适宜的治疗方案及护理措施。

二、水肿的特点及其对机体的影响

(一) 水肿的特点

1. 水肿的皮肤特点 皮下水肿是全身或躯体局部水肿的重要体征,水肿区域由于组织液的积聚而肿胀,皮肤松软,皱纹被张力展平,颜色苍白,温度降低,用力按压可产生凹陷,称为凹陷性水肿。但是在凹陷性水肿尚未出现前,水肿区域的组织间液量和组织的重量已有增加,并可达原体重的10%,这称为隐性水肿。所以全身水肿时,体重能敏感地反映细胞外液容量的变化。因而动态检测体重的增减是观察水肿消长的最有价值的指标,它比观察皮肤凹陷体征更敏感。

2. 全身性水肿的分布特点 全身性水肿最常见的是心性水肿、肾性水肿和肝性水肿。

(1)心性水肿时,由于血流动力学变化受重力的影响较大,离心脏越远的低垂部位毛细血管血压越高,水肿表现比较明显,坐位或立位时下肢最低,仰卧位时骶部最低,均利于组织液的积聚。

(2)肾性水肿时,因受毛细血管血压和重力变化的影响小,平卧后组织液可首先在眼睑或面部等组织疏松的部位积聚。

(3)肝性水肿时,由于肝静脉淤血及门静脉高压,腹腔毛细血管血压明显增高,组织液易积于腹腔形成腹腔积液。

(二) 水肿对机体的影响

一般而言,体表的水肿对机体影响不大,但长期水肿可引起组织细胞营养障碍,易发生皮肤溃烂、伤口不易愈合、对感染的抵抗力降低。重要器官或部位发生水肿则可造成严重的后果,例如,喉头水肿造成声门狭窄,可引起窒息;心包或胸腔积液使心肺受压,可引起呼吸和循环障碍,甚至发生呼吸循环衰

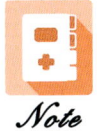

竭;脑水肿使颅内压升高,引起脑功能紊乱,可出现头痛、意识障碍,甚至发生脑疝等。但炎性水肿时,水肿液可稀释毒素;水肿液内含某些抗体可增加局部抵抗力;水肿液中的蛋白质可吸附有害物质;渗出液中的纤维蛋白凝固成网状结构,可阻止病原微生物扩散并有利于吞噬细胞的吞噬等。

三、防治及护理原则

1. 水肿的防治 水肿主要是进行病因学治疗和症状性治疗。引起水肿的原因较多,每一种病因所引起的水肿治疗方法各不相同,目前尚未有统一的治疗方法。但其治疗的根本原则是根据病因情况对症治疗。治疗病因、消除水肿、维持生命体征稳定。如心源性水肿,先治疗心衰(利尿、扩血管、强心等),心衰得到有效控制后,水肿自然消退;肝源性水肿,若为乙肝引起肝硬化导致,则大部分是低蛋白血症引起的水肿,可行抗肝硬化治疗,如乙肝抗病毒治疗、护肝、营养支持、治疗腹水等;肾源性水肿可行对因治疗,若为肾病,则可用糖皮质激素、免疫抑制剂等治疗,肾病被控制后,水肿自然消退。其余病因所导致的水肿,都遵循治疗原发疾病、维持生命体征的基本原则。

2. 护理原则

(1) 观察水肿的部位、程度、消长情况,记录病人每日的出入液体量;观察病人神志意识、呼吸、脉搏、血压、心跳等生命体征。

(2) 休息:对于多数因器官功能障碍引起的水肿病人,应卧床休息,以减少器官的负荷;对于因静脉回流障碍引起的局部性水肿,休息及抬高患肢可减轻肢体局部淤血和水肿。

(3) 饮食:①低盐甚至无盐饮食,以减轻体内钠和液体含量。但对伴有额外体液丢失者,如腹泻、呕吐、放腹腔积液或利尿等,对钠盐的限制应适当放宽;②对水肿严重者还应适当控制液体的摄入量;③注意其他电解质的摄入,如利尿期的水肿病人或使用排钾利尿剂的病人,应注意补充钾盐或含钾食物。

第四节　正常钾代谢及钾代谢障碍

一、正常钾代谢

(一) 钾的分布、平衡与功能

钾是细胞内最主要的阳离子,正常成人体内钾总量为 $50\sim55$ mmol/kg,其中 98% 存在于细胞内,2% 分布于细胞外,正常血清钾浓度为 $3.5\sim5.5$ mmol/L。食物含钾丰富,摄入的钾 90% 从尿排出,其余随粪便或汁液排出。肾排钾为多吃多排、少吃少排、不吃也排。钾摄入减少很快发生低钾血症;排钾障碍使钾在体内潴留,可很快发生危及生命的高钾血症。

钾的生理功能:①维持细胞静息膜电位:K^+ 顺浓度差从细胞内向细胞外扩散,使细胞膜外带正电荷、膜内带负电荷,产生静息膜电位。膜电位取决于细胞膜对 K^+ 的通透性和膜内、外 K^+ 浓度差。②参与蛋白质、糖原合成等细胞新陈代谢。③调节体液渗透压和酸碱平衡。

(二) 钾的调节

1. 细胞内、外 K^+ 交换 细胞内、外 K^+ 交换的基本机制称为泵-漏机制(pump-leak mechanism)。泵就是 Na^+-K^+ 泵可将 K^+ 逆浓度差泵入细胞内;漏是指 K^+ 顺浓度差从细胞内移出细胞外。细胞外液 K^+ 浓度增高、碱中毒等使 K^+ 泵入细胞内;酸中毒等使 K^+ 从细胞内移出。

2. 肾脏对 K^+ 的排泄 机体摄入的钾 90% 从肾脏排出。肾远曲小管和集合管对 K^+ 的分泌和重吸收是调节机体钾平衡的另一重要机制。血清 K^+ 浓度升高、醛固酮分泌增多、急性碱中毒时,K^+ 排出增多。

3. 结肠、汗的排 K^+ 作用 机体摄入的钾有 10% 从结肠排出。当肾功能衰竭排 K^+ 减少时,肠道成为重要的排 K^+ 途径(可达 34%),但尚不足以替代肾的排 K^+ 作用。大汗时也可经皮肤丢失相当量的钾。

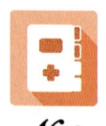

二、钾代谢障碍

根据血清 K^+ 浓度的变化(正常范围为 $3.5\sim5.5$ mmol/L)将钾代谢障碍分为低钾血症和高钾血症。

(一) 低钾血症

1. 特点 血清 K^+ 浓度低于 3.5 mmol/L 称为低钾血症(hypokalemia)。机体总钾量和细胞内钾缺失统称为缺钾。低钾血症和缺钾可同时发生,也可分别发生。

2. 原因和机制

(1)钾进入细胞内过多:碱中毒时 H^+ 移出细胞而 K^+ 移入细胞内,治疗糖尿病时胰岛素使 K^+ 移入细胞内,家族性低钾性周期性麻痹发作时 K^+ 移入细胞内,均引起低钾血症。

(2)钾排出过多:长期使用呋塞米等排钾利尿药、肾小管性酸中毒、醛固酮增多症时钾经肾排出过多;腹泻、呕吐、胃肠减压使经胃肠道排钾过多;大量出汗经皮肤排钾过多。

(3)钾摄入不足:禁食或厌食者可使钾摄入不足,发生低钾血症。

3. 对机体的影响 如图 15-4-1 所示。

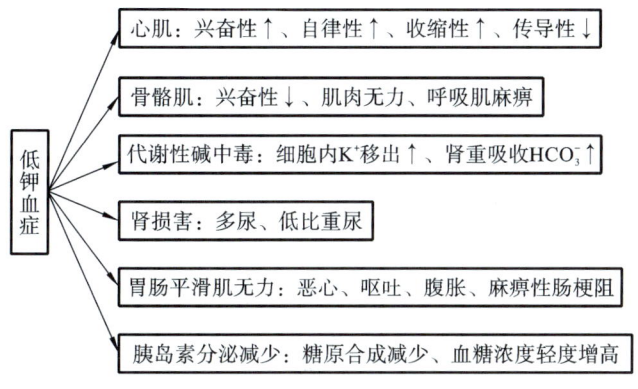

图 15-4-1 低钾血症对机体的影响

(二) 高钾血症

1. 特点 血清 K^+ 浓度高于 5.5 mmol/L 称为高钾血症(hyperkalemia)。

2. 原因和机制

(1)钾从细胞内移出过多:酸中毒时 H^+ 进入细胞内而 K^+ 移到细胞外;糖尿病、高血糖、胰岛素缺乏时 K^+ 移到细胞外;家族性高钾性周期性麻痹发作时 K^+ 移到细胞外。

(2)钾经肾排出减少:急性肾功能衰竭少尿期和慢性肾功能衰竭晚期导致肾排钾减少;醛固酮合成障碍、分泌不足或肾小管对醛固酮反应性降低使肾排钾减少。

(3)钾摄入过多:经静脉输入钾过多过快可致高钾血症。

3. 对机体的影响 最严重的影响是高钾血症可导致心律失常、心搏骤停而死亡(图 15-4-2)。

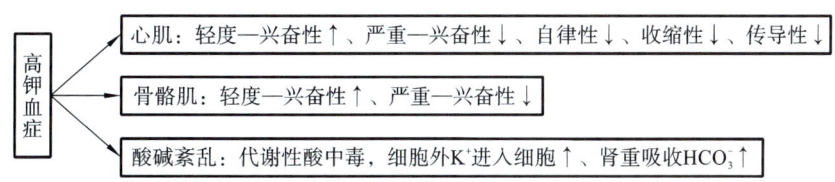

图 15-4-2 高钾血症对机体的影响

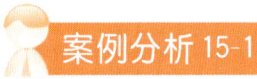 **案例分析 15-1**

病人,女,37 岁,患糖尿病半年,近 3 天食欲减退,呕吐频繁,精神萎靡不振,乏力。今日出现神志不清急诊入院。体格检查:浅昏迷、呼吸深大,BP 80/64 mmHg,腱反射减弱。尿常规:

案例分析
15-1 答案

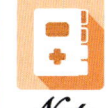
Note

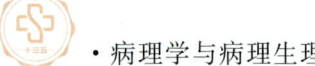
蛋白(＋),糖(＋＋＋),酮体(＋)。入院后注射胰岛素72 U,并输入0.9% NaCl溶液及乳酸钠,病人神志逐渐清醒,但烦躁不安,并出现心律不齐。查心电图出现 T 波低平,频繁室性期前收缩,血常规示 K^+ 浓度为 2.0 mmol/L,Na^+ 浓度为 141 mmol/L。

讨论题:

1. 病人主要发生了哪种水、电解质代谢紊乱?
2. 试分析发生原因。

案例分析 15-2

患儿,男,15 个月,因腹泻、呕吐 4 天入院。发病以来,每天腹泻 6～8 次,水样便,呕吐 4 次,不能进食,每天补 5% 葡萄糖溶液 1000 mL,尿量减少,腹胀。

体格检查:精神萎靡,体温 37.5 ℃(肛)(正常 36.5～37.7 ℃),脉搏细速,150 次/分,呼吸浅快,55 次/分,血压 86/50 mmHg,皮肤弹性减退,两眼凹陷,前囟下陷,腹胀,肠鸣音减弱,腹壁反射消失,膝反射迟钝,四肢凉。

实验室检查:血清 Na^+ 浓度为 125 mmol/L,血清 K^+ 浓度为 3.2 mmol/L。

讨论题:

该患儿发生了何种水、电解质代谢紊乱? 为什么?

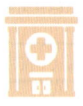 ## 小 结

水、电解质代谢紊乱主要涉及高渗性脱水、低渗性脱水、等渗性脱水,以及水肿的原因、机制、对机体的影响和防治与护理原则。高渗性脱水的特点是失水多于失钠,防治关键是补充钠盐;低渗性脱水的特点是失钠多于失水,防治关键是恢复细胞外液容量和血容量,纠正低血钠;等渗性脱水的特点是钠与水等比例丢失,防治原则是补充等渗生理盐水和葡萄糖。水肿不是独立的疾病,而是许多疾病中的病理过程。水肿发生的原因和机制是多方面的。常见的类型为心性水肿、肝性水肿和肾性水肿。临床上必须予以正确的诊断才能有效地防治和护理。

钾代谢的紊乱包括低钾血症和高钾血症。低钾血症是指血清钾浓度低于 3.5 mmol/L,其原因主要是钾摄入不足、钾丢失过多、钾分布异常等。低钾血症对机体造成影响包括神经肌肉的松弛甚至麻痹,心律失常、心动过速、传导阻滞、心室颤动等,代谢性碱中毒和反常性酸性尿。低钾血症的防治原则是治疗原发病和适当补钾。高钾血症是指血清钾浓度高于 5.5 mmol/L,其原因包括钾摄入过多、肾排钾减少、钾分布异常等。高钾血症对机体的影响主要是心脏的毒性作用,表现为心律失常、心动过速、传导阻滞、心室颤动甚至心搏骤停;还有神经肌肉兴奋性的先升高后减低的反应过程及代谢性酸中毒和反常性碱性尿。

 **直通护考在线答题**

上海思博职业技术学院　王辉

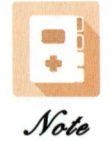

第十六章　酸碱平衡紊乱

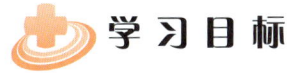

学习目标

掌握

1. 酸、碱中毒的概念。
2. 代谢性和呼吸性酸中毒的原因及其主要指标的变化。

熟悉

1. 酸碱平衡常用指标及其意义。
2. 酸中毒时机体缓冲和代偿机制。
3. 酸、碱中毒对机体的影响。
4. 代谢性和呼吸性碱中毒的发生原因。

了解

1. 碱中毒时机体的缓冲和代偿机制。
2. 混合性酸碱中毒的概念。
3. 酸、碱中毒的防治和护理原则。

机体的代谢活动必须在适宜的酸碱度环境中进行。生理状态下,体液的酸碱度保持相对的恒定。血浆和组织间液的酸碱度以动脉血 pH 值表示,动脉血 pH 值为 7.35～7.45,平均值为 7.40。这一相对稳定性依靠体内的化学缓冲和肺、肾的调节来完成。体液 pH 值相对稳定性的维持称为酸碱平衡(acid-base balance)。当机体酸、碱超负荷、严重不足或调节机制障碍时,可导致体液内环境酸碱度稳定性破坏,称为酸碱平衡紊乱(acid-base disturbance)。酸碱平衡紊乱是临床各科疾病中常见的基本病理过程,一旦发生会使原发疾病的病情加重,变得复杂甚至威胁病人的生命。

第一节　酸碱平衡的调节

一、酸碱的概念及其来源

(一) 酸碱的概念

在化学反应中,凡能释放出 H^+ 的化学物质称为酸,如 H_2SO_4、H_2CO_3、NH_4^+、CH_3COOH 等;反之,凡能接受 H^+ 的化学物质称为碱,如 HCO_3^-、NH_3、CH_3COO^- 等。蛋白质(Pr^-)在体液中与 H^+ 结合成为蛋白酸(HPr),所以 Pr^- 也是一种碱。

一个化学物质作为酸释放出 H^+ 时,必然有一个碱性物质形成;同样,当一个化学物质作为碱接受 H^+ 时,必然有一个酸性物质形成。如:

$$酸 \qquad\qquad\qquad 碱$$
$$H_2CO_3 \rightleftharpoons H^+ + HCO_3^-$$
$$NH_4^+ \rightleftharpoons H^+ + NH_3$$
$$H_2PO_4^- \rightleftharpoons H^+ + HPO_4^{2-}$$
$$HPr \rightleftharpoons H^+ + Pr^-$$

（二）体内酸碱物质的来源

体液中的酸碱物质主要是细胞内物质在分解代谢过程中产生的。在普通膳食条件下,正常人的酸性物质产生量远远超过碱性物质。

1. 酸的来源　体内酸性物质主要来源于细胞物质代谢。体内的酸性物质可以分为以下两种。

（1）挥发性酸:三大物质氧化分解,其最终代谢产物 CO_2 与 H_2O 生成的 H_2CO_3,它经肺排出体外,故称挥发性酸。

（2）固定酸:主要来源于蛋白质的分解代谢,如磷酸、硫酸、尿酸等;部分来自糖和脂肪代谢过程中产生的有机酸,如乳酸、乙酰乙酸、β-羟丁酸等;固定酸只能通过肾由尿排出体外。

2. 碱的来源　体液碱性物质的主要来源是蔬菜和水果中的有机酸盐,如乳酸钠、枸橼酸盐、苹果酸盐等。这些盐中的有机阴离子在细胞内能分解为 CO_2 和 H_2O,在此过程中,消耗 H^+,产生 HCO_3^-,从而使体液碱化。

二、血液的缓冲系统及作用

血液含有多种缓冲系统,血浆中主要有 $NaHCO_3/H_2CO_3$,NaH_2PO_4/Na_2HPO_4,$HHb/NaHb$(血浆蛋白及其钠盐),HA/NaA(有机酸及其钠盐)。红细胞中有 $H_2CO_3/KHCO_3$,KH_2PO_4/K_2HPO_4,HHb/KHb,$HA/KAHHbO_2\text{-}KHbO_2$(氧合血红蛋白及其钾盐)。其中 $NaHCO_3/H_2CO_3$ 缓冲对起主要作用,H_2CO_3 主要以溶解状态的 CO_2 形式存在于血液中,$NaHCO_3/H_2CO_3$ 只能缓冲固定酸,不能缓冲挥发性酸,其缓冲能力强,约占血液缓冲总量的 1/2 以上;挥发酸的缓冲主要靠非碳酸氢盐缓冲系统,特别是血红蛋白缓冲对。

三、肺在调节酸碱平衡中的作用

肺通过 CO_2 排出量的增减,控制体内 H_2CO_3 的浓度,以调节酸碱平衡。呼吸中枢通过对肺呼吸运动的控制,调节血中 H_2CO_3 的浓度,以维持血浆中 $NaHCO_3/H_2CO_3$ 的正常比值为 20:1,从而保持血液 pH 值稳定在 7.35～7.45。当动脉血 CO_2 分压($PaCO_2$)升高或 pH 值降低时,通过中枢和外周化学感受器,使呼吸中枢兴奋,呼吸加深、加快,CO_2 由肺排出增多;反之,当动脉血 CO_2 分压降低或 pH 值升高时,通过中枢和外周化学感受器,使呼吸中枢兴奋性降低,呼吸变浅变慢,从而减少 CO_2 的排出。所以肺是通过呼吸运动的频率和幅度来调节血液 H_2CO_3,使血液 $NaHCO_3/H_2CO_3$ 的比值接近正常,以保持 pH 值的相对稳定。

四、肾在调节酸碱平衡中的作用

肾脏是通过排泄固定酸,重吸收 $NaHCO_3$ 对酸碱平衡进行调节的。机体产生的固定酸,每天为 40～60 mmol/L固定酸和 H^+ 可以通过肾小管泌氢作用自尿中排出。近曲小管细胞都可以分泌 H^+,重吸收 $NaHCO_3$,产生 NH_3 排出 NH_4^+。远曲小管细胞分泌 H^+,同时以 $Cl^-\text{-}HCO_3^-$ 交换方式重吸收 HCO_3^-。肾脏的调节作用缓慢,常在酸碱平衡紊乱发生后12～24 h 才发挥作用,但效率高、作用维持时间长。肾小管在排出酸性尿时,通过 $H^+\text{-}Na^+$ 离子交换,生成新的 HCO_3^-,从而使在体液缓冲系统和呼吸系统调节机制中损失的 HCO_3^- 得到补充。

五、组织细胞在调节酸碱平衡中的作用

细胞的缓冲作用主要是通过离子交换进行的,红细胞、肌细胞、骨组织等均能发挥这种作用。当细

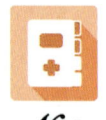

胞外液 H^+ 过多时,H^+ 弥散入细胞内,而 K^+ 从细胞内移出。当细胞外液 H^+ 过少时,H^+ 由细胞内移出,所以酸中毒时往往伴有高钾血症,碱中毒时伴有低钾血症。$Cl^- - HCO_3^-$ 的交换也十分重要,因为 Cl^- 是可以自由交换的阴离子,当 HCO_3^- 升高时,Cl^- 的排出由 $Cl^- - HCO_3^-$ 交换来完成。

第二节　酸碱平衡紊乱的概念、常用指标及其意义

一、酸碱平衡紊乱的概念和类型

根据 Henderson-Hasselbalch 方程式:$pH = pKa + lg[HCO_3^-]/[H_2CO_3]$,可以得知血液 pH 值取决于 HCO_3^- 与 H_2CO_3 的比值,如果这一比值保持在 $20:1$,血液 pH 值为 7.40。血液中 HCO_3^- 的浓度,受代谢因素的影响,主要与肾功能有关,如果 pH 值变化是由 HCO_3^- 浓度原发变动引起,称之为代谢性酸碱平衡紊乱。血液中 H_2CO_3 的浓度,受呼吸因素影响,如果 pH 值变化是由 H_2CO_3 浓度原发变动引起,称之为呼吸性酸碱平衡紊乱。在酸碱中毒时,由于体液的缓冲和机体的调节,虽然 HCO_3^- 和 H_2CO_3 的浓度发生变化,但其比值仍保持 $20:1$,血液 pH 值仍为 7.40,这种情况称为代偿性酸中毒或碱中毒。如果经过机体缓冲、代偿作用后,HCO_3^- 与 H_2CO_3 的比值不能保持 $20:1$,pH 值表现为异常,称之为失代偿性酸中毒或碱中毒。除上述单纯型外,临床上常见两种或两种以上酸碱平衡紊乱同时存在,则属于混合型酸碱平衡紊乱。

二、酸碱平衡常用指标及其意义

（一）酸碱度（pH 值）

pH 值为血浆中 H^+ 浓度的负对数,正常人动脉血 pH 值维持在 7.35~7.45,平均为 7.40。血浆 pH 值处于正常范围可表示酸碱平衡正常,也可表示处于酸碱平衡紊乱的代偿阶段或存在混合型酸碱平衡紊乱。故血浆 pH 值正常并不能排除酸碱平衡紊乱。pH 值低于 7.35 为失代偿性酸中毒,高于 7.45 为失代偿性碱中毒,但均不能区别是代谢性酸、碱中毒或呼吸性酸、碱中毒。

（二）二氧化碳分压（$PaCO_2$）

二氧化碳分压（$PaCO_2$）指在血浆中物理溶解状态的 CO_2 分子产生的张力。动脉血二氧化碳分压（$PaCO_2$）正常值为 4.39~6.25 kPa（33~46 mmHg）,平均值为 5.32 kPa（40 mmHg）。$PaCO_2$ 是反映呼吸性酸碱平衡紊乱的重要指标。当 $PaCO_2$ 高于 46 mmHg,表示肺泡通气不足,有 CO_2 潴留,见于呼吸性酸中毒或代偿后的代谢性碱中毒;$PaCO_2$ 低于 33 mmHg,表示肺泡通气量增强,CO_2 呼出过多,见于呼吸性碱中毒或代偿后的代谢性酸中毒。

（三）标准碳酸氢盐和实际碳酸氢盐

标准碳酸氢盐（SB）是指全血标本在标准条件下［即在 37~38 ℃、血红蛋白氧饱和度为 100%、$PaCO_2$ 为 5.32 kPa（40 mmHg）的气体平衡］所测得的血浆 HCO_3^- 含量。正常值为 22~27 mmol/L,平均值为 24 mmol/L。SB 因已排除呼吸因素的影响,故为判断代谢性因素的指标。SB 降低为代谢性酸中毒,SB 升高为代谢性碱中毒。在呼吸性酸中毒和呼吸性碱中毒时,由于肾脏的代偿作用,也可发生继发性（代偿性）增高或降低。

实际碳酸氢盐（AB）是指隔绝空气的血液标本,在实际 $PaCO_2$、实际体温和血氧饱和度条件下测得的血浆 HCO_3^- 浓度。AB 受呼吸和代谢两方面因素的影响。正常人 AB 与 SB 相争。AB 与 SB 的差值反映了呼吸因素对酸碱平衡的影响。AB 增加,AB＞SB,表明有 CO_2 潴留,见于呼吸性酸中毒;反之,AB 减少,AB＜SB,表明 CO_2 排出过多,见于呼吸性碱中毒。两者数值均高于正常,表明有代谢性碱中毒或代偿后的呼吸性酸中毒;两者数值均低于正常,表明有代谢性酸中毒或代偿后的呼吸性碱中毒。

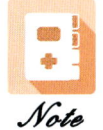

（四）缓冲碱

缓冲碱（BB）是指血液中一切具有缓冲作用的负离子总和，包括 HCO_3^-、Hb^- 和 Pr^- 等，通常以氧饱和的全血在标准状态下测定，正常值为 $45\sim52$ mmol/L，平均值为 48 mmol/L。BB 是反映代谢性因素的指标。代谢性酸中毒时，BB 值降低；代谢性碱中毒时，BB 值升高。

（五）碱剩余和碱缺失

碱剩余（BE）是指标准条件下［$PaCO_2$ 为 5.32 kPa（40 mmHg），体温为 $37\sim38$ ℃，血红蛋白氧饱和度为 100％］，用酸或碱滴定全血标本至 pH 值为 7.40 时所需要的酸或碱的量，用 mmol/L 表示。若用酸滴定，说明受测血样碱过剩，BE 为正值，见于代谢性碱中毒；如需用碱滴定，说明受测血样碱缺失，BE 为负值，见于代谢性酸中毒。但在呼吸性酸、碱中毒时，由于肾脏的代偿作用，BE 也可增加或减少。BE 正常值范围为 $-3.0\sim+3.0$ mmol/L。

（六）阴离子间隙

阴离子间隙（AG）是一项受到广泛重视的酸碱指标。AG 指血浆中未测定的阴离子（UA）与未测定的阳离子（UC）的差值，即 AG＝UA－UC。由于细胞外液阴离子和阳离子总量相等，故 AG 可用血浆中常规可测定的阳离子（Na^+）与常规测定的阴离子（Cl^-、HCO_3^-）的差值算出，即：

$$Na^+ + UC = HCO_3^- + Cl^- + UA$$

$$AG = UA + UC = Na^+ - (HCO_3^- + Cl^-) = 140 - (24 + 104) = 12 \text{ mmol/L}$$

AG 正常值范围为 12 ± 2 mmol/L。AG 可增高也可降低，但增高的意义较大，目前多以 AG＞16 mmol/L 提示可能有代谢性酸中毒，AG＞30 mmol/L 则肯定有代谢性酸中毒为判断标准。AG 的测定对区分不同类型的代谢性酸中毒和诊断某些混合型酸碱平衡紊乱有重要意义（见表 16-2-1）。

表 16-2-1　酸碱平衡常用指标及其意义

常用指标	正常值	意　义
pH 值	$7.35\sim7.45$	酸碱指标
$PaCO_2$	$33\sim46$ mmHg	呼吸指标
SB	$22\sim27$ mmol/L	排除呼吸困难影响的代谢指标
AB	$22\sim27$ mmol/L	受呼吸影响的代谢指标
AG	12 ± 2 mmol/L	血浆未测定的阴离子与未测定的阳离子的差值，AG 高于 16 mmol/L 可帮助诊断代谢性酸中毒及混合型酸碱平衡紊乱

AG 值是区分代谢性酸中毒类型的标志，也是判断单纯型或混合型酸碱平衡紊乱的重要指标。病情较为复杂的病人，计算 AG 值能将潜在的代谢性酸中毒显露出来。例如，某肺心病、呼吸衰竭合并脑病病人，用利尿剂、激素等治疗，血气及电解质检查为：pH 7.43，$PaCO_2$ 8.1 kPa（61 mmHg），HCO_3^- 38 mmol/L，Na^+ 140 mmol/L，Cl^- 74 mmol/L，K^+ 3.5 mmol/L。该病人 $PaCO_2$ 原发性增高，为慢性呼吸性酸中毒，计算 HCO_3^- 代偿预计值应为（31.4 ± 3）mmol/L，实测值为 38 mmol/L，表示有代谢性碱中毒存在。计算 AG 值，AG＝（140－38－74）mmol/L＝28 mmol/L，AG 值明显升高，提示病人还有代谢性酸中毒存在，故病人为三重性酸碱平衡紊乱。

第三节　单纯型酸碱平衡紊乱

病理情况下，由于器官功能障碍或细胞代谢障碍，pH 值发生波动，并超过了机体调节能力范围，从而引起血液 pH 值、代谢指标和呼吸指标的变动。根据原发的改变是代谢原因或呼吸原因，是单一的失衡或两种以上的酸碱失衡同时存在，酸碱平衡紊乱可分为单纯型酸碱平衡紊乱和混合型酸碱平衡紊乱。

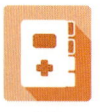

单纯型酸碱平衡紊乱分为四种类型：代谢性酸中毒、代谢性碱中毒、呼吸性酸中毒、呼吸性碱中毒。

一、代谢性酸中毒

代谢性酸中毒(metabolic acidosis)在临床上最常见，其基本特征是血浆中 HCO_3^- 原发性减少。根据 AG 的改变，将代谢性酸中毒分为 AG 增高型和 AG 正常型两大类。

(一) 原因及机制

1. AG 增高型代谢性酸中毒 此型酸中毒主要是由于体内的酸性物质生成过多和肾脏排酸障碍，从而消耗过多的 HCO_3^-，HCO_3^- 减少的部分被 Cl^- 以外未测定的阴离子(HPO_4^{2-}、SO_4^{2-}、酮体、乳酸根、有机酸根、Pr^- 等)代替。因此，Cl^- 值正常，AG 值增大，故又称正常血氯性代谢性酸中毒。此型酸中毒常见于下列情况。

(1) 乳酸酸中毒：由各种原因引起的缺氧，都可以使细胞内糖的无氧糖酵解增强而引起乳酸增加，发生乳酸酸中毒。常见于休克、心搏骤停、低氧血症、严重贫血、肺水肿、心力衰竭等。

(2) 酮症酸中毒：常见于糖尿病、严重饥饿及酒精中毒等情况下，大量脂肪分解，酮体增多积聚在体内。

(3) 肾排酸功能障碍：多见于严重的急性和慢性肾功能衰竭。由于肾小球滤过率降低，机体代谢产生的固定酸(如硫酸、磷酸、酮体等)不能充分由尿排出体外而潴留在体内，造成 AG 增大。

(4) 固定酸摄入过多：如大量服用阿司匹林(水杨酸)可引起代谢性酸中毒。

2. AG 正常型代谢性酸中毒 此型酸中毒主要是由于 HCO_3^- 丢失过多导致 HCO_3^- 减少，其减少的部分被 Cl^- 代替，因此，AG 值正常，而 Cl^- 增高，故又称高血氯性代谢性酸中毒。此型酸中毒见于下述情况。

(1) 消化道直接丢失 HCO_3^-：肠液、胰液和胆汁中的 HCO_3^- 浓度均高于血浆，故严重腹泻、小肠和胆道瘘管、肠吸引术等均可引起 HCO_3^- 大量丢失和血氯代偿性升高。

(2) 肾脏丢失 HCO_3^-：见于①肾上腺皮质功能低下或肾功能障碍等，肾小管上皮细胞对碳酸氢盐重吸收减少，碳酸氢盐自尿丢失过多。②碳酸酐酶抑制剂(如乙酰唑胺)长期使用可抑制肾小管上皮细胞内的碳酸酐酶的活性，因而肾小管上皮细胞分泌 H^+ 和对 HCO_3^- 的重吸收减少，导致 HCO_3^- 经肾脏丢失过多。

(3) 含氯的酸性盐摄入过多：常见于使用过多的含氯盐类药物引起，如氯化铵在肝内形成氨和盐酸($NH_4Cl \longrightarrow NH_3 + HCl$)，而 HCl 则消耗血浆中 HCO_3^-，从而导致 AG 正常型代谢性酸中毒。

(二) 机体的代偿调节

1. 血液缓冲作用 代谢性酸中毒时，细胞外液 H^+ 增多，血浆缓冲系统迅速发挥缓冲作用，使 HCO_3^- 和其他缓冲碱不断被消耗，导致 AB、SB、BB 均降低，BE 负值增大。

2. 肺的代偿调节作用 血液中 H^+ 升高，刺激外周化学感受器(主要是颈动脉体感受器)反射性兴奋呼吸中枢，使呼吸加深加快，CO_2 排出增多，$PaCO_2$ 和血浆碳酸含量均代偿性降低，从而达到 $[HCO_3^-]：[H_2CO_3]$ 比值接近 20：1。肺的这种调节作用发生快，但不能持久。

3. 肾的代偿调节作用 酸中毒时，肾小管上皮细胞中分泌 H^+、分泌 NH_4^+ 作用增强，HCO_3^- 重吸收增加。肾的代偿调节作用，一般出现较慢，3~5 天才能达到高峰，但作用较持久。

4. 细胞内外离子交换 代谢性酸中毒 2~4 h 后，细胞外液过多的 H^+ 则进入细胞内，而细胞内 K^+ 则移出细胞，以维持细胞内外的电平衡，故酸中毒时易引起血钾增高。

5. 常用指标变化趋势 通过上述代偿调节后，若能使$[HCO_3^-]：[H_2CO_3]$的比值维持在 20：1，则血液 pH 值可在正常范围，此时称代偿性代谢性酸中毒。若血浆$[HCO_3^-]：[H_2CO_3]$的比值小于 20：1，血液 pH 值低于 7.35，则称失代偿性代谢性酸中毒。此时，血浆中 SB、AB 均降低，缓冲碱(BB)减少，碱缺失负值增大，$PaCO_2$ 继发性降低。

(三) 对机体的影响

1. 心血管系统的影响 心血管系统的变化主要表现有以下几点。

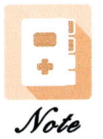

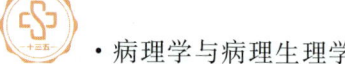
（1）心肌收缩力降低，主要通过减少心肌 Ca^{2+} 内流、减少肌浆网 Ca^{2+} 释放和竞争性抑制 Ca^{2+} 与肌钙蛋白结合，从而抑制心肌的兴奋-收缩耦联过程，使心肌收缩性减弱。

（2）血管对儿茶酚胺的敏感性降低，导致外周阻力血管扩张，血压下降。

（3）心律失常、酸中毒常伴有血钾升高，高钾能抑制心肌收缩，使心传导阻滞甚至心室纤颤。

2. 中枢神经系统的影响　酸中毒时，中枢神经系统功能抑制，常表现为乏力、意识障碍、嗜睡和昏迷等，这可能与脑组织能量代谢障碍，ATP 生成减少，以及酸中毒时谷氨酸脱羧酶活性增加，抑制神经递质 γ-氨基丁酸生成增多有关。

二、呼吸性酸中毒

呼吸性酸中毒（respiratory acidosis）的基本特征是血浆 H_2CO_3 原发性增高，$PaCO_2$ 升高。

（一）原因

呼吸性酸中毒多因 CO_2 排出障碍所致，少数情况亦可由于吸入 CO_2 过多引起。

1. CO_2 排出障碍　临床上多由通气障碍所致，见于以下几种情况。

（1）呼吸中枢抑制：如颅脑损伤、脑炎、脑血管意外、呼吸中枢抑制剂（吗啡、巴比妥类等）及麻醉剂用量过大或酒精中毒等。

（2）呼吸肌麻痹：如脊神经根炎、有机磷中毒、重症肌无力、重度低血钾等，呼吸运动失去动力，可造成 CO_2 排出障碍。

（3）呼吸道阻塞：如喉头痉挛和水肿、溺水、异物堵塞气管及慢性阻塞性肺疾病等。

（4）肺部疾病：肺水肿、重度肺气肿及肺广泛纤维化等，均可因通气障碍而发生呼吸性酸中毒。

（5）胸廓病变：如大量胸膜腔积液、严重气胸及胸廓畸形等均可严重影响通气功能而发生呼吸性酸中毒。

2. CO_2 吸入过多　常见于通风不良的坑道和防空洞中作业，或呼吸机使用不当时，出现 CO_2 吸入过多。

（二）机体的代偿调节

呼吸性酸中毒时，由于呼吸器官病变，往往不能发挥其代偿作用，血浆中非碳酸氢盐缓冲系统的缓冲能力有限。产生的大量 H_2CO_3，所以呼吸系统不能发挥代偿作用，主要是依靠细胞内外离子交换和肾代偿。

1. 细胞内外离子交换和细胞内缓冲　这是急性呼吸性酸中毒时的主要代偿方式。当血浆 CO_2 不断升高时，在红细胞内和血浆中通过 Cl^- 交换进行代偿。而 H^+ 与细胞内 K^+ 交换，H^+ 可被蛋白质阴离子缓冲，K^+ 外移使血 K^+ 浓度升高。

2. 肾的代偿调节　肾代偿是慢性呼吸性酸中毒的主要代偿方式。一般 CO_2 潴留时间持续 24 h 以上，即为慢性呼吸性酸中毒。$PaCO_2$ 或 H^+ 浓度升高可刺激肾小管上皮细胞泌 H^+、泌 NH_4^+ 增多，从而使 HCO_3^- 重吸收增加，大量 H^+ 随尿排出，血浆 HCO_3^- 浓度代偿性增加。

（三）对机体的影响

1. 呼吸性酸中毒对心血管系统的影响　与代谢性酸中毒相似。由于血浆 H^+ 浓度增高和血钾升高，引起心肌收缩力减弱，出现心律失常和回心血量减少等变化。

2. 呼吸性酸中毒对中枢神经系统的影响　比代谢性酸中毒更为显著，CO_2 潴留可引起脑血管扩张，脑血流量增加，病人常出现持续性头痛，尤以夜间或晨起时为重。CO_2 过高可出现 CO_2 麻醉现象，早期有头痛、视物模糊、乏力，继之出现精神错乱、震颤、谵妄或嗜睡等精神神经症状，称为肺性脑病。这是因为 CO_2 脂溶性较高，能迅速通过血脑屏障。

三、代谢性碱中毒

代谢性碱中毒（metabolic alkalosis）的基本特征是血浆 HCO_3^- 原发性升高。

（一）原因

1. H⁺丢失过多

（1）胃液丢失：幽门梗阻和高位肠梗阻等引起的剧烈呕吐以及长期胃肠减压等使胃液大量丢失,肠液中的 $NaHCO_2$ 不能被中和而吸收入血,使血浆 HCO_3^- 升高。胃液丢失还伴有 Cl^- 和 K^+ 的丢失,引起低氯血症和低钾血症,二者均可引起代谢性碱中毒。

（2）经肾丢失 H^+：主要因醛固酮增多,能增强肾远曲小管和集合管对 Na^+ 的重吸收,并促进 K^+ 和 H^+ 的排出,因而导致 H^+ 经肾丢失和 $NaHCO_3$ 重吸收增多,引起代谢性碱中毒,同时还发生低钾血症。

2. 缺钾 缺钾时,细胞内 K^+ 外溢,细胞外 H^+ 转入细胞内,同时肾小管上皮细胞因 K^+ 缺乏而导致泌 H^+ 增加和 HCO_3^- 重吸收增加,因而发生代谢性碱中毒。

3. 碱性物质摄入或输入过多 长期使用或骤然输入碳酸氢盐,或者大量输库存血液都可发生代谢性碱中毒。

（二）机体的代偿调节

1. 血液的缓冲作用 血液对碱中毒的缓冲作用较弱,因为在大多数缓冲对组成成分中,碱性成分远多于酸性成分,如 $NaHCO_3$ 与 H_2CO_3 的比值通常为 20：1,所以血浆对碱性物质的缓冲能力有限。当血浆中 H^+ 降低,OH^- 升高时,可被弱酸所缓冲,如 $OH^- + H_2CO_3 \longrightarrow HCO_3^- + H_2O$,并导致 HCO_3^- 升高。

2. 肺的代偿调节 血浆 H^+ 浓度降低和 pH 值升高可抑制呼吸中枢,使呼吸运动变浅变慢,CO_2 排出减少,血浆 H_2CO_3 浓度代偿性升高。因此,轻度代谢性碱中毒经呼吸代偿,pH 值可恢复正常。

3. 细胞内外离子交换和细胞内缓冲 细胞外液 H^+ 浓度降低,细胞内 H^+ 外移,而细胞外 K^+ 内移,使血 K^+ 浓度降低,故碱中毒常伴有低血钾。

4. 肾的代偿调节 血浆 H^+ 减少和 pH 值升高,使肾小管上皮细胞泌 H^+ 和泌 NH_4^+ 减少,HCO_3^- 重吸收亦随之减少,因而使血浆 HCO_3^- 浓度有所下降,肾泌 H^+ 减少和 HCO_3^- 排出增加使尿呈碱性。

通过上述代偿调节后,若能使 HCO_3^- 与 H_2CO_3 的比值维持在 20：1,则血液 pH 值可在正常范围,此时称代偿性代谢性碱中毒,若血浆 HCO_3^- 与 H_2CO_3 的比值仍大于 20：1,血液 pH 值高于 7.45,则称失偿性代谢性碱中毒,此时血浆中 AB、SB 均升高,BE 正值增大,$PaCO_2$ 继发性升高。

（三）对机体的影响

轻度的代谢性碱中毒病人多无明显的临床症状,急性或严重者则可出现许多功能代谢变化,可表现为以下几个方面。

1. 中枢神经系统功能改变 严重代谢性碱中毒常有烦躁不安、精神错乱、谵妄、意识障碍等中枢神经系统症状。其发生机制可能主要是：①血浆 pH 值升高时,脑组织内 γ-氨基丁酸转氨酶活性增强,谷氨酸脱羧酶活性降低致使 γ-氨基丁酸分解加强而生成减少,使其对中枢神经系统的抑制作用减弱,因此出现中枢兴奋症状。②碱中毒时,血红蛋白氧离曲线左移,氧合血红蛋白不易释放氧,脑组织缺氧而出现神经精神症状。

2. 神经、肌肉应激性增高 碱中毒时,pH 值升高,血浆中游离钙浓度降低,导致神经、肌肉应激性增高,最常见的临床表现为手足搐搦和腱反射亢进等。如伴有明显的低钾血症,可引起肌无力或麻痹、腹胀,甚至麻痹性肠梗阻。

3. 低钾血症 碱中毒时常伴有低钾血症,这是由于细胞外液 H^+ 浓度降低,细胞内 H^+ 移出,而细胞外液 K^+ 进入细胞内,同时,肾小管上皮细胞排 H^+ 减少,排 K^+ 增多,从而导致低钾血症。

四、呼吸性碱中毒

呼吸性碱中毒（respiratory alkalosis）的基本特征是血浆 H_2CO_3 浓度原发性减少。

（一）原因

任何原因引起通气过度,CO_2 排出过多,都可使血浆 H_2CO_3 浓度下降。

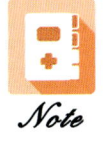

1. 低氧血症　初入高原地区时,由于空气中气氧分压降低或外呼吸功能障碍肺炎、肺水肿等,导致 PaO_2 降低,呼吸中枢兴奋导致呼吸加深加快,CO_2 排出过多。

2. 通气过度

(1)如癔症发作时或小儿持续哭闹,均可发生深快呼吸,使 CO_2 排出过多。高热、甲状腺功能亢进时,因机体代谢增强导致肺通气功能增强等引起通气过度。

(2)血氨升高和过多服用水杨酸类药物、某些中枢神经系统病变,如颅脑损伤、脑炎、脑血管意外等可通过直接刺激呼吸中枢引起通气过度。

(3)人工呼吸机使用不当,通气量过大也可引起通气过度。

（二）机体的代偿调节

急性呼吸性碱中毒时,肾代偿功能尚未充分发挥作用,主要依赖细胞内的缓冲作用和细胞内外离子的交换作用,通过红细胞内外离子交换,使血浆中 H_2CO_3 浓度略有升高,HCO_3^- 浓度下降。慢性呼吸性碱中毒时,肾小管上皮细胞可通过减少泌 H^+ 和泌 NH_4^+,降低 HCO_3^- 的重吸收。通过这些代偿作用,HCO_3^- 与 H_2CO_3 的比值如能维持在 20:1,则为代偿性呼吸性碱中毒,两者比值如果大于 20:1,血浆 pH 值升高,则为失代偿性呼吸性碱中毒。急性呼吸性碱中毒常为失代偿性。

$PaCO_2$ 原发性降低,由于肾的代偿作用,HCO_3^- 继发性下降,表现为 SB、AB、BB 下降,BE 负值加大,AB<SB。

（三）对机体的影响

呼吸性碱中毒对机体的影响与代谢碱中毒的基本相似,但急性呼吸性碱中毒引起中枢神经系统功能障碍往往更明显,这可能与碱中毒引起脑组织缺氧,以及 $PaCO_2$ 降低使脑血管收缩痉挛,脑血流量减少有关。

四种单纯型酸碱平衡紊乱比较如表 16-3-1 所示。

表 16-3-1　酸碱平衡紊乱比较

		代谢性酸中毒	呼吸性酸中毒	代谢性碱中毒	呼吸性碱中毒
原因		①固定酸增多 ②碱丢失	CO_2 潴留	①胃液丢失 ②碱摄入过多 ③低氯或低钾性碱中毒	通气过度
原发性变化		$HCO_3^- \downarrow$	$H_2CO_3 \uparrow$	$HCO_3^- \uparrow$	$H_2CO_3 \downarrow$
指标	pH 值	$\downarrow$	$\downarrow$	$\uparrow$	$\uparrow$
	HCO_3^-	$\downarrow$	$\uparrow$	$\uparrow$	$\downarrow$
	$PaCO_2$	$\downarrow$	$\uparrow$	$\uparrow$	$\downarrow$
对机体的影响		①呼吸加强 ②心肌收缩性降低,外周血管扩张,心律失常 ③中枢神经系统功能抑制	①CO_2 麻醉,肺性脑病 ②心肌收缩性降低,心律失常	①神经肌肉兴奋性增高,手足搐搦 ②中枢神经系统出现兴奋性症状 ③低血钾	

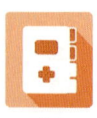

注:↑表示上升,↓表示下降。

五、酸碱平衡紊乱防治和护理原则

（一）治疗原发病

去除引起酸碱平衡紊乱的病因是治疗的基本原则和主要措施，如纠正水、电解质代谢紊乱，恢复有效循环血量，改善肾和肺泡通气功能等。

（二）碱性药物的应用

对于较严重的代谢性酸中毒病人，首选碱性药物是碳酸氢钠，可直接补充 HCO_3^-，作用迅速，为临床治疗所常用；乳酸钠经肝代谢生成乳酸和 $NaHCO_3$，是作用较缓慢的碱性药物，但对患有肝脏疾病的病人和出现乳酸酸中毒时不宜使用。

呼吸性酸中毒时，应慎用碱性药物。因为 HCO_3^- 与 H^+ 结合后生成 H_2CO_3，解离出的 CO_2 必须经肺排出，在通气功能障碍时，可导致 $PaCO_2$ 进一步升高。在通气功能改善后也可谨慎地补给不含钠的有机碱，如三羟甲基氨基甲烷（THAM），其在体内作用是 $THAM + H_2CO_3 \longrightarrow THAM \cdot H^+ + HCO_3^-$，即 THAM 不仅可缓冲挥发性酸，而且能生成 HCO_3^- 中和固定酸。

（三）酸性药物的应用

因为胃液丢失，对于利尿剂的应用导致的低氯性碱中毒病人，可给予生理盐水进行治疗，因为生理盐水中 Cl^- 含量高于血浆。通过扩充血容量和补充 Cl^- 可使过多的 HCO_3^- 从肾排泄。对缺钾引起的碱中毒，在补充生理盐水同时，应补充 KCl。因醛固酮增多和严重低钾血症导致代谢性碱中毒的病人，生理盐水治疗无效，可给予醛固酮拮抗剂螺内酯和碳酸酐酶抑制剂乙酰唑胺。对于严重代谢性碱中毒可给予一定量的含氯药物，如 NH_4Cl 或盐酸稀释液。

急性呼吸性碱中毒病人可吸入含 5% CO_2 的混合气体，或用纸袋罩于病人口鼻使其再吸入呼出气体以维持血浆 H_2CO_3 浓度。癔症发作时可用镇静剂治疗。

第四节 混合型酸碱平衡紊乱

混合型酸碱平衡紊乱（mixed acid-base disturbance）是指同一病人有两种或两种以上单纯型酸碱平衡紊乱同时存在。

一、酸碱一致型

两种酸中毒或两种碱中毒合并存在，pH 值向同一方向显著变化。

（一）呼吸性酸中毒合并代谢性酸中毒

1. 此型主要见于以下情况

（1）通气障碍，如 Ⅱ 型呼吸衰竭既有 CO_2 潴留又有缺氧。

（2）心搏骤停，如溺水、窒息、药物中毒等。

（3）糖尿病酮症酸中毒病人合并肺部感染。

2. 血气分析 pH 值下降显著，$PaCO_2$ 升高，血浆 HCO_3^- 下降，AG 增大，AB>SB。

（二）呼吸性碱中毒合并代谢性碱中毒

1. 此型主要见于以下情况

（1）高热合并严重呕吐。

（2）肝硬化应用利尿剂治疗。

2. 血气分析 pH 值升高显著，$PaCO_2$ 下降，血浆 HCO_3^- 升高。

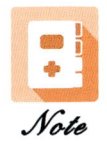

二、酸碱混合型

酸中毒与碱中毒并存,pH 值变化不大。

(一) 呼吸性酸中毒合并代谢性碱中毒

1. 此型主要见于以下情况

(1) 慢性肺源性心脏病(肺心病)应用利尿剂治疗后。

(2) 慢性阻塞性肺疾病合并呕吐。

2. 血气分析 pH 值变化不大,可以正常、轻度下降或轻度升高,$PaCO_2$ 升高,HCO_3^- 升高。

(二) 呼吸性碱中毒合并代谢性酸中毒

1. 此型主要见于以下情况

(1) 尿毒症合并感染发热。

(2) 糖尿病酮症酸中毒合并高热。

(3) 肝肾综合征。

2. 血气分析 pH 值变化不大,可以正常、轻度升高或轻度下降,$PaCO_2$ 下降,HCO_3^- 下降。

(三) 代谢性酸中毒合并代谢性碱中毒

1. 此型主要见于以下情况

(1) 肾功能衰竭或糖尿病酮症酸中毒合并剧烈呕吐。

(2) 急性胃肠炎病人剧烈呕吐伴有严重腹泻。

2. 血气分析 因导致血浆 HCO_3^- 下降和升高原因同时存在或相继发生,因此 HCO_3^-、pH 值、$PaCO_2$ 三项指标可以正常、降低或升高。

临床所见酸碱平衡紊乱极其复杂,必须在充分了解原发病情的基础上(原发病史结合临床表现),结合实验室检查(以血气分析为基础,进一步检查血清电解质、AG 值等)和酸碱平衡紊乱的特点(表16-4-1),做出正确诊断。

表 16-4-1　混合型酸碱平衡紊乱的特点

类　　型		pH 值	$PaCO_2$	HCO_3^-
酸碱一致型	呼吸性酸中毒合并代谢性酸中毒	↓↓	↑	↓
	呼吸性碱中毒合并代谢性碱中毒	↑↑	↓	↑
酸碱混合型	呼吸性酸中毒合并代谢性碱中毒	不定	↑	↑
	呼吸性碱中毒合并代谢性酸中毒	不定	↓	↓
	代谢性酸中毒合并代谢性碱中毒	不定	不定	不定

注:↑表示上升,↓表示下降。

案例分析 16-1

病人,男,60 岁,肺心病伴发心衰,心功能不全,休克。pH 值为 7.25,$PaCO_2$ 80 mmHg,BE −4.6 mmol/L,SB 21 mmol/L。

讨论题:

请分析酸碱失衡的类型。

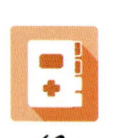

案例分析
16-1 **答案**

 小　　结

反映酸碱平衡的指标较多,应着重掌握其概念和正常值。常用指标主要有四种。①pH 值:pH 值

取决于 HCO_3^- 与 H_2CO_3 的比值。②反映血浆 H_2CO_3 的指标：$PaCO_2$ 原发性升高，见于呼吸性酸中毒，原发性下降见于呼吸性碱中毒。③反映血浆 HCO_3^- 的指标：包括 SB、AB，SB 是排除呼吸因素影响的代谢指标，而 AB 是受呼吸影响的代谢指标，所以 SB 与 AB 差值反映机体的呼吸功能，在呼吸性酸中毒时，AB＞SB，而呼吸性碱中毒时，AB＜SB。④AG：AG 值可帮助区分代谢性酸中毒的类型以及判定某些混合型酸碱平衡紊乱。

代谢性酸中毒是本章的重点。其发生的原因是细胞外液 H^+ 增加或 HCO_3^- 减少。前者引起 AG 升高型代谢性酸中毒，主要是固定酸产生过多或肾排酸障碍引起的；后者引起 AG 正常型代谢性酸中毒，主要是腹泻、肠道引流等引起 HCO_3^- 丢失。代谢性酸中毒基本特征是 HCO_3^- 原发性减少导致 pH 值下降，所以各项指标变化如下：①pH 值下降（失代偿时）；②HCO_3^- 原发性减少，SB 降低，AB 降低；③$PaCO_2$ 继发性下降，这是由于呼吸加强代偿的结果，机体代偿时，pH 值也可保持正常。

呼吸性酸中毒主要见于肺通气功能障碍所导致 CO_2 排出受阻。其发病基本特征是 $PaCO_2$ 原发性升高所引起的酸中毒。所以各项指标变化如下：①pH 值下降（失代偿时）；②$PaCO_2$ 原发性升高；③由于肾代偿功能，HCO_3^- 继发性升高，所以 AB＞SB，AB、SB 均升高。肾的代偿作用比较缓慢，但作用持久，所以肾是慢性呼吸性酸中毒时机体的主要代偿器官。

酸中毒对机体的影响主要表现在对中枢神经系统和心血管系统的损伤。pH 值降低可抑制中枢神经系统的功能，在呼吸性酸中毒时表现尤为明显（临床表现为肺性脑病）。心血管系统的损伤，主要表现如下：①心肌收缩力降低；②心律失常（与高钾血症有关）；③外周血管张力降低，血压下降。

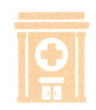 直通护考在线答题

上海思博职业技术学院　王辉

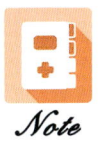

第十七章 发　热

扫码看课件

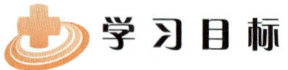

学习目标

掌握

发热的概念、发热的原因、发热激活物、内生致热原（EP）的概念。

熟悉

发热的分期和热型。

了解

发热时机体功能变化的治疗和护理原则。

　　体温通常是指人体深部的平均温度，人体体温相对恒定对机体进行正常的功能代谢，维持生命活动是极为重要的。正常人体内具有完善的体温调节系统，包括温度信息传导、体温调节中枢和效应器三个部分。该系统中处于主导地位的是体温调节中枢，其内有温敏神经元，对流经该处的血液温度十分敏感，可以迅速地引起体温调节反应。体温调节中枢发出调节冲动，用来控制产热与散热器官的活动，使产热与散热维持平衡，从而保持体温的相对恒定。

　　在正常情况下，人体的体温恒定在 37 ℃左右，一昼夜的波动不应该超过 1 ℃。腋下温度是 36.5 ℃，口腔温度是 37.0 ℃，直肠温度是 37.5 ℃。当体温升高超过正常数值 0.5 ℃时，可称之为体温升高，但是体温升高不完全等同于发热。

　　发热（fever）是指在疾病过程中，由于致热原（pyrogen）的作用使体温调节中枢的调定点（set point）上移而引起的调节性体温升高。发热时机体的体温调节功能仍然正常，只不过是由于调定点出现上移，进而引起高水平的调节性体温升高。非调节性体温升高是指调定点并未发生移动，而是由于体温调节功能障碍（如体温调节中枢损伤）、散热障碍（如中暑、皮肤鱼鳞病等）以及机体产热增加（如甲状腺功能亢进）等引起。由于体温调节中枢不能将体温调控在与调定点相适应的水平上，是一种被动性体温升高，故这一类的体温升高被称之为过热。在一些生理状态下也能出现体温升高，如剧烈运动、月经前期、妊娠期、心理性应激等，但因为他们属于生理性反应，所以称之为生理性体温升高，不属于病理性发热。

　　体温升高
　　├ 生理性体温升高（剧烈运动、月经前期、妊娠期、心理性应激等）
　　└ 病理性体温升高
　　　├ 发热（属调节性体温升高，与调定点相适应）
　　　└ 过热（属被动性体温升高，超过调定点水平）

　　发热不是独立的疾病，而是一种病理过程。因为发热常出现于一些疾病的早期，会首先被病人发觉，因而可以把发热看作是疾病发生的信号及重要的临床表现。

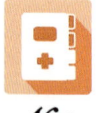

Note

第一节 发热的原因

通常把引起人或实验动物发热的物质称为致热原。致热原包括发热激活物（pyrogenic activator）和内生致热原（endogenous pyrogen，EP）两种。

（一）发热激活物

发热激活物（pyrogenic activator）是指作用于机体，能刺激机体产生和释放内生致热原的物质，统称为发热激活物，又称内生致热原诱导物。它包括外致热原和某些体内产物。

1. 外致热原 来自体外的致热物质统称为外致热原（exogenous pyrogen）。它包括细菌、病毒、真菌、螺旋体、衣原体以及疟原虫和其代谢产物等。在临床上，大多数发热是由外致热原引起的，其中最常见的是细菌感染，其次是病毒感染。

1）细菌及其毒素

（1）革兰阴性菌与内毒素：革兰阴性菌（如大肠杆菌、伤寒杆菌、脑膜炎球菌、淋球菌等）的细胞壁中含有脂多糖，即内毒素（endotoxin，ET）。脂多糖有高度的水溶性，是效应很强的致热原，也是最常见的外致热原。它耐热性高（干热160 ℃ 2 h才能使其灭活），一般方法难以清除，是血制品和输液过程中的主要致热性的污染物。

（2）革兰阳性菌与外毒素：革兰阳性菌（葡萄球菌、肺炎球菌、链球菌、白喉杆菌等），是常见的发热原因。实验证明这些细菌引起发热的同时，血中的EP水平增高。另外，还有从某些革兰阳性菌分离出的红疹毒素。

（3）分枝杆菌：典型菌群为结核分枝杆菌。其菌体及细胞壁中所含的肽聚糖、多糖和蛋白质具有致热作用。

2）病毒和其他微生物

无论是局部病毒感染（如普通感冒），还是全身性病毒感染（如Coxsackie病毒）或各种病毒菌苗的免疫接种，都能引起发热。同时血液循环中出现内生致热原、螺旋体及真菌也能激活产内生致热原细胞产生和释放内生致热原而引起发热。

2. 体内产物

（1）抗原抗体复合物：实验证明，抗原抗体复合物对产内生致热原细胞有激活作用。有人用牛血清蛋白致敏家兔，将其血清转给正常家兔，再用牛血清蛋白攻击接受血清的动物，可引起后者出现明显的发热反应。但牛血清蛋白对正常家兔无致热作用，这表明抗原抗体复合物可能是产内生致热原细胞的激活物。

（2）类固醇：体内某些类固醇（steroid）产物有致热作用，睾酮的中间代谢产物本胆烷醇酮是其典型代表。将本胆烷醇酮给人体肌内注射时，可引起明显的发热反应。将其与人体白细胞一起培育，则可诱发产生内生致热原。

（二）内生致热原

凡是在发热激活物的作用下，能激活机体的产内生致热原细胞，使其产生和释放引起体温升高的物质，均称为内生致热原。内生致热原是一组小分子（相对分子质量17000～21000）不耐热的蛋白质，由产内生致热原细胞产生。常见的产内生致热原细胞有单核细胞、巨噬细胞、内皮细胞、肿瘤细胞、淋巴细胞、肝星形细胞、朗格汉斯细胞、神经胶质细胞等。它们均能透过血脑屏障，可以直接作用于下丘脑体温调节中枢，使体温调定点上移，引起发热。

内生致热原的种类繁多，其中与人类发热密切相关的有白介素-1（IL-1）、肿瘤坏死因子（TNF）、干扰素（IFN）、白介素-6（IL-6）等。内生致热原从产生到释放的过程十分复杂，大致可分为三个阶段，即产内生致热原细胞被激活、内生致热原的产生、内生致热原的释放。

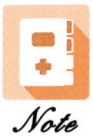

第二节　发热的体温调节机制及热型

一、发热时的体温调节机制

发热的发生机制是一个极为复杂的过程,至今亦无完全定论。根据调定点理论,目前认为其发生机制包括三个环节。

(一) 中枢调节

目前一般认为体温调节中枢位于视前区下丘脑前部(preoptic anterior hypothalamus,POAH),该区含有温敏神经元,对来自外周和深部温度信息起整合作用,而另外一些部位,如杏仁核、腹中隔、弓状核则对发热时的体温产生负影响。刺激这些部位可对抗体温的升高,使体温的上升难以逾越正常的热限。因此,发热体温调节中枢可能由两部分组成,一个是正调节中枢,主要包括 POAH 等,另一个是负调节中枢,主要包括杏仁核、腹中隔等。当内生致热原到达下丘脑体温调节中枢后,可引起中枢发热介质(如前列腺素 E、环磷酸腺苷)的释放,这些中枢发热介质可以作用于相应的神经元,使下丘脑的体温调节中枢的调定点上移(如上移至 39 ℃)。这样,原来机体正常的血液温度(如 37 ℃)则低于调定点的温度值,变为了冷刺激。这种冷刺激传入体温调节中枢,使体温调节中枢发出一系列神经冲动,引起调温效应器的反应,对现在的体温(39 ℃)进行重新调节。

(二) 发热中枢调节介质

大量的研究证明:内生致热原无论以何种方式入脑,它们仍然不是引起调定点上升的最终的物质,内生致热原可能是首先作用于体温调节中枢,引起发热中枢介质的释放,继而引起调定点的改变。发热中枢介质分为两类:正调节介质和负调节介质。

1. 正调节介质

(1) 前列腺素 E(prostaglandin E,PGE):动物实验中 PGE 可引起明显的发热反应。内生致热原诱导的发热期间,动物脑脊液(CSF)中 PGE 水平也明显升高。PGE 合成抑制剂如阿司匹林、布洛芬等都具有解热作用,并且在降低体温的同时,也降低了 CSF 中 PGE 浓度。

(2) Na^+/Ca^{2+} 的值:实验显示,给多种动物脑室内灌注 Na^+ 使体温很快升高,灌注 Ca^{2+} 则使体温很快下降;在用标记的 Na^+ 和 Ca^{2+} 灌注猫脑室的研究中还发现,在致热原性发热期间,Ca^{2+} 流向 CSF,而 Na^+ 则被保持在脑组织中。这些研究资料表明:Na^+ 与 Ca^{2+} 的比值改变在发热机制中可能担负着重要中介作用,内生致热原可能先引起体温中枢内 Na^+ 与 Ca^{2+} 的比值升高,再通过其他环节促使调定点上移。

(3) 环磷酸腺苷(cAMP):目前已有越来越多的事实支持 cAMP 是重要的发热介质。①外源性 cAMP(二丁酰 cAMP,Db-cAMP)注入猫、兔、鼠等动物脑室内可迅速引起发热,潜伏期明显短于致热原性发热。②加热 cAMP 的分解,可减轻发热。③在 ET、葡萄球菌、病毒、内生致热原以及 PGE 诱导的发热期间,动物 CSF 中 cAMP 均明显增高,后者与发热效应呈明显正相关。但高温引起的过热期间(无调定点的改变),CSF 中 cAMP 不发生明显的改变。

(4) 促肾上腺皮质激素释放激素:促肾上腺皮质激素释放激素(corticotrophin releasing hormone,CRH)主要分布于室旁核和杏仁核。研究表明:CRH 是一种发热体温中枢正调节介质。IL-1、IL-6 等均能刺激离体和在体下丘脑释放 CRH,中枢注入 CRH 可引起动物脑温和结肠温度明显升高。

(5) 一氧化氮:一氧化氮(nitric oxide,NO)作为一种新型的神经递质,广泛分布于中枢神经系统。在大脑皮层、小脑、海马、下丘脑视上核、室旁核、OVLT 和 POAH 等部位均含有一氧化氮合酶(nitric oxide synthase,NOS)。目前的一些研究提示,NO 与发热有关。

2. 负调节介质　临床和实验研究均表明,发热时体温升高极少超过 41 ℃,即使大大增加致热原的

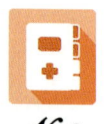

剂量也难越此热限。这就意味着体内必然存在自我限制发热的因素。现已证实,体内确实存在一些对抗体温升高或降低体温的物质,主要包括精氨酸加压素、黑素细胞刺激素及其他一些存在于尿中的发热抑制物。

(三)体温调节的方式及发热的时相

调定点的正常设定值在 37 ℃左右。发热时,来自体内外的发热激活物作用于产内生致热原细胞,引起 EP 的产生和释放,EP 再经血液循环到达颅内,在 POAH 或 OVLT 附近,引起中枢发热介质的释放,后者相继作用于相应神经元,使调定点上移。由于调定点高于中心温度,体温调节中枢对产热和散热进行调整,从而把体温升高到与调定点相适应的水平。在体温上升的同时,负调节中枢也被激活,产生负调节介质,进而限制调定点的上移和体温的上升。正负调节相互作用的结果决定体温上升的水平。也正因为如此,发热时体温很少超过 41 ℃,从而避免了高热引起脑细胞损伤。这是机体的自我保护功能和自稳调节机制作用的结果,具有极其重要的生物学意义。发热持续一定时间后,随着激活物被控制或消失,EP 及增多的介质被清除或降解,调定点迅速或逐渐恢复到正常水平,体温也相应被调控下降至正常水平。这个过程大致分为三个时相(图 17-2-1)。

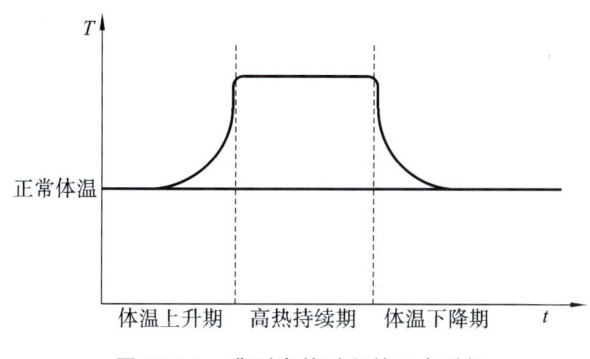

图 17-2-1 典型发热过程的三个时相

1. 体温上升期 发热的第一时相是中心体温开始迅速或逐渐上升,快者几小时或一昼夜就达高峰,有的需要几天才达高峰,称为体温上升期,主要临床表现是畏寒、皮肤苍白,严重者出现寒战和鸡皮疙瘩。

本期热代谢特点:产热增多,散热减少,热量在体内蓄积,体温不断上升。产热增加的原因,一方面是由于全身的骨骼肌不随意地节律性收缩,引起寒战,是由下丘脑发出的,经脊髓侧索的网状脊髓束和红核脊髓束,通过运动神经到达运动终板。此时产热可以比正常时增加 4~5 倍;另一方面是由于机体物质代谢增强。因为交感神经的兴奋,使肾上腺素分泌增加,肝糖原和肌糖原被大量分解,产热会进一步增加。散热减少的原因:由于体温调定点的上移,本来正常的体温变成了"冷刺激",调节中枢会对"冷刺激"这一信号发生反应,发出的指令经交感神经到达了散热中枢,使皮肤血管收缩,血流量下降,导致皮肤温度降低、散热随之减少。

2. 高温持续期 当体温上升到调定点的新水平时,便不再继续升高,此时机体的产热与散热会在新调定点水平上保持相对平衡,波动于较高的水平上。此期病人自觉酷热,皮肤发红、干燥。病人的中心体温已达到或略高于体温调定点新水平。

(1)本期热代谢特点:产热与散热在新调定点(较高水平)上保持动态平衡,但产热与散热的调节过程与正常情况下的调节方式相同。

(2)病人主要的临床表现:寒战停止(体温已与调定点相适应,并开始出现散热反应)、皮肤潮红(因散热反应,皮肤血管由收缩转为舒张,皮肤血流量增加)、自感酷热(在新调定点下皮肤温度高于正常)、"鸡皮疙瘩"消失。此外,皮肤和口唇比较干燥(温度升高加重了水分的蒸发)。

3. 体温下降期 体温下降期又称退热期、出汗期,是指发热激活物、内生致热原,以及发热介质得到控制或消除,故体温调节中枢的调定点重新返回到正常水平。退热期持续的时间长短也不一,快者几个小时或 24 h 内体温就可以降至正常,称为骤退。慢者可在数天内体温恢复正常,称为渐退。

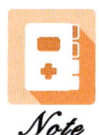

（1）本期热代谢特点：散热增加、产热减少，散热大于产热，体温开始下降，至逐渐恢复到正常调定点水平。此时，由于血液温度高于调定点，视前区下丘脑前部（POAH）的温敏神经元兴奋，交感神经的紧张性活动降低，皮肤血管得到进一步扩张，故散热增强、产热减少，体温开始逐渐下降至正常水平。

（2）病人主要的临床表现：大量出汗（皮肤血管进一步扩张，汗腺分泌增多），严重者可导致脱水。

二、热型

在许多疾病的发病过程中，发热持续的时间与其体温升高水平不是完全相同的。可将这些病人的体温按一定时间顺序记录下来，再绘制成曲线就构成了所谓热型，即体温曲线。了解疾病热型，将有助于临床疾病鉴别、疗效评估及预后。常见的热型有如下几种。

1. 稽留热　稽留热是指体温持续在 39～40 ℃以上，可达数天或数周，但 24 h 内体温波动范围不超过 1 ℃。临床上常见于大叶性肺炎、伤寒等。

2. 弛张热　弛张热又称败血症热型，是指持续高热在 39 ℃及以上，24 h 内体温波动超过 1 ℃，有些可达 2～3 ℃，但最低温度仍在正常体温以上。临床上常见于败血症、风湿热、化脓性炎症等。

3. 间歇热　间歇热是指体温骤升达 39 ℃以上，持续数小时后又迅速降至正常水平，无热期（即间歇期）可持续 1 天至数天，如此高热期与无热期反复交替出现。临床上常见于疟疾、急性肾盂肾炎等。

4. 不规则热　不规则热是指发热持续的时间不固定，热型变化亦不规则，临床上常见于结核病、系统性红斑狼疮等。

5. 周期热　周期热是指体温在数天内逐渐上升至高峰（39 ℃及以上），然后又逐渐降至正常水平，高热期与无热期各持续若干天后再规律性交替一次，因其热型呈波浪状起伏，又称为波浪热。临床上常见于回归热、布鲁菌病、霍奇金病等。

案例分析 17-1

病人，男，26 岁，打篮球后淋雨，晚上突然出现畏寒、寒战、高热，自觉全身肌肉酸痛，伴有咽痛，吞咽时加重。当晚急诊入院。体格检查：急性面容，T 39.3 ℃，P 105 次/分，R 26 次/分。双侧扁桃体充血、肿胀、表面有脓点。实验室检查：血常规提示 WBC 升高，诊断为急性化脓性扁桃体炎，经大剂量青霉素治疗，第 2 天上午，体温降至 37 ℃。

讨论题：
1. 请回答典型发热过程的三个时相。
2. 对该病人采取的护理措施。

第三节　发热的主要生理功能和代谢改变

一、代谢改变

发热机体的代谢改变包含两个方面，一方面是在致热原作用后，体温调节中枢对产热进行调节，提高骨骼肌的物质代谢，使调节性产热增多；另一方面是体温升高本身的作用，一般认为，体温升高 1 ℃，基础代谢率提高 13%，例如，伤寒病人体温上升并保持在 39～40 ℃，其基础代谢率增高 30%～40%（低热量饮食条件下）。因此持久发热使物质消耗明显增多。如果营养物质摄入不足，就会消耗自身物质，并易出现维生素 C 和 B 族维生素的缺乏，故必须保证有足够能量供应，包括补充足量维生素。

（一）蛋白质代谢

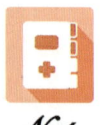

高热病人的蛋白质分解加强，尿氮比正常人增加 2～3 倍，可出现负氮平衡，即摄入未能补足消耗。

蛋白质分解增强除与体温升高有关外,与白细胞致热原(LP)的作用关系重大。已经证明 LP 通过 PGE 合成增多使骨骼肌蛋白质大量分解,后者是疾病急性期反应之一,除保证能量需求之外,还保证为肝脏提供大量氨基酸,用于急性期反应蛋白的合成和组织修复等的需要。

(二)糖和脂肪代谢

发热时糖代谢加强,肝糖原和肌糖原分解增多,血糖因而增多,糖原储备减少。由于葡萄糖的无氧酵解也增强,组织内乳酸因而增加。发热时脂肪分解也显著加强,由于糖代谢加强使糖原储备不足,摄入相对减少,故动员储备脂肪,脂肪大量消耗而致消瘦。由于脂肪分解加强和氧化不全,有的病人可出现酮血症、酮尿症。

(三)水盐代谢

发热时水盐代谢有变化。在发热高峰期,尿量常明显减少,出现少尿和尿色加深,氯化钠排出随之减少,Na^+ 和 Cl^- 滞留于体内;而在退热期,随着尿量增多和大量排汗,钠盐的排出也相应增多。

在高峰期,高热使皮肤和呼吸道水分蒸发增多。加上出汗和饮水不足,可引起脱水,脱水又可加重发热。因此要注意持久高热者的饮食情况,确定合理摄水量,尤其是在退热期,大量排汗可加重脱水,必须补足水分。

二、生理功能改变

发热时有一系列生理功能改变,有的是体温升高引起,有的不是,有的则未确定。

(一)心血管功能改变

体温上升 1 ℃,心率每分钟平均增加 18 次。这是血温升高刺激窦房结及交感神经-肾上腺髓质系统使活动增强所致。心率加快一般使心输出量增多,但对心肌劳损或心肌有潜在病灶的病人,则加重了心肌负担,可诱发心力衰竭。在寒战期动脉血压轻度上升,是外周血管收缩和心率加快的结果;在高峰期由于外周血管舒张,动脉血压轻度下降,高血压病人下降较为明显。体温骤退,特别是用解热药引起体温骤退时,可因大量出汗而导致休克。

(二)呼吸功能改变

发热时呼吸加快,是上升的血温刺激呼吸中枢以及提高呼吸中枢对 CO_2 的敏感性所致。传统上把此看作是一种加强散热的反应。

(三)消化功能改变

发热时出现食欲不振和唾液分泌减少。前者使饮食减退,后者使口腔黏膜干燥,其中后者与水分蒸发过多有关。动物实验证明,IL-1 能引起食欲不振。

有些发热病人还有胃液和胃酸分泌减少,胃肠道蠕动减弱(并可鼓肠)。这些变化只有部分与发热有关。实验证明,注射 ET 可在引起发热的同时,导致胃肠蠕动减弱和分泌减少。给予解热药可抑制体温上升,但这些变化未能完全消失。

(四)中枢神经系统功能改变

高热时对中枢神经系统的影响较大,突出表现是头痛,机制未明。有的病人出现谵语和幻觉。实验证明,注射 LP 能诱导睡眠。

儿童在高热中可出现搐搦,常见于出生后 6 个月到 6 岁之间的儿童,称热惊厥。多为全身搐搦,发作时间较短,称单纯性热惊厥,这种儿童的脑本来正常,无既往脑病史。而有些原来有既往脑病史的儿童,其热惊厥则表现为局部搐搦,发作持续时间也较长。热惊厥的发作,可能与体温上升的高度和上升的速度都有一定关系。对原来有脑病史的儿童,发热可能会降低搐搦发作的刺激阈。

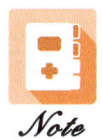

第四节 发热的治疗和护理原则

一、治疗原则

（一）积极治疗原发病

发热往往不是一个独立的疾病，而是疾病发生、发展过程中的一个常见病理过程。所以，应首先针对原发疾病进行积极治疗。引起发热的疾病一旦被根除，发热激活物的产生亦被中断，病人自然会退热。

（二）发热的一般处理

如果病人的发热体温不是过高（<40 ℃），持续的时间不长，又不伴有其他严重疾病，可不急于解热。这除了是因为一定程度的发热可以增强机体的某些防御功能外，发热还是疾病的重要信号。若过早给予解热，会掩盖病情，延误疾病的诊断及治疗。另外，解热本身也不能使疾病康复，且药效短暂，药效一过，体温还会上升。因此，对于一般发热的病人，临床上主要是针对病人物质代谢增强和大汗脱水等情况，给病人补充足够的营养物质、维生素和水等。

（三）必须及时解热的病例

凡因发热能够加重病情或促进疾病发生、发展以及威胁生命的病例，都应不失时机地及时解热。

（1）高热病例：体温>40 ℃，尤其是体温达到41 ℃以上者，会影响中枢神经细胞和心脏。动物实验已证实，在极度高热的情况下，正常动物可出现心力衰竭。此外，高热还可以引起昏迷、谵语等中枢神经系统症状。因此，对于这种高热病例，无论其有没有明显的原发病，都应尽早给予解热。尤其是小儿高热，容易诱发惊厥，更应及时解热。

（2）心脏病病人：发热时，病人的心率加快、循环加速，心脏耗氧量亦增加，这样就加重了心肌的负荷，容易诱发心力衰竭。因此，对心脏病病人及有潜在心肌损害的病人，也须尽早解热。

（3）妊娠期妇女：在妊娠的早期，如果孕妇发热或人工过热（如洗桑拿浴），有致胎儿畸形的危险。到了妊娠中、晚期，因循环血量的增加，孕妇心肌负荷加重，如此时发热，会进一步加重心肌负荷，有诱发心力衰竭的可能性。因此，对妊娠期妇女的发热也应及时解热。

（四）解热措施

1. 药物解热 主要有水杨酸盐类（如阿司匹林）、类固醇类（以糖皮质激素为代表）等解热药。其作用机制可能是通过抑制内生致热原（EP）的合成与释放，抑制炎性反应、免疫反应来发挥解热功能。

2. 物理降温 对于高热或病情危重的病例，可采用物理方法降温。如用冰帽或冰袋冷敷病人头部、用酒精擦浴其四肢大血管处，以促进散热来配合药物降温。也可将病人置于温度较低的环境中，加强空气的流通，来增加对流散热。

二、发热的护理原则

1. 病情观察 密切观察病人体温（如体温的高低情况，发热间隔的时间等）、呼吸、血压、脉搏、神志等方面的变化，并做好详细记录。

2. 对症护理 根据病人的具体情况，采取相应的护理措施。密切注意其水盐代谢特点，及时补充水分，预防脱水。遵医嘱应用退热药物，对处于退热期或应用解热药导致大量出汗者，要预防失水性休克的发生。对有心肌损害或心肌梗死的病人，应进行必要的心血管监护。

3. 生活护理 稳定病人情绪，嘱其多卧床休息，减少运动量；饮食上，给予充足的易消化、富含维生素的食物。

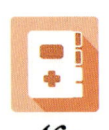

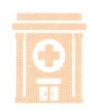 小 结

（1）发热是指机体在致热原作用下，体温调节中枢的调定点上移而引起的调节性体温升高。

（2）发热的过程分三个时相：体温上升期、高温持续期、体温下降期。

（3）发热时机体会出现代谢和功能的变化。糖、蛋白质、脂肪的分解代谢增强，维生素相对不足；病人可出现神经系统、心血管系统、呼吸系统、消化系统等的功能改变。

（4）发热对机体既有利也有弊，在积极治疗原发病的同时，也应针对病人的不同情况采取不同的治疗与护理原则。

直通护考在线答题

枣庄科技职业学院　屈斌

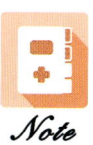

第十八章 休 克

 学习目标

掌握

休克的概念、休克各期的临床表现。

熟悉

休克的发生原因、休克的发展过程及其发生机制。

了解

休克的主要分类方法,休克时各主要器官的功能、代谢改变,休克病人的主要防治和护理原则。

休克(shock)是指机体在严重失血失液、感染、创伤等强烈致病因子的作用下,有效循环血量急剧减少,组织血液灌流量严重不足,引起细胞缺血、缺氧,以致各重要生命器官的功能、代谢障碍或结构损害的全身性危重病理过程。

休克一词源于希腊文,其原意为震荡或打击。1731 年法国医生 Le Dran 首先将休克一词应用于医学,用它来表示人体受到创伤后的一种危急状态。19 世纪 Warren 对休克病人的临床症状描述为面色苍白、皮肤湿冷、脉搏细速、尿量减少、血压下降和神志淡漠等。在第一次及第二次世界大战期间,由于大量伤员死于出血性与创伤性休克,人们对休克机制进行了较系统的研究,并认为血管运动中枢麻痹引起外周小血管扩张和血压下降是休克发生发展的关键,并主张使用缩血管药物治疗。然而,有些病人在应用缩血管药物治疗后病情并未逆转,甚至恶化死于急性肾功能衰竭。20 世纪 60 年代以来,大量的实验研究测定了各种休克时器官血流量和血流动力学,提出了休克的微循环学说。目前许多学者从细胞、亚细胞和分子水平对休克发病机制进行研究,大多数人认为,休克是由各种强烈致病因子作用于机体引起的急性循环衰竭,并导致全身有效循环血量下降,组织微循环灌流量急剧降低,进而发生细胞与器官功能代谢严重障碍的全身性病理过程。

第一节 休克的病因与分类

一、病因

许多强烈的致病因子作用于机体可引起休克,常见的原因有以下几个。

(一) 失血或失液

1. 失血　大量失血可引起休克,称为失血性休克(hemorrhagic shock)。常见于创伤失血、胃溃疡出血、肝硬化食管静脉曲张破裂出血、宫外孕,产后大出血和 DIC 等。

2. 失液　剧烈呕吐或腹泻、肠梗阻、大汗淋漓以及糖尿病时的多尿均可导致大量的体液丢失,使有

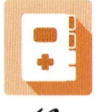

效循环血量锐减而引起休克,也称虚脱。

（二）创伤

严重的创伤可因大量的失血和失液、剧烈的疼痛、组织坏死而引起休克,称为创伤性休克(traumatic shock)。

（三）烧伤

严重的大面积烧伤常伴有血浆的大量渗出和丢失,可造成有效循环血量减少,使组织灌流量不足引起烧伤性休克(burn shock)。其早期与低血容量和疼痛有关,晚期则常因继发感染而发展为脓毒性休克。

（四）感染

细菌、病毒、立克次体等感染均可引起感染性休克(infective shock)。感染是指病原微生物侵入正常组织并在体内定植和产生炎性病灶的病理过程。临床上,与感染有关的名词术语较多,如循环血液中存在活体细菌,无临床症状而血培养呈阳性者称为菌血症;宿主对感染的反应失调,产生危及生命的器官功能障碍,称为脓毒症。脓毒性休克为脓毒症的一个特殊亚型,指伴有严重的循环、细胞功能代谢异常的脓毒症,表现为在充分液体复苏的情况下,仍需要缩血管药物才能维持平均动脉压在 65 mmHg 以上,其血清乳酸水平高于 2 mmol/L。

（五）过敏

某些过敏体质的人可因注射某些药物(如青霉素)、血清制剂(如破伤风抗毒素、白喉类毒素)或疫苗后,甚至进食某些食物(如鱼、虾、蛋清等)或接触某些物品(如花粉)后发生Ⅰ型超敏变态反应而引起休克,称为过敏性休克(anaphylactic shock)。

（六）心脏功能障碍

大面积急性心肌梗死、严重急性心肌炎、心包填塞及严重心律失常等心脏病变和心脏压塞、肺栓塞、张力性气胸等影响血液回流和心脏射血功能的心外阻塞性病变,均可导致心输出量急剧减少,有效循环血量严重不足而发生急性心力衰竭,并导致心源性休克(cardiogenic shock)。

（七）强烈的神经刺激

强烈的神经刺激如剧烈疼痛、高位脊髓麻醉或损伤等,均可引起血管运动中枢抑制并影响交感缩血管功能,引起外周小血管扩张和血压下降,并导致神经源性休克(neurogenic shock)。这种休克预后较好,有学者认为它是低血压状态而不是真正的休克。

二、分类

休克的分类方法有多种,比较常用的分类方法有以下三种。

（一）按休克原因分类

1. 失血性或失液性休克 失血性或失液性休克常见于外伤大出血、消化性溃疡出血、门静脉高压症并发食管胃底静脉曲张破裂出血、产后大出血等,一般认为若快速失血超过总血量的 20%,即可引起失血性休克(hemorrhagic shock);大量出汗、严重腹泻或呕吐等情况引起的体液丧失,也可导致失液性休克。

2. 创伤性休克 创伤性休克见于各种严重创伤,如骨折、挤压伤、火器伤等。创伤过程伴有一定量出血时,更易发生休克。

3. 烧伤性休克 大面积烧伤伴有大量血浆丧失者,常导致休克。

4. 感染性休克 严重感染特别是革兰阴性菌常可引起感染性休克,其中内毒素对休克的发生尤为重要,故又称内毒素休克。感染性休克常伴有败血症,常称为败血性休克。感染性休克按血流动力学的特点分为两型:低排高阻型休克和高排低阻型休克。

5. 心源性休克 如大面积急性心肌梗死、严重急性心肌炎、心包填塞及严重心律失常等,均可引起心输出量急剧减少,发生急性心力衰竭,并导致心源性休克。

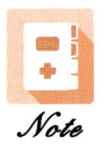

6. 过敏性休克　机体对某些药物(如青霉素)、血清制剂(如破伤风抗毒素、白喉类毒素)等过敏时，再次接受过敏原作用可导致过敏性休克(anaphylactic shock)，属Ⅰ型变态反应。

7. 神经源性休克　剧烈疼痛，高位脊髓损伤及深度麻醉引起血管运动中枢抑制所致的休克。患者表现为血管扩张，外周阻力降低，回心血量减少，血压下降。

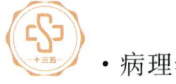

案例分析 18-1

　　病人，男，30岁，农民，5天前受凉感冒，3天前突然出现寒战、发热，体温达 39.6 ℃，伴阵发性咳嗽、咳铁锈色痰及左侧胸痛。去当地卫生院就诊，诊断为大叶性肺炎，给予青霉素治疗，经皮试后肌内注射青霉素钠盐 80 万 U，15 min 后病人出现面色青紫、呼吸困难，有窒息感，四肢冰冷，出冷汗，头晕、眼花。体格检查：BP 6.7/2.7 kPa，P 110 次／分，R 34 次／分，两肺布满哮鸣音，心音低沉。

　　讨论题：

　　1. 病人发生了什么类型的休克，其发生机制是什么？

　　2. 应立即采取什么抢救措施？

（二）按休克发生始动环节分类

　　尽管休克的原始病因不同，但组织有效灌流量减少是多数休克发生的共同基础。根据泊肃叶定律，在一定条件下，脏器微循环血液灌流量与心功能、血容量成正比，与血管阻力成反比。要实现组织有效灌流的基础：①需要维持足够的有效血容量；②需要正常的心泵功能；③需要正常血管舒缩功能。各种病因一般通过以上三个环节，导致休克的发生。

　　1. 低血容量性休克　其始动环节是血容量减少，常见于失血、失液、烧伤等，一般情况下，若快速失血占全身血量的 20% 左右，常出现休克。

　　2. 心源性休克　其始动环节是心输出量急剧降低，常见的心肌源性的原因有急性心肌梗死、严重心肌炎、严重心律失常等；非心肌源性的原因有急性心包填塞、急性肺动脉栓塞等。

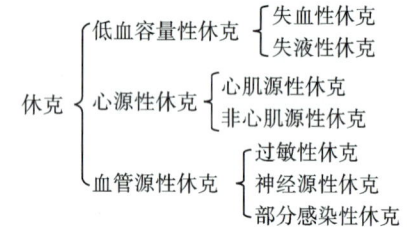

图 18-1-1　休克的分类

　　3. 血管源性休克　其始动环节是外周血管容量扩大，常见于过敏性休克、神经源性休克和部分感染性休克。休克时，腹腔器官小血管扩张，血液淤滞在内脏的微血管中，使有效循环血容量减少。

　　按休克发生始动环节将休克分类归纳为图 18-1-1。

（三）按血流动力学分类

　　根据休克时外周阻力和心输出量的变化，可分为两种类型。

　　1. 低排高阻型休克　这类休克的血流动力学特点是心输出量低，而总外周阻力高，主要见于低血容量性、心源性、创伤性休克和大多数感染性休克。革兰阴性菌感染的病人，休克前血容量明显减少者，易发生低排高阻型休克。这类病人的主要表现为四肢湿冷、皮肤苍白、少尿、血压下降等，故又称"寒冷型休克"。

　　2. 高排低阻型休克　这类休克的血流动力学特点是心输出量高，而总外周阻力低。一般认为，革兰阳性菌感染的病人，休克前血容量减少不明显者，易发生高排低阻型休克。这类病人的主要表现为四肢温暖、皮肤潮红、尿量不减、血压下降等，故又称"温暖型休克"。此型休克少见。

第二节　休克发展过程及其机制

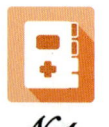

　　引起休克的原因很多，始动环节亦不相同，但各类休克都有一个共同发病基础，即微循环障碍，因此

休克是一个以急性微循环障碍为主的综合征。由于休克的种类不同,其发展过程也有差异。根据微循环和血液流变学的变化规律,一个典型休克(如低血容量性休克)的发展过程大致可分为以下三期。

一、休克早期(休克代偿期、缺血性缺氧期)

休克早期的微循环变化,以缺血为主,故称缺血性缺氧期或微循环痉挛期。此期机体以动员各种代偿机制来保证重要器官的血液灌流,属于休克的代偿阶段。

休克的动因,如血容量减少、心输出量降低、内毒素、疼痛等,均通过不同途径引起交感-肾上腺髓质系统强烈兴奋,大量释放儿茶酚胺,后者可使除脑、心以外的器官毛细血管前阻力增加,大部分血流通过直捷通路和动静脉吻合支流入小静脉,微循环灌流量随之急剧减少。微循环灌流特点是少灌少流、灌少于流。此外,在休克时体内还产生其他体液因子,如交感兴奋激活肾素、血管紧张素-醛固酮系统产生的血管紧张Ⅱ,儿茶酚胺刺激血小板产生的血栓素 A_2。血管紧张素Ⅱ和血栓素 A_2 都有强烈的缩血管作用。

休克早期微循环变化,一方面引起皮肤腹腔内脏,特别是肾的缺血缺氧,另一方面却具有一定的代偿意义,主要表现在以下两个方面。

(1)回心血量增加有助于休克早期动脉血压的维持,其机制如下:①外周阻力血管收缩,血管总阻力增高;②容量血管收缩,回心血量增加,起到"自身输血"的作用;③循环血容量增加,因为毛细血管前阻力收缩,毛细血管内压下降,组织液重吸收增加,起到"自身输液"的作用;④心输出量增加,交感神经兴奋,心率加快,心肌收缩力增强,使心输出量增加。

(2)血流重新分布有助于心、脑血液供应。不同脏器对儿茶酚胺反应不一,导致血流重新分布,皮肤、腹腔内脏的血管收缩,而心、脑重要生命器官血管张力无明显变化,血流的重分布保证了心、脑等重要器官的血液供应。

知识链接 18-1

二、休克期(休克失代偿期、淤血性缺氧期)

如果病人在休克初期未能得到及时、适当的治疗,由于微循环持续缺血和组织缺氧,病情发展进入休克期,此期微循环变化以淤血为主,也称为淤血性缺氧期。临床出现典型的休克症状,病情恶化,故又称临床进展期。

休克期组织缺血缺氧加重,CO_2 和乳酸堆积,酸中毒是导致休克期微循环淤滞的主要机制。酸中毒导致血管平滑肌对儿茶酚胺反应性降低,缺氧和酸中毒刺激肥大细胞释放组胺,ATP 的分解产物腺苷堆积,这些物质都引起血管平滑肌舒张和毛细血管扩张。血液大量涌入真毛细血管网,由于毛细血管的后阻力大于前阻力,组织血液多灌而少流(多灌少流),灌大于流,大量血液淤滞在微循环。缺氧和酸中毒使微血管通透性增高,血浆不断外渗,血容量进一步减少,动脉血压下降。

血液流变学改变在微循环淤血的发生发展中也起着非常重要的作用,由于血流缓慢和血浆外渗,红细胞聚集,白细胞贴壁与嵌塞,这些变化使微循环血流更趋缓慢。

三、休克晚期(难治期、微循环衰竭期)

休克期持续较长时间以后,休克进入晚期,由于缺氧和酸中毒加重,微血管平滑肌麻痹,对任何血管活性物质均失去反应,微循环血流停止,不灌不流,所以称为微循环衰竭期。临床上又称为难治期或不可逆期。

休克晚期由于微血流流态紊乱和凝血系统被激活,易导致 DIC 发生,其机制如下:①微血流流态紊乱,由于血液浓缩,血细胞比容和血液黏度增加,红细胞和血小板聚集,血池及微血流淤泥形成,血液处于高凝状态,血流停滞;②凝血系统被激活,这是持续缺氧、酸中毒和内毒素的作用,导致血管内皮细胞受损,内源性凝血系统被激活,而某些休克原始动因,如创伤、烧伤等,常伴有大量组织破坏并释放组织因子,外源性凝血系统被激活。应当指出,并非所有休克病人都一定发生 DIC,也就是说,DIC 并非是休克晚期必经的过程。休克发展过程的微循环变化见图 18-2-1。

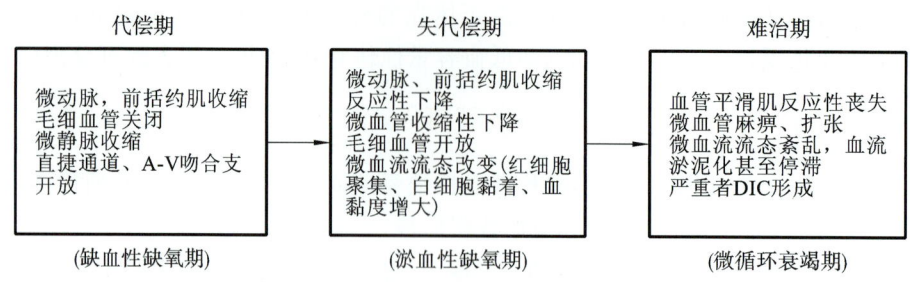

代偿期	失代偿期	难治期
微动脉，前括约肌收缩 毛细血管关闭 微静脉收缩 直捷通道、A-V吻合支开放	微动脉、前括约肌收缩反应性下降 微血管收缩性下降 毛细血管开放 微血流流态改变(红细胞聚集、白细胞黏着、血黏度增大)	血管平滑肌反应性丧失 微血管麻痹、扩张 微血流流态紊乱，血流淤泥化甚至停滞 严重者DIC形成
(缺血性缺氧期)	(淤血性缺氧期)	(微循环衰竭期)

图 18-2-1 休克发展过程的微循环变化

DIC 一旦发生，由于休克与 DIC 互为因果，可造成恶性循环，病情恶化，对微循环和各器官功能将产生严重影响。这是因为 DIC 引起的出血，使血容量进一步降低，微血管广泛栓塞，使回心血量减少，重要器官缺血加重，可导致多器官功能衰竭。休克发展到 DIC 和多器官功能衰竭，给临床治疗带来极大的困难，所以休克晚期又称难治期或不可逆期。

第三节　休克时细胞代谢改变及器官功能障碍

休克时细胞和器官功能的障碍除了可继发于微循环障碍，也可以由休克的原始动因如内毒素对细胞的直接损伤所致。

一、细胞代谢改变

休克时微循环障碍，组织灌流不足和细胞缺氧，导致细胞代谢障碍。主要改变为：①供氧不足，糖酵解加强；②ATP 生成减少，钠泵失灵，钠水内流导致细胞水肿；③由于乳酸堆积，CO_2 不能及时清除，造成局部酸中毒。

二、细胞损伤

（一）细胞膜的改变

缺氧、能量不足、酸中毒、溶酶释放和氧自由基作用都导致细胞膜损伤，生物膜损伤导致离子泵功能障碍，水、Na^+、Ca^{2+} 内流，细胞水肿和跨膜电位下降。

（二）线粒体的改变

休克时线粒体肿胀，致密结构和嵴消失。线粒体损伤后，导致呼吸链障碍、氧化磷酸化障碍及 ATP 生成减少。

（三）溶酶体的改变

休克时缺氧和酸中毒，引起溶酶体酶释放。溶酶体酶主要来自缺血的肠、肝、胰等器官，可引起细胞自溶，心肌抑制因子形成并加重血流动力学障碍。

三、器官功能障碍

（一）急性肾功能衰竭

休克早期由于血液重新分布，即可发生功能性肾功能衰竭，主要表现为少尿、尿比重高、血尿素氮升高等，功能性肾功能衰竭具有可逆性，一旦肾灌注及时恢复，肾功能也可迅速恢复。若休克持续发展，严重的肾缺血或肾毒素的作用，可引起急性肾小管坏死，此时即使通过治疗使肾血流恢复正常，也难以使肾功能立刻逆转，病人可因急性肾功能衰竭而死亡。

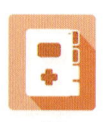

（二）急性呼吸衰竭

严重休克病人可出现进行性呼吸困难,吸氧也难以纠正的缺氧,动脉血氧分压进行性下降,称之为急性呼吸窘迫综合征(ARDS)。形态学上的主要变化是肺水肿、出血、局部肺不张、微血栓形成以及肺泡腔内透明膜形成等,又称为休克肺。休克晚期约 1/3 的病人死于急性呼吸衰竭。

（三）急性心力衰竭

除了心源性休克伴有原发性心功能障碍以外,其他类型的休克早期,由于血液重新分布,冠状动脉灌流量能够维持,心泵功能一般不受显著影响。但随着休克的发展,动脉血压下降,酸中毒和高钾血症以及心肌抑制因子的作用,可导致急性心力衰竭发生。

（四）多系统器官功能衰竭

休克晚期常出现两个或两个以上的器官(或系统)同时或相继发生功能衰竭,称为多系统器官功能衰竭。各型休克中以感染性休克发生率最高,它是休克病人死亡的重要原因。

第四节 休克的临床病理联系

（一）休克早期(代偿期)

这一阶段的临床表现主要与交感-肾上腺髓质系统的强烈兴奋有关。病人表现为脉率加快,一般每分钟大于 100 次。由于阻力血管的收缩代偿,血压可以接近正常,但脉压减小,脉压降低与血管收缩及心输出量减少的程度有关。功能性肾功能衰竭可导致尿量减少,故监测尿量有助于休克的早期诊断,因为尿量的变化反映了肾组织微循环的灌流量,而且少尿的变化是发生在血压下降之前。由于汗腺分泌增加和皮肤血管收缩,病人的皮肤往往苍白湿冷。因去甲肾上腺素分泌增多,使脑干网状结构的上行激动系统活动增强,病人可出现烦躁不安。休克早期临床表现及机制见图 18-4-1。

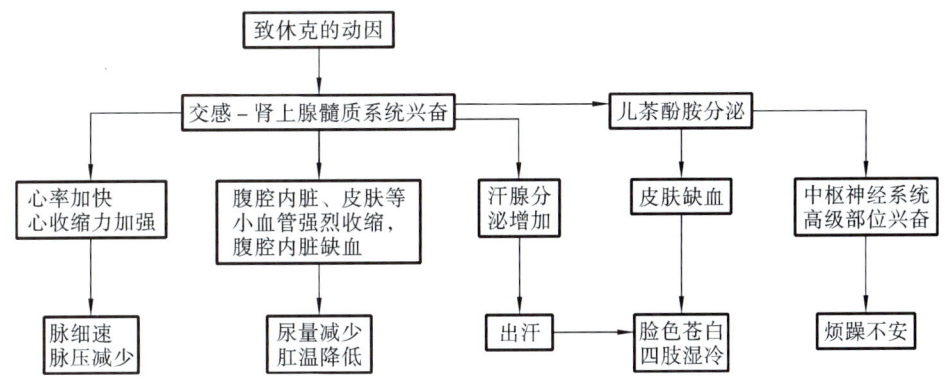

图 18-4-1 休克早期的临床表现及机制

案例分析18-2

病人,男,35 岁,有溃疡病病史,突然发生上消化道大出血,出血量约为 900 mL。体格检查:P 110 次/分,BP 13.1/10.0 kPa,尿量 22 mL/h,脸色苍白,烦躁不安,手足湿冷。

讨论题:

1. 该病人为什么会出现上消化道大出血?

2. 该病人属于什么类型休克?休克处于第几期?为什么?

3. 该病人微循环灌流有什么变化?

案例分析
18-2 答案

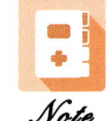

Note

（二）休克期（失代偿期）

病人可出现休克的典型临床表现（图 18-4-2）。具体表现为：①由于外周血管扩张，血容量和心输出量进一步减少，血压进行性下降，可低于 50 mmHg（6.67 kPa），脉压进一步缩小，常小于 20 mmHg（2.67 kPa）；②微循环淤血，皮肤、黏膜发绀和出现花斑；③肾持续缺血，出现少尿甚至无尿；④因脑缺血，可出现神志淡漠、意识模糊甚至发生昏迷。

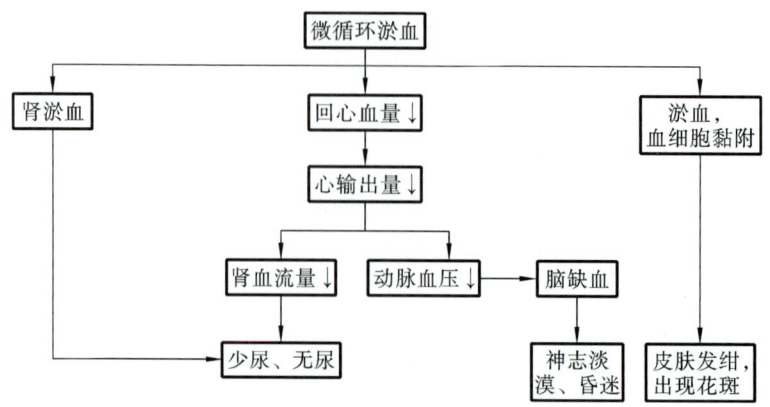

图 18-4-2　休克期典型临床表现及机制

（三）休克晚期（难治期）

此期病人血压进一步下降，甚至难以测出；皮肤、黏膜出现淤斑，伴有不明原因的呕血、便血和尿血时，须考虑发生 DIC 的可能，并要求进行实验室检查以确定诊断；多器官功能衰竭病人常首先发生急性呼吸衰竭，它是以呼吸困难和进行性低氧血症为特征，动脉血气测定及肺部 X 线检查，有助于早期发现。

休克各期主要特点比较见表 18-4-1。

表 18-4-1　休克各期主要特点比较

项　　目	休克早期	休　克　期	休克晚期
微循环变化	以缺血为主	以淤血为主	衰竭
组织灌流	少灌少流，灌少于流	灌大于流，灌而少流	不灌不流，血流停止
血压	接近正常，或稍有下降	进行性下降，收缩压为 8～10.7 kPa	收缩压低于 8.0 kPa 或测不到
尿量	减少（<30 mL/h）	减少（<20 mL/h）	无尿
对机体影响	代偿阶段，由于血液重新分布保证心脑血供，心脑灌流尚可，功能性肾功能不全	失代偿阶段，各脏器灌流进行性下降，心脑灌流不足	难治阶段，多脏器功能衰竭甚至发生 DIC

第五节　休克病人的临床监护与防治原则

休克的防治均应在祛除病因的前提下采取综合措施，以支持生命器官的微循环灌流和防止细胞损伤为目的，以反复测定的临床重要指标为治疗依据。

一、休克病人的临床监护

对于休克病人的处理重要的是要做出早期诊断，及早发现休克的前期表现，为休克的早期诊治争得

有利时机。凡遇大手术、创伤、大出血、严重感染的病人,都应该想到休克发生的可能。详细地询问病史,动态地观察临床表现,并参考实验室检查、血流动力学变化进行综合的分析。临床监护主要指标有血压、脉搏、中心静脉压、心输出量、尿量、动脉血气分析、血红蛋白浓度、动脉血乳酸盐含量等,对多器官功能衰竭的病人,应有免疫功能、神经功能和凝血功能的监测,见表 18-5-1。

表 18-5-1 休克病人动态监测指标

监测指标		休克发展过程临床表现及各指标变化的意义
临床观察	神志状态	烦躁不安(早期)→淡漠、反应迟钝(中期)→意识障碍、昏迷(晚期)
	皮肤黏膜	面色苍白、四肢湿冷(早期)→发绀、花斑(中期)→紫斑、淤斑、出血(晚期)
	尿量	小于 30 mL/h(表示血容量和肾血流量不足) 小于 17 mL/h(可能发生急性肾功能衰竭)
	脉搏	脉细速,脉率常大于 100 次/分(早期)→脉细弱或不能触及(中晚期)
	血压、脉搏	血压正常或收缩压小于 10.7 kPa(早期)→收缩压小于 8 kPa,脉压小于 2.67 kPa 或血压进行性下降(中晚期)
	呼吸	呼吸浅且快(早期)→呼吸急促(中晚期)
	体温	肛温与皮下腋温温差增大(正常小于 1 ℃,增大提示外周微循环收缩及灌注不足)
血流动力学检查	中心静脉压	低于 0.49 kPa 表示血容量不足
	心指数	正常值为 3.0～3.5 L/(min·m²)
	肺动脉楔入压	高于 2.7 kPa 表示左心功能不全 低于 1.0 kPa 表示血容量不足
实验室检查	血气分析	测定 PaO_2、pH 值、$PaCO_2$(根据测定值分析酸碱中毒程度和肺功能)
	乳酸	正常值为 2.0 mmol/L 以下(判定休克疗效和病情预后)
	心电图	心源性休克病人常规检查
	凝血功能	有助于诊断 DIC 的发生

二、休克的防治原则

(一)提高脏器微循环灌流量

在一定条件下,脏器微循环血液灌流量与血容量、心功能成正比,与血管阻力成反比。所以要提高脏器微循环灌流,必须提高心功能,增加血容量和降低外周血管阻力。

1. 补充血容量　各种休克都存在有效循环血容量绝对或相对不足,正确补液原则是"需多少,补多少"。动态观察静脉的充盈程度、尿量、血压、脉搏等指标,可作为监护输液量的参考指标。有条件时,应动态监测中心静脉压和肺动脉楔入压。一般原则是应控制中心静脉压不超过 12 mmHg(1.2 kPa),尿量必须达到 30 mL/h 以上。在补充血容量的时候,要考虑纠正血流流变学的障碍,参考血细胞比容的变化,决定输血和输液的比例,选择全血、胶体或晶体溶液,使血细胞比容控制在 35%～40%。

2. 合理应用血管活性药物　不同类型的休克,或在休克发展过程不同阶段,应正确选择血管活性药物,以调整血管功能,增加微循环血液灌流。例如,对于过敏性和神经源性休克,可使用缩血管药物。对于其他类型休克,休克早期可选择扩血管药物,以减少微血管强烈收缩;休克晚期,可选择血管收缩剂,可防止容量血管过度扩张。

3. 改善心脏功能　可使用直接加强心肌收缩力药物(如洋地黄制剂等),同时使用降低外周阻力及增加回心血量的措施,如减少心的容量负荷或减轻心的阻力负荷。

(二)纠正酸中毒

及时补碱纠正酸中毒可减轻微循环紊乱和细胞的损伤,并通过减少 H^+ 与 Ca^{2+} 的竞争来增强血管

知识链接 18-3

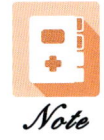

Note

活性药物的疗效,加强心肌收缩力。

(三)改善细胞代谢

除通过改善微循环来防止细胞损伤外,还可应用增加溶酶体膜稳定性(如使用 654-2)、抑制蛋白酶的活性(如抑肽酶)、补充能量 ATP 等方法保护细胞功能。

(四)防止器官功能衰竭

应预防 DIC 及重要器官功能衰竭,应对不同器官衰竭采用相应治疗措施。如出现休克肺,则应正压给氧,改善呼吸;肾功能衰竭时,尽早利尿和透析,并防止出现多器官功能衰竭。

📋 小 结

(1)休克的概念总结如下。

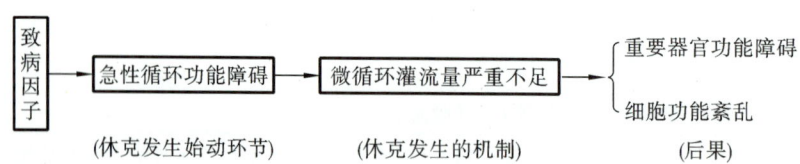

| 致病因子 | → | 急性循环功能障碍 | → | 微循环灌流量严重不足 | → | 重要器官功能障碍 / 细胞功能紊乱 |

(休克发生始动环节)   (休克发生的机制)   (后果)

(2)休克的分类总结如下。

按休克原因分类	按始动环节分类	按血流动力学变化分类
失血或失液性休克	低血容量性休克	低排高阻型休克
创伤性休克	心源性休克	高排低阻型休克
烧伤性休克	血管源性休克	
感染性休克		
心源性休克		
过敏性休克		
神经源性休克		

(3)休克发生的原因不同,但组织有效灌流量减少是休克发生的共同基础。组织器官的血液灌流量取决于动脉血压和该器官内的血流阻力(主要血管直径大小),所以血容量、心泵功能和外周阻力是影响组织器官血液灌流的主要因素。因此,休克发生的始动环节可以归纳为:①血容量减少;②心泵功能障碍;③外周阻力降低(血管容量增大)。

(4)根据休克发生发展过程中微循环和血液流变学变化规律,可将休克分为三期。分别为:①休克早期:微循环以缺血为主,交感-肾上腺髓质系统兴奋,儿茶酚胺大量释放是微循环缺血变化的基本机制。休克早期是机体的代偿阶段,主要表现为动脉血压的维持以及血液重新分布有利于心、脑的血液供应。②休克期:微循环以淤血为主,其发生机制主要与严重缺血、缺氧,引起乳酸以及局部代谢产物大量堆积有关。此期为休克失代偿期,临床出现典型的休克症状。③休克晚期:微血管进一步扩张,血液淤滞,微血流流态紊乱,凝血系统被激活,最终导致 DIC 发生。DIC 一旦发生,休克与 DIC 互为因果,造成恶性循环,并引起多器官功能衰竭,所以休克晚期又称难治期或不可逆期。休克各期微循环变化、临床表现及发生机制如下。

休克发展阶段	微循环变化	主要机制	临床表现
休克早期(代偿期)	缺血为主	交感-肾上腺髓质系统兴奋	①脉搏细速、脉压减少 ②血压接近正常,尿量减少 ③脸色苍白、四肢湿冷 ④烦躁不安

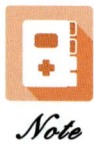

续表

休克发展阶段	微循环变化	主要机制	临床表现
休克期 （失代偿期）	淤血为主	乳酸酸中毒 局部代谢产物堆积	①血压下降，少尿或无尿 ②皮肤发绀、花斑 ③神态淡漠
休克晚期 （难治期）	衰竭或 DIC 发生	微循环灌流紊乱 凝血系统被激活	①血压进行性下降，无尿 ②出血倾向 ③器官功能衰竭 ④嗜睡、昏迷

（5）休克发展过程主要器官的病变归纳如下。

器官	休克早期	休克期和休克晚期
肾	肾功能性肾功能衰竭（少尿）	器质性肾功能衰竭（多尿、氮质血症、高钾血症和酮症酸中毒）
肺	通气过度	休克肺（呼吸困难、进行性 PaO_2↓）
心	代偿（心率快、脉压下降、血压接近正常）	急性心力衰竭（血压↓、肺水肿等）

（6）休克的防治原则是积极治疗原发病、改善微循环、提高组织灌流量、纠正酸中毒及保护心、肺、肾的功能。

  直通护考在线答题

内蒙古医科大学　杜华

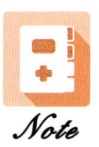

第十九章 弥散性血管内凝血

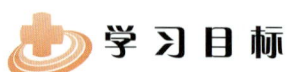

学习目标

掌握

弥散性血管内凝血的概念及临床表现。

熟悉

弥散性血管内凝血的病因和发病机制。

了解

弥散性血管内凝血的分期及其主要特点,防治与护理原则。

弥散性血管内凝血(disseminated intravascular coagulation,DIC)本身不是独立的疾病,而是许多常见严重疾病的病理过程,尤其是急性 DIC,发病急、预后差、死亡率高(50%～60%)。早在 19 世纪,就有 DIC 的临床与病理观察报告,直至 20 世纪,由于对其基础病因与凝血机制的深入研究,DIC 才得到较为精确的描述。目前普遍认为:DIC 是一个继发性的由多种原因引起的,以凝血功能紊乱、微血栓广泛形成和继发出血等为特征的临床综合征。

DIC 发生的始动环节是凝血因子或血小板被激活,引起以凝血功能障碍为主要特征的病理过程。首先微循环中形成广泛的微血栓,继而凝血因子、血小板被消耗及纤溶系统被激活,使血液由高凝状态转变成低凝状态。临床上表现为出血、休克、多系统器官功能障碍和溶血性贫血。

第一节 弥散性血管内凝血的病因和发生机制

正常机体的血液在心、血管内流动而不发生凝固,这是由于机体内存在的凝血、抗凝血和纤溶系统处于动态平衡。任何原因引起这动态平衡的失衡,如大量促凝物质进入循环,机体凝血系统被激活,就可导致 DIC 的发生。在 DIC 的常见原发疾病中,以感染性疾病最多见,其他常见病因有恶性肿瘤、急性早幼粒细胞白血病、产科意外等。

DIC 的常见原因有以下几个。

(1)感染性疾病:急性感染(败血症)、内毒素血症、病毒性传染病等。

(2)创伤及大手术:严重创伤、挤压综合征、大面积烧伤、大手术等。

(3)产科疾病:羊水栓塞、胎盘早剥、宫内死胎等。

(4)恶性肿瘤:消化道、肺及泌尿生殖系统恶性肿瘤、急性早幼粒细胞白血病等。

1. 组织损伤,释放组织因子,启动外源性凝血系统 正常组织(如脑、肺、胎盘等)和恶性肿瘤组织均含有大量的组织因子(因子Ⅲ)。当正常组织损伤(如外科大手术、严重创伤)、恶性肿瘤组织坏死或广泛转移、产科意外(胎盘早期剥离、宫内死胎等)时,就有大量因子Ⅲ释放,进入血液循环后同因子Ⅶ、

扫码看课件

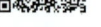

知识链接 19-1

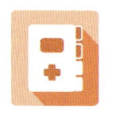

Note

Ca^{2+}形成复合物,启动外源性凝血系统,促进血液凝固。近年来研究证明,以组织因子为始动的外源性凝血系统被激活,在启动凝血过程中起十分重要的作用。

2. 血管内皮细胞广泛受损,激活因子Ⅻ,启动内源性凝血系统 严重感染、酸中毒、缺氧、休克及抗原抗体复合物等均可损伤血管内皮细胞,暴露内皮细胞下的胶原纤维,带负电荷的胶原纤维与凝血因子Ⅻ接触后,因子Ⅻ被激活(Ⅻa)。一方面,Ⅻa启动内源性凝血系统,促使血液凝固和微血栓形成;另一方面,Ⅻa裂解生成相对分子质量小的Ⅻf,Ⅻf可激活血浆激肽释放酶原转变为激肽释放酶,激肽释放酶又使Ⅻ因子进一步活化,使血液循环中Ⅻa迅速增加而加速凝血过程。同时,内皮细胞损伤,暴露组织因子或表达组织因子,也同时启动外源性凝血系统。

一、血细胞大量破坏

1. 红细胞破坏 红细胞破坏常见于异型输血、恶性疟疾等。红细胞破坏可释放大量 ADP 和红细胞素,ADP 可促使血小板聚集,红细胞素类似于血小板释放的因子Ⅲ(PF3)作用,能促进凝血。

2. 白细胞破坏 白细胞破坏常见于感染、化疗及早幼粒细胞白血病。白细胞大量破坏可释放因子Ⅲ,启动外源性凝固系统,导致发生 DIC。

3. 血小板损伤 内毒素、抗原抗体复合物等可直接损伤血小板,血管内皮细胞损伤,胶原暴露也引起血小板黏附、聚集和释放反应;血小板损伤,可释放多种血小板因子(如 PF3、PF4),PF3 是血液凝固必需的,PF4 既可增强 PF3 的作用,又有中和肝素的作用,从而促进 DIC 的形成。

二、其他促凝物质入血

急性坏死性胰腺炎时,胰蛋白酶入血,能促使凝血酶原转变成凝血酶;毒蛇咬伤时,可直接使凝血酶原转变为凝血酶或加强因子Ⅴ的活性,促进 DIC 的发生;异常颗粒物质进入血液,如羊水内容物、抗原抗体复合物及细菌等与因子Ⅻ接触使其活化,启动内源性凝固系统,引起 DIC。

DIC 的发生、发展机制十分复杂,许多方面至今未完全清楚,在多数情况下,各种基础病因通常是通过多种机制激活凝血系统、抑制抗凝系统和纤溶系统,使机体的凝血-抗凝血平衡紊乱,导致 DIC 的发生。

很多因素可以促进 DIC 的发生发展,因此应尽可能及早采取相应的措施,以防止或减轻其作用。常见的影响因素如下。

1. 单核巨噬细胞系统功能障碍 单核巨噬细胞系统具有清除进入血液循环中的某些促凝物质,如内毒素、颗粒物质、凝血酶和纤维蛋白原等的功能。当某些原因引起单核巨噬细胞系统功能受损(如严重的革兰阴性菌感染)或受抑制(如大量使用肾上腺皮质激素),单核巨噬细胞系统功能受抑制或受封闭时,血液中促凝物质不易被清除,因而容易发生 DIC。

2. 肝功能障碍 正常的肝细胞既能合成也能灭活凝血与抗凝血物质。当肝脏严重损害时,如肝硬化、急性重型肝炎等,凝血物质不能被灭活,抗凝血物质合成减少,增加了血液凝固性,可加剧和促进 DIC 的发生。

3. 血液高凝状态 产科意外容易发生 DIC,这是与妊娠妇女血液处于高凝状态有关。妊娠中、后期血液中某些凝血因子、血小板数量增多,与此同时,血液中纤维蛋白溶解酶(纤溶酶)原激活物减少,纤溶活性降低,血液处于高凝状态。酸中毒使血管内皮受损,肝素抗凝活性减弱,血小板聚集性增高,这是休克晚期易于发生 DIC 的重要原因之一。

4. 微循环障碍 微循环发生淤血时,由于缺氧、酸中毒使毛细血管内皮细胞损伤,启动内源性凝固系统。另一方面,血流缓慢、血液浓缩、血液黏滞性增加,这些均可导致 DIC 的发生。

第二节 弥散性血管内凝血的发展过程及实验室检查

根据 DIC 的发展过程以及血液凝固的变化特点,典型病理过程一般经过以下三期。

1. 高凝期 由于促凝物质入血和凝血因子、血小板被激活,血液凝固性增加呈高凝状态,在微循环中形成广泛的微血栓。

实验室检查:①凝血时间和复钙时间缩短;②血小板黏附性增加。

2. 消耗性低凝期 由于形成广泛的微血栓,凝血因子和血小板被消耗而减少,血液的凝固性降低,临床上有出血的倾向(皮肤、黏膜和内脏等)。

实验室检查:①凝血时间和复钙时间延长;②血小板计数减少,一般低于 $100 \times 10^9 /L$;③血浆纤维蛋白原含量减少,一般低于 $1.5\ g/L$,这是由于大量凝血酶使纤维蛋白原转变为纤维蛋白;④凝血酶原时间延长,这是由于大量凝血因子被消耗所致。

3. 继发性纤维蛋白溶解期 凝血酶和凝血因子可以激活纤维蛋白溶解酶原激活物,使大量纤维蛋白溶解酶原转变成纤维蛋白溶解酶(纤溶酶)。纤溶酶可降解纤维蛋白(原),使其形成纤维蛋白(原)降解产物(fibrin degradation products,FDP)。FDP 具有很强的抗凝和纤溶作用,能够使原有的低凝状态愈加严重,临床出血症状更加明显。

此期除血小板、纤维蛋白原含量减少,凝血酶原时间延长外,反映继发性纤溶活性增加的实验室检查有:①凝血酶时间延长;②血浆鱼精蛋白副凝试验(plasma protamine paracoagulation test,3P 试验)阳性。DIC 的分期及实验室检查见表 19-2-1。

表 19-2-1 DIC 的分期及实验室检查

项 目	高 凝 期	消耗性低凝期	继发性纤维蛋白溶解期
发生机制	促凝物质入血,凝血酶被激活	凝血因子,血小板大量被消耗	纤溶酶原被激活,FDP 形成
病变特点和临床症状	微血栓广泛形成	出血倾向	明显出血症状、休克和多器官功能障碍
实验室检查	①血小板黏附性增高 ②凝血和复钙时间缩短	①血小板计数减少 ②血浆纤维蛋白原含量下降 ③凝血酶原时间延长	①凝血酶时间延长 ②3P 试验阳性

第三节 弥散性血管内凝血的临床表现

一、出血

出血是 DIC 常见且突出的症状,据统计 $70\% \sim 80\%$ 的病人以不同程度的出血为初发症状。其特点是多部位同时出血,常见于注射部位、伤口渗血,皮肤黏膜出现点状或片块状紫癜、出血或血肿,也常发生胃肠道黏膜和泌尿生殖道出血,表现为呕血、便血及血尿等。出血的主要发生机制如下。

1. 大量凝血因子和血小板被消耗 DIC 时广泛的微血栓形成,导致大量凝血因子和血小板被消耗,造成低凝状态,生成的纤溶酶增加不仅能水解纤维蛋白原,同时许多凝血因子被水解,从而使凝血状态转向出血倾向。

2. 继发性纤维蛋白溶解活性(纤溶活性)增强 纤溶酶增加使已形成的纤维蛋白被溶解,导致出血。

3. 纤维蛋白(原)降解产物(FDP)形成 由于继发性纤溶活性增加,形成大量 FDP,FDP 可以抑制纤维蛋白单体聚合和多聚体的生成,并能抑制血小板黏附和聚集,还有抗凝血酶的作用等,因此 FDP 的增多可导致明显的出血。

4. 血管壁损伤 在 DIC 发生、发展过程中,缺氧、酸中毒、微循环障碍等多种因素作用,可导致微血

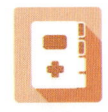

管管壁损伤,这也是 DIC 时发生出血的机制之一。

二、休克

DIC 与休克有着极为密切的联系,往往两者不仅在病因上相同,而且也常互为因果,造成恶性循环,DIC 引起休克的机制主要如下。

1. 微血栓形成 DIC 时,微循环内广泛形成微血栓,引起微循环通路受阻,回心血量减少;冠状动脉微血栓形成,造成心肌缺血、缺氧,心肌收缩力下降,心输出量减少。

2. 出血 广泛或严重出血,引起血容量减少,血压下降。

3. 血管扩张 DIC 过程中,由于激肽和 FDP 的形成增多,引起微血管舒张及血管壁通透性增加,导致外周阻力降低,有效循环血量进一步减少。

DIC 时,广泛微血栓的形成,能引起多种器官缺血或坏死,导致器官的功能衰竭。肾脏最易受累,往往发生双侧肾皮质和肾小管坏死,导致少尿、血尿、蛋白尿和氮质血症等急性肾功能衰竭症状;肺血管广泛微血栓形成,可引起肺泡-毛细血管膜损伤,出现急性呼吸窘迫综合征(ARDS);脑血管微血栓形成,脑组织可发生水肿、出血、颅内压增高,临床上可出现嗜睡、惊厥和昏迷等症状(表 19-3-1)。

知识链接 19-2

表 19-3-1 栓塞部位及临床表现

栓塞部位	临床表现
皮肤、黏膜	皮肤、黏膜缺血性坏死
肾皮质、肾小管	急性肾功能衰竭
肺	急性呼吸衰竭
心	急性心力衰竭
脑	神经及精神障碍
肾上腺	华-佛综合征
垂体	席汉综合征

三、微血管病性溶血性贫血

DIC 时,由于微血管内广泛纤维蛋白性微血栓形成,当红细胞从这些网眼通过时,被挤压变形,或者经血流冲击撞到纤维蛋白网上发生切割破裂,形成大小不一的红细胞碎片而发生溶血,故称为微血管病性溶血性贫血。这种溶血引起的贫血,呈进行性加重。外周血涂片中可出现各种形态特殊的红细胞(如多角形、星形和盔形等)或红细胞碎片,称为裂体细胞。这种变形的红细胞,脆性大,易发生溶血。裂体细胞的发现有助于 DIC 的诊断。

第四节 弥散性血管内凝血的防治和护理原则

一、积极防治原发病,消除 DIC 的各种诱发因素

预防及迅速去除引起 DIC 的原发疾病是防治 DIC,提高治愈率的重要措施。例如,积极控制感染,迅速纠正休克和酸中毒,尽早清除子宫内死胎,对孕妇进行出、凝血指标检查和产程监护等。

二、改善微循环,重建凝血与纤溶间的动态平衡

及时纠正微循环障碍,疏通被阻塞的血管,如补充血容量,解除血管痉挛和血管舒张药物、抗血小板黏附药物的应用。DIC 早期因凝血亢进,故应尽早使用抗凝治疗(如肝素等)以阻断凝血反应的恶性循

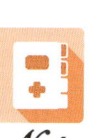
Note

环。在晚期特别是急性早幼粒细胞白血病病人常伴有明显纤溶亢进,可考虑给予抗纤溶药物以利于凝血与纤溶之间恢复动态平衡。

三、严密观察病情

对容易发生 DIC 的疾病如感染性疾病、感染或创伤性休克、急性早幼粒细胞白血病、晚期恶性肿瘤、产科意外、异型输血等,均应密切观察病情,应定时测血压、脉搏和记录 24 h 尿量,严密观察病人的皮肤、黏膜或内脏出血情况,观察有无各器官栓塞的症状和体征,如肾栓塞会出现腰痛、血尿、少尿或无尿;肺栓塞表现为突然胸痛、呼吸困难、咯血等。如有可疑必须及时做相关实验室检查,争取早期诊断并及早治疗。

案例分析 19-1

案例分析
19-1 答案

患儿,女,5 岁,发热、呕吐、皮肤有出血点,从出血点涂片找到脑膜炎双球菌。在治疗中,出血点逐渐增多呈斑片状,血压由入院时的 100/60 mmHg 降至 60/40 mmHg。考虑患儿发生了 DIC。

讨论题:

请制订出 DIC 的防治和护理原则。

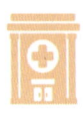

小　结

DIC 是指在某些致病因子作用下,凝血因子或血小板被激活,引起以凝血功能障碍为主要特征的病理过程。凝血功能障碍表现:早期血液凝固性增高(广泛微血栓形成),随后消耗性血液凝固性下降(出血倾向),后期继发纤溶亢进(FDP 形成,出血)。DIC 的发生过程及临床表现归纳如下。

DIC 的发病机制是各种病因导致凝血因子及血小板被激活,机体内源性或外源性凝血系统被激活,凝血酶生成增多是其发病的共同通路。凝血系统被激活主要途径如下:①组织损伤:使大量组织因子入血,激活外源性凝血系统。②血管内皮广泛损伤:使胶原暴露,激活Ⅻ因子,启动内源性凝血系统;由于血管内皮损伤,组织因子入血,也可激活外源性凝血系统。③其他激活凝血系统的途径:主要见于血细胞大量损伤(红细胞大量破坏,中性粒细胞损伤)以及某些促凝血物质入血(如蛇毒入血、胰蛋白酶释放等)。

DIC 的发生原因,主要有急性感染(败血症)、妊娠并发症、晚期恶性肿瘤、血液病、组织大面积创伤、感染性休克等。

DIC 有四大临床表现:①出血:与血小板、凝血因子被消耗以及继发性纤溶亢进有关。②休克:主要与广泛出血引起血容量下降,微循环障碍使回心血量减少,血管活性物质大量产生引起血管通透增高有关。③多系统器官功能障碍:主要与微血栓广泛形成有关。④微血管病性溶血性贫血:与红细胞机械性损伤有关。

 **直通护考在线答题**

枣庄科技职业学院　屈斌

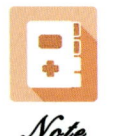

Note

第二十章 心力衰竭

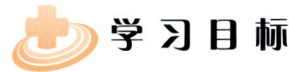 **学习目标**

扫码看课件

掌握

心力衰竭的概念、病因和诱因、临床表现及其病理、生理基础。

熟悉

心力衰竭机体的代偿机制。

了解

心力衰竭的发生机制、护理原则。

在正常情况下，心脏协调地收缩和舒张，使血液在血管内周而复始地循环流动，不断把氧气和营养物质输送给组织细胞，并不断带走各种代谢产物，体内的新陈代谢不断进行，使生命得以维持。心脏水泵样的活动状态，称为心泵功能。

心泵功能的减弱，包括代偿阶段和失代偿阶段，统称为心功能不全。在机体代偿阶段时，如果代偿完全，可以不出现临床症状和体征。在各种致病因素的作用下，心脏的收缩和（或）舒张功能发生障碍，使心输出量绝对或相对下降，以致不能满足机体代谢需要的病理生理过程或综合征称为心力衰竭（heart failure）。心力衰竭属于心功能不全的失代偿期，因而会出现明显的临床症状和体征。心功能不全和心力衰竭的发病机制都是心肌舒缩功能障碍，发病的关键环节是心输出量的减少，所以治疗的基本原则就是恢复心肌舒缩功能，保证正常的心输出量。

第一节 病因、诱因与分类

一、病因

引起心力衰竭的病因很多，一般可归纳为心肌舒缩功能障碍和心脏负荷过重两类（表 20-1-1）。

表 20-1-1 常见心力衰竭的基本病因

心肌舒缩功能障碍		心脏负荷过重	
心肌损害	心肌代谢障碍	容量负荷过重	压力负荷过重
心肌病	维生素 B_1 缺乏	动脉瓣关闭不全	高血压
心肌中毒	供血不足	动静脉瘘	动脉瓣狭窄
心肌梗死	甲状腺功能亢进症	慢性严重贫血	肺栓塞
心肌硬化		室间隔缺损	慢性阻塞性肺疾病

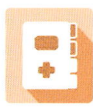

（一）心肌舒缩功能障碍

心肌舒缩功能障碍是引起心力衰竭的最主要、最常见的原因。

1. 心肌结构受损 心肌细胞死亡可导致心肌舒缩功能障碍，如心肌炎、心肌梗死等，其中以心肌梗死导致的心力衰竭比较常见。由于心肌坏死后再生困难，所以由这类原因引起的心力衰竭一般预后较差。

2. 心肌能量代谢障碍 心肌能量代谢障碍主要见于各种原因引起的心肌缺血、缺氧。如冠状动脉粥样硬化、严重贫血等，使心肌缺血、缺氧，有氧氧化障碍，ATP 生成减少，心肌舒缩活动缺乏能量支持。维生素 B_1 的缺乏可使心肌能量代谢障碍，也使心肌的舒缩活动得不到足够的能量支持而发生心力衰竭。这类原因引起的心力衰竭，如能及时去除病因，往往比较容易纠正。阿霉素等药物和酒精亦可以损害心肌的代谢和结构，抑制心肌的收缩性。

（二）心脏负荷过重

心脏负荷过重可引起心肌发生适应性改变，以承受增高的工作负荷，维持相对正常的心输出量。但长期负荷过重，超过心肌的代偿能力时，会导致心肌的舒缩功能降低。心脏负荷过重具体可分为压力负荷过重和容量负荷过重两种类型。

1. 压力负荷过重（pressure overload） 压力负荷又称后负荷，是指心室射血时需要克服的阻力。心室压力负荷过重会引起心力衰竭，其中左心室压力负荷过重常见于主动脉狭窄、主动脉瓣狭窄和高血压等；右心室压力负荷过重可由肺动脉瓣狭窄、肺动脉高压、肺栓塞等疾病引起。慢性阻塞性肺疾病（chronic obstructive pulmonary disease，COPD）时肺循环阻力增加，久之因右心压力负荷过重引起慢性肺源性心脏病。

2. 容量负荷过重（olume overload） 容量负荷又称前负荷，是心脏在收缩之前承受的压力，相当于心室舒张末期的容量或压力。左心室容量负荷过重主要见于二尖瓣或主动脉瓣关闭不全引起的心室充盈量增；右心室容量负荷过重主要见于房室间隔缺损出现左向右分流时，以及三尖瓣或肺动脉瓣关闭不全。此外，容量负荷过重还见于高动力循环（如甲状腺功能亢进、严重贫血及维生素 B_1 缺乏引起的脚气性心脏病等），此时血管外周阻力降低，回心血量增加，左、右心室容量负荷都增加。

由于负荷过重引起的心力衰竭通常都要经历心肌肥大的代偿阶段，可在相当长时间内无临床症状和体征。研究发现，心脏对容量负荷过重的代偿能力比对压力负荷过重的代偿能力大，故由容量负荷过重引起的心力衰竭发生较晚。例如，主动脉瓣关闭不全所致的左心室容量负荷过重，发生心力衰竭较晚；而主动脉瓣狭窄所致的左心室压力负荷过重，发生心力衰竭相对较早。

二、诱因

心力衰竭往往是在心力衰竭基本病因的基础上，又因心肌耗氧量增加和（或）心肌供血供氧减少和加重心脏负荷等因素而诱发的。据统计约 90% 心力衰竭病人发病都有诱因存在，常见的诱因如表 20-1-2 所示。

表 20-1-2　心力衰竭常见诱因

代谢需要增加	前负荷增加	后负荷增加	心肌收缩性受损
感染或发热	高钠饮食	高血压控制不良	使用负性肌力药物
贫血	过量输入液体	肺动脉栓塞	心肌缺血或梗死、酗酒
心动过速	肾功能衰竭		
妊娠及分娩			

（一）感染

感染可以引起体温升高，而体温每升高 1 ℃，心率约加快 18 次/分，这不仅会使心肌耗氧量增加，而且会使冠脉灌流量不足，容易诱发心力衰竭；内毒素感染可直接损伤心肌细胞，使肌结构进一步受损；

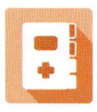

呼吸系统感染更为多见,一方面可减少有效通气量,加重心肌细胞缺氧状态,另一方面可因缺氧造成肺小血管收缩,引起肺动脉高压,肺循环阻力增加,加重右心室的压力负荷。

(二)心律失常

心律失常尤其是快速型心律失常,如室上性心动过速、伴有快速心室律的心房颤动和心房扑动等可诱发心力衰竭。快速型心律失常表现为心率加快,使心肌耗氧量增大,同时舒张期缩短,冠脉血液灌注量减少,导致心肌处于缺血状态,舒张期缩短还可导致心室充盈不足,导致心输出量下降;严重的心动过缓,即当心率小于 40 次/分时,心输出量也会明显下降,导致心力衰竭的发生或加剧;此外严重的房室传导阻滞引起房室活动不协调,也可影响心肌的泵血功能。

(三)酸碱平衡及电解质紊乱

酸中毒时 H^+ 竞争性抑制 Ca^{2+} 与心肌肌钙蛋白结合,抑制 Ca^{2+} 内流和肌质网的 Ca^{2+} 释放,可使心肌收缩力减弱;H^+ 还可以抑制肌球蛋白 ATP 酶活性,使心肌收缩功能出现障碍;酸中毒时,毛细血管括约肌扩张,微静脉仍然收缩,微循环灌大于流,回心血流量减少,导致心输出量下降。

酸中毒并发高钾血症,高血钾可使心肌传导性减弱,造成心律失常,甚至心搏骤停;高血钾还可抑制 Ca^{2+} 内流,使心肌收缩性降低。

(四)妊娠和分娩

妊娠期血容量增加,血压升高,心率加快和心输出量增大使心脏前、后负荷增加;分娩时产妇精神紧张,交感-肾上腺髓质系统兴奋,可使心率加快,增加心肌耗氧量;外周小血管收缩和静脉回心血流增加,使心脏前、后负荷均增加从而诱发心力衰竭。

(五)其他因素

体力劳动超负荷、情绪激动、出血和贫血、输液过多过快、洋地黄类药物应用过量、甲状腺功能亢进症、饮酒过量和气候的急剧变化等均可成为心力衰竭的诱因。

三、分类

(一)根据心力衰竭的发生部位分类

1. 左心衰竭(left heart failure,LHF) 左心衰竭是心力衰竭中最常见、最重要的类型,多见于冠心病、高血压、二尖瓣或主动脉瓣关闭不全等。左心衰竭时,机体的主要变化是左心室泵血功能下降,主要表现为肺循环淤血,肺静脉乃至肺毛细血管内血液淤滞,肺毛细血管压增高,严重时可出现肺水肿。

2. 右心衰竭(right heart failure,RHF) 右心衰竭多发生于肺源性心脏病(简称肺心病)、肺动脉及肺动脉瓣狭窄等。右心衰竭时,机体的主要变化是右心室泵血功能下降,不能有效地将血液排至肺循环,主要表现为体循环出现淤血,静脉压升高,下肢甚至全身水肿。

3. 全心衰竭(whole heart failure,WHF) 全心衰竭多见于严重的心肌炎、心肌病等。病变开始即同时侵犯左、右心室,或因长期左心衰竭导致右心负荷过重而并发右心衰竭。

(二)根据心力衰竭发生的速度分类

1. 急性心力衰竭(acute heart failure) 急性心力衰竭多见于急性心肌梗死、严重的心肌炎,也可由慢性心力衰竭转化而来。起病急剧,发展迅速,心输出量在短时间内大幅度下降,由于机体来不及代偿,往往出现比较明显症状。

2. 慢性心力衰竭(chronic heart failure) 慢性心力衰竭也称充血性心力衰竭,见于高血压、瓣膜性心脏病及肺动脉高压等。它是在心血管系统病变不断加重,心脏代偿功能日益减弱的基础上发展而来的。病人往往在较长一段时间不出现症状或症状不明显,多有心肌肥大等代偿反应。

(三)根据心力衰竭时心输出量的高低分类

1. 低心输出量心力衰竭(low output heart failure) 临床上绝大多数心力衰竭属于此种类型。病人在安静情况下心输出量已处于正常水平的下限,活动时心输出量不能随代谢增强而增加,必然引起一系

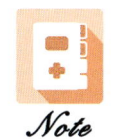

列功能和代谢的异常,常见于冠心病、高血压、瓣膜性心脏病及心肌炎等引起的心功能不全。由于外周血管阻力增加,病人可有血管收缩、四肢发冷、苍白、脉压减小和动-静脉血氧含量差增大的表现。

2. 高心输出量心力衰竭(high output heart failure)　高心输出量心力衰竭仅见于一些继发于代谢增高或心脏后负荷降低的疾病,如甲状腺功能亢进症、严重贫血、维生素 B_1 缺乏症等。这类病人即使在安静状态下也需要较高的心输出量才能满足高代谢的需求,而其提高心输出量的途径主要是增加循环血量和加快循环速度,这必然使心肌耗氧量增加,一旦氧气供应不足,心输出量就不能满足其高代谢的需要,导致心力衰竭。这类病人心力衰竭时的心输出量虽不比正常人低,但比其自身心力衰竭发生以前低,导致机体组织器官供血不足。

(四)根据心力衰竭病情程度分类

1. 轻度心力衰竭　病人在安静或轻体力活动时可不出现心力衰竭的症状和体征。

2. 中度心力衰竭　病人在轻体力活动时出现心力衰竭的症状和体征。

3. 重度心力衰竭　病人安静情况下即可出现心力衰竭的症状和体征。

(五)根据左室射血分数分类

1. 射血分数降低的心力衰竭(heart failure with a reduced ejection fraction,HFrEF)　左室射血分数(left ventricular ejection fraction,LVEF)是每搏输出量占左心室舒张末容积(ventricular end-diastolic volume,VEDV)的百分比,在静息状态下为 $55\%\sim70\%$,是评价左心室射血效率的常用指标,能较好地反映心肌收缩功能的变化。射血分数降低的心力衰竭常见于冠心病和心肌病等引起的心肌收缩力降低,其特点是 $LVEF<40\%$,VEDV 增加,心腔扩大,又称为收缩性心力衰竭。

2. 射血分数中间范围的心力衰竭(heart failure with mid-range ejection fraction,HFmrEF)　2016 年欧洲心力衰竭指南将 LVEF 在 $40\%\sim49\%$ 的心力衰竭命名为射血分数中间范围的心力衰竭,病人可能主要为轻度收缩功能不全,但也有舒张功能不全的特点。

3. 射血分数保留的心力衰竭(heart failure with preserved ejection fraction,HFpEF)　指在心肌收缩功能损伤相对不明显时,因心肌舒张功能异常或(和)室壁僵硬度增加而造成心室充盈量减少,需提高心室充盈压才能达到正常的心输出量。射血分数保留的心力衰竭常见于高血压伴左室肥厚和肥厚型心肌病等,临床特点是 $LVEF\geq50\%$,可有左心室肥厚以及左心房扩大的表现,但左心室扩大通常不明显,但由于升高的充盈压逆传到静脉系统,病人表现出肺循环甚至体循环淤血,又称为舒张性心力衰竭。

值得注意的是,在心功能不全的早期,病人的心脏受损可能以单纯的收缩或舒张功能减退为主。当心脏损伤发展到一定程度和阶段,心肌收缩和舒张功能障碍常同时存在。例如,高血压性心脏病早期可以只有心室充盈量减少,但随着心肌的代谢、功能和结构改变,最终会发展成收缩和舒张功能障碍。

第二节　机体的代偿反应

知识链接 20-1

心脏具有强大的适应代偿能力,当心脏负荷过度或心肌受损时,机体可动员各种代偿功能提高心输出量,以满足代谢需要。机体的一些代偿作用在一定限度内可以防止心输出量的降低,从而使一部分心功能不全病人不出现明显的临床症状。

一、心脏本身的代偿

(一)心率加快

这是一种启动快、见效迅速的代偿反应,主要是心输出量减少,动脉血压下降,心室舒张末期容量增加,通过刺激心血管感受器反射性引起交感神经兴奋所致。

心率加快在一定范围内具有代偿意义。

1. 提高每分钟心输出量　在心收缩力下降和急性静脉回心血量减少、心输出量难以提高的情况下，心率加快能增加每分钟心输出量。

2. 有利于提高冠状动脉血流量　一定范围内的心率加快，舒张时间虽然缩短了，但是舒张压升高，可增加冠状动脉的灌流量，所以，心率增加对于维持动脉血压，保证心、脑血供有积极意义。但通过心率加快提高心输出量是有限度的，若心率大于 180 次/分时，心动周期的持续时间缩短，尤其心室舒张期的缩短更为严重，而心室舒张期是心室得到充盈的时期，充盈时间减少，可使每搏心输出量显著减少（减少 50% 左右），最终反而使心输出量降低。所以，过快的心率不仅没有代偿作用，反而会增加心肌耗氧量，加重心肌缺氧，使病情恶化。

（二）心肌收缩力加强

1. 紧张源性扩张　根据 Frank-Starling 定律，在一定范围内，心肌收缩力与心肌纤维的初长度成正比，当容量负荷增加，心室舒张末期容量增大，心肌收缩的初长度增长，心肌收缩力增强，心输出量也增大。心肌纤维收缩的最适初长度为肌节 2.0～2.2 μm，此时粗、细肌丝处于最佳重叠状态，收缩时产生的收缩力最大。紧张源性扩张是心脏对容量负荷增加所采取的重要代偿方式。但心腔过度扩张，肌节的初长度超过 2.2 μm 时，粗、细肌丝重叠部位减少，心肌收缩力反而下降，失去了代偿的功能，同时由于室壁张力增加，心肌耗氧量增加，导致失代偿性心脏扩张称为肌源性扩张。

2. 心肌肥大　心肌肥大是心脏长期负荷过度所形成的一种慢性的代偿方式，表现为心肌体积增大、重量增加。通常认为，心肌肥大只是每条心肌纤维增粗或加长，心肌纤维的数量并不增加。心肌肥大有以下两种方式。

（1）向心性心肌肥大（concentric hypertrophy）：向心性心肌肥大主要是指长期压力负荷过重，使肌节发生并联性增生，导致肌纤维变粗，心室壁明显增厚，但心室腔并无明显扩大。

（2）离心性心肌肥大（eccentric hypertrophy）：离心性心肌肥大是指长期容量负荷过重，使肌节发生串联性增生，导致肌纤维变长，心室腔明显扩大，但心室壁肌肉并无明显增厚。

心肌肥大使心脏总的收缩力增强，可在较长一段时间内维持心输出量相对稳定而不致出现明显的心力衰竭症状，还可以降低室壁张力，降低心肌耗氧量，有助于减轻心脏负担，因此它是一种较为持久且有效的代偿方式。

二、心外的代偿反应

（一）血容量增加

血容量增加通常是慢性心力衰竭的代偿方式，其主要原因是机体通过神经和体液的调节，降低肾小球滤过率，增加肾脏对钠和水的重吸收，从而导致静脉回心血量增加，心室舒张末期容量增大，心输出量也可增加。

（二）血流重新分配

心力衰竭时，由于有效循环血量减少，交感-肾上腺髓质系统兴奋性增强，全身的血液重新分布。皮肤黏膜、骨骼肌、内脏等部位的小血管收缩，血流量减少。这样既可防止血压下降，又能保证心、脑的血供，在短时间内对心力衰竭有重要代偿意义。

（三）红细胞增多

心力衰竭时，由于血流缓慢，引起循环性缺氧，刺激肾脏合成促红细胞生成素，使骨髓的造血功能增强，红细胞增多，血液携氧能力增强。

（四）组织细胞利用氧的能力增强

心力衰竭时，细胞内线粒体数目增多，线粒体中呼吸链酶的活性增强，组织细胞利用氧的能力增强。

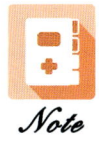

Note

第三节　心力衰竭的发病机制

心力衰竭的发生机制比较复杂,但最终都是通过减弱心肌收缩和(或)舒张功能而引发心力衰竭的。

一、心肌收缩能力降低

心肌收缩能力降低是心力衰竭发生的主要机制,主要包括心肌细胞结构异常、心肌能量代谢障碍和心肌兴奋-收缩耦联障碍。

(一)心肌细胞结构异常

由于严重的缺血、缺氧、感染和中毒等原因,心肌细胞变性、坏死,大量收缩蛋白溶解破坏,可造成心肌收缩能力降低,常见于心肌炎、心肌病、心肌梗死等情况。

(二)心肌能量代谢障碍

心肌收缩是一个主动的耗能过程。凡是干扰能量代谢的因素,都可影响心肌的收缩能力。能量代谢过程包括三个环节,即能量的生成、储存和利用。在心力衰竭发生机制中以能量的生成和利用障碍比较常见。

1. 心肌能量生成不足　心脏的功能活动所需要的能量直接来源于 ATP,而 ATP 几乎全部来自葡萄糖、脂肪酸等营养物质的有氧氧化。在缺血性心脏病、休克、严重贫血等情况下,因心肌缺血、缺氧,有氧氧化障碍,ATP 生成明显不足,远远不能满足心肌收缩的需要,造成心肌收缩力减弱。除此之外,维生素 B_1 缺乏时,体内焦磷酸硫胺素生成不足,丙酮酸不能被氧化脱羧变成乙酰辅酶 A 进入三羧酸循环,也会导致 ATP 生成减少。

2. 能量利用障碍　临床上由于能量利用障碍发生心力衰竭的最常见原因是长期心脏负荷过重引起的心肌肥大。实验证明,肥大的心肌粗肌丝横桥 ATP 酶的活性下降,不能有效水解 ATP 以供粗细肌丝滑行,使心肌收缩力下降。

(三)心肌兴奋-收缩耦联障碍

心肌的兴奋属于电活动,而心肌收缩则为机械活动,在两者之间,钙离子发挥了极其重要的作用。正常心肌复极化时,细胞内肌质网的钙离子 ATP 酶被激活,细胞质内一部分钙离子逆浓度差被摄取到肌质网中储存,另一部分钙离子则转移到细胞外。心肌内钙离子浓度下降时,心肌舒张。心肌除极化时,肌质网向胞质内释放钙离子,细胞外钙离子也进入细胞内,胞质中钙离子浓度增高,心肌收缩。如果钙离子出现转运障碍,心肌兴奋-收缩耦联障碍,导致心肌收缩功能障碍。

1. 肌质网摄取、储存及释放钙减少　心肌细胞收缩时,胞质中钙离子浓度升高主要来自肌质网对钙的释放。心力衰竭时由于 ATP 酶活性下降,钙泵活性降低,肌质网对钙离子的摄取和储存减少,心肌收缩时肌质网释放的钙离子减少,使胞质中钙浓度难以上升到“收缩阈值”,导致心肌兴奋-收缩耦联障碍。

2. 钙离子内流减少　心肌收缩时,除了肌质网释放钙离子外,还有一部分钙离子来自细胞外钙离子内流,但出现严重心肌肥大或酸中毒导致的心力衰竭时,钙离子通道开放障碍,钙离子内流受阻。

3. 与肌钙蛋白结合障碍　心力衰竭时由于心输出量减少导致组织器官缺氧,无氧酵解增强,产生大量酸性代谢产物,引起代谢性酸中毒。细胞中增多的 H^+ 不仅可以与钙离子竞争肌钙蛋白,而且可以将已经与肌钙蛋白结合的钙离子置换出来,使心肌收缩力明显下降。

二、心肌舒张功能障碍

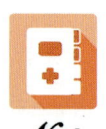

心室收缩后,若没有正常的心室舒张,心室便没有足够的血液充盈,心输出量必然减少。据统计,

30%左右的心力衰竭是由心室舒张功能障碍引起的。心肌舒张功能障碍包括两种情况,即心肌舒张功能降低和心室顺应性降低。

(一) 心肌舒张功能降低

心室的舒张是一个耗能的主动过程,需要钙离子迅速被肌质网主动摄取,使胞质中钙离子浓度降至"舒张阈值",这样钙离子才能与肌钙蛋白脱离,肌球-肌动蛋白复合体解离,恢复肌动蛋白原来的构型。心力衰竭时由于心肌细胞缺血,ATP 供应减少,可使肌质网摄取钙离子出现障碍,导致胞质中的钙离子浓度不能迅速降低;同时由于 ATP 不足,肌球-肌动蛋白解离困难,从而引起心室舒张障碍。

(二) 心室顺应性降低

心室顺应性是指心室在单位压力变化下所引起的容积改变,与心室僵硬度成反比。心肌肥大引起室壁增厚、心肌炎、水肿和心肌间质纤维化时,心室顺应性降低,心室扩张充盈受限,导致心输出量减少。

三、心脏各部分舒缩活动不协调

心脏各部分的收缩或舒张活动在时间和空间上不协调,减少了心输出量。心室舒张不协调,可影响心脏的充盈,二者均可使心输出量降低。最常见于各种类型的心律失常,还见于心肌梗死、心肌炎、甲状腺功能亢进症、高血压性心脏病等导致心力衰竭的疾病。

总之,心力衰竭的发生是多种机制共同作用的结果(图 20-3-1)。

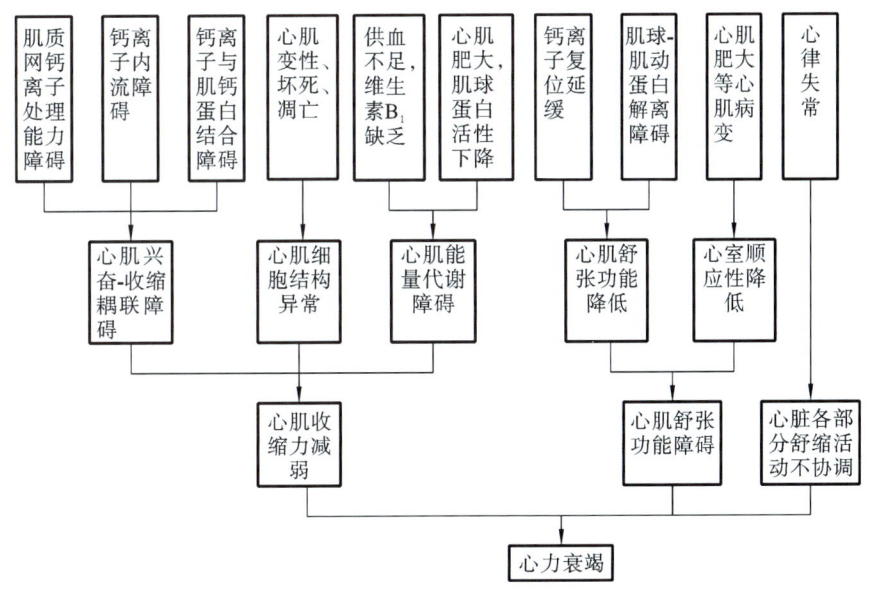

图 20-3-1 心力衰竭发生机制示意图

第四节 机体的代谢和功能变化

心力衰竭时,心脏泵血功能减弱,心输出量减少,动脉系统缺血导致组织血液灌注不足。静脉回心血流受阻,引起肺循环和体循环淤血,导致机体产生各种功能代谢变化和临床表现。

一、肺淤血

肺淤血是左心衰竭时最早出现的症状。左心衰竭时左心房压力增高,肺静脉回流受阻,使肺毛细血管压力增高,出现肺淤血、肺水肿和呼吸困难。

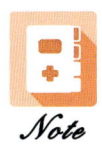

（一）呼吸困难

呼吸困难主要有三种形式,按照其严重程度可分为三种。

1. 劳力性呼吸困难 劳力性呼吸困难见于轻度心力衰竭病人,往往在体力活动时引起呼吸困难,休息后呼吸困难即可减轻或消失。这主要是由于体力活动时,回心血量增多,左心房内压升高,加重肺淤血,从而出现呼吸困难的症状。随着病情发展逐渐发展为轻体力劳动,甚至休息时也可出现呼吸困难。

2. 夜间阵发性呼吸困难 夜间阵发性呼吸困难是左心衰竭典型的临床表现。病人在夜间平卧熟睡时突然因胸闷气急而惊醒,被迫坐起喘气,同时出现阵咳、粉红色泡沫样痰和哮鸣音,这种情况称为心源性哮喘。机制如下：①平卧时重力对膈肌的作用减小,使膈肌略有上移,胸廓容积减小,不利于吸气;②平卧时回心血量增多,右心室收缩时射入肺循环的血量增多,使肺淤血、水肿加剧;③熟睡时迷走神经紧张性相对增高,支气管平滑肌收缩,气道阻力变大;④熟睡时呼吸中枢兴奋性降低,化学感受器对缺氧敏感性减弱,虽然血液中氧分压逐渐减少,但并不能及时刺激呼吸,肺淤血严重导致氧分压明显下降时,才刺激呼吸中枢,引起比较严重的突然发作的呼吸困难。

3. 端坐呼吸 这是慢性充血性心力衰竭后期最常见的重要症状。心力衰竭严重时,安静情况下也会出现呼吸困难,平卧时呼吸困难加重,只有采取端坐体位才能有所缓解,这即所谓的端坐呼吸。端坐时呼吸困难缓解的原因如下：①与平卧位相比,端坐时下半身和静脉血液回流减少,可减轻肺淤血、水肿;②坐位时,膈肌由于重力作用略有下移,胸廓自然容积较大,使吸气变得容易。

（二）肺水肿

肺水肿是急性左心衰竭最严重的并发症,其发生的机制是左心衰竭使肺回心血流受阻,肺内毛细血管内压增加,导致组织液生成增多,形成肺水肿后肺泡内的水肿液可稀释并破坏肺泡表面活性物质,使肺泡表面张力加大,肺泡毛细血管内液体成分被吸入肺泡中,肺水肿加重。所以对于左心衰竭的病人,应减慢输液速度,以免造成肺血容量急剧增加,加速肺水肿的发生。临床表现为突发性严重呼吸困难、端坐呼吸、咳嗽、咳粉红色泡沫样痰和发绀。听诊时两肺可闻及湿啰音和哮鸣音。

二、体循环淤血

体循环淤血出现在全心衰竭和右心衰竭时,由于严重的体循环淤血,体循环静脉系统过分充盈、压力升高,导致心源性水肿、多器官淤血及功能障碍。

（一）颈静脉怒张

上腔静脉压力升高,颈静脉回流受阻而出现极度扩张,并常有搏动。这是右心衰竭的早期临床表现。

（二）肝淤血、肝颈静脉反流征阳性

肝脏淤血性肿大,牵拉包膜引起肝区疼痛,按压时出现明显压痛。压迫肝脏可使颈静脉怒张更加明显,称为肝颈静脉反流征阳性。长期肝淤血可使肝细胞变性、坏死和纤维组织增生,发展为淤血性肝硬化。

（三）胃肠道淤血

胃肠黏膜淤血、水肿,导致消化功能障碍,表现为食欲不振、消化不良、恶心、呕吐和腹泻。

（四）心源性水肿

由于体循环静脉系统淤血,毛细血管血压增高,组织液生成过多;同时,有效循环血量减少,使醛固酮和抗利尿激素分泌增多,引起水、钠潴留,导致心源性水肿。体表水肿部位以身体下垂部位为主,坐位及站立时,多见于下肢及足踝部,卧位时则以腰骶部多见,严重者出现全身水肿。

三、动脉系统充盈不足及其主要变化

心力衰竭失代偿期,由于心输出量开始明显减少,临床上可出现外周组织血液灌流不足的各种

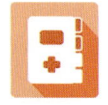

改变。

（一）皮肤苍白或发绀

心输出量减少和交感神经兴奋,皮肤血管收缩,血液灌流量显著减少,病人皮肤苍白、出冷汗,严重者肢端皮肤出现发绀。其发病机制是血流速度下降,循环时间延长,组织摄氧过多,血中还原性血红蛋白浓度升高(超过 50 g/L)。

（二）尿量减少

心力衰竭时,肾血流量减少,肾小球滤过率下降,肾小管重吸收功能增强,尿量减少。

（三）心源性休克

急性或严重的心力衰竭,由于心输出量急剧减少,机体无法或来不及代偿,使微循环灌流量和动脉血压均下降,从而导致心源性休克。

案例分析20-1

案例分析
20-1 答案

病人,男,75 岁,曾患风湿性心脏病伴二尖瓣狭窄,出现气短、发绀和泡沫样痰,不能平卧,经扩张手术后一度好转,但逐渐出现双下肢水肿,腹胀,反复发作 6 年。入院体格检查:T 36.2 ℃,P 94 次/分,R 25 次/分,BP 100/80 mmHg,不能平卧,颈静脉怒张。双肺呼吸音粗,右下肺可闻及细小湿啰音。心尖搏动在左第 5 肋间腋前线,心界明显扩大,杂音不明显。肝肋下 6 cm,剑下 8 cm,腹腔积液征阳性,双下肢轻度指凹陷性水肿。

讨论题:

1. 请判断该病人心力衰竭的部位和程度。
2. 对该病人应采取哪些护理措施?

第五节　心力衰竭的防治与护理原则

一、合理安排作息

根据病人心功能分级确定活动量,尽量保证病人的体力和精神的休息。心功能Ⅰ级:避免剧烈运动和重体力劳动;心功能Ⅱ级:适当从事轻体力劳动,强调下午多休息;心功能Ⅲ级:日常生活自理或他人协助,严格限制一般的体力劳动;心功能Ⅳ级:绝对卧床休息,生活需要他人照顾,病情好转时可在床上做适当的肢体运动,避免静脉血栓形成、肺栓塞、便秘和褥疮的发生。急性心力衰竭病人,应协助病人取坐位,双腿下垂,这样有利于呼吸和减少静脉回心血量,从而减轻心脏负担。

二、病情观察

(1) 密切注意水肿的消长情况,每天测量体重,准确记录 24 h 液体出入量。

(2) 检测呼吸困难程度,根据发绀等缺氧体征和血气分析调节氧流量和给氧方式,一般给予 2~4 L/min 氧,肺源性心脏病心力衰竭病人应给予 1~2 L/min 氧,持续给氧。急性心力衰竭病人给予高流量吸氧 6~8 L/min,病情特别严重者还可以给予加压吸氧。

(3) 心力衰竭病人由于肺淤血、呼吸道分泌物增多及抵抗力下降,易发生呼吸道感染,密切观察体温、咳嗽、咳痰和呼吸音改变,预防和及时发现肺部感染。

(4) 肠道淤血、长期卧床及排便方式改变,病人常有便秘现象,用力排便会增加心脏负荷。宜增加粗纤维食物,可进行口服缓泻剂和开塞露置肛等治疗,保证大便通畅。不能使用大剂量液体灌肠,以防增加心脏负荷。

Note

（5）定期检测水电解质及酸碱平衡情况,特别是对于使用利尿剂病人,防止低钾血症诱发洋地黄中毒和高钾血症对心肌的毒性作用。

（6）长期卧床病人,容易产生下肢静脉血栓,应密切观察肢体肿胀和发绀等皮肤变化。

三、输液护理

严格控制输液量和速度,以防诱发急性肺水肿。

四、饮食护理

食物以高热量,富含蛋白质、维生素,易消化为宜。少量多餐,因进食过饱会增加心脏负担,诱发心力衰竭。限制水、盐的摄入,强调每天摄盐量小于 5 g,防止水在体内潴留,导致水肿和加重心脏负担。

五、皮肤、口腔护理

加强皮肤护理,特别是重度水肿导致循环和营养不良的病人。呼吸困难病人因张口呼吸,易发生口干和口臭,应加强口腔护理以防感染。

六、用药护理

使用利尿剂护理时,应选择早晨或日间应用,避免夜间排尿过频而影响病人休息。洋地黄的治疗剂量和中毒剂量接近,易发生中毒,应严密观察病人用药后的毒性反应。使用血管扩张剂时应注意是否出现头痛、面红、心动过速、血压下降等不良反应。

七、心理护理

焦虑可使心率加快,所以鼓励病人倾诉和进行自我心理调整,对高度焦虑的病人可遵医嘱应用小剂量镇静剂。

小　结

（1）心肌损害和心脏负荷增强等原因,导致心脏的收缩和(或)舒张功能发生障碍,使心输出量绝对或相对下降,以致不能满足机体代谢需要的病理、生理过程或综合征称为心力衰竭。

（2）心力衰竭属于心功能不全的失代偿阶段。

（3）心功能不全代偿期心脏通过心率增快、心脏紧张源性扩张、心肌肥大等代偿方式维持血液循环。

（4）导致心力衰竭的机制是心肌收缩力减弱,包括心肌结构破坏、能量代谢障碍和兴奋-收缩耦联障碍。此外心力衰竭的发生还与心室舒张功能障碍、心脏各部分舒缩功能不协调有关。

（5）心力衰竭以体循环的淤血和心输出量减少为主要临床表现,其中呼吸困难的症状出现最早。

（6）提高心肌舒缩功能是治疗心力衰竭的关键。

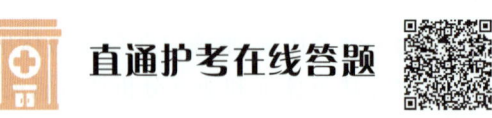

内蒙古医科大学　杜华

第二十一章　缺　氧

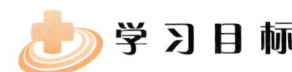

掌握

缺氧的概念,各种类型缺氧的发生原因及其病理特征。

熟悉

各种类型缺氧的血氧变化。

了解

乏氧性缺氧时机体主要的代谢和功能变化,缺氧的防治与护理原则。

　　氧是人体生命活动所必需的物质。当组织细胞氧的供应不足或组织细胞利用氧的能力产生障碍时,机体的功能代谢和形态结构发生异常变化,这一病理过程称为缺氧(hypoxia)。正常成人在静息状态下,每分钟耗氧量约为 250 mL,剧烈运动时可增加 8～9 倍,而体内储存的氧量仅为 1500 mL,因此一旦呼吸、心搏骤停,机体在数分钟内就可死于缺氧。缺氧不是一种独立的疾病,而是许多疾病(如慢性阻塞性肺疾病、急性呼吸窘迫综合征、严重急性呼吸综合征、心肌梗死、缺血性脑卒中、休克、CO 中毒等)共有的、常见的病理过程,也是临床上导致死亡的直接原因之一。此外,缺氧在航天飞行、宇宙医学、高原适应中亦是一个重要的研究课题。

第一节　常用的血氧指标及其意义

　　氧在体内主要经血液携带运输,临床上可通过血气分析测定血氧指标,从而反映组织的供氧和用氧情况。

$$组织的供氧量 = 动脉血氧含量 \times 组织血流量$$
$$组织的耗氧量 = (动脉血氧含量 - 静脉血氧含量) \times 组织血流量$$

常用的血氧指标如下。

一、血氧分压

　　血氧分压(partial pressure of oxygen,PO_2)是指以物理状态溶解在血液内的氧分子所产生的张力。正常动脉血氧分压(PaO_2)为 13.3 kPa(100 mmHg),动脉血氧分压主要取决于吸入气体的氧分压和肺的通气和弥散功能。静脉血氧分压(PvO_2)为 5.33 kPa(40 mmHg),反映组织、细胞利用和摄取氧的能力。

二、血氧容量

　　血氧容量(oxygen binding capacity,CO_2 max)是指在氧分压为 150 mmHg 时,二氧化碳分压为 40

mmHg,温度为 38 ℃时,在体外 100 mL 血液中血红蛋白(Hb)被氧充分饱和后所能结合的最大氧量。正常值约为 20 mL/dL。它取决于血红蛋白的量和质,能够反映血液携带氧的能力。

三、血氧含量

血氧含量(oxygen content)是指 100 mL 血液中实际含有的氧量,包括物理溶解和化学结合的氧量,因正常时物理溶解的氧量仅为 0.3 mL/dL,可忽略不计。血氧含量取决于血氧分压和血氧容量。正常动脉血氧含量约为 19 mL/dL,静脉血氧含量约为 14 mL/dL。它取决于血氧分压和血氧容量。

四、动-静脉血氧含量差

动-静脉血氧含量差(CaO_2-CvO_2)是指动脉血氧含量与静脉血氧含量的差值,正常值约为 5 mL/dL。它能够反映组织细胞摄氧的能力。组织细胞用氧越多,动-静脉血氧含量差越大。

五、血红蛋白氧饱和度

血红蛋白氧饱和度(oxygen saturation,SO_2),简称血氧饱和度,也就是血红蛋白与氧结合达到饱和程度的百分数。

$$血氧饱和度＝血氧含量/血氧容量×100\%$$

正常动脉血氧饱和度约为 95%,静脉血氧饱和度约为 70%。血氧饱和度的高低主要取决于血氧分压,二者之间的关系以氧离曲线(oxygen dissociation curve,ODC)表示。

知识链接 21-1

第二节 缺氧的类型、原因及特点

正常组织细胞氧的供应和利用是一个复杂的过程,主要包括以下几个环节:外呼吸、血液携带氧、氧的运输以及组织细胞对氧的利用,其中任何一个环节发生障碍都可引起机体的缺氧(图 21-2-1)。

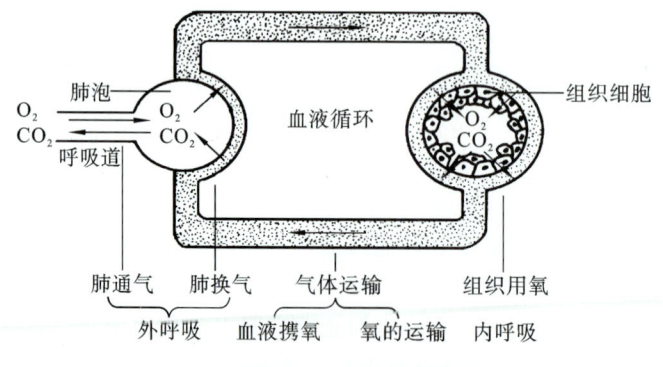

图 21-2-1 呼吸过程及其造成缺氧的环节

根据呼吸过程和造成缺氧的环节,可将缺氧分成以下四种类型。

一、乏氧性缺氧(低张性缺氧)

乏氧性缺氧(hypoxic hypoxia)是指由于吸入气体中氧分压降低或外呼吸功能障碍,而引起的缺氧,其主要特点是动脉血氧分压降低。进入血液的氧量减少,动脉血氧分压降低,组织细胞摄取的氧量不足导致了缺氧,故又可称为低张性缺氧(hypotonic hypoxia)。

(一) 原因

1. 吸入气体中氧分压过低 在海拔 3 000 m 以上的高原、高空或通风不好的矿井、坑道中,吸入气体中氧分压低,使进入肺泡进行气体交换的氧量减少,以致流经肺部的血液所能摄取的氧量减少,进入血液的氧量下降，使供应组织的氧不足而造成缺氧，可称为大气性缺氧或吸入性缺氧。

2. 外呼吸功能障碍 外呼吸功能障碍是指由于肺的通气和换气功能障碍，流经肺部的血液摄取的氧量减少，输送给组织的氧量不足，所以又称为呼吸性缺氧。

3. 静脉血分流入动脉 静脉血分流入动脉多见于先天性心脏病，如室间隔缺损伴肺动脉狭窄或肺动脉高压时，右心室压力升高，血液出现右向左分流，未经氧合的静脉血流入左心室的动脉血中，导致动脉血氧分压降低。

（二）血氧变化

乏氧性缺氧由于病变的原因是动脉血摄取的氧量减少，所以血氧指标的变化为动脉血氧分压、氧含量和血氧饱和度均下降，而 Hb 的质和量均未发生变化，因此血氧容量正常。当动脉血氧分压过低，弥散到组织内的氧减少，组织利用的氧减少，故动-静脉血氧含量差一般是减小的。但慢性缺氧时，组织利用氧的能力代偿性增强，则动-静脉血氧含量差可维持在正常水平。当毛细血管内脱氧血红蛋白大于 50 g/L 时。病人的皮肤和黏膜呈青紫色，称为发绀（cyanosis）。

二、血液性缺氧（等张性缺氧）

由于血红蛋白量的减少或质的改变，引起血红蛋白携氧量减少，组织的供氧不足而导致的缺氧，称为血液性缺氧（hemic hypoxia），其主要特点是血氧容量降低。由于溶解于血液的氧量变化不大，动脉血氧分压正常，所以又可称为等张性缺氧。

知识链接 21-2

（一）原因

1. 血红蛋白含量减少 血红蛋白（Hb）含量减少常见于各种原因引起的严重贫血。血红蛋白量减少，导致血液携氧能力下降而引起缺氧。重度贫血病人会出现面色苍白。

2. 血红蛋白的改变

（1）一氧化碳中毒（碳氧血红蛋白血症）：一氧化碳（CO）与血红蛋白（Hb）结合形成碳氧血红蛋白（HbCO）。CO 与 Hb 的亲和力比氧大 210 倍，故 CO 中毒时，易形成大量 HbCO，而 HbCO 无携氧能力。CO 还能抑制红细胞内的糖酵解，使其中间代谢产物 2,3-二磷酸甘油酸（2,3-DPG）生成减少，氧离曲线左移，氧合血红蛋白释放氧减少，加重组织缺氧。CO 中毒的病人 HbCO 增多，皮肤和黏膜呈樱桃红色。

（2）高铁血红蛋白血症：在亚硝酸盐、过氯酸盐等氧化剂的作用下，血红蛋白中的二价铁可氧化成三价铁，形成高铁血红蛋白后失去了携氧能力，导致组织缺氧。若大量食用含较多硝酸盐的不新鲜蔬菜或新腌渍咸菜，在肠道内经细菌作用还原成亚硝酸盐，亚硝酸盐可使大量血红蛋白氧化成为高铁血红蛋白，使血液携氧功能发生障碍，导致组织的供氧不足，这种经肠道引起的高铁血红蛋白血症，称为肠源性发绀（enterogenous cyanosis）。病人的皮肤和黏膜呈咖啡色或青石板色。

（二）血氧变化

血液性缺氧是由血红蛋白数量的减少或性质的改变引起的，导致血红蛋白所能结合的氧量减少，因此氧容量、氧含量降低。但吸入气体的氧分压和外呼吸功能均正常，故动脉血氧分压、血氧饱和度正常，CO 中毒和高铁血红蛋白血症的血氧含量低，血红蛋白和氧的亲和力增强，组织从血液中能摄取的氧减少，能利用的氧量也减少，故动-静脉血氧含量差小于正常。

三、循环性缺氧（低动力性缺氧）

循环性缺氧（circulatory hypoxia）是指组织器官血液灌流量减少或血流速度变慢而导致的缺氧，又称低动力性缺氧。其中，因动脉血灌流不足引起的缺氧称为缺血性缺氧（ischemic hypoxia），因静脉血回流障碍引起的缺氧称为淤血性缺氧（congestive hypoxia）。循环性缺氧的主要特点是动-静脉血氧含量差升高。

（一）原因

1. 缺血性缺氧 缺血性缺氧见于心力衰竭导致的动脉压降低或血栓、栓塞和血管病变等动脉阻塞

Note

造成的组织灌注不足所造成的组织缺氧。

2. 淤血性缺氧　淤血性缺氧见于静脉栓塞或静脉炎导致的静脉压升高,静脉血液回流受阻,毛细血管淤血造成的组织缺氧。

休克引起的缺氧是多种因素作用的结果,休克早期为微循环缺血,休克期为微循环淤血,休克晚期出现微血栓形成,血流停滞,都可造成组织缺氧。

(二) 血氧变化

氧气能正常进入肺泡壁毛细血管并与血红蛋白结合,所以动脉血氧分压、氧含量、血氧饱和度及血氧容量均正常;由于血流缓慢,血液流经毛细血管时间延长,组织摄取和利用的氧量增多,造成静脉血氧含量下降,故动-静脉血氧含量差增大。由于缺血和淤血使单位时间内流过毛细血管的血量减少,故弥散到组织细胞的氧相应减少,严重者毛细血管内脱氧血红蛋白可大于 50 g/L,皮肤和黏膜出现发绀。

四、组织性缺氧

组织性缺氧(histogenous hypoxia)是指在组织供氧正常的情况下,因组织、细胞利用氧发生障碍所造成的缺氧,又称为氧利用障碍性缺氧。其主要特点是动-静脉血氧含量差显著减小。

(一) 原因

1. 毒物中毒　如氰化物、硫化氢等都可引起组织中毒,其中最为典型的是氰化物。各种氰化物经呼吸道、消化道或皮肤进入体内,迅速与呼吸链中的氧化型细胞色素氧化酶中的三价铁结合为氰化高铁细胞色素氧化酶,使之不能还原为还原型的细胞色素氧化酶,从而失去了传递电子的功能,以致呼吸链中断,生物氧化过程不能继续进行,组织利用氧出现障碍。

2. 细胞损伤　大量放射线的照射、细菌的毒素、组织严重供氧不足等,可损伤线粒体的结构和功能,引起细胞生物氧化功能障碍,组织不能利用氧。

3. 呼吸酶合成障碍　某些维生素是氧化还原酶的辅酶成分,如维生素 B_1,在严重缺乏时,不能合成氧化酶,从而抑制了细胞生物氧化,引起细胞利用氧发生障碍。

(二) 血氧变化的特点

由于组织利用氧障碍,故动脉血氧分压、氧含量、血氧饱和度及血氧容量均正常。静脉血氧含量升高,动-静脉血氧含量差小于正常。同时毛细血管内氧合血红蛋白量高于正常,病人的皮肤和黏膜呈玫瑰红色。

缺氧虽可分为上述四种类型,但在实际情况中所见的不一定是单一的缺氧类型,而是混合型的。例如,失血性休克既有血红蛋白含量减少所致的血液性缺氧,又有循环障碍所致的循环性缺氧。再如感染性休克,主要是因循环障碍导致循环性缺氧,内毒素还可导致组织利用氧障碍而发生组织性缺氧,并发休克肺又存在呼吸性缺氧等。

四种类型缺氧的病变特点总结如下(表 21-2-1)。

表 21-2-1　各型缺氧病变特点的比较

		乏氧性缺氧	血液性缺氧			循环性缺氧	组织性缺氧
原因		进入血液的氧量减少	贫血,血红蛋白减少	一氧化碳中毒 HbCO 形成	高铁血红蛋白血症	血液灌流不足,血流缓慢	氰化物中毒
皮肤黏膜		发绀	苍白	樱桃红色	咖啡色	发绀	玫瑰红色
血氧指标	PaO_2	↓	N			N	N
	SaO_2	↓	N			N	N
	CO_2 max	N	↓			N	N
	CaO_2	↓	↓			N	N
	$A-VdO_2$	↓减 N	↓			↑	↓

注:↓表示下降,↑表示上升,N表示正常。

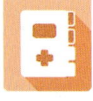

第三节　缺氧时机体功能和代谢变化

缺氧时机体功能和代谢的变化,包括机体对缺氧的代偿反应和缺氧引起的功能障碍。不同类型缺氧所引起的变化不尽相同。以下主要以乏氧性缺氧为例,说明缺氧对机体的影响。

一、呼吸系统的变化

乏氧性缺氧时,由于动脉血氧分压降低,可刺激颈动脉体和主动脉体的化学感受器,反射性地引起呼吸加深加快。呼吸加深加快可使肺泡通气量增加,是对急性缺氧最重要的代偿反应。同时又可使胸腔负压加大,促进静脉血回流,增加肺血流量,从而加强氧的摄取和运输。但过度通气使血液中二氧化碳分压下降,减低了 CO_2 对中枢化学感受器的刺激,可限制肺通气的增强。

急性乏氧性缺氧,如高原性肺水肿,可在 $1\sim4$ 天内发生呼吸困难、咳嗽、粉红色泡沫样痰、肺部湿啰音、皮肤黏膜发绀等临床表现。肺水肿影响肺的换气功能,可使动脉血氧分压进一步下降。动脉血氧分压过低时可直接抑制呼吸中枢,使呼吸受到抑制,肺通气量减少,导致中枢性呼吸衰竭。

动脉血氧分压正常的缺氧类型,如血液性缺氧和组织性缺氧,一般不发生明显的呼吸增强的代偿反应。

二、循环系统的变化

1. 心输出量变化　缺氧时,交感-肾上腺髓质系统兴奋性增强,引起心率增加、心肌收缩力增强、静脉血回流量增加,使心脏每分钟输出量增加。然而严重缺氧时,可使心肌收缩力减弱,每搏心输出量减少,甚至可出现心律不齐和心力衰竭。

2. 血流分布变化　缺氧时,交感-肾上腺髓质系统兴奋性增强,血液重新分布,皮肤、内脏血管收缩,血流量减少,而脑和冠状动脉血管舒张,血流量增多,从而保证了心、脑的血液供应。

3. 肺血管收缩　肺血管对缺氧的直接反应与体循环血管的相反,肺泡内气体氧分压下降引起肺小动脉收缩,使肺泡的血流量减少,有利于维持肺泡通气与血流量的适当比例。长期的肺小动脉收缩,可引起肺动脉高压,增加右心室的射血阻力,造成右心负荷增加而引起右心衰竭。

4. 毛细血管增生　长期慢性缺氧可使毛细血管增生,毛细血管的密度增加,使血液中的氧气到达细胞的弥散距离缩短,增加对细胞的供氧量。

三、血液系统的变化

1. 红细胞增多　急性缺氧时,由于交感-肾上腺髓质系统兴奋,肝、脾等储血器官的血管收缩,大量血液进入体循环,血液中的红细胞数量大量增加,增强了血液携氧能力;慢性缺氧时,低氧血液流经肾脏,刺激肾小管旁间质细胞,产生大量促红细胞生成素,使骨髓生成红细胞增多,血液携带氧能力增强,提高动脉血氧含量,具有代偿意义。

2. 血红蛋白与氧亲和力降低(氧离曲线右移)　缺氧时,红细胞内糖酵解增强,其中间代谢产物 2,3-二磷酸甘油酸(2,3-DPG)增加,使血红蛋白与氧的亲和力降低,有利于血红蛋白释放氧,供组织利用。

四、中枢神经系统的变化

脑组织对缺氧较为敏感,急性缺氧时可引起头痛、情绪激动、思维能力和记忆力降低或丧失、运动不协调等;慢性缺氧时可出现易疲劳、精力不集中、嗜睡、轻度精神抑郁等症状。严重缺氧时可导致病人烦躁不安、惊厥、昏迷甚至死亡。

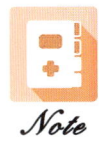

五、组织细胞和代谢的变化

慢性缺氧时组织细胞可通过增强对氧的储存和利用,增强无氧酵解过程等代谢变化来发挥代偿作用。表现如下:①肌红蛋白量增多,肌红蛋白和氧的亲和力较大,当氧分压明显下降时,肌红蛋白可释放出大量的氧供细胞利用,所以肌红蛋白的增多有增加机体氧的储存作用;②细胞内线粒体数目和细胞膜的表面积增加,氧化还原酶活性增强,增加组织利用氧的能力;③缺氧时糖酵解增强,在一定程度上可补充机体能量的不足,但同时乳酸生成增加,可发生代谢性酸中毒,导致细胞发生损伤。

第四节 缺氧的防治与护理原则

缺氧治疗的主要原则是针对病因进行治疗和纠正缺氧。

一、去除病因

去除病因或消除缺氧的原因是缺氧治疗的前提和关键。根据病人皮肤黏膜颜色、呼吸系统改变等临床表现,并用血气分析检查来判断缺氧的原因、类型和程度,及时去除造成机体缺氧的原因,处理缺氧的并发症。还可根据病人的具体情况采用降温、镇静、安眠等降低机体的耗氧量,提高对缺氧的耐受力。

二、氧疗

(一)氧疗原则

给缺氧病人吸氧的治疗方法称为氧疗。吸氧能提高血红蛋白结合的氧量和血液中溶解的氧量,对改善机体缺氧有一定的效果。各类缺氧的治疗中,均可以给予吸氧治疗,但氧疗的效果因缺氧的类型而不同。

1. 乏氧性缺氧的氧疗 氧疗对乏氧性缺氧的临床效果最好,当 PaO_2 低于 60 mmHg(8 kPa)时,应予吸氧治疗来提高肺泡内气体的氧分压和动脉血氧分压,增加组织的供氧量。但对于静脉血分流入动脉所引起的乏氧性缺氧,因分流的血液未经过肺泡壁毛细血管进行气体交换,直接掺入动脉血,所以氧疗效果不明显。对于通气功能障碍所引起的缺氧,合并二氧化碳分压增高,应采取低流量(1~2 L/min)、低浓度(小于 30%)持续吸氧。因为这类病人的呼吸主要依靠低氧对化学感受器的刺激作用,如缺氧状态减轻或得到纠正,血二氧化碳分压下降,对化学感受器的刺激减轻,导致通气量减少,缺氧症状加重。

2. 血液性缺氧的氧疗 CO中毒的病人,吸入纯氧或高压氧治疗,可使血液的氧分压升高。高压纯氧可与CO竞争与血红蛋白结合,加速HbCO解离,促进CO的排出,故比常压下吸氧或吸较低浓度氧的效果更好。高铁血红蛋白血症的病人在氧疗的同时,应予维生素C和亚甲蓝等还原剂治疗。

3. 循环性缺氧的氧疗 在改善血液循环的基础上,辅助给予吸氧治疗能起到一定的治疗效果。

4. 组织性缺氧的氧疗 氧疗对组织性缺氧的疗效非常有限,氰化物中毒主要采用亚硝酸盐和硫代硫酸钠联合治疗。

(二)氧疗注意事项

(1)注意监测氧疗效果:判断氧疗效果最客观的方法是动脉血气分析,除此之外,还需观察病情发展,如情绪、血压、呼吸、心率趋向平稳,发绀消失者氧疗效果良好,反之则病情恶化。

(2)保持呼吸道通畅:解除呼吸道痉挛,注意湿化吸入气体。

(3)控制性氧疗:主要针对严重慢性肺疾病的病人,应采用低浓度、低流量的原则,防治突然解除低氧血症而出现的呼吸抑制。

知识链接 21-3

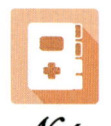

Note

三、氧中毒的预防

长时间吸入高浓度氧，可引起组织损伤，即氧中毒（oxygen intoxication）。如吸入大于 0.5 个大气压的高浓度氧或常压下吸氧浓度超过 60%、时间超过 24～48 h 均可导致氧中毒。氧中毒主要影响肺与中枢神经系统。成人以肺的损伤最突出，病理变化表现为肺充血、水肿、出血、肺泡内透明膜形成，临床表现为恶心、烦躁不安、面色苍白、干咳、胸痛和进行性呼吸困难等。

氧中毒是医源性疾病，易出现在呼吸机的使用过程中，目前尚无有效的治疗方法，故重在预防。一般应控制吸氧的浓度和时间，一般认为常压下吸入 40% 的氧是安全的，吸纯氧不应超过 8～12 h。采用高压氧吸入时，更应严格控制氧压和吸入时间，严防氧中毒的发生。

各型缺氧比较如表 21-4-1 所示。

表 21-4-1　各型缺氧的比较

缺氧环节	类型	原 因	发病机制	血 氧 指 标					皮肤	黏膜	颜色	防治原则
				PaO_2	SaO_2	CO_2 max	CaO_2	$A\text{-}VdO_2$				
外呼吸	乏氧性缺氧	外界大气分压过低 肺功能障碍 静脉血分流	血液摄取氧量↓	↓	↓	N	↓	↓或N	发绀			氧疗效果最好
血液携氧	血液性缺氧	Hb 数量↓（贫血）形成 HbCO（CO 中毒）形成高铁血红蛋白（高铁血红蛋白症）	Hb 结合氧量↓	N	N	↓	↓	↓	贫血：苍白	CO 中毒：樱桃红色	高铁血红蛋白血症：咖啡色或青石板色	CO 中毒：吸纯氧、高压氧高铁血红蛋白血症：还原剂治疗
气体运输	循环性缺氧	血液循环障碍	组织血液灌流量↓血流缓慢	N	N	N	N	↑	缺血：苍白	淤血：发绀		改善血液循环
内呼吸	组织性缺氧	组织中毒	组织生物氧化障碍	N	N	N	N	↓	玫瑰红色			解毒治疗

注：↓表示下降，↑表示上升，N 表示正常。

小　结

（1）当供给组织的氧不足或组织利用氧的能力障碍时，组织的功能代谢和形态结构都会发生异常变化，这一病理过程称为缺氧。

（2）测定血氧的指标可以鉴别不同的缺氧类型。常用血氧指标是动脉血氧分压、血氧容量、血氧含量、血氧饱和度和动-静脉血氧含量差。

（3）缺氧分为乏氧性缺氧、血液性缺氧、循环性缺氧和组织性缺氧。每一种类型缺氧都具有不同的

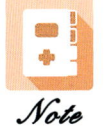

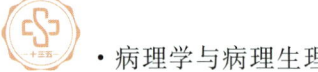
发病原因、特点和发生机体代谢及功能的变化。

（4）缺氧的预防与护理在医疗工作中非常重要，及时对缺氧病人进行氧疗可以改善病人各项症状甚至挽救生命。应该坚决杜绝医源性氧中毒的发生。

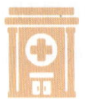
直通护考在线答题

内蒙古医科大学　杜华

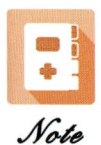

第二十二章 呼 吸 衰 竭

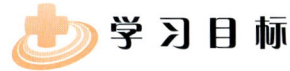 **学 习 目 标**

掌握

呼吸衰竭的概念、机体的主要功能、代谢变化。

熟悉

呼吸衰竭的病因、发病机制和分类。

了解

呼吸衰竭的防治与护理原则。

机体通过呼吸不断地从外界环境中摄取氧并排出代谢所产生的二氧化碳。呼吸(图 22-0-1)包括三个基本过程。

(1) 外呼吸:肺通气(肺与外界的气体交换)和肺换气(肺泡与血液之间的气体交换)。

(2) 气体在血液中的运输。

(3) 内呼吸:血液与组织细胞间的气体交换,以及细胞内生物氧化的过程。

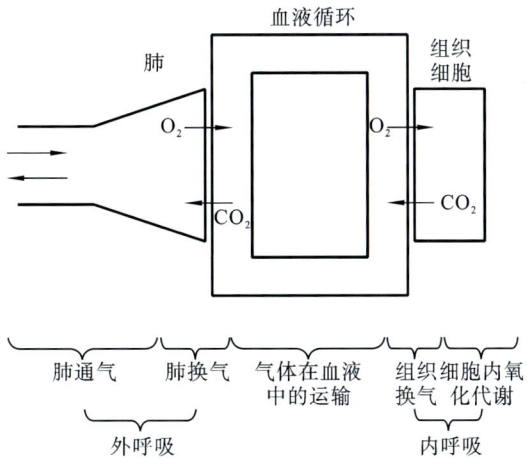

图 22-0-1 呼吸全过程示意图

呼吸衰竭是指各种原因引起的肺通气和(或)肺换气功能严重障碍,以致在静息状态下也不能维持足够的气体交换,导致低氧血症或伴有高碳酸血症,进而引起一系列病理生理改变和相应临床表现的综合征。

由于其临床表现缺乏特异性,明确诊断依赖于动脉血气分析,即在海平面、静息状态、呼吸空气条件下,动脉血氧分压(PaO_2)低于 60 mmHg,伴或不伴有二氧化碳分压($PaCO_2$)高于 50 mmHg,即诊断为呼吸衰竭。

按动脉血气分析分为Ⅰ型呼吸衰竭和Ⅱ型呼吸衰竭。Ⅰ型呼吸衰竭,即缺氧性呼吸衰竭,动脉血气

分析的特点是 PaO_2 低于 60 mmHg，$PaCO_2$ 降低或正常；Ⅱ型呼吸衰竭，即高碳酸性呼吸衰竭，动脉血气分析的特点是 PaO_2 低于 60 mmHg，同时伴有 $PaCO_2$ 高于 50 mmHg（表 22-0-1）。

表 22-0-1　呼吸衰竭按动脉血气分析分类

	PaO_2	$PaCO_2$
Ⅰ型呼吸衰竭（低氧血症型）	↓	↓ 或 N
Ⅱ型呼吸衰竭（高碳酸血症型）	↓	↑

注：↓表示降低，↑表示升高，N 表示正常。

按发病的急缓分为急性呼吸衰竭和慢性呼吸衰竭。按发病机制分为通气性呼吸衰竭和换气性呼吸衰竭。

第一节　病因和发病机制

机体外呼吸的完成需要肺通气和肺换气过程的参与。呼吸衰竭属于外呼吸功能障碍，所以，它的发病机制可分为肺通气功能障碍和（或）肺换气功能障碍，其中肺通气障碍包括限制性通气不足和阻塞性通气不足；肺换气功能障碍包括弥散障碍、肺泡通气与血流比例失调。

一、肺通气功能障碍

（一）限制性通气不足

限制性通气不足指吸气时肺泡的扩张受限制所引起的肺泡通气不足。其发生原因如下。

1. 呼吸动力减弱　呼吸动力减弱即指呼吸肌运动功能障碍，原因主要是：①中枢神经系统的损害，如脑炎、脊髓炎、脑血管意外等；②呼吸肌本身的病变，如肌肉萎缩、重症肌无力、低钾血症等。这些均可导致呼吸肌收缩功能障碍，引起限制性通气不足。

2. 胸廓和肺的顺应性降低　胸廓顺应性降低，见于胸膜纤维性增厚、胸廓畸形、胸壁外伤、胸腔积液和气胸等，均可限制胸廓的扩张。肺顺应性降低，是指严重的肺纤维化或肺表面活性物质减少可降低肺的顺应性，使肺泡扩张的弹性阻力增大而引起限制性通气不足。Ⅱ型肺泡上皮细胞受损（成人呼吸窘迫综合征）或发育不全（婴儿呼吸窘迫综合征）时，可使肺表面活性物质合成与分泌不足。肺过度通气或肺水肿时，可使肺表面活性物质大量消耗和破坏，从而导致肺表面活性物质减少。

（二）阻塞性通气不足

由气道狭窄或阻塞所引起的肺泡通气障碍称为阻塞性通气不足。气道阻塞可分中央性阻塞和外周性阻塞两种。

（1）中央性阻塞是指声门至气管分叉处的气道阻塞，多见于气管内异物、肿瘤、白喉等。

（2）外周性阻塞是指内径小于 2 mm 的细支气管阻塞，见于慢性支气管炎、慢性阻塞性肺疾病、支气管哮喘等。

限制性或阻塞性通气不足引起的总肺泡通气量不足，使肺泡气氧分压下降和肺泡气二氧化碳分压升高，因而流经肺毛细血管的血液不能充分氧化，可导致动脉血氧分压降低和二氧化碳分压升高而发生呼吸衰竭。

二、弥散障碍

弥散障碍是指由于肺泡膜面积减少或肺泡膜异常增厚所引起的气体交换障碍。弥散障碍主要见于以下情况。

1. 弥散面积减少　正常成人肺泡膜的弥散面积约为 80 m²，静息时，肺泡弥散面积为 35～40 m²，

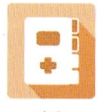

因其储备量大,只有当它减少(图 22-1-1)一半以上时才会引起肺换气功能障碍。肺泡膜面积减少可见于肺实变、肺不张、肺气肿和肺叶切除等。

2. 弥散膜增厚 肺泡膜由毛细血管内皮细胞、基底膜、毛细血管与肺泡上皮间的网状间隙、肺泡上皮、肺泡上皮表面的液体层及表面活性物质层等结构组成。肺泡膜的厚度为 $35\sim10\ \mu m$,故气体易于弥散,交换很快。当肺水肿、肺透明膜形成,或患有肺纤维化、间质性肺炎等时,可引起肺泡膜厚度增加,使肺泡膜通透性降低或弥散距离增宽导致弥散速度减慢,气体弥散障碍。

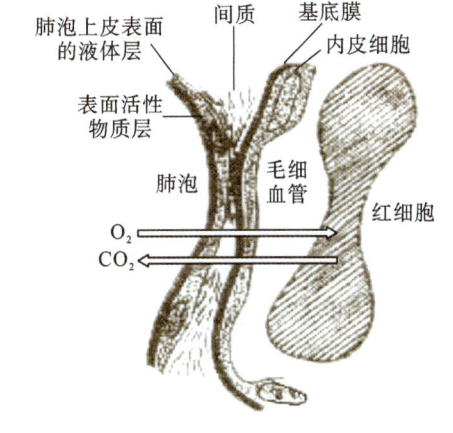

图 22-1-1 肺泡膜模式图

三、肺泡通气与血流比例失调

流经肺的血液得以充分换气的另一个重要因素是肺泡通气量与血流量的比例。正常成人在静息状态下,每分钟肺泡通气量(V)约为 4 L,每分钟肺血流量(Q)约为 5 L,V/Q 约为 0.8。V/Q 失调有以下两种形式。

(1) 部分肺泡失去通气功能或通气不足,但血流量并不相应减少,使 V/Q 比值降低,常见于慢性阻塞性肺疾病、肺炎等肺实变、肺纤维化和肺不张等引起的肺通气障碍,病人可出现 V/Q 比值降低(图 22-1-2)。

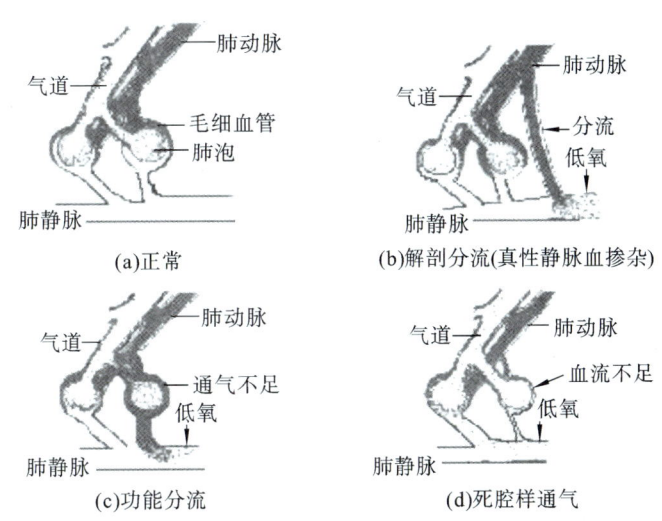

图 22-1-2 肺泡通气与血流比例失调模式图

(2) 部分肺泡血流量减少或停止而通气良好,使 V/Q 比值增高,常见于肺动脉分支栓塞、肺毛细血管床减少(如肺气肿)、肺动脉压降低(出血、脱水)等情况。这些肺泡因血流量减少而失去换气功能或不能充分换气,因而肺泡内气体成分和气道内气体成分相似,犹如增加了肺泡死腔量。因此,这又称为死腔样通气。病人血气变化仍为低氧血症,而二氧化碳含量可正常或低于正常。

第二节　呼吸衰竭的主要功能代谢变化

外呼吸功能障碍引起的直接效应是血液气体的变化,即 PaO_2 降低或同时伴有 $PaCO_2$ 增高或降低。呼吸衰竭时机体各系统的机能变化的最重要的原因就是低氧血症、高碳酸血症和酸碱平衡紊乱。低氧血症和高碳酸血症对机体的影响取决于其发生的急缓、程度、持续的时间以及机体原有的功能代谢状况

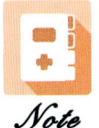

等。在发病过程中,尤其是在病程迁延的慢性呼吸衰竭的病人,常出现一系列代偿适应反应,可改善组织的供氧,并调节酸碱平衡,或改变组织器官的功能代谢以适应新的环境。严重时,呼吸系统以外的器官也可发生功能紊乱,甚至成为死亡的直接原因。

一、酸碱平衡及电解质紊乱

呼吸衰竭时,不仅因外呼吸障碍可引起酸碱平衡紊乱,而且还可因并发肾功能障碍、感染、休克以及某些治疗措施不当等因素而出现不同类型的酸碱平衡紊乱。因此病人的表现可能是多样的。外呼吸功能严重障碍可引起呼吸性酸中毒、呼吸性碱中毒、代谢性酸中毒或呼吸性酸中毒合并代谢性酸中毒。

(一)呼吸性酸中毒

Ⅱ型呼吸衰竭时,大量二氧化碳潴留,可造成原发性血浆碳酸过多。发病急骤者,往往代偿不全而出现失代偿性呼吸性酸中毒,如发病较缓慢,则可出现代偿性呼吸性酸中毒。此时血液电解质主要有血清钾浓度增高,血清氯浓度降低。

(二)代谢性酸中毒或呼吸性酸中毒合并代谢性酸中毒

由于严重缺氧,无氧代谢加强,酸性代谢产物增多,可引起代谢性酸中毒或呼吸性酸中毒合并代谢性酸中毒。如病人合并肾功能不全或感染、休克等,则因肾脏排酸保碱功能障碍或体内固定酸产生增多,将加重代谢性酸中毒。此时血清钾浓度增高可更明显。

(三)呼吸性碱中毒

Ⅰ型呼吸衰竭时,$PaCO_2$ 明显下降的病人,可因原发性碳酸过低而发生呼吸性碱中毒,由于发病急骤,故多为失代偿性呼吸性碱中毒。此时因细胞外钾离子进入细胞内,可发生血清钾浓度降低。由于二氧化碳排出过多,血浆中碳酸氢根移入红细胞增多,氯离子则转移至红细胞外,加之肾排出氯也减少,故血清氯浓度增高。血浆碳酸氢根则因移入红细胞以及肾小管重吸收和再生碳酸氢钠减少而浓度降低。

此外,某些呼吸衰竭的病人可以发生代谢性碱中毒,多属医源性,发生于治疗过程中或治疗后。如使用人工呼吸机,过快排出大量二氧化碳,而原来代偿性增加的碳酸氢根又不能迅速排出,因此发生代谢性碱中毒;由于钾摄入不足,应用排钾利尿剂和糖皮质激素等可导致低钾血症性碱中毒等。

二、呼吸系统变化

呼吸衰竭时伴有的低氧血症和高碳酸血症会影响呼吸功能。$PaCO_2$ 降低刺激颈动脉体与主动脉体化学感受器,反射性增强呼吸运动,当 PaO_2 低于 60 mmHg 时作用更明显。缺氧对呼吸中枢有直接抑制作用,当 $PaCO_2$ 低于 30 mmHg 时,抑制作用可大于反射性兴奋作用而使呼吸抑制。$PaCO_2$ 升高主要作用于中枢化学感受器,使呼吸中枢兴奋,引起呼吸加深、加快。当 $PaCO_2$ 超过 80 mmHg 时,反而抑制呼吸中枢。吸入的二氧化碳增加时,肺泡气二氧化碳分压随之升高,$PaCO_2$ 也升高,因而呼吸加深、加快,肺通气量增加。肺通气增加可使二氧化碳排出增加,使肺泡气和动脉血二氧化碳分压接近正常水平。但当吸入气二氧化碳分压增加超过一定的水平,肺通气量不能相应增加,则肺泡气和动脉血二氧化碳分压显著升高,导致中枢神经系统包括呼吸中枢活动的抑制,从而引起呼吸困难、头痛、头晕,甚至昏迷,出现二氧化碳麻醉。

三、循环系统变化

轻度的 PaO_2 降低和 $PaCO_2$ 升高可兴奋心血管中枢,使心率加快、心肌收缩力增强,导致心输出量增加。但严重的缺氧和二氧化碳潴留可直接抑制心血管中枢,直接抑制心脏活动,导致心肌收缩力降低、血压下降。

呼吸衰竭常伴有肺动脉高压,从而引起右心肥大和右心衰竭,即肺源性心脏病。肺源性心脏病的机制可能有以下几个原因。

(1)缺氧和二氧化碳潴留导致血液 H^+ 浓度升高,均可引起肺小动脉收缩,使肺动脉升高,增加右心

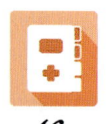

室后负荷。

（2）慢性缺氧使肺小动脉长期处于收缩状态,可引起肺血管壁平滑肌细胞和成纤维细胞的肥大和增生,使血管硬化,形成持续的肺动脉高压。

（3）慢性缺氧所致红细胞增多,使血液黏滞度增高可增加肺血管阻力。

（4）心肌缺氧可抑制心肌舒缩功能,二氧化碳潴留所致的酸中毒可抑制心肌收缩功能。

四、中枢神经系统变化

呼吸衰竭时,由于低氧血症与高碳酸血症的作用,中枢神经系统的功能可发生明显变化,轻度时可使兴奋性升高,严重时将发生一系列中枢神经系统的功能障碍,甚至直接威胁生命。低氧血症和高碳酸血症的作用很难截然分开。

中枢神经对缺氧很敏感,故最易受损。PaO_2 为 60 mmHg 时可出现智力和视力轻度减退。如 PaO_2 迅速降至 40 mmHg 以下时,就会引起一系列神经精神症状,如头痛、不安、定向与记忆障碍、精神错乱、嗜睡,甚至惊厥和昏迷等,PaO_2 低于 20 mmHg 时,只需几分钟就可造成神经细胞的不可逆性损害。

由呼吸衰竭引起的脑功能障碍称为肺性脑病(pulmonary encephalopathy)。病人表现为神志淡漠、肌肉震颤或扑翼样震颤、间歇抽搐、昏睡,甚至昏迷等,也可出现腱反射减弱或消失、锥体束征阳性等。以Ⅱ型呼吸衰竭为例,其肺性脑病的发病机制如下。

（一）对脑血管的影响

1. 脑血管扩张　无论是酸中毒还是二氧化碳潴留都使脑血管扩张。$PaCO_2$ 升高约 10 mmHg 可使脑血流量增加 50%。缺氧也可使脑血管扩张。

2. 形成脑水肿　缺氧和酸中毒还能损伤血管内皮使其通透性增高,导致脑间质水肿;缺氧使脑血管细胞内 ATP 生成减少,影响 Na^+-K^+ 泵功能,可引起细胞内 Na^+ 及水增多,形成细胞水肿;脑充血、水肿使颅内压增高,压迫脑血管,更加重脑缺氧,由此形成恶性循环,严重时可导致脑疝形成。

3. 脑血管内皮损伤　可引起弥散性血管内凝血,这也是肺性脑病的发病因素之一。

（二）对脑细胞的影响

酸中毒使正常脑脊液的缓冲作用较血液弱,其 pH 值也较低,$PaCO_2$ 比动脉血高。因血液中的 HCO_3^- 及 H^+ 不易通过血脑屏障进入脑脊液,故脑脊液的酸碱调节需时较长。呼吸衰竭时脑脊液的 pH 值变化比血液更为明显。当脑脊液 pH 值低于 7.25 时,脑电波活动变慢,pH 值低于 6.8 时脑电波活动完全停止。神经细胞内酸中毒一方面可增加脑谷氨酸脱羧酶活性,使抑制性神经递质 γ-氨基丁酸生成增多,导致中枢抑制;另一方面脑内磷脂酶活性增强,使溶酶体酶释放,引起神经细胞和组织损伤。

部分肺性脑病病人表现为神经兴奋、躁动,可能因发生代谢性碱中毒所致。然而酸中毒的病人也有1/3 表现为神经兴奋,其机制尚不清楚。

五、肾功能变化

呼吸衰竭时肾功能也可遭到损害,轻者尿中出现蛋白、红细胞、白细胞及管型等。严重时可发生急性肾功能衰竭,出现少尿、氮质血症和代谢性酸中毒等变化。此时肾脏结构往往无明显变化,故常为功能性肾功能衰竭。只要外呼吸功能好转,肾功能就可较快恢复。肾功能衰竭的基本发病机制在于缺氧与高碳酸血症反射性引起肾血管收缩,从而使肾血流量严重减少。若病人并发心力衰竭、弥散性血管内凝血或休克,则肾脏的血液循环障碍将更严重,而肾功能障碍也将加重。

第三节　呼吸衰竭的防治与护理原则

一、防治原发病

针对引起呼吸衰竭的原发疾病进行预防,或在发病后及时进行积极处理。

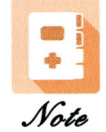

二、防止与去除诱因的作用

对于可能引起呼吸衰竭的疾病,还必须同时防止诱因的作用。例如,对于创伤、休克病人,要避免吸入高浓度氧、输给久存血库的血液或输液过量等,以免诱发成人呼吸窘迫综合征。有呼吸系统疾病的病人必须做手术时,应先检查病人的肺功能储备力。对肺功能已有损害或慢性呼吸衰竭的病人更应积极防止及去除各种诱因的作用,以免诱发急性呼吸衰竭。

三、畅通气道和改善通气

常用的方法有:①清除气道内容物或分泌物;②解除支气管痉挛;③用抗感染治疗减轻气道的肿胀与分泌;④必要时行气管插管或气管切开术;⑤给予呼吸中枢兴奋剂;⑥掌握适应证,正确使用机械辅助通气。

四、改善缺氧

呼吸衰竭时必定有严重缺氧,因此纠正缺氧,提高 PaO_2 水平对每个病人都是必要的。其目的在于短期内争取使 PaO_2 升至 $50\sim60$ mmHg($6.67\sim8.0$ kPa),动脉血氧饱和度升至 85% 左右。

慢性 Ⅰ 型呼吸衰竭有缺氧而无二氧化碳潴留,可吸入较高浓度的氧(一般不超过 50%)。慢性 Ⅱ 型呼吸衰竭时,由于呼吸中枢反应性的变化,一般认为给氧在原则上以持续低浓度低流量为宜。应使 PaO_2 达到安全水平,即 $60\sim70$ mmHg($8.0\sim9.33$ kPa),以求能供给组织必要的氧而不致引起二氧化碳麻醉,然后根据病人情况调整并逐渐提高吸入氧的浓度及流量。如在给氧时出现二氧化碳分压进行性上升,则须辅助人工通气以促进二氧化碳的排出。

五、密切观察监护、综合治疗

注意纠正酸碱平衡紊乱与水电解质紊乱;维持心、脑、肾等重要器官的功能;防治常见的严重并发症。

 案例分析 22-1

案例分析
22-1 答案

> 病人,男,55 岁。因气短入院。体格检查:体温 36.5 ℃,心率每分钟 104 次,呼吸每分钟 60 次。呼吸急促,发绀,两肺底有湿啰音。血气分析:PaO_2 58 mmHg,$PaCO_2$ 62 mmHg。
>
> 讨论题:
>
> 1. 该病人发生了哪型呼吸衰竭?
>
> 2. 如何制订呼吸衰竭的防治和护理原则?

 小 结

呼吸衰竭是指各种原因引起的肺通气和(或)肺换气功能严重障碍,以致在静息状态下也不能维持足够的气体交换,导致低氧血症伴或不伴有高碳酸血症,进而引起一系列病理、生理改变和相应临床表现的综合征。

由于呼吸衰竭临床表现缺乏特异性,明确诊断依赖于动脉血气分析,即在海平面、静息状态、呼吸空气条件下,动脉血氧分压(PaO_2)低于 60 mmHg,伴或不伴有二氧化碳分压($PaCO_2$)高于 50 mmHg,并排除心内解剖分流和原发于心输出量降低等因素,即诊断为呼吸衰竭。

按动脉血气分析,呼吸衰竭分为 Ⅰ 型呼吸衰竭和 Ⅱ 型呼吸衰竭。Ⅰ 型呼吸衰竭,即缺氧性呼吸衰竭,动脉血气分析的特点是 PaO_2 低于 60 mmHg,$PaCO_2$ 降低或正常;Ⅱ 型呼吸衰竭,即高碳酸性呼吸衰竭,动脉血气分析的特点是 PaO_2 低于 60 mmHg,同时伴有 $PaCO_2$ 高于 50 mmHg。

呼吸衰竭的发生原因与机制包括肺通气功能障碍、弥散障碍(由于肺泡膜面积减少或肺泡膜异常增

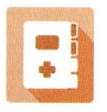

厚所引起的气体交换障碍）和肺泡通气与血流比率失调。

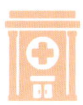 **直通护考在线答题**

枣庄科技职业学院　屈斌

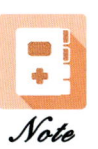

Note

第二十三章 肝 性 脑 病

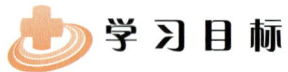 学 习 目 标

掌握

假性神经递质的概念。

熟悉

肝性脑病的原因和诱因。

了解

肝性脑病的分类及防治原则,肝性脑病的护理,肝性脑病的发生机制。

第一节　肝性脑病的概念、分类和临床分期

一、肝性脑病的概念

各种病因可以导致肝功能障碍甚至肝功能不全。肝功能不全的晚期,往往发展至肝功能衰竭。肝功能衰竭的病人在临床上常会出现一系列神经精神症状,早期有性格改变,进一步发展可出现行为异常、定向障碍、扑翼样震颤、精神错乱,严重时可发展为嗜睡、昏迷,又称为肝昏迷。这种在严重肝病时所继发的神经精神综合征称为肝性脑病(hepatic encephalopathy,HE)。

二、肝性脑病的分类

肝性脑病按照病因不同,分为内源性和外源性两类。

1. 内源性肝性脑病　内源性肝性脑病的病因常为病毒性急性重型肝炎、晚期肝癌等,这类疾病因肝细胞严重坏死,残存的肝细胞不能代偿,导致体内代谢失衡或代谢毒物不能被有效清除,进而导致中枢神经系统的功能紊乱。内源性肝性脑病常为急性病程,没有明显的诱因,血氨可不增高。

2. 外源性肝性脑病　外源性肝性脑病常继发于严重慢性肝病(如门脉性肝硬化、晚期肝癌等)和(或)门-体静脉分流术、晚期血吸虫性肝硬化等。此型肝性脑病常有明显的诱因,血氨往往增高。如去除诱因,肝性脑病可获得改善,但受到诱因的作用又可复发。外源性肝性脑病是由于门静脉间有手术分流或自然形成的侧支循环,门静脉中的毒性物质未经肝脏处理而进入体循环,导致中枢神经系统的功能紊乱。

三、肝性脑病的临床分期

肝性脑病在临床上按神经精神症状的轻重分为四期。

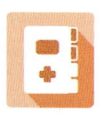

一期(前驱期):有轻微的性格和行为改变,可表现为欣快、反应迟缓以及睡眠节律的变化、有轻度的扑翼样震颤等。

二期(昏迷前期):较一期症状加重,可表现为精神错乱、睡眠障碍、定向理解力减退及行为异常、经常出现扑翼样震颤等。

三期(昏睡期):有明显的精神错乱、昏睡等症状。

四期(昏迷期):肝昏迷,神志丧失,不能唤醒,无扑翼样震颤等。

需要指出的是,肝性脑病病人的临床表现常重叠出现,各期之间并无明确的界限,分期的目的只是便于对其进行早期诊断与治疗。

第二节 肝性脑病的发病机制

案例分析 23-1

病人,男,48 岁,肝硬化 4 年,于 3 天前与朋友聚餐时出现呕血,血色为鲜红色,血量约为 1000 mL,头晕、心慌、出冷汗入院,查体:P 108 次/分,BP 80/50 mmHg,贫血貌,巩膜黄染,经输血、补液和应用止血药物治疗后病情好转,血压和心率恢复正常。1 天前出现睡眠障碍,幻听和言语不清。实验室检查:血氨 130 μg/dL。

讨论题:

请分析该病人的发病原因。

案例分析
23-1 答案

肝性脑病的发病机制尚不完全清楚,目前的几种学说都有其根据,而且与其相适应的防治原则,临床证明均有效。虽然每一学说都有一定的片面性,但在临床实践中都有重要的理论意义。一般情况下,肝性脑病时脑内并无明显的特异性结构变化,一般认为,主要是由脑组织的功能和代谢障碍引起。现将肝性脑病发病机制的几种学说简述如下。

一、氨中毒学说

临床上约 80% 的肝性脑病病人的血液及脑脊液中氨水平升高,而且采用各种降血氨的治疗措施有效。19 世纪末人们发现给门-体分流术后的狗喂肉食,可诱发肝性脑病。肝硬化病人如高蛋白质饮食或摄入较多含氮物质,易诱发肝性脑病,当限制蛋白质饮食后,病情即见好转。这些均是氨中毒学说的根据。

正常人血氨的生成和清除之间维持着动态平衡,一般不超过 59 μmol/L(100 μg/dL)。当血氨的生成增多而清除不足时,可使血氨增高。增多的血氨通过血脑屏障进入脑内,使脑组织代谢和功能障碍,导致肝性脑病。

1. 血氨增高的原因

(1) 尿素合成减少,氨清除不足。肝性脑病时血氨增高的主要原因是肝脏鸟氨酸循环障碍。正常情况下,体内产生的氨一般均在肝脏经鸟氨酸循环,合成无毒的尿素,进而通过肾排出体外。肝脏生成 1.0 mol 的尿素能清除 2.0 mol 的氨,同时消耗 3.0 mol 的 ATP。此外,氨基甲酰磷酸合成酶、鸟氨酸氨基甲酰转移酶等参与尿素的合成。

肝功能严重障碍时,一方面由于代谢障碍,供给鸟氨酸循环的 ATP 不足,另一方面参与鸟氨酸循环的酶系统严重受损可导致氨合成尿素明显减少,以致血氨增高。此外,肝硬化晚期,门静脉高压症及门-体侧支循环形成的病人,来自肠道的氨绕过肝直接进入体循环也可使血氨升高。

(2) 氨产生增多。血氨主要来源于肠道产氨,氨的生成取决于细菌酶的作用,氨的吸收则取决于肠道内的 pH 值。其次,肾脏和肌肉也能少量产氨。

正常情况下,人体每天肠道产氨约 4 g,经门静脉入肝后,经鸟氨酸循环转变为尿素而被解毒。具体地说,蛋白质的分解产物氨基酸,在肠道内经肠道细菌分泌的氨基酸氧化酶分解产生氨;血液中的尿素约 25% 经胃肠黏膜血管弥散到肠腔内,经细菌尿素酶的作用形成氨,后者再经门静脉重新吸收。肠道内氨的吸收取决于肠内容物的 pH 值。pH 值大于 6 时,生成的 NH_3 被大量吸收,血氨升高;pH 值小于 6 时,以 NH_4^+ 形式随粪便排出体外,血氨降低。肝功能障碍时引起血氨增高,原因如下:①肠道内含氮成分增多:肝硬化时,由于门静脉回流受阻,门静脉高压症导致消化道淤血、水肿,使肠道细菌生长活跃,分泌的氨基酸氧化酶及尿素酶增多,使氨生成增多。加上消化液分泌减少,食物的消化、吸收及排空发生障碍,特别是在高蛋白饮食或上消化道出血后,肠道内积存的蛋白质等含氮成分增多。②尿素的肠肝循环增加:慢性肝病晚期伴有肾功能不全时,引起氮质血症,血液中的尿素等非蛋白氮含量增高,因而弥散到肠腔的尿素大大增加。③肾脏产氨增加:正常时,肾脏也可产生少量氨。临床上肝硬化腹腔积液的病人发生呼吸性碱中毒时,或以排钾利尿剂利尿时,可使肾小管上皮细胞排钾增加,氢离子排出减少,尿液酸度降低,因而氨弥散入血增加。④肌肉产氨增加:肝性脑病病人出现躁动不安、震颤等肌肉活动增强的症状,导致肌肉中的腺苷酸分解代谢增强,使肌肉产氨增多。

2. 氨对中枢神经系统的毒性作用 当血液 pH 值在正常范围(pH 值为 7.35～7.45)时,氨在血中主要(99%)以 NH_4^+ 的形式存在,NH_4^+ 不易通过血脑屏障。当血液 pH 值增高时,NH_3 增多,NH_3 为脂溶性,容易透过血脑屏障进入脑内,引起脑功能障碍。此外,进入脑内的氨量也与血脑屏障的通透性有关。例如,血氨虽不高,但如血脑屏障通透性增高,则进入脑内的氨也可增多。

血氨对中枢神经系统的影响主要有如下几点。

(1) 干扰脑细胞能量代谢。一般认为,进入脑内的氨与 α-酮戊二酸结合生成谷氨酸,α-酮戊二酸是三羧酸循环的重要中间产物,一方面可影响细胞内糖的有氧代谢,另一方面可导致 ATP 生成减少,使脑细胞产能减少。同时,大量的氨又与谷氨酸结合,生成谷氨酰胺,这一过程又消耗了大量 ATP,即进入脑内的氨使 ATP 的产生减少且消耗增多,干扰了脑细胞的能量代谢,导致脑细胞完成各种功能所需的能量严重不足,从而不能维持中枢神经系统的兴奋活动,进而发生昏迷。

(2) 由于进入脑内的氨增高,影响脑内神经递质的平衡。脑内存在兴奋性与抑制性两种神经递质,为了保持平衡,进入脑内的氨与谷氨酸结合生成的谷氨酰胺增多,谷氨酸被消耗,使中枢兴奋性递质谷氨酸减少,而中枢抑制性递质谷氨酰胺增多。此外,氨能抑制丙酮酸脱羧酶的活性,使乙酰辅酶 A 生成减少,结果导致兴奋性神经递质乙酰胆碱合成减少。值得一提的是,肝性脑病初期,谷氨酸的减少,使谷氨酸脱羧酶催化生成的抑制性递质 γ-氨基丁酸(GABA)减少,病人出现躁动、精神错乱等兴奋性症状。肝性脑病晚期,由于高浓度氨可抑制 γ-氨基丁酸转氨酶的活性,导致 γ-氨基丁酸代谢转化为琥珀酸的过程发生障碍,使脑内 γ-氨基丁酸含量增加,病人则出现神经抑制症状。

(3) 氨对神经细胞膜有直接的抑制作用。有报道,氨与 K^+ 竞争通过细胞膜上的钠泵进入细胞内,造成细胞内的 K^+ 减少,细胞缺钾。氨也可干扰神经细胞膜 Na^+-K^+-ATP 酶活性,这些作用均可影响 Na^+、K^+ 在神经细胞膜内、外的正常分布,从而干扰神经兴奋及传导活动,导致昏迷。

二、假性神经递质学说

正常时,脑干网状结构中的神经递质种类较多,其中主要有去甲肾上腺素和多巴胺等。去甲肾上腺素和多巴胺等神经递质,在维持脑干网状结构上行激动系统的唤醒功能中具有重要作用。该学说认为,当这些真性神经递质被假性神经递质取代时,大脑皮质将从兴奋状态转入抑制状态,产生昏睡等情况。

1. 假性神经递质的生成 正常情况下,食物中的蛋白质,经消化后在肠道内分解为多种氨基酸。其中,芳香族氨基酸中的苯丙氨酸与酪氨酸一部分被直接吸收入血,在肝脏代谢脱氨或通过血脑屏障被脑细胞摄取生成多巴胺和去甲肾上腺素;另一部分未被吸收的,在肠道内经细菌脱羧酶的作用,分别生成苯乙胺和酪胺。这些胺类,大部分在肝脏经单胺氧化酶的作用氧化解毒,也有极少量经血进入中枢神经系统。

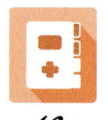

当肝功能严重障碍或进行门-体分流术后时,肝脏的解毒功能低下,或经侧支循环绕过肝脏直接进入人体循环,大量的苯乙胺和酪胺透过血脑屏障进入脑内,在β-羟化酶的作用下分别生成苯乙醇胺和羟苯乙醇胺。这两种物质在化学结构上与去甲肾上腺素和多巴胺十分相似,可被脑干网状结构中的肾上腺素能神经元摄取、储存和释放,但其对突触后膜的生理效应很弱,仅相当于去甲肾上腺素的1/10左右。不能完成真性神经递质功能的苯乙醇胺和羟苯乙醇胺称为假性神经递质。

2. 假性神经递质的作用机制 当苯乙醇胺和羟苯乙醇胺在神经突触堆积至一定程度时,则排挤或取代正常神经递质,导致神经传导发生障碍,兴奋冲动不能传至大脑皮层,大脑因此产生抑制并出现意识障碍、昏迷。

假性神经递质学说的根据之一是临床应用左旋多巴可以明显改善肝性脑病的病情。去甲肾上腺素和多巴胺不能通过血脑屏障,而其前体左旋多巴却可进入脑内,在脑内转变成去甲肾上腺素和多巴胺,与假性神经递质竞争,使神经传导功能恢复,促进病人苏醒。

三、血浆氨基酸失衡学说

肝性脑病病人,常可见血浆氨基酸失平衡,即芳香族氨基酸(AAA)增多,而支链氨基酸(BCAA)减少。正常人血浆 BCAA/AAA 的比值为3～3.5,而肝性脑病病人明显降低,为0.6～1.2。

1. 血浆氨基酸不平衡的原因 芳香族氨基酸主要在肝脏降解,肝脏功能严重障碍时肝细胞灭活胰岛素和胰高血糖素的功能降低,使两者浓度均升高,但以胰高血糖素的增多更为显著,组织中的蛋白质分解代谢增强,致使大量芳香族氨基酸由肝脏和肌肉释放入血。

支链氨基酸的代谢主要在骨骼肌中进行,胰岛素可促进肌肉组织摄取和利用支链氨基酸。肝功能严重障碍时,血中胰岛素水平增高,支链氨基酸进入肌肉组织增多,因而使其血中含量减少。

2. 芳香族氨基酸与肝性昏迷 在生理情况下,芳香族氨基酸与支链氨基酸同属电中性氨基酸,借同一载体转运系通过血脑屏障被脑细胞摄取。当血浆 AAA 显著增高或 BCAA 降低时,使得 AAA 大量入脑,其中主要以苯丙氨酸、酪氨酸和色氨酸进入脑内增多。脑中苯丙氨酸增多时可抑制酪氨酸羟化酶的活性,使酪氨酸不能按正常途径羟化成多巴,转而在芳香族氨基酸脱羧酶的作用下生成酪胺,酪胺进一步经β-羟化酶作用生成羟苯乙醇胺,而苯丙氨酸也可在芳香族氨基酸脱羧酶的作用下生成苯乙胺,经β-羟化酶作用生成苯乙醇胺,因而,苯丙氨酸和酪氨酸大量进入脑内的结果是使脑内假性神经递质羟苯乙醇胺和苯乙醇胺增多,而正常神经递质的合成减少,最终导致肝性脑病的发生。氨基酸失平衡学说实际上是假性神经递质学说的补充和发展。

四、GABA 学说

γ-氨基丁酸(GABA)是哺乳动物中枢神经系统最主要的抑制性神经递质。血中 GABA 主要来源于肠道,在肝脏进行进一步代谢。血脑屏障酶转运系统能使 GABA 变为丁酸而失活,故血中的 GABA 不能或只能极缓慢地通过血脑屏障。

肝功能障碍时,对来自肠道细菌产生的 GABA 摄取和灭活降低,使血液中 GABA 浓度升高;另一方面,由于血脑屏障的通透性改变,血液中的 GABA 可以大量进入脑内,抑制中枢神经系统功能,引发肝性脑病,血中 GABA 浓度与肝性脑病的昏迷程度平行。

五、神经毒物协同学说

各种蛋白质、脂肪的代谢产物如硫醇、脂肪酸、酚等,在肝性脑病的发病中可能也有一定作用。含硫的蛋氨酸经肠道细菌作用后,可产生一些毒性较强的含硫化合物,肝功能严重障碍时不被肝脏解毒,产生毒性作用。如通过呼吸系统从呼吸道排出,气味难闻,临床上称为肝臭。该学说认为,尽管以上每种物质均有神经毒性,但在肝功能障碍时这些物质所达到的水平不足以引起肝性脑病,可能是在血浆和脑组织中处于低水平时联合氨的协同作用,引起肝性脑病。

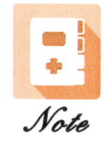

第三节　肝性脑病的诱因及其作用机制

外源性肝性脑病常有明显的诱因,氨的负荷过度是诱发肝性脑病的最常见的原因。

1. 产氨增多

(1)慢性肝病伴有明显门-体分流的病人,不适当的饮食,如一次大量进食富含蛋白的食物,蛋白质被肠菌分解,产生大量的氨和芳香族氨基酸等有害物质,则可能诱发肝性脑病。

(2)肝硬化病人出现上消化道出血,大量血液进入消化道,血中的蛋白质在肠道细菌作用下生成大量氨及其他毒性物质,诱发肝性脑病。

(3)便秘使肠道内氨和其他含氮物质产生和吸收增加。

(4)感染也可使组织分解代谢增强,氨的产生增多。

2. 血脑屏障通透性增强

(1)碱中毒、排钾性利尿剂,或大量放腹腔积液可造成低钾性碱中毒,导致血液 pH 值升高,有利于氨通过血脑屏障。

(2)严重肝病病人合并的高碳酸血症、脂肪酸以及饮酒等使血脑屏障通透性增高。血脑屏障通透性增高,在诱发肝性脑病的发生中具有重要作用。

3. 脑敏感性增高　感染、精神紧张、缺氧、电解质紊乱等可增强脑对毒性物质的敏感性而诱发肝性脑病。肝病病人(尤其是发生过肝性脑病的病人)脑电波明显减慢,对安眠药和镇静药能起药理作用的剂量也明显比正常人低。同时,长期使用止痛、镇静、麻醉药等这些药物的肝病病人,往往在体内已有不同程度的药物蓄积,当肝病严重时,肝解毒功能降低,对这些药物的分解功能也降低,从而直接抑制大脑功能活动。

第四节　肝性脑病的防治原则

肝性脑病是肝功能不全发展至晚期失代偿阶段的最终临床表现,死亡率高。根据肝性脑病的诱因和发病机制,在防治上应采取综合性措施,其中去除诱因和防治并发症尤为重要。

一、消除诱因

谨防诱因的出现,无论对尚未发生肝性脑病的肝功能严重障碍的病人,抑或是已经发生肝性脑病的病人,都是十分重要的。主要措施如下:①严格限制蛋白质摄入量,减少氨负荷,在限制蛋白质的同时可增加葡萄糖和维生素等营养物质;②严禁病人吃粗糙食物,防止消化道出血;③慎用镇静剂、利尿剂和麻醉剂,警惕药物蓄积的可能;④防止便秘,以减少肠道有毒物质进入体内;⑤大量放腹腔积液、低血钾等可诱发肝性脑病,应注意预防。

二、降低血氨

(1)口服乳果糖等来控制肠道产氨。乳果糖可在肠道细菌作用下形成乳酸和少量醋酸,抑制肠道细菌的产氨作用,降低肠道 pH 值,从而减少氨的吸收,还可吸引血中氨向肠道扩散,以利排出。这样既可降血氨,又可清除氨。

(2)用谷氨酸、精氨酸等药物来降低血氨。谷氨酸的作用在于可结合氨生成谷氨酰胺;精氨酸的作用则在于维持鸟氨酸循环,促进尿素合成。

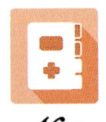

（3）纠正水、电解质和酸碱平衡紊乱,特别是要注意纠正碱中毒。

（4）口服新霉素,以抑制肠道细菌,减少产氨。

三、其他治疗措施

（1）可口服或静脉注射以支链氨基酸为主的氨基酸混合液,通过恢复血氨基酸平衡来治疗肝性脑病。

（2）可给予左旋多巴,使其与脑内假性神经递质竞争,增强正常神经递质的功能,促进病人清醒。

（3）临床上也配合采取一些保护脑细胞功能、维持呼吸道通畅、防止脑水肿等措施。

四、肝性脑病的护理

（1）饮食护理:意识障碍期病人应禁食动物性蛋白质,以植物性蛋白质为好,尽量少给予脂肪类物质。食物配制应注意含有丰富的维生素,但不宜用维生素 B_6,以防减少中枢神经系统的正常传导递质。因维生素 B_6 可使多巴在周围神经处转为多巴胺,影响多巴进入脑组织。

（2）休息和防护:对肝性脑病病人要有专人进行看护,床上要安床栏,躁动者还要用约束带,以保证病人的安全。采取舒适体位并定时变换,防止产生压疮。

（3）做好口腔护理:保持呼吸道通畅,防治口腔、呼吸道、泌尿系统感染。

（4）吸氧:必要时头置冰帽,降低颅内温度,减少脑细胞耗氧,保护细胞功能。

（5）建立静脉通路:及时合理用药,注意严格控制液体输入速度,防止稀释性低钾及低钠血症、心力衰竭、肺水肿以及脑水肿的发生。

（6）保持大便通畅。

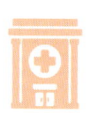 **小　结**

肝功能不全的晚期,往往发展至肝功能衰竭。肝功能衰竭的病人,在临床上常会出现一系列神经精神症状,病情严重的病人最后可进入昏迷状态。这种在严重肝病时继发的神经精神综合征,称为肝性脑病。

肝性脑病病因分为内源性（伴有广泛肝细胞坏死的肝炎、中毒性或药物性肝炎、严重胆道感染、晚期肝癌等）和外源性（肝硬化、原发性肝癌和/或门-体静脉分流术、血吸虫性肝硬化等）两类。目前认为肝性脑病的发病机制是肝细胞受损导致清除氨减少,而产氨增多,血氨浓度升高,从而使氨进入脑干扰脑组织能量代谢而引起肝性脑病。肝性脑病防治的关键是防止诱因,避免降低血氨。

 **直通护考在线答题**

内蒙古医科大学　徐晓艳

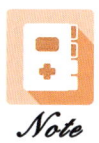

第二十四章 肾功能衰竭

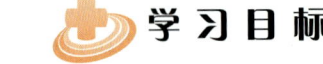 **学习目标**

掌握

急性肾功能衰竭、慢性肾功能衰竭和尿毒症的基本概念,急性肾功能衰竭时机体功能与代谢的变化,急性肾功能衰竭的病因及分类。

熟悉

慢性肾功能衰竭机体功能与代谢的变化,慢性肾功能衰竭的病因和发生机制,尿毒症的临床表现和发生机制。

肾脏是人体最重要的排泄器官,通过泌尿作用排出体内代谢终末产物和有害物质,调节水、电解质和酸碱平衡,维持机体内环境稳定。肾脏还具有内分泌功能,能够合成红细胞生成素、肾素、前列腺素等多种生物活性物质,参与机体代谢活动的调节。

肾功能衰竭(renal failure)是指各种原因引起的肾脏泌尿功能严重障碍,代谢产物不能充分排出而蓄积体内,导致水、电解质和酸碱平衡紊乱,并伴有肾脏内分泌功能障碍的病理过程。

肾功能不全(renal insufficiency)与肾功能衰竭没有本质的区别,只有程度上的不同。肾功能不全包括肾功能障碍由轻到重的全过程,而肾功能衰竭则是肾功能不全的晚期阶段。根据病程长短和发病急缓,将肾功能衰竭分为急性肾功能衰竭和慢性肾功能衰竭。急、慢性肾功能衰竭发展到终期,出现全身中毒症状,称为尿毒症。

第一节 急性肾功能衰竭

急性肾功能衰竭(acute renal failure, ARF)是指各种原因引起的肾脏泌尿功能在短期内急剧降低,导致机体内环境出现迅速且严重紊乱的病理过程。

一、急性肾功能衰竭的病因与分类

(一)根据病变部位和发病环节分类

1. 肾前性急性肾功能衰竭 肾前性急性肾功能衰竭是肾灌流量急剧减少而导致的肾小球滤过率下降。常见于大量失血、失液、烧伤、创伤、感染等原因引起的各型休克的早期及急性心力衰竭。此病因无器质性病变,一旦肾灌流量恢复,肾功能即可恢复正常,故又称为功能性急性肾功能衰竭。

2. 肾性急性肾功能衰竭 肾性急性肾功能衰竭是指由于肾脏器质性病变引起的急性肾功能衰竭,又称器质性急性肾功能衰竭。常见于以下情况。

(1)肾小球、肾间质、肾血管病变:如急性肾小球肾炎、肾盂肾炎、系统性红斑狼疮性恶性高血压等

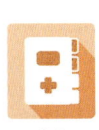
Note

308

引起的弥漫性肾实质损害，使大量的肾小球功能丧失。

（2）急性肾小管坏死：多由于肾小管持续性缺血或中毒性损害，大量肾小管功能丧失。①肾小管持续性缺血：各种休克的早期未及时抢救造成严重持续的肾缺血，进一步引起肾小管变性、坏死，此时功能性急性肾功能衰竭转变为器质性急性肾功能衰竭。②中毒性损害：各种毒物，包括药物（新霉素、卡那霉素、多黏菌素、头孢菌素、磺胺类药物等）、生物毒素（蛇毒、毒蕈碱等）、重金属（铅、砷、汞等）、有机物（四氯化碳、氯仿、甲醇、酚等），以及内源性物质（血红蛋白、肌红蛋白、内毒素等）均可损伤肾小管，引起肾小管上皮细胞变性、坏死。

3. 肾后性急性肾功能衰竭　肾后性急性肾功能衰竭是由于从肾盏到尿道口的尿路梗阻引起的排尿障碍所致的急性肾功能衰竭。常见于尿路结石、盆腔肿瘤压迫输尿管和前列腺增生引起的急性尿路梗阻等。由于尿路梗阻，肾小球滤过压下降，肾小球滤过率降低引起肾功能衰竭。

（二）根据临床表现分类

1. 休克型急性肾功能衰竭　各种病因引起的休克均可导致急性肾功能衰竭。常见的病因有出血、水电解质平衡紊乱、心源性循环衰竭等。

2. 感染型急性肾功能衰竭　细菌、病毒等的感染都可并发急性肾功能衰竭。易发生急性肾功能衰竭的病毒感染主要有病毒性肺炎、脑炎、肝炎和流行性出血热等。细菌性感染特别是革兰阴性菌感染容易引起急性肾功能衰竭。

3. 挤压型急性肾功能衰竭　挤压型急性肾功能衰竭是由严重挤压伤引起的急性肾功能衰竭。其致病因素及临床过程极为复杂。它是临床上常见和重要的一种类型。

4. 溶血型急性肾功能衰竭　血型不配合的输血、大量输库存血、机械性溶血都可并发急性肾功能衰竭。主要发病原理是弥散性血管内凝血。

5. 中毒型急性肾功能衰竭　引起急性肾功能衰竭的毒物种类很多，可归纳为以下四类：①重金属化合物，如汞等；②有机化合物，如 DDT、敌敌畏等；③生物毒素，如蛇毒和毒蕈素等；④肾毒性药物，如肾毒性抗生素。

二、急性肾功能衰竭的发病机制

急性肾功能衰竭的发病机制是肾小球的滤过率急剧降低。而引起肾小球滤过率降低的因素不仅限于肾小球，肾小管的病变也会影响肾小球的滤过率。

1. 肾小球的因素

（1）肾血流量减少：①肾血流灌注压降低。当全身血压降低到 50～70 mmHg 时，肾脏血流量减少，肾血流灌注压降低，因而肾小球的滤过率降低。②肾血管收缩。当全身有效循环血量减少、肾缺血时，激活肾素-血管紧张素系统和交感-肾上腺髓质系统，可使肾小球入球小动脉痉挛，导致肾小球滤过率降低，尿量减少。

（2）肾小球病变：急性肾小球肾炎病人，免疫反应使肾小球血管内皮细胞和血管系膜细胞增生，增生的细胞压迫毛细血管，造成肾小球缺血，使肾小球滤过率减少。

2. 肾小管的因素　急性肾缺血或毒性物质的作用可导致肾小管上皮细胞变性、坏死，可导致如下后果。①肾小管阻塞：急性肾小管坏死时，脱落的上皮细胞碎片、肌红蛋白、血红蛋白等形成的管型堵塞肾小管管腔，妨碍原尿通过，形成少尿。药物结晶、弥散性血管内凝血时微血栓形成也是造成肾小管阻塞的原因。②原尿回漏肾间质：肾小管上皮细胞变性、坏死，基底膜断裂，管腔中的尿液漏入肾间质导致尿量减少和肾间质水肿。肾间质水肿压迫其他肾小管，妨碍原尿通过，进而引起肾小球球囊内压力增高，导致肾小球滤过率进一步减少。

三、急性肾功能衰竭机体功能与代谢的变化

急性肾功能衰竭在临床上可分为少尿型和非少尿型。

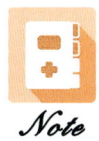

（一）少尿型急性肾功能衰竭

少尿型急性肾功能衰竭较为常见，按其发展过程，可分为少尿期、多尿期、恢复期三个阶段，每个阶段有其不同的特点。

1. 少尿期　少尿期是病情最危重的阶段。表现为少尿、无尿，伴电解质严重紊乱。此期持续数日到数周，时间愈长，预后愈差。

（1）尿液的改变：①少尿和无尿：尿量迅速减少，可出现少尿（尿量少于 400 mL/d）、无尿（尿量少于 100 mL/d）。少尿和无尿与肾血流量减少、肾小球滤过率降低、肾小管阻塞及原尿回漏等因素有关。②低比重尿：尿比重低，常为 1.010～1.012。与肾脏的浓缩与稀释功能障碍有关。③高尿钠：尿钠含量高（高于 40 mmol/L），这是由于肾小管对钠的重吸收发生障碍所致。④血尿、蛋白尿、管型尿：因为肾小球滤过障碍和肾小管损伤，尿中出现红细胞、白细胞、蛋白质等。

（2）代谢性酸中毒：病人有无力、嗜睡甚至昏迷等表现，血液 pH 值降低，这是由于肾脏排酸保碱功能障碍，酸性代谢产物滞留于体内所致。

（3）高钾血症：血钾升高可抑制心脏，引起心律不齐，甚至心搏骤停，这是急性肾功能衰竭病人在少尿期最危险的并发症，是导致死亡的主要原因。引起血钾升高的原因如下：①肾排钾减少；②组织细胞损伤、缺氧、酸中毒时细胞内钾释放到细胞外；③输入库血、使用保钾利尿药，摄入过多的钾。

（4）氮质血症：血液中非蛋白氮（包括尿素、尿酸、肌酐等）含量增加。严重者常有食欲不振、恶心、呕吐、神志淡漠、嗜睡、惊厥，甚至昏迷等表现。这是由于肾排出含氮代谢产物不足，造成血中非蛋白氮含量增高，引起的自身中毒现象。

（5）水中毒：这是由于急性肾功能衰竭病人调节水钠代谢的功能减弱或丧失，肾排尿量显著减少，加上输液不当，未严格控制水的摄入，造成输液过多，使水潴留，引起稀释性低钠血症，水向细胞内转移所致。严重时，病人可出现脑水肿、肺水肿和心力衰竭。

2. 多尿期　少尿期后，尿量逐渐增多，当增多至 400 mL/d 以上时，标志着已进入多尿期，这是肾功能好转的表现，以后尿量可增多至 3000 mL/d 以上。多尿期早期，肾功能尚未完全恢复，氮质血症、高钾血症和酸中毒并不能得到改善，病人仍未脱离危险期。此期由于水、电解质大量排出，如不及时补充，则可发生脱水、低钾血症和低钠血症。因此，在多尿期仍应控制和调整摄入的水和电解质的量。此期持续 1～2 周即可进入恢复期。

3. 恢复期　病程 1 个月后，血中尿素氮逐渐恢复正常，尿量和尿液成分也逐渐恢复正常，即进入恢复期。本期由于肾小管上皮功能逐渐恢复正常，水、电解质和酸碱平衡紊乱得到纠正。但肾功能完全恢复正常需数月或更长时间，以肾小管浓缩功能恢复最慢。少数病人因肾小管上皮和基底膜破坏严重，再生修复不全，可逐渐转变为慢性肾功能不全。

（二）非少尿型急性肾功能衰竭

非少尿型急性肾功能衰竭病人的尿量仍可维持在 400～1000 mL/d，临床症状一般较轻，病程较短，并发症少，病死率低，预后较好。肾小球的滤过率下降不如少尿型病人严重，肾小管损伤也较轻。主要表现为尿液浓缩功能障碍，尿液渗透压较低。因此，尿量即使正常或增多，仍然不能充分排出溶质，各种代谢产物仍在体内潴留，因而导致氮质血症和代谢性酸中毒。非少尿型急性肾功能衰竭病人由于尿量减少不明显，容易被忽视而漏诊，应加以注意。

四、急性肾功能衰竭的防治与护理原则

（1）积极治疗原发病，如抗休克、抗感染、清除毒物、治疗弥散性血管内凝血等。

（2）少尿期应细致观察并记录液体出入水量，纠正水、电解质及酸碱平衡紊乱。

（3）多尿期注意补充液体及钠、钾，防止脱水失钾。

（4）饮食控制，给予高碳水化合物低蛋白质饮食。

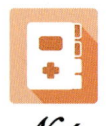
（5）危重病人进行透析治疗。

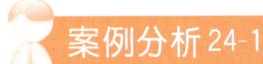

案例分析24-1

病人，男，47岁，因车祸创伤并伴有大出血。经临床观察：脉搏细速，脸色苍白、手足湿冷，烦躁不安。体格检查：P 110次/分，BP 98/68 mmHg。尿量：10 mL/h。

讨论题：

1. 该病人处于什么状态？
2. 对该病人的护理原则是什么？

案例分析
24-1答案

第二节　慢性肾功能衰竭

慢性肾功能衰竭（chronic renal failure，CRF）是指各种疾病造成的肾单位呈慢性、进行性破坏，使健存肾单位逐渐减少，以致泌尿功能显著下降，最终导致机体内环境严重紊乱以及肾脏内分泌功能障碍的病理过程。

一、慢性肾功能衰竭的原因

（1）肾脏疾病：慢性肾小球肾炎、慢性肾盂肾炎、肾肿瘤、肾结核、系统性红斑狼疮等，其中慢性肾小球肾炎引起的慢性肾功能衰竭最为常见，占50%～60%。

（2）肾血管疾病：如高血压肾病、糖尿病肾病所致的肾小动脉硬化症。

（3）尿路慢性梗阻：如尿路结石、肿瘤、前列腺肥大等。

二、慢性肾功能衰竭的发病过程及发病机制

（一）发病过程

慢性肾功能衰竭的病程进展较为缓慢，表现为进行性加重。根据肾功能损伤的程度可分为代偿期与失代偿期。

1. 代偿期　由于肾脏具有强大的代偿能力，在慢性肾病的开始阶段，肾实质破坏较轻，健存肾单位发挥代偿功能，肾脏泌尿功能基本正常，尚可维持内环境的稳定，血中尿素氮和肌酐维持在正常范围内，病人无临床症状。

2. 失代偿期　如肾实质进一步损害，健存的肾单位逐渐减少，不能维持机体内环境的稳定，进入失代偿期。病人可出现肾功能不全、肾功能衰竭，直至发生尿毒症。

（1）肾功能不全期：肾功能进一步受损，代偿能力下降，不能维持机体内环境的稳定，可出现多尿、夜尿、轻度氮质血症和贫血等表现。

（2）肾功能衰竭期：肾功能显著恶化，失去代偿能力，内环境明显紊乱。出现较严重的氮质血症，病人有疲乏、恶心、呕吐、腹泻、多尿、夜尿、酸中毒、水钠潴留、严重贫血等临床表现。

（3）尿毒症期：进入肾功能衰竭的晚期，有严重的水、电解质和酸碱平衡紊乱和多系统功能障碍，出现一系列尿毒症中毒症状。

（二）发病机制

慢性肾功能衰竭的发病机制目前尚不十分清楚。现介绍两种学说。

1. 健存肾单位学说　慢性肾疾病逐渐发展，大量肾单位不断遭到破坏而丧失功能，而残存的部分肾单位轻度受损或仍属正常时，这部分肾单位称为健存肾单位。当健存肾单位数目逐渐减少，使肾功能日趋下降，无法维持正常的泌尿功能时，内环境开始紊乱，将出现一系列临床症状。

2. 矫枉失衡学说　慢性肾病晚期，随着健存肾单位数目逐渐减少，肾脏排泄功能下降，体内某些溶

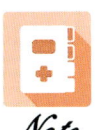

Note

质增多,机体通过代偿活动来校正这些溶质,以使其恢复正常。这种代偿机制主要是通过机体分泌某些调节因子(如激素)来调节肾单位活动,以促进蓄积的溶质排泄。但是,这种适应性分泌却又引起了新的失衡及不良影响,反而加重内环境紊乱。

三、机体机能与代谢的变化

1. 尿液的变化

(1)多尿:在慢性肾功能衰竭早期、中期,24 h尿量超过2000 mL,表现为多尿。产生多尿的机制为健存肾单位代偿性过度过滤,滤过的原尿量超过正常量。且原尿在肾小管的流速增快,肾小管上皮细胞来不及重吸收。

(2)少尿:慢性肾功能衰竭晚期健存肾单位极度减少,尽管单个残存的肾单位生成尿液仍多,每日的终尿量仍少于400 mL。

(3)夜尿:正常人每日尿量约为1500 mL,白天的尿量占总尿量的2/3。慢性肾功能衰竭的病人早期即有夜间尿量增多的症状,一般夜间尿量大于750 mL,或接近甚至超过白天尿量,称为夜尿。

(4)尿渗透压的变化:在慢性肾功能衰竭早期,肾脏浓缩能力下降而稀释功能正常,因而出现低渗尿(正常尿比重为1.001~1.035,此时最高只能达到1.020,为低渗尿)。随着病情的发展,肾浓缩和稀释功能均丧失,终尿渗透压接近血浆的渗透压,尿比重为1.008~1.012,尿渗透压为266~300 mmol/L,称为等渗尿。

(5)尿液成分的变化:慢性肾功能衰竭可出现轻中度蛋白尿、血尿和管型尿。其原因为很多肾疾病可使肾小球滤过膜通透性增强,致使肾小球滤出蛋白增加,也使尿中出现红细胞和白细胞。肾小管上皮细胞受损可形成颗粒管型。

2. 水、电解质和酸碱平衡紊乱

(1)水代谢紊乱:正常人肾脏具有强大的浓缩和稀释功能,其尿量的多少可适应入水量的改变。而慢性肾功能衰竭时肾小球对水代谢调节能力下降,使机体不能适应水负荷的突然变化,摄水增多可发生水潴留,甚至水中毒,限制摄水时则发生脱水,严重时血压下降。

(2)钠代谢紊乱:肾脏对钠的调节功能减退。如钠摄入过多,超过健存肾单位的排钠能力,导致水钠潴留。当限制钠摄入,又可引起低钠血症。

(3)钾代谢紊乱:慢性肾功能衰竭的早期,血钾可长期维持在正常范围。慢性肾功能衰竭晚期,由于少尿、酸中毒、感染、长期使用保钾性利尿剂等,可引起高钾血症。

(4)钙、磷代谢障碍:慢性肾功能衰竭时,往往伴有血磷升高、血钙降低。

(5)代谢性酸中毒:肾脏的排酸保碱功能受到严重损害可导致代谢性酸中毒。

3. 氮质血症 血中非蛋白氮浓度超过正常时称为氮质血症。非蛋白氮物质包括尿素、肌酐、尿酸等,其中以尿素为主,故临床上以血浆尿素氮(BUN)作为氮质血症的指标。

4. 肾性高血压 因肾实质病变引起的血压升高称为肾性高血压。其发病机制可能有如下几个因素。

(1)肾素-血管紧张素-醛固酮系统(RAAS)活性增强,血管紧张素Ⅱ生成增多,血管收缩,外周阻力增加,血压增高;另外醛固酮生成增多,水钠潴留,血容量增多,血压增高。

(2)水钠潴留:健存肾单位减少,肾脏泌尿功能下降,导致水钠潴留,血容量增多,血压增高。

(3)肾脏分泌降压物质减少:当肾实质破坏时,前列腺素E_2、前列腺素A_2等降压物质分泌减少。

5. 肾性贫血 慢性肾功能衰竭时,多伴有贫血。其发生机制是红细胞生成素分泌减少,使骨髓造血功能障碍;毒性物质蓄积抑制骨髓造血和引起溶血。

6. 出血倾向 约20%的慢性肾功能衰竭病人在疾病过程中可伴有出血倾向。主要表现为皮下淤斑和黏膜出血,如鼻出血、胃肠道出血等。

7. 肾性骨营养不良 慢性肾功能衰竭可导致钙磷代谢障碍、继发性甲状旁腺功能亢进、维生素D_3活化障碍以及酸中毒等,由此而引起的骨病称为肾性骨营养不良或肾性骨病。肾性骨营养不良包括儿

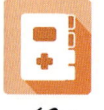

童的肾性佝偻病和成人的骨质软化、纤维性骨炎、骨质疏松、铝性骨病等。

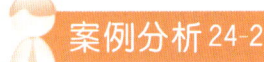 **案例分析 24-2**

病人，男，38岁，患有慢性肾小球肾炎。近一周来出现频繁恶心、呕吐、乏力、鼻出血等来医院诊治。BP 160/130 mmHg，Hb 96 g/L，BUN 25.0 mmol/L。病人尚有水肿，反应较为迟钝，出现肢体麻木等症状。

讨论题：

请做出初步诊断并说出诊断依据。

案例分析
24-2 答案

第三节 尿 毒 症

尿毒症(uremia)是指急性和慢性肾功能衰竭发展到严重阶段，代谢终产物和内源性毒物在体内蓄积，水、电解质及酸碱平衡紊乱，以及某些内分泌功能失调，从而引起的一系列自身中毒症状。

一、尿毒症的发病机制

尿毒症的发病机制尚不完全清楚。目前认为，与蛋白质代谢终末产物和内源性毒物在体内潴留有关。研究发现，尿毒症病人血浆中有200多种代谢产物和毒性物质，其中有一部分可引起尿毒症症状，称为尿毒症毒素。目前受到重视的毒性物质如下。

1. 大分子毒性物质 引起尿毒症的大分子毒性物质有甲状旁腺素、促胃液素、胰岛素等。其中甲状旁腺素的毒性作用最明显。甲状旁腺素分泌过多，可导致肾性骨营养不良、皮肤瘙痒、贫血、周围神经受损、心肌损害等。

2. 中分子毒性物质 这类毒性物质包括正常代谢产物、多肽及细胞或细菌裂解产物等。高浓度的中分子毒性物质可引起神经系统病变、运动失调、嗜睡等。此外，对白细胞的免疫及吞噬功能也有抑制作用。

3. 低分子毒性物质 这类物质主要有尿素、胍类、酚类及胺类等物质。尿素的刺激作用可导致心包炎、胸膜炎等，尿素的代谢产物氰酸盐可影响神经中枢的整合功能。血液中尿素浓度过高可引起头痛、恶心、呕吐、出血倾向等症状。胍类物质（如甲基胍、胍基琥珀酸等）可引起厌食、恶心、呕吐、抽搐、出血、溶血等症状。胺类物质（如脂肪族胺、芳香胺、多胺等）可引起肌肉阵发性痉挛、扑翼样震颤、恶心、呕吐等症状，以及加快脑水肿的发生。

二、主要临床表现

1. 神经系统 尿毒症病人神经系统的症状最明显，主要表现为尿毒症性脑病和周围神经病变。

（1）尿毒症性脑病：在尿毒症早期，病人往往有头晕、头痛、乏力、理解力及记忆力减退等症状。随着病情的加重可出现烦躁不安、肌肉颤动、抽搐；最后可发展为表情淡漠、嗜睡和昏迷。

（2）外周神经病变：尿毒症病人血液中甲状旁腺素、胍类物质增多，导致外周神经脱髓鞘和轴索变性。病人可出现肢体麻木、刺痛、痛觉过敏甚至麻痹。

2. 消化系统 消化系统症状出现最早、最突出，可出现食欲不振、恶心、呕吐、口腔溃疡、消化道黏膜出血等。其发生与消化道排出尿素增多，在肠道细菌尿素酶的作用下，分解产氨刺激有关。

3. 心血管系统 尿毒症病人由于肾性高血压、酸中毒、高钾血症、水钠潴留、贫血及毒性物质等的作用，可发生心力衰竭、心律失常和心肌受损等，尿毒症病人因心血管并发症而死亡的可达50%。由于尿素的刺激作用，还可发生无菌性心包炎。尿毒症心包炎是CRF晚期的常见并发症，以往认为尿毒症病人并发心包炎是病变加重，生命垂危的标志。

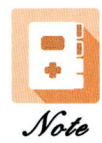

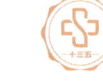

4. 呼吸系统 酸中毒可使呼吸加深、加快,严重时抑制呼吸中枢,可出现深而慢的呼吸。潴留的尿素经气管呼出可引起喉炎、气管炎、支气管炎、肺炎等,毒性物质刺激胸膜可引起纤维蛋白性胸膜炎。尿素经唾液酶分解为氨,病人呼出的气体有氨味。

5. 皮肤 皮肤瘙痒是尿毒症病人常见的症状。其机制为甲状旁腺素和毒性物质在体内蓄积,尿素沉积于皮肤,刺激神经末梢,引起皮肤瘙痒。尿素随汗液排出可在汗腺开口处形成白色结晶,即为尿素霜。

6. 免疫系统 由于免疫功能低下,主要为细胞免疫功能障碍,中性粒细胞吞噬杀菌能力下降。60%以上尿毒症病人常有严重感染,此为主要死因之一。

三、慢性肾功能衰竭与尿毒症的防治与护理原则

1. 治疗原发病 积极治疗原发病,防止肾实质进行性破坏。

2. 减轻负荷 减轻肾脏负荷,消除肾功能恶化的诱因。

3. 对症治疗 积极采取对症治疗,如纠正水、电解质和酸碱平衡紊乱,改善贫血和出血。提高机体免疫力,防止感染等。

4. 透析疗法 透析疗法包括血液透析和腹膜透析。这是一种能快速消除体内毒素的最直接办法,在体内产生大量毒素危及生命时,可立即清除毒素,使身体内环境达到基本平衡,使生命能够得到维持,也就给下一步治疗带来时机。

透析疗法是利用半渗透膜来去除血液中的代谢废物和多余水分并维持酸碱平衡的一种治疗方法。透析疗法并不能治愈尿毒症或肾功能衰竭,它的作用是尽量以人工肾来取代已失去功能的肾脏,从而维持生命。透析疗法可分为血液透析和腹膜透析两种,它们各有利弊。

(1)血液透析疗法:将病人的血液和透析液同时引进透析器(两者的流动方向相反),利用透析器(人工肾)的半透膜,将血中蓄积的过多毒素和过多的水分清出体外,并补充碱基以纠正酸中毒及电解质紊乱,替代肾脏的排泄功能。血液透析的适应证包括:①急性肾功能衰竭;②急性药物或毒物中毒;③慢性肾功能衰竭;④肾移植前的肾功能衰竭或移植后排异反应使移植肾无功能者;⑤其他疾病。血液透析的主要优点:对相对分子质量较小的物质,如尿素等,其清除率较高,故能在较短的时间内,令病人的血生化指标恢复正常。主要缺点:人工肾等设备较昂贵,操作要求很高,在基层医疗单位较难开展。

(2)腹膜透析疗法:腹膜透析是利用腹膜作为半透膜,通过腹透管向腹腔注入腹透液,通过弥散原理清除毒素,纠正电解质及酸碱平衡紊乱,通过渗透原理(向腹透液内加葡萄糖以提高腹透液的渗透压)以达到超滤脱水,替代肾脏的排泄功能。腹膜透析的设备较血液透析简单,可在床边操作,也可避免体液平衡的突然变化。缺点是易发生腹膜炎,小分子物质清除率低,蛋白质丢失多,透析液中含糖,可能出现高血糖等。

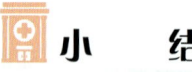

小 结

肾功能衰竭是指各种原因引起肾脏泌尿功能严重障碍,代谢产物不能充分排出而蓄积于体内,导致水、电解质和酸碱平衡紊乱,并伴有肾脏内分泌功能障碍的病理过程。根据病程长短和发病急缓,将肾功能衰竭分为急性肾功能衰竭和慢性肾功能衰竭。急、慢性肾功能衰竭发展到终期,出现全身中毒症状,称为尿毒症。

急性肾功能衰竭是指各种原因引起肾脏泌尿功能在短期内急剧降低,导致机体内环境出现迅速且严重紊乱的病理过程。少尿型急性肾功能衰竭较为常见,按其发展过程,可分为少尿期、多尿期、恢复期三个阶段。少尿期是病情最危重的阶段。表现为少尿、无尿、血尿、蛋白尿、管型尿、代谢性酸中毒、水中毒、氮质血症、高钾血症等。

慢性肾功能衰竭是指各种疾病造成肾单位呈慢性、进行性破坏,使健存肾单位逐渐减少,以致泌尿功能显著下降,最终导致机体内环境严重紊乱以及肾脏内分泌功能障碍的病理过程。会出现尿液的变

知识链接 24-1

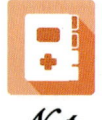
Note

化(多尿、少尿、夜尿、轻中度蛋白尿、血尿和管型尿等),水、电解质及酸碱平衡紊乱,氮质血症,出血倾向,肾性贫血,肾性高血压等一系列表现。

尿毒症是指急性和慢性肾功能衰竭发展到严重阶段,代谢终产物和内源性毒物在体内蓄积,水、电解质及酸碱平衡紊乱,以及某些内分泌功能失调,从而引起一系列的自身中毒症状。其中,神经系统的症状最明显,主要表现为尿毒症性脑病和周围神经病变。

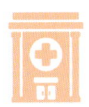 **直通护考在线答题**

贵州工商职业学院　江鹏

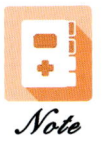

主要参考文献

ZHUYAOCANKAOWENXIAN

[1] 步宏,李一雷.病理学[M].9版.北京:人民卫生出版社,2018.

[2] 李玉林.病理学[M].8版.北京:人民卫生出版社,2013.

[3] 任玉波,茅幼霞.病理学[M].2版.北京:科学出版社,2008.

[4] 李玉林.病理学[M].7版.北京:人民卫生出版社,2008.

[5] 范玫.病理与病理生理学[M].北京:科学出版社,2007.

[6] 刘红,苏鸣,孟冬月.病理学[M].武汉:华中科技大学出版社,2010.

[7] 吴继锋.病理学[M].2版.北京:人民卫生出版社,2007.

[8] 杨怀宝.病理学基础[M].北京:人民卫生出版社,2016.

[9] 张军荣,杨怀宝.病理学基础[M].3版.北京:人民卫生出版社,2015.

[10] 陈命家.病理学与病理生理学[M].2版.北京:人民卫生出版社,2004.

[11] 杨建平,杨德兴,杜斌.病理学与病理生理学[M].武汉:华中科技大学出版社,2010.

[12] 杨朝晖.基础医学概要[M].北京:人民卫生出版社,2014.

[13] 李甘地.病理学[M].北京:人民卫生出版社,2001.

[14] 唐建武.病理学[M].北京:人民卫生出版社,2006.

[15] 陈杰,周桥.病理学[M].3版.北京:人民卫生出版社,2015.

[16] 张惠铭,相霞,何钟磊.病理学[M].2版.武汉:华中科技大学出版社,2016.

[17] 郝希山,魏于全.肿瘤学[M].北京:人民卫生出版社,2010.

[18] 王恩华.病理学[M].北京:高等教育出版社,2003.

[19] 徐波.肿瘤护理学[M].北京:人民卫生出版社,2008.

[20] 丁运良.病理学与病理生理学[M].3版.北京:高等教育出版社,2014.

[21] 方义湖,孙景洲,王江琼.病理学与病理生理学[M].武汉:华中科技大学出版社,2014.

[22] 张敏吉.病理学[M].3版.北京:人民卫生出版社,2006.

[23] 韩安家,王连唐,薛玲.病理学教学彩色图谱[M].北京:科学出版社,2003.

[24] 姚景鹏,吴瑛,陈垦.内科护理学[M].2版.北京:人民卫生出版社,2001.

[25] 邹万忠.肾脏活检病理学[M].北京:北京大学医学出版社,2009.

[26] 周进祝,孙菁.内科学[M].4版.北京:科学出版社,2016.

[27] 王恩华.病理学[M].3版.北京:高等教育出版社,2015.

[28] 高子芬,李良,宋印利.病理学[M].4版.北京:北京大学医学出版社,2014.

[29] 金惠铭,王建枝.病理生理学[M].7版.北京:人民卫生出版社,2008.

[30] 石增立,李著华.病理生理学[M].北京:科学出版社,2006.

[31] 吴继锋.病理学[M].2版.北京:人民卫生出版社,2007.

[32] 吴伟康,赵卫星.病理学[M].2版.北京:人民卫生出版社,2007.

[33] 许祖德,陈增良.病理学[M].上海:复旦大学出版社,2003.

[34] 步宏.病理学与病理生理学[M].2版.北京:人民卫生出版社,2006.

[35] 陈灏珠,林果.实用内科学[M].3版.北京:人民卫生出版社,2009.

[36] 许祖德,陈增良.病理学[M].2版.上海:复旦大学出版社,2008.

［37］　裴素霞.病理生理学［M］.2 版.北京:科学出版社,2008.

［38］　王建枝,殷莲华.病理生理学［M］.8 版.北京:人民卫生出版社,2013.

［39］　贾永峰,病理学学习指导［M］.1 版.北京:北京大学医学出版社,2016.

　　本书写作过程中使用了部分图片,在此向这些图片的版权所有人表示诚挚的谢意! 由于客观原因,我们无法联系到您。请相关版权所有人与出版社联系,出版社将按照国家相关规定和行业标准支付稿酬。